古中医传承书系之方药篇

U0265628

经证证药录

清·王继志 著

王克万
李振英
王兆平 整理

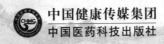

中国健康传媒集团

中国医药科技出版社

内容提要

　　本书共计16卷，是王继志先生吸取邹澍等前人之经验，仿效黄元御《长沙药解》而著的。该书以药为经，以经排方，排比《伤寒论》《金匮要略》诸方，参稽《灵枢》《素问》《难经》，对经方的应用多有发明，并载述了先生在临床中所总结的经验效方，制方上师法仲景，立方配伍严密，主治明确，注重药物炮制，精而不杂，在介绍经验方时，多附有个人医论，对读者临床有极大的参考价值。可供中医临床工作者、中医在校师生和广大中医爱好者阅读参考。

图书在版编目（CIP）数据

　　经证证药录/（清）王继志著；王克万、李振英、王兆平整理 . —北京：中国医药科技出版社，2017.1

　　（古中医传承书系 . 方药篇）

　　ISBN 978－7－5067－8734－5

　　Ⅰ.①经… Ⅱ.①王… ②李… ③王… Ⅲ.①中医临床－经验－中国－清代 Ⅳ.①R249.49

　　中国版本图书馆 CIP 数据核字（2016）第 241574 号

美术编辑 陈君杞

版式设计 麦和文化

出版 **中国健康传媒集团** | 中国医药科技出版社

地址 北京市海淀区文慧园北路甲 22 号

邮编 100082

电话 发行：010－62227427 邮购：010－62236938

网址 www. cmstp. com

规格 710×1000mm $^1/_{16}$

印张 29 $^1/_4$

字数 403 千字

版次 2017 年 1 月第 1 版

印次 2022 年 6 月第 5 次印刷

印刷 三河市百盛印装有限公司

经销 全国各地新华书店

书号 ISBN 978－7－5067－8734－5

定价 59.00 元

版权所有 盗版必究

举报电话：010－62228771

本社图书如存在印装质量问题请与本社联系调换

获取新书信息、投稿、为图书纠错，请扫码联系我们。

《古中医传承书系》
编委会

总 主 编 吴少祯

副总主编 刘建青　范志霞

编　　委（按姓氏笔画排序）

王　敏　李禾薇　李超霞　张芳芳

金芬芳　贾清华　郭新宇　谢静文

出版者的话

　　"古中医"这个名词，真正被人们所熟知，应源于清代彭子益的《圆运动的古中医学》，此书秉承《内经》要旨、仲景心法，以医易河图理论和中气升降理论，将中医辨证论治、理法方药的各个环节，剖析得头头是道，简明易懂，对后学者启悟匪浅。当代著名已故老中医李可先生生前对该书推崇备至，并用十余年的时间，多次亲赴广东、广西等地，收集、整理出版了彭子益遗书《圆运动的古中医学续集》。在一次学术会议上，有位记者问他是不是火神派，李老说：我没有创什么派，只是回到汉代以前的中医之路，一定要冠一个名字，就用彭子益的"古中医"吧！

　　"古中医"的概念自此为中医界乃至国人所逐步熟悉，复兴古中医，还中医治病之本色成了中医界的一个共识。本丛书的策划编辑也因此萌生了出版一套《古中医传承书系》的念头，后经与李可老先生的拜师弟子张宗祥老师详谈请教后，坚定了丛书的出版决心，并在"李可中医药学术流派国家传承基地"主任吕英教授及其师弟张宗祥老师指导下，对丛书的入选分册进行了初步筛选和确定。在此，谨对张宗祥老师和吕英老师所提供的无私帮助表达深深的谢意！

　　《古中医传承书系》目前分为四篇：经典篇、医理篇、伤寒杂病篇和方药篇。每一篇精选了大家所共识、李可推崇的古中医代表医家的经典医著。首先推出的医理篇，包括《医理真传》（郑钦安）、《医法圆通》（郑钦安）、《四圣心源》（黄元御）和

《圆运动的古中医学》（彭子益）。继医理篇后，现推出方药篇，包括《长沙药解》（黄元御）、《玉楸药解》（黄元御）、《彭子益评注〈四圣心源〉》（彭子益）、《经证证药录》（王继志）和《伤寒论类方汇参（李可批注版）》（左季云）。

意有千意，理只一条，古中医理论是中医理论的王道之法，古中医扎根于中华传统文化，有其自身独特的理论体系和辨证思维。尽管中医传承之路漫长而曲折，但无法阻挡莘莘学子对古中医的推崇与热爱。本丛书属于开放式丛书，希望在古中医的传承之路上，能够薪火相传，永不停息。

中国医药科技出版社
2016 年 7 月

自　序

　　原夫太极动静，阴阳互根，五运六气，化生万物。惟人也，戴天而履地，负阴而抱阳，脏腑经络、合气运以生成，以有形之质，含无形之气，不能无差错之端，感触之异，此医和所谓天有六气，降生五味，淫生六疾。而神农氏尝味草木，所以开医药之祖也，《新唐书·列传》于志宁曰：世谓神农尝药以拯含气，而黄帝以前，文字未制，以识相付。至桐、雷乃载篇册，其所载郡、县，多在汉时。陶弘景以为仲景、华佗所窜记。以今考之，《桐君药录》，祇载书名；元化之书，焚于狱卒；仲景《胎胪药录》，又不与《阴阳大论》《八十一难》并传，传者，惟《伤寒杂病论》十六卷。赖此编之存，合万殊于一本，明六经之为病，营卫腠理，脏腑经络，翕受传变之情，因证立法，合药成方，会通元冥，为汗、吐、下、温、泻、利之剂，以救百沴而平二气之胜负。观自叙云："勤求古训，博采众方。"盖自上古神农、黄帝、岐伯、伯高、雷公、少俞、少师、仲文，中世长桑、扁鹊，汉之公乘阳庆、仓公，转相授受者，至仲景祖述论撰，而集其成。此魏、晋以来，言医理者，莫不折衷于长沙，而尊其人为圣，奉其书作经也。曩吾屡遘寒疾，延医诊治，虽无大误，愈必兼旬；后自用伤寒法，往往一药而解，复历试家人妇子，及以疾来告者，递着灵功。于是叹经方论"一服瘥，止后服，不必尽剂"，其法未有不神也。而吾向所服者，羌、防、荆、藿之药，古不以名证；亦患归脾、养荣之证，古不以名方，无惑乎药之弗灵也。且如四物，本可理血，而不理血痹、吐衄、崩瘀之血；四君有时补气，而不补呼促吸短、虚劳不足之气。然后知古今之药同、证同，主治之原无有不同。至末流相沿，务名失义，既与经旨相岐，是以收效各异焉！夫

1

生机资于水谷，而戾气调以药饵，本六淫之为患，而逐末者流，补血，补气，辄于六经以外，臆造奇方，庸讵知古之圣人，味草木之滋，察其寒温平热之性，作为方书，以御六淫，即物理之常，补造化之变，有非后人寻常拟议所及者，虽古今递衍，不尽曩文。而经方立法，独存古意。故方有离合，药有增减，病有传变，而证与药相需为用，窘极变通，终不出六经中也。于是排比《伤寒》《金匮》二百四十四方，主治、佐治、加治之证，参稽《灵》《素》《难经》，考证药证因应之由，证药一百七十二味，都为十二集，十六卷，颜曰《经证证药录》。以长沙之用药，质神农之传经，复以轩辕之微言，诠农经之主治。但期后世子孙，守此一编，毋感瞽说，而误歧途。知贼风虚邪所自，而补偏救弊有方，医药效灵，夭昏可免。则吾生有涯，贫也何病，康济不必道，神仙非所求也。

王继志
民国九年庚申夏正上九日

校注叙言

  《经证证药录》系甘肃晚清举人，已故名中医王继志先生所著，脱稿于 1920 年。是书以长沙证论为根宗，熔四部医典于一炉，排比《伤寒》《金匮》二百四十四方，汇列主治、加治、佐治之证，参稽《灵》《素》《难经》，考证药证因应之由，证药一百七十二味，五易寒暑而成，为十二集、十六卷。

  校注、整理手稿本历时约七年，初以五年反复精心研读，次以二年校注、整理，体例方法，几经推敲，遣词用字，稿凡三易。以校注之难，始知作者用心之良苦。

  手稿本为我们首次校注、整理，无古本或他本可据，所以历七年之时日研读。校注者，旨在保持原著风貌，并力求通识其义。故手稿本所引《内》《难》《本经》及各本草家论述之原文，如与今通行版本有异者，均以其直接改过，不再赘注。惟先生征引诸经籍并非全部照录原文，其剪裁变化，或删或补，综合引申之处甚多，其引文文序有变者，或不能以"倒文"处之；其引文有脱漏者，或不能以"夺文"处之；其引文有所加者，或不能以"衍文"处之。凡此种种，校注本意欲既保持经文原貌（以今通行版本为准），又维系作者顺理成文之原稿，俾读者两读之而细玩其精义。如《伤寒论》45 条，通行本为"太阳病，先发汗不解，而复下之，脉浮者不愈。浮为在外，而反下之，故令不人愈。今脉浮，故知在外，当须解外则愈，宜桂枝汤。"（共 46 字）而手稿本为"太阳先发汗不解，复下之，脉浮如故，知在外，宜桂枝汤。"（共 21 字）按校勘规则，引文当为"夺文"及"衍文"；然此段经文经作者化裁后，文字简练流畅，又不失经义，增以"如故，知在外"5

1

字，使本条减少 24 字，仔细研读其引文，始知作者匠心独运、精研医典之功力所在。有鉴于此，乃采取两引、两读法，即在引文段前冠以书名、篇名，段前后以引号标之，段中圆括弧号以内之字、句，为作者未录之原文，段中有着重号之字句，则为作者所加之易文。读者可按此两读之，即或读以通行本为准之经文，或读以先生化裁后之经文。对上述条文之处理如：《伤寒论》45 条云："太阳（病，）先发汗不解，（而）复下之，脉浮（者不愈，浮为在外，而反下之，故令不愈，今脉浮，故知在外，）如故，知在外（当须解外则愈，）宜桂枝汤。"

清代经学家和语言学家段玉裁曰："校书之难，非照本改字，不讹不漏之难，定其是非之难。"此所谓理校法也。可见校注手稿本，其难点和重点在于定其是非，达到立言有据，渊理可稽。如先生论麻黄之治，曰"麻黄能温金透土以散邪，故青龙、越婢诸法，治咳逆倚息不得卧也。"考大、小青龙同治"溢饮"者，缘《灵枢·卫气失常论》曰："卫气之留于腹中，蓄积不行，苑蕴不得常所，使人支、胁、胃中满，喘呼逆息者。"故先生曰："以阳生于四肢，卫气滞留腹中，故宜大青龙发之，药宜辛凉也；营阴痹于肺家，故用小青龙发之，药宜辛温也。"可见先生论麻黄治痰饮，力主卫气学说。进一步考据，得知《金匮》"四饮"之说，其证源实出于《内经》。世以为仲景所首创者，非也。言溢饮者，《灵枢》曰"支（满）"，《金匮》曰"饮水流行，归于四肢，当汗出而不汗出，身体疼重"；言悬饮者，《灵枢》曰"胁（满）"，《金匮》曰"饮后水流在胁下，咳唾引痛"；言痰饮者，《灵枢》曰"胃中满"，《金匮》曰"其人素盛今瘦，水走肠间，沥沥有声"；言支饮者，《灵枢》曰"喘呼逆息"，《金匮》曰："咳逆倚息，短气不得卧，其形如肿"。《灵枢》与《金匮》所论之脉络关系，昭昭然不容置疑。如论柴胡之用，先生以为"一切热痛之证，莫非少阳经气之逆结也"。考《伤寒论》97 条之邪"结于胁下"，144 条之"热入血室，其血必结"，147 条之"胸胁满微结"，以及柴胡桂枝汤之治"心下支结"，四逆散之治"阳气内结"，大柴胡汤之治阳邪入里，结而未解，皆源于《本经》柴胡"主心腹肠胃中结气"。又据《灵枢·经脉》篇胆足少阳之脉循行路线，少阳诸病，上至头角，下至足小次指，中自心胸胁肋而上，皆在身首两侧少阳经所过处，故伤寒口苦、目眩、耳聋、胸满、胁痛、心烦喜呕、默默不欲饮食，脉弦、项强、热入血室，但头汗出，寒热劳疟，郁冒，支结，不可转侧等证，皆可主治以柴胡；要之，凡一切虚证，不宜于汗、吐、下、温、利之剂者，皆可求之于少阳之枢，以和解之。然后叹服先生立论，稽其言而有征，验之事而不忒。

论桂枝之用，先生曰："大抵杂病百出，非肺胃之逆，即肝脾之陷。桂枝既宜于逆，又宜于陷；左之右之，无不宜之。凡润肝养血之药，一得桂枝，则化阴滞为阳和。"考《难经》曰："经有十二，络有十五，合奇经八脉，为三十三。"又曰："三焦者，原气之别使也，主通行三气，经历于五脏六腑。"可见，桂枝下咽，直达膀胱，膀胱为太阳之腑，桂枝行太阳之气化，故其功遂及于三十三经络焉；桂枝尚能启三焦之阳，温经通络，尤以益下焦卫阳、行水破结、降逆之功多，故降逆举陷、除风散寒、补虚逐邪之用及于五脏六腑。始知先生每证一药，每论一证，必及于经络脏腑、营卫气血与气机升降之生理、病理。

手稿校注过程，为免于重复及脱漏，对体例作了重新调整，于每节中删去"经证"一项，保留药释、经证证药、经验录、经解及闲按五项。

药释：征引诸家本草所述某一药物的气味、主治。凡《本经》主治诸证，作者均摘要加释其病机、病原，特以小号字别之。其所集诸般药性，条分缕折，俱见精微。

经证证药：首胪经证，分列主治、加治及佐治之目。

主治之目，以药名方，以方类证，备列经方、经证及证论。辨证必穷病原，析方不离病机，论证必及脏腑、经络、营卫、气血，合气化逆从，以尽其理。所论提纲挈领，至为精要，加治、佐治之目，选析经

3

方，条陈排比，类别井然，自成一家。

经验录：系作者临床经验之集录。结合药物性味及个人医疗实践自订若干经验方，立方良验，医论精当，启迪甚广。

经解：作者广引博采诸经籍，期以长沙之用药，质神农之传经，复以轩、岐之微言，铨农经之主治。即经解经，以明证原，运筹揆度，独具卓识。

闲按：即作者发明，统论药效、证原，因枝以振叶，沿波而探源。非深于造诣者，不能达此。

手稿本系以文言体写成，原引文及论述，均未标点，校注过程除随文应用现代汉语通行标点符号外，为使体例醒目，采用了【】［］等特殊标记。

校注者于手稿本未尽其意处，引文出处不明或失误处，方剂组成与通行版本有出入处，所论与各家见解迥异处以及临证试用有所心得处，均随文于以修正，或附加脚注。

校注本为压缩篇幅，从原稿 172 味药中，先行选注 144 味，并对手稿本药释项下有关药物生境、产地、形态、采摘、修治等记述，均予以删除。此为第一版由王克万、李振英两位前辈于 1987 年甘肃科学技术出版社出版发行。

2017 年著名中医大师李可的弟子，以《古中医传承书系》之方药篇的形式将此书出版。原作者后人又将前书所缺 28 味药补充完整后，以飨读者。

校注书稿，诚非易事，校注者终觉学力有限，恐有负作者用心，或不为读者惬意，切望同道、专家不吝赐教，使本书得以日臻完善。不惟于我等之学业有所长进，即对中医学术之研究提高亦有所裨益。

整理者

2020 年 1 月于北京

例　言

一、初用麻、桂、葛、柴，泻心、承气，经论以药名证，名所编曰《经证证药录》。嗣以杂证既统于六经，经方用药，又不名一证，如膏发煎，不单主谷疸，苦酒汤不独治咽塞，青龙不专治伤寒之咳，白虎不专治汗后之热，标以药证之名，转失推广之义。且《农经》药味三百六，经方所用，不及其半。陶隐居则增录之，《唐本草》又增之，后世采辑成方，时着奇效，有足羽翼圣经者，将以后人治验，证前圣未用之药，故取别药证，曰经证。

二、《伤寒》《金匮》均列桂枝汤为第一，以所主者，风为阳邪，百病之长也。惟地气之异，风始于东南，寒生于西北，六气之感，营行多舒缓，卫行多慓急，以地处西北，人多寒疾，故首列麻黄，次以桂枝，先伤寒于中风也。麻、桂以下，药次悉依主方，欲考药性者，兼知方药配合之法。

三、李濒湖著《本草纲目》，搜罗多方，蔚然大观，而议者以为不识精要，然以之折衷圣经，比较诸家，足备参稽。黄坤载著《长沙药解》，独宗经方，用经解药，千古传心，吾录所由仿也，仿之者，非经证不证，非经验不录，务求精要，所以别于《纲目》也。笺疏药性，备胪治法，汇列药方，统限首味，广用法而省烦复，亦以取别《药解》也。

四、《素问·至真要大论》单方、复方，有君二臣三之法，其编制一方，则曰君一臣二制之小，君一臣二佐五制之中，君一臣三佐九制之大。斯录本二臣三佐五佐九使之义，例如桂麻各半，复方也，则统麻黄于桂枝；苓桂术甘，单方也，则以主药为茯苓。君二臣三，皆以佐治概之。

五、《神农本草经》为医药之祖，而《汉书·艺文志》不著，犹之仲景不务名饰末，而《范书》遂无列传也。然性命之理，知之至者，后天地而必彰。故陶隐居注《神农本草经》，又合杂家为《名医别录》，谓经为仲景、元化所记，篇中所引李当之，即元化弟子，是《神农本草经》自上世传汉，未尽亡也。《梁书》载《神农本草经》五卷，亦不详隐居所注。《隋书·经籍志》著八卷，又四卷，雷公集注，又《桐君采药录》三卷。于志宁以《神农本草经》，以识相付，至桐、雷载之篇册，有由来也。惟长沙自叙所撰《药录》不传，今所传之《本草经》，又不署仲景所记。第历考唐、宋以来，纂修《本草经》，非不衔博求备，而求其药证主治，经络分明，不相屡杂，合于经方处，用之灵应弗爽者，则惟此《本经》。隐居谓为仲景纂记，或出古说，非尽虚也。故斯录证经，以《本经》为主。自隐居以后，唐、宋、元、明诸家著述，择其论治，与经旨相发明者，附识以备参稽，否则不录，示限制，免多歧也。

凡《神农本草经》曰《本经》；陶隐居《名医别录》曰《别录》；孙真人《千金翼方》曰《千金》；唐·甄权《药性本草》曰《药性》；《嘉祐本草》曰《宋注》；《日华本草》曰《日华》，张洁古《珍珠囊》曰洁古；李濒湖《本草纲目》曰《纲目》。皆以二字平列，取别于经也。

六、医理精微，非深于其道，不能研几，故历史所志，第采书名，而授受源流，久而难稽。今考《汉书·艺文志》，黄帝《内经》十八卷，《外经》三十六卷，扁鹊《内经》九卷，《外经》十二卷。迺《史记·扁鹊传》，不叙所著之书，张守节《正篆》，引《难经》叙秦越人与轩辕时扁鹊相类，仍号之，然以《内》《外（经）》为古扁鹊所著，又何以别于黄帝之书。《隋书·经籍志》，黄帝《素问》九卷，黄帝《八十一难经》二卷，扁鹊《偃正针灸图》三卷。今所传扁鹊《难经》，

《隋志》不载，察《难经》问答，多属《内经》原文，证以《汉书·艺文志》所著，则扁鹊之经，述自黄帝无疑。又考物原，轩辕臣巫彭始制药丸，伊尹始创煎药，秦和始为医方，宋·高保衡《素问·序》黄帝与岐伯更相问难，雷公之伦，传之而作《内经》，秦和述《六气》，越人述《难经》，西汉仓公传其旧学，东汉仲景撰其遗论，与《伤寒论》原序云合。序云："撰用《素问》《九卷》《八十一难》《阴阳大论》《胎胪药录》，并《平脉辨证》，为《伤寒杂病论》合十六卷，……。"《隋书·经籍志》著仲景方十七卷，盖分《金匮·妇人方》一卷为二也。其历述炎、黄以来，至汉诸作者，与《素问·序》同。大抵医学相传，若绝若续，物原记其创始，《素问》叙考其渊源也。然则《本草经》《内》《难》三经，与《伤寒杂病论》，求其表里体用，无微不合，亦可信皆为仲景之书无疑也。虽《内经》自王冰注时，不免沿袭失次，然抉经之心，实足阐长沙义蕴，此长沙方药，所以集古圣之成也，故斯录辨证释药，必征引《灵》《素》，以相发明，不杂庞言，不尚臆说，以古人之经，矫今人之失，即经证经，何用自我作古耶？

七、自王叔和编次《伤寒论》，后之注疏者，如成无己、喻嘉言、张隐庵、程应旄、柯韵伯各家，其道到处，在乎征引《内经》。黄坤载著《四圣心源》，陈修园推崇《本经》，谓有合于经方用药，究之各成一家之言。斯录合炎、黄、岐、张之书，考求一药之用法，欲后之览者，披斯录而知药证精微之论，先贤后圣，若合符节，亦以矫后世《本草》囫囵糅杂之弊。

八、张完素九味羌活，治伤寒伤风，太阳无汗；又制大羌活汤，治风寒暑湿，两感风寒。吾病服之，不如麻、桂、葛、柴、青龙、白虎之取效神也。李东垣补中益气，治虚劳内伤，身热心烦，又如归脾汤治惊悸健忘，养荣汤治寒热肌瘦，吾尝用之，不如柴、芩、薯蓣之泛应曲当也。此知古今名方，作者为圣之难也。故斯录以经方证药，尤于证治所经，效如桴鼓者，取名经验录，附识于后，以见古圣立法，医须历试，不作凿空著录。

九、张翰凤云：一药之入，顺逆俄顷，非百年必世，可遁其说。俗学废古，恶旧喜新，岂民有异疾，药有异治。又云：凡艺皆可殊途，惟医必归一致。古经俱在，良验非诬，旨哉斯论，先得我心。虽混沌凿而天真少，用古诸法者，往往合以数方，克奏一剂之功，要不失古人立法精意，所谓窘极变通，久易之道也。故斯录以经方证药，兼及《外台》《千金》，以证经方变化。见执经者，可以达权，殊途者，其归一致也。

十、《神农本草经》名例，"上药养命""以应天"，轻身延年者，本上经；"中药养性""以应人"，遏病补虚者，本中经；"下药治病""以应地"，除寒热邪气者，本下经。抱朴子《至理篇》引证《本经》，而断之曰："此上圣之至者，方术之实录也。"李濒湖著神农经目，以为三品混淆，不必泥古，向鼙是议。后取《本经》上品药，如细辛、木香之类，亲尝试之，然后叹葛氏崇《本经》为实录，信而有征，而濒湖以后，诸家于上品之药，戒之用过钱者，皆耳食之过也。斯录于《本经》上、中、下三品，间加诠释，以广用药者之识解。

十一、陶通明曰："药之所主，止说病之一名，假令中风乃有数十种，伤寒证候亦有二十余条，更复就中求其类例，……以本性为根宗，然后配证以合药尔。"斯编首胪药性，为根宗也；次胪药证，求类例也；次胪药方，明配合也。又云："病之变状，不可一概言之。所以医方千卷，犹未尽其理。"此编以本草主治证目，窘证之变；故援引经方，备列证论，不妄删节，窘尽其理也。又云："春秋以前及和、缓之书蔑闻，而道经略载扁鹊数法，其用药犹是本草家意。至汉·淳于意及华佗等方，今时有存者，亦皆条理药性。惟张仲景一部，最为众方之祖，又悉依本草，但其善诊脉、明气候，能以意消息之耳。"此各家本草，方治似合而实离，而长沙证论，规度乎本草之中，神明乎法制之外，而以意消息有不可寻常拟议及者。故自通明陶氏述《本经》以后，诸家本草，各以类别，此编独依经方为次，取其检一药，知一方，并知一方数药，所以合于脉诊、气候之用。考验既久，亦可消息得之。庶知经方入圣，不可专于药性求也。故六经用药，只有此数。若以类区别，不问经证，吾无取焉。

　　十二、太史公称：长桑君与扁鹊药，以上池水饮之，"视病，尽见五脏癥结，特以脉诊为名耳"。此为知病原者，神其说耳。长沙自叙，为《伤寒杂病论》，"虽未能尽愈诸病，庶可以见病知原"。夫不能尽愈诸病者，医和、缓所以对晋侯也；而见病知原者，则扁鹊所以"尽见五脏癥结"也。故夫酸入肝，咸入肾，《内经》遗训。坊间本草，往往述之，盲医谈药，亦能言之，殊不知酸咸所由生，与夫筋血之所以伤，妄以酸咸治肝肾，其害之百出，不第药之无灵也。故辛甘发散为阳，酸苦涌泄为阴；咸泄为阴，淡渗为阳。非明其所利而行之，不可以调气使平也。斯编所录药证，于汗、吐、下、温、泻、利诸法，必参稽经络跻维，邪气淫溢，所以抽薪止沸，救逆扶衰者，不厌求祥。欲使后之览者，不待诊治，见病知原，既用医药，应手奏效，能知古方不治今病，为时人荒经之谈，则庶乎其不差矣。

目　录

卷 一

麻 黄

【药释】

〔本经〕中品。气味：苦、温、无毒。主治中风伤寒，太阳两感，营卫俱病。头痛温疟。邪藏于阴，而发于阳。发表出汗，去邪热气。开卫行营，热从汗解，百药之中，独具神功。止咳逆上气。肺主卫。除寒热，破癥坚积聚。气分中坚积。

〔别录〕五脏邪气缓急，肺为五脏之长，风湿并脾则缓，风火并肝则急。……通腠理。《金匮》云：腠者，是三焦通会元真之处；为血气所注。理者，是皮肤脏腑之文理也。解肌，泄邪恶气，消赤黑斑毒。可补升麻鳖甲证所未及。不可多服，令人虚。中病止也。阴虚亡血者忌之。

〔药性〕治身上毒风痒痹，皮肉不仁。《素问·风论》：卫气不行，故肉不仁也。主壮热温疫，柯氏以麻杏石甘，治温病，医多畏葸误事。山岚瘴气。

〔元素〕去营中寒邪，泄卫中风热。营卫兼治，可以发明《本经》。

〔纲目〕散目赤肿痛，必佐黄芩以降相火，否则不应。水肿风肿，产后血滞。

【经证证药】

一、主治

（一）麻黄汤

麻黄去节，三两　桂枝去皮，二两　甘草炙，一两　杏仁去皮尖，七十个

上四味，以水九升，先煮麻黄，减二升，去上沫，纳诸药，煮取二升半，去滓，温服八合，覆取微似汗，不须啜粥，余如桂枝法将息。

（1）治太阳病、头痛、发热、身疼、腰痛、骨节疼痛、恶风、无

汗而喘者。(35)

太阳病，合中风、伤寒言也。《灵枢·经脉》："太阳之脉，起（于）目内眦，上额交巅……入络脑，（还出别）下项，（循肩膊内），挟脊抵腰中，入循膂，络肾属膀胱；其支者（从腰中下）挟脊贯臀，入腘中，……出外踝。"太阳主周身之表，风寒由经入络，故头项以下，循经络而生诸痛也。《素问·玉机真脏论》："今风寒客于人，（使人）毫毛毕直，皮肤闭而为热，故发热也。"《素问·咳论》："皮毛者，肺之合也"，风寒自肺俞，玄府而入，肺先受之。肺主卫气，包罗周身，卫气伤，故恶寒也。《难经·第五难》："初持脉，如三菽之重，与皮毛相得者，肺（部）脉也。"肺行温气于皮毛，肺受邪，则卫阳闭，卫性慓悍，故脉浮紧也。太阳为寒水之经，水气不行，则金不降，故喘逆也。《本经》麻黄"发表出汗"。盖宣发之性，入胃传肺，宣通阳气，直走皮毛，以通卫郁，而行金水之令；佐桂枝疏木令，以行三焦之结气，直达膀胱；杏仁之苦以润下，降肺胃之逆；甘草之甘，缓急固阴，以滋汗源。然后卫和营行，风寒由汗而解也。

（2）治太阳与阳明合病，喘而胸满（者），不可下者。(36)

此较前证加胸满。太阳主开，阳明主合。太阳之气，挟脊而下。启玄子曰：背为胸之府。以肺在胸中，邪气由府而入脏也。肺脉循胃口，胃足阳明之气，主胸膺，合而不开，阳邪无所发越，故喘而胸满也。不可下者，以府邪在太阳，脏邪在肺，下之则府邪陷于阴，故当以麻黄开太阳之府也。

（3）治太阳病，十日已去，脉浮细而嗜卧者，外已解也。设胸满胁痛者，与小柴胡汤；（脉）但脉浮者。(37)

此较前证增胁痛，但脉浮。太阳兼少阳则脉细、嗜卧、胸满胁痛。胁为肝之部，肝主疏泄，肝郁生于胆逆，胆逆生于寒水不行。而卫阳不泄，故嗜卧。胁痛之后，但见脉浮，即属太阳，以麻黄汤泄卫行水也。此用麻黄汤于柴胡汤后，可以悟柴、麻并用之法。

（4）治太阳病，脉浮紧、无汗、发热、身疼痛，八九日不解，表证仍在，此当发其汗。服药（已）微除，其人发烦目瞑，剧者必衄，衄乃解；所以然者，阳气重故也。(46)

此较前证，增出脉浮紧、目瞑，剧者则衄，阳气重的治法。以卫出下焦，在膀胱、血海、冲、任之间。伤寒失治，发汗未彻，膀胱邪气溢于冲、任，挟以作逆，故决其必衄也。《素问·五脏生成篇》："（故）人卧则血归于肝；动则血运诸经，以肝藏血，心行之也"。心主荣，肺主卫。卫病不得合于营，故目瞑则卫气无归；营气缭乱，亦不归经，故发烦目瞑；剧，必衄之证象也。必衄者，尚未衄，以脉浮紧、发热，决其必衄。《素问·阴阳应象大论》："岐伯曰：阳胜则身热"，胜之极，急以麻黄汤开卫泄阳。庶汗出而血不可夺；若待大衄之后，病或不解，坏证已成，发汗又大忌也。

经验录：此证用大青龙加生地、滑石、竹茹神效。

（5）治伤寒脉浮紧，不发汗，因致衄者。（55）

比较前证象稍轻矣。第以应汗不汗，因而致衄，当于点滴之初，急用麻黄汤汗之，则衄止而病除。盖卫阳挟冲、任上逆，非急取汗，则营阴失守，致大衄，虽曰："夺血者无汗，夺汗者无血"，而大血之后，卫阳失根，更不宜汗。或因衄而解者有之；衄而失救者亦多也。

（6）治脉浮者，病在表，可发汗。（51）

治脉浮而数者，可发汗。（52）

浮紧，麻黄证脉也。论曰："脉浮紧者，法当身疼痛，（宜以汗解之）；假令尺中迟者，不可（发）汗。（何以知然），以营气不足，血少故也"（50条）。此脉浮数，则六脉俱见，尺中不迟微，故宜汗也。

（7）治伤寒不大便六七日，头痛有热（者），与承气汤；（其）小便清者。（56）

此明头痛便清，虽下后，尤有宜汗之表证。《千金翼》云：下后微喘者，表未解，宜麻黄汤。今本桂枝加朴、杏汤。此节下文"若头痛者必衄"，宜桂枝汤。皆汗、下后，发表两法。但须头痛、便清，喘而无汗，方属麻黄的证。

（8）治发汗不彻，（不足言），阳气怫郁不得越，（当汗不汗，）其人躁烦，不知痛处，乍在腹中，乍在四肢，按之不可得，其人短气（但坐，以）汗出不彻故也，更发汗则愈。何以知汗出不彻，以脉涩故知也。（48）

此为汗出不彻，更汗者立其法。《难经·第十三难》："色白，其（肺）脉（浮）涩而短。"阳气不得越者，以卫邪陷于肺胃，肺气不能通于肾，故见躁烦、短气不宁之象。

以麻黄汤理肺，发经络余邪，以泄卫阳之郁也。

（9）治（寸口）脉浮而紧，浮则为风，紧则为寒，风则伤卫，寒则伤营，营卫俱病，骨节烦疼，（当）可发其汗（也），宜麻黄汤。（《伤寒·辨脉法第一》）

此为麻黄汤指出脉象证原。以见骨节烦疼，由营卫俱病。营卫者，气血之总名也。心主血，肺主气，心肺之脉，病则俱浮，营行脉中，卫行脉外，风寒相袭，卫闭营郁，脉流薄疾，故见脉紧。此开卫行营，为麻黄脉证总结束也。

麻黄汤禁戒九证：①汗出，恶风。以卫阳外泄，营阴内涩，宜桂枝以行营；不宜麻黄开卫也。②下后，身重、心悸。以太阴下陷，谷精不升，心失其养。心液为汗源，不宜再发也。③脉浮紧、尺中反迟。以营血不足，阳根微也。④咽喉干燥。以五脏之脉，会于咽喉，邪气化热，血液不升，阴火上冲，阳不下根。一误发越，不可救药也。⑤淋家。以肾主藏精，淋家精不足，以误汗伤阴，迫血妄行也。⑥疮家。液以养心，心之所注，气血已伤，筋失荣也。⑦衄家。⑧亡血家。夺血者无汗，再汗，阴阳俱亡也。⑨汗家。夺汗者无血，肺失制节，卫阳外泄，再汗，营阴失温也。以上忌汗九证，与大青龙汤同一忌法。

（二）大青龙汤

麻黄去节，六两　桂枝去皮，二两　甘草炙，二两　杏仁去皮尖，四十枚　生姜切，三两　大枣擘，十枚　石膏如鸡子大，碎

上七味，以水九升，先煮麻黄，减二升，去上沫，纳诸药，煮取三升，去滓，温服一升，取微似汗。汗出多者，温粉粉之。一服汗者，停后服；若复服，汗多亡阳，遂一作逆虚，恶风、烦躁，不得眠也。

经验录：用大青龙汤加芍药兼小青龙法，无过汗之虑。

（1）治太阳中风，脉浮紧、发热、恶寒、身疼痛、不汗出而烦躁者。（38）

麻黄汤，本并治营卫，而经论不言恶寒，此与麻黄八证中增出恶寒、烦躁、不汗出之证。以巨阳为诸阳主气，其脉上连风府，风中于背，循脏俞而下太阳之经，溢于督任，并于营卫。《难经》：心主营，

肺主卫。心肺之脉原浮，合于营卫之邪，"内不得通，外不得泄"，故脉浮而紧也。《素问·风论》云："风者善行而数变，腠理开则洒然寒，闭则热而闷。"风寒相搏则身痛，合三焦阳明热燥，故不汗出而烦。

此"不汗出"，非麻黄汤所胜任，故倍麻黄也，太阳中气为少阴，烦躁为少阴水不济火，是邪伤阴络，故加石膏，以清金泻热、润阳明之燥、镇三焦之逆也；合桂枝为一方，而去芍药者，以泻阳重于泻阴，虑掣麻黄之肘也；桂、甘、姜、枣，所谓辛甘发散为阳也。

本论曰："若脉微弱，汗出恶风（者），不可服之，服之则厥逆，筋惕肉瞤，（此）为逆也"（38 条）。

盖肾藏五液，入心为汗，汗耗肾液，则有土湿、肾燥、木枯之虞；故救之者，必用真武汤也。

陈修园注："大青龙汤为少阴（证之）大禁，以脉细尺中微也。"其云：太阳烦躁与少阴不同，不无疑议。按：手足太阳之里为少阴，少阴上火下水，火太过则烦，水不及则躁，故烦躁为少阴水不济火之证。其因为阳邪入里，太阳之气，从标化热，不用汗解，则水涸流，有亡阴之患。故卫出下焦，阴中之阳，本不可轻泄，惟阳盛耗阴，亟当泄阳以救阴。又安可专用辛、附耶？

（2）治伤寒，脉浮缓，身不疼，但重，乍有轻时，无少阴证者发之。（39）

此太阳之邪，内合太阴，故脉见浮缓；太阴以湿土而合阳邪，土能缓急，制慓悍之气，故身不疼而重；阴阳乘除，故乍有轻时；脉虽浮缓，而异于沉细、尺中微，故曰无少阴证。大青龙能驱风、寒、湿邪，由重土而出于腠理，故曰发之。

（3）治病溢饮者，当发其汗，大青龙汤主之。（《金匮·痰饮》篇）

论曰：饮水流行，归于四肢，当汗出而不汗出，身体疼重，谓之溢饮。缘卫阳内陷，故当汗，不汗出者，太阳水气不能蒸化于三焦，饮入于胃，脾失转运，因而四溢。脾主四肢，故身体痛，四肢重疼也。证治与上节相类，故仍以大青龙发之。

按：《金匮》水气、痰饮诸篇，其用药法门，据经验录所历试，惟增减大、小青龙法，屡着灵功。世谓麻黄峻发，不敢多用，贻误不少也。

（三）小青龙汤

麻黄去节　芍药　细辛　干姜　甘草炙　桂枝去皮，各三两　五味子半升　半夏洗，半升

上八味，以水一斗，先煮麻黄减二升，去上沫，纳诸药。煮取三升，去滓，温服一升。若渴，去半夏，加栝楼根三两；若微利者，去麻黄，加荛花，如一鸡子，熬令赤色；若噎者，去麻黄，加附子一枚，炮；若小便不利，少腹满者，去麻黄，加茯苓四两；若喘，去麻黄，加杏仁半升，去皮尖。

（1）治伤寒，表不解，心下有水气，干呕、发热而咳，或渴，或利，或噎，或小便不利、少腹满，或喘者。(40)

太阳寒水之经，主一身之表，表不解，则寒水涩而不行。以肺合皮毛之邪，失其清降之制节，又不能布散水精，故心下有水气也。《灵枢·卫气失常》："卫气（之）留于腹中，（搐积不行，）苑蕴不得常所，使人支胁胃中满，喘呼逆息（者）。"此宣卫阳、散水精，为大、小青龙主治证原也。

方君麻黄汤，重在解表以调营卫；佐桂枝汤，以病久营气必滞，通营分之阳，行气分之水也；去大枣者，以水气作湿，土不宜更滋也；邪传于手足太阴，故去生姜之宣发，易干姜之温燥也；加五味、细辛者，上敛辛金，下启水源；半夏、杏仁佐之以开肺窍、降胃逆也。若发热而渴者，为燥金与燥土合化，而阳明燥热入肺，故以栝楼根之清润易半夏也。噎者，肾气失温，下焦阳微，故以附子易麻黄温水益阳也。小便不利、少腹满者，脾湿不运，下焦不能济泌别汁，故去麻黄之发散，而加茯苓之淡渗也。惟喘者去麻黄加杏仁，必其人阴气盛而阳气微，喘而汗出，方合治法。不然与防己黄芪汤，治水气若喘者加麻黄，不相牴牾耶？

按：《本经》麻黄、杏仁均主"咳逆上气"。所以有别者，杏仁苦降，宜于汗后；麻黄温散，宜于汗前也。故麻杏石甘汤治汗出而喘，以证兼风温，故用石膏之凉镇，济麻黄之温发，杏仁不能独奏功能也。

夫水气填胸，未有不喘者。散中、上部水邪，未有逾于麻黄者。故喻嘉言曰：若去麻黄，不成其为龙。真见道语也。又《医宗正误》云：

微利去麻黄，加芫花鸡子大，芫花、芫花之类，攻水甚峻，用五分可令人下数十次，停饮之微，岂能加如许之多，当改加茯苓四两，是亦经过语。不知芫花鸡子大，熬令赤，分三服，亦不过五分，以攻水饮，自有奇功。若茯苓亦可加入，以燥脾湿，而灵输转；攻水究非所长也。

（2）治伤寒（心下有）水气，咳而微喘、发热不渴。服汤已，渴者，此寒去欲解也。（41）

按：《伤寒正误》云：移"小青龙主之"于"不渴"下。陈注：以服汤已，即指服此汤而渴，寒去欲解，宜再服之。当从陈注。

五脏皆令人咳。惟肺家外合皮毛之邪，内挟胃家冷饮，肺恶寒，是以咳喘也。太阳标热，陷于卫阳，是以发热也。

经验录：此证服小青龙汤后渴者，以半夏易栝楼根，加柴、苓，一服病若失。盖不渴者，水气侵淫；渴者，热生于胃，湿淫于脾。故此方主治、加治、凡喘、咳、噎、满，投之无不奏效也。

（3）治病溢饮（者），当发其汗，大青龙汤主之；小青龙汤亦主之。（《金匮·痰饮》篇）。

本论：溢饮流于四肢，当汗出而不汗，身体疼重。以阳生于四肢，卫气滞留腹中，故宜大青龙发之，药宜辛凉也；营阴痹于肺家，故用小青龙发之，药宜辛温也。

（4）治咳逆倚息，不得卧。（《金匮·痰饮》篇）。

论曰：其形如肿，谓之支饮。《素问·逆调论》："不得卧而息有音者，是阳明之逆也。"肺气随胃阳以右降，胃阳不降，浊瘀肺窍，是以倚息不得卧也。小青龙利肺窍，降胃逆，以通于肾也。

（5）治肺胀咳而上气，烦躁而喘，脉浮者，心下有水气，（小青龙）加石膏主之。（《金匮·肺痿肺痈》篇）

此较前证治法略同。以肺家外合风邪，内挟寒饮，瘀塞气道，久成肺胀，而病咳逆也。又兼烦躁者，胃阳助逆，金气不下通于肾，故加石膏以救灼金，而平燥土。凡喘证兼烦躁，一服如神。

（6）治妇人吐涎沫，（医反）及下之心下（即）痞，当先治其吐涎沫。（《金匮·妇人杂病》篇）

寒客肺中，法当温散，乃误下之，中气不运，饮伏上脘，不能下降，故作痞而吐涎沫也。

非麻、桂、姜、辛不能驱肺家寒邪，直下膀胱而达皮毛；非夏、芍、五味不能降脏腑咳逆，除伏饮，以敛逆气也。按：小青龙加石膏、附子，本论已及，又有加麦冬、知母，合小柴胡，合葛根、真武诸法，用治各种痰饮、咳喘，无不效灵。经曰：青龙，言变化，不可方物也。

（四）麻杏石甘汤

麻黄去节，四两　杏仁去皮尖，五十个　甘草炙，二两　石膏碎，绵裹，半斤

上四味，以水七升，煮麻黄，减二升，去上沫，纳诸药，煮取二升，去滓，温服一升。

治发汗后，不可更行桂枝汤。汗出而喘，无大热者。（63）

此风热相搏于太阴之分，故汗出而喘，无大热也。柯氏韵伯，以此为治风温正方，其论甚详，附录于后按。《素问·评热病论》："汗出而身热者，风（也）；汗出而烦满不解（者，厥也：病）名曰风厥"，是风温之证象也。又曰："巨阳主气，（故）先受邪，少阴与（其）为表里（也），得热则上从之。"是此证汗后喘，不可更行桂枝之证原也。

盖冬不藏精，水气不能济火，一感风邪，水涸火炎，标本俱热。阳盛于内，桂枝下咽，无可行之水，增久郁之阳。惟辛甘清发、辛苦凉降，为第一治法。乃时医治风温，沿用犀、地、芩、连，是识解不如柯氏处。《伤寒论》云："太阳病，发热而渴，不恶寒者，为温病。（若）发汗已，身灼热者，名曰风温。（风温为病），脉阴阳俱浮、自汗出、身重、多眠睡、（鼻）息（必）鼾、语言难出；……（6）。"上证盖得其轻者，然以此方治风温，柯氏独具特识也。柯韵伯曰：此为治温病之主方。冬不藏精，邪伏于脏，发于风令，故名风温。治当乘其热而汗之，热随汗解矣。此证头项强痛与伤寒同；惟不恶寒而渴以别之。证本有热无寒，故于麻黄汤去桂易石膏，以解表里俱热。岐伯所云："未满三日（者），可汗而已也。"

其脉阴阳俱浮，其证自汗、身重。盖阳浮为风伤卫，而水气不行，故身重，当用麻黄开表以逐邪；阴浮为阴火炽，而营阴不守，故汗出，当用石膏以清热救阴；表里俱热，则阴火刑金，故多眠而鼾，语言难出。当用杏、甘以调气，方备升降轻重之用，外感皆可服之。若攻下、

火熏，此粗工促病之术也。盖内蕴之火邪，与外感之余热，治法不同，是方用于温病初起，功能解表清里，汗后则可平内热之炽，下后可以复用，以彻伏邪之留恋，与风寒不解用桂枝汤同法。例云：桂枝下咽，阳盛则毙。特开此凉解一法，为大青龙之变局，白虎之先着也。又云：此为解表之剂，若无喘、鼽、语难，则又白虎证治矣。凡温病表里实，用此汤；虚用人参白虎汤。若葛根芩连汤，治痢而不治喘，非治温证药。加麻黄专达外，与葛根和中发表不同；石膏甘润，与芩、连苦燥悬殊也。同是凉解表里，同是汗出而喘，用药有毫厘之辨也。

按：原文与《内经》不合处略易之，以成文理。原在可覆案也。

（五）越婢汤

麻黄六两　石膏半斤　生姜三两　甘草二两　大枣十五枚

上五味，以水六升，先煮麻黄，去上沫，纳诸药，煮取三升，分温三服。

（1）治风水，恶风，一身悉肿，脉浮，不渴，续自汗出，无大热者。（《金匮·水气》篇）

卫出下焦，上注于肺，风邪合之，则水精不布，久则肺失治节，水随风溢，外泛于皮肤，此身肿、续汗、脉浮所由来也。其汗出无大热，与麻杏石甘证同，以风热相搏，湿淫肺家，故曰不宜桂枝。惟汗续出而不喘，则肺气已虚，不宜再泻，故不用杏仁；以风水泛滥，身肿而脉浮，故加重麻黄，增姜、枣，以宣通胃气、滋益汗原也。

（2）治里水，越婢加术汤主之。（《金匮·水气》篇）

《金匮》曰："里水者，一身面目黄肿，其脉沉，小便不利，故（令）病水，假（如）令小便自利，此亡津液，故（令）渴（也）。"按：此经论，可知白术之功，全在滋生津液也。

（3）治肺胀，越婢加半夏汤主之。（《金匮·肺痿肺痈》篇）

论曰："咳而上气，（此）为肺胀，其人喘，目如脱状，脉浮大者是也。"又曰："热在上焦（者），因咳而为肺痿，……或从汗出，或从呕吐，或从消渴，小便利数，（或从）便难，（又）被快药下（利），（重）亡津液，（故）得之。"按：此热在上焦，故非麻黄不能发，非石膏不能降也；至肺痿而胀，尤非半夏不能燥敛也。

（六）麻黄连轺赤小豆汤

麻黄去节，二两　　连轺连翘根是，二两　　杏仁去皮尖，四十个　　赤小豆一升　　大枣十二枚　　生梓白皮切，一升　　生姜切，二两　　甘草炙，二两

上八味，以潦水一斗，先煮麻黄再沸，去上沫，纳诸药，煮取三升，去滓。分温三服，半日服尽。

治阳明伤寒瘀热在里，身必发黄。（262）

《灵枢·营卫生会》："卫出（于）下焦，……下焦者，别回肠，注于膀胱而渗入焉。"卫行失度，则太阳寒水郁而化热，蒸淫湿土，合于阳明之燥热，故瘀热在里也。太阴湿淫，外泛于皮肤，故身必发黄也。金为水母，土为金母，方君麻黄，温金以清水之母，佐连轺、梓、杏，清太阴之热，下泄于水府，小豆与姜、甘、大枣，渗湿培土，以滋金之母，煮以潦水，以潦水为热蒸霖雨，湿土所蓄，以气相求，取其入土而行湿也。

（七）麻黄杏仁薏苡甘草汤

麻黄去节，半两，汤泡　　甘草一两　　薏苡仁半两　　杏仁十个，去皮尖，炒

上四味剉如麻豆大，每服四钱，水一盏半，煮八分，去滓温服，有微汗避风。

治病者一身尽疼，发热，日晡所剧者，名风湿。（《金匮·痉湿暍》篇）

此病得之汗出当风，或取冷所致。风行湿着，蕴于太阴阳明之分，不得发越，故四肢肌肉，一身尽疼。日晡为土旺之时，邪热因之，而增剧也。《金匮》云："风湿相搏，一身尽疼痛，法当汗出而解。"故君麻、杏以取汗；佐薏仁、甘草，培土泄湿也。

（八）麻黄加术汤

麻黄三两，去节　　桂枝二两，取皮　　甘草一两，炙　　杏仁七十个，去皮尖　　白术四两

上五味，以水九升先煮麻黄，减二升，去上沫，纳诸药，煮取二升半，去滓，温服八合，复取微似汗。

治湿家，身烦疼，……发其汗为宜。慎不可以火攻之。(《金匮·痉湿暍》篇)

论曰："太阳病，关节疼痛而烦，(脉沉而细者，)此名中湿，亦曰湿痹。"证由太阳水气不行，与太阴湿气化合，故身烦痛也。

麻黄汤以行太阳水气，加术以驱太阴之湿，湿痹除，而痛并止也。

陈注：误用火攻逼汗，致多变证，湿热相合，致衄增黄。

喻嘉言云：麻黄加术，虽汗不至多汗；术得麻黄，泻里湿，并泻表湿。按：麻黄加术，必证兼太阴，重在驱土中之湿也。

(九) 麻黄附子细辛汤

麻黄去节，二两　细辛二两　附子炮，去皮，破八片，一枚

上三味，以水一升，先煮麻黄，减二升，去上沫，纳诸药，煮取三升，去滓，温服一升，日三服。

治少阴病始得之，反发热，脉沉者。(301)

论曰："病有发热恶寒者，发于阳也；无热恶寒者，发于阴也。"此证发于阴，法当恶寒，故曰反发热也。以太阳伤寒，邪初输于少阴，壬水不行，故发太阳之标热；癸水不升，故见少阴之脉沉。脉始于少阴，合于太阳寒邪，则阳气入阴。故以辛、附启水中之阳，麻黄开卫阳，以通水源也。

陈注：脉沉，为少阴生气不升；发热，为太阳标阳外呈，阴阳内外不相接。故以熟附助表阳，而内合少阴；以麻、辛启水源，而外合太阳。此交阴阳法，非发汗法也。

(十) 麻黄附子甘草汤

麻黄去节，二两　甘草炙，二两　附子炮，去皮，破八片，一枚

上三味，以水七升，先煮麻黄一两沸，去上沫，纳诸药，煮取三升，去滓，温服一升，日三服。

治少阴病，得之二三日，以此汤微发汗。以二三日无里证故(微发汗)也。(302)

此言少阴病，在二三日内，可微发汗。而脉象、证象不著。按：少阴经论，病人脉阴阳俱紧；又云：恶寒蜷卧，欲去衣被，当为此方脉

证。盖邪入少阴，则欲去衣被，烦躁不宁之初象也。麻、甘以除脉紧；附子以散阴寒，发坎中之阳，以解表热也。阳气行，蜷卧起矣。

经论：少阴里证，曰脉沉数，曰脉微，曰咽痛、吐、利。忌汗与下，经有明文，兹参各家少阴忌汗六证：

①心烦不得卧。黄连阿胶证也。②体痛、肢冷、脉沉。附子、真武证也。③吐利、手足厥逆烦躁。吴萸、四逆证也。④咽痛、胸满。甘桔、猪肤证也。⑤利不止，厥逆无脉。白通、四逆证也。⑥自利清水，腹胀、烦、不大便。承气急下证也。以上各证，大抵发于四五日，失治之后。故论曰：二三日，是为少阴病机生死关节，微汗自不容误也。盖邪由太阳，初传少阴，在标本俱寒之会，自宜温发其汗。君麻黄，佐甘草、附子，发坎阳，即以维阴根，使脏阴不因汗而竭，府阳可资汗而生也。

（十一）麻黄附子汤

麻黄三两　甘草二两　附子一枚，炮

上三味，以水七升，先煮麻黄，去上沫，纳诸药，煮取二升半，温服八分，日三服。

治水气病，（其）脉沉小，属少阴。（浮者为风；无水）虚胀。（《金匮·水气》篇）

论曰："水之为病，其脉沉小，属少阴。……虚（胀）者，为气。水，发其汗即已。"《素问·水热穴论》："肾者，至阴也；……肺者，太阴也。……其本在肾，其末在肺，皆积水也。"以虚肿由肺气不行，故于前方加麻黄，减甘草，以温金开卫、行肺气也；以脉沉由坎阳不足，故仍用熟附，以温水启阳，通肾气也。金温水暖，气行肿消矣。

黄坤载《伤寒悬解》："土弱而阳飞，肾寒水胀，流溢经络，而为浮肿。甘、附补土暖胃；麻黄发表泄水。"按：黄注此方，为麻黄加术里水证，不可不辨。

（十二）麻黄升麻汤

麻黄去节，二两半　升麻一两一分　当归一两一分　知母十八铢　黄芩十八铢　葳蕤一作菖蒲，十八铢　芍药六铢　天门冬去心，六铢　桂枝去皮，

六铢　茯苓六铢　甘草炙，六铢　石膏碎，绵裹，六铢　白术六铢　干姜六铢

上十四味，以水一斗，先煮麻黄一两沸，去上沫，纳诸药，煮取三升，去滓分温三服。相去如炊三斗米顷。令尽，汗出愈。按：此方铢两，不可增减，每两作三钱六分，每铢作一分五厘。

治厥阴伤寒六七日，大下后，寸脉沉而迟，手足厥逆，下部脉不至，咽喉不利，吐脓血，泄利不止者，为难治。(357)

此厥阴兼肺、脾病，而全现少阴忌汗脉证。方君麻黄以取汗者，以肺朝百脉司卫气，为五脏之长，窘极反本，如百合病，不能不求之于肺，使沴气由内达外也。盖风伤卫，寒伤营，本麻、桂证。误于大下，遂成坏病。以卫阳内陷，故脉沉迟。阳气痹于四肢，故手足厥逆。足之三阴不升，则三阳失根，故下部脉不至。阳光既微，阴火必炽，厥阴之脉贯膈注肺，循喉咙后。大下则津液上竭，故咽喉不利。少阴之邪从火化热，上刑肺金，下伤冲、任，故吐脓血。乙木不升，己土下陷，故泄利不止。

方君麻黄佐升麻，升下陷之清阳，发内陷之卫气；葳蕤、知母、膏、芩、天冬，镇润燥土，引君相之火，归于阳根也；苓桂术甘合青龙、白虎之法，驱重土内之湿邪，通调水火，和营卫以行水令也；姜、归、芍药，温土滋木，培中州血液之源，俾厥阴阴尽之脏，一线微阳，不至散脱也。证属厥阴，而方药引经，只归、芍、桂、升，余味合手足太阴、阳明、少阴而兼治。此可悟经方大制之法。

二、佐治

1. 葛根汤：治太阳项背强，无汗恶风。又治太阳阳明合病下利。开卫行营泄热也。

2. 桂麻各半汤：治伤寒如疟，热多寒少。调营和卫，除寒热也。

3. 射干麻黄汤：治咳而上气，喉中水鸡声。开肺化浊瘀也。

4. 甘草麻黄汤：治里水。泄太阴之湿，消肿胀也。

5. 半夏麻黄丸：治心下悸。散寒结，行水饮也。

6. 厚朴麻黄汤：治咳而脉浮。用以散寒结，降肺逆也。

7. 桂甘姜枣麻辛附汤：治气分，心下坚，大如盘，边如旋杯。破

气分癥坚积聚也。

8.《金匮》乌头汤：治历节疼痛，不可屈伸，又治脚气疼痛，屈伸不利。

9. 桂芍知母汤：治历节脚肿如脱。

皆用以启下焦之阳，散太阴之结，开卫行营，驱寒逐湿也。

10. 文蛤散：治吐后渴饮，得水而贪饮。又治微风脉紧，头疼。以卫气失序，太阴不化。用以理肺行汗、散湿行水也。

以上十证，应用及十二经，惟主治在肺。以肺为五脏之长，通调水道，司卫气。一淫风寒，非麻黄不能蒸化邪结，发表而出之也。今人往往畏而忌之，或以他药代麻黄，多致失治，岂非命耶。

【经验录】

（一）麻桂葛柴汤

麻黄　桂枝　葛根　柴胡　石膏　黄芩　茯苓　半夏　生姜九味各三钱　甘草二钱　北细辛一钱

上十一味，以水两碗，先煮麻、葛去沫，纳诸药，煮取半碗，顿服。少息，啜热粥，卧取微汗，滓煮再服。服后汗多，病未解，减麻黄加芍药；热不退，发渴，去半夏，加花粉三钱。

治中风、伤寒、时疫、两感、头身项强痛，发晕，欲呕，甚则痰壅气塞。

凡三阳并病，而六脉浮紧洪数，外证发热，恶寒，或但热不寒，鼻塞眼泪，及痉痉、惊风。一剂下咽，百病俱解。凡在初病三日内，无咽肿，喉痛证象，大人、小儿放心服之，保命延生，万妥万灵。分两：十岁以上小儿依方；八岁以下减半。

（二）麻附辛加瓜地苓泽汤

麻黄三钱　附子二钱　北细辛二钱　花粉三钱　生地二钱　茯苓三钱　泽泻三钱

上七味，水一大碗，先煮麻黄，纳药，煮取少半碗，顿服。卧少时，滓再煮服。

治服前方后，热不退，渴不止，腰脊腿足挛痛掣疼，嘿嘿嗜卧。

此太阳、少阴两经并病，故太阳表解，而少阴之邪续发，故见以上证象也。此方服后，假寐一时，其病全解，神妙之处，道中人须经验知之。加玄参、贝母、牡蛎，治时毒、恶疮、发迷，其效如神。

（三）麻辛附桂枳术苓泽汤

麻黄三钱　北细辛二钱　附子二钱　桂枝三钱　枳实三钱　白术四钱茯苓五钱　泽泻四钱　甘草二钱　大枣四枚

十味以水两碗，煮取半碗，顿服，滓煮再服。小便短赤加片苓、飞滑石各三钱；渴加花粉三钱；中、上肿胀，麻黄加至五钱。

治腹胀如鼓、腹中脐突，及一切水肿气积，癥瘕等证。

此合桂甘姜枣麻辛附、枳术、五苓为一方，以治各种水肿，气逆，脉微欲绝，气奄微息，证象危殆。一服得汗，顿减胀气，再服得便，更减肿气，三服则安，历试如神。

（四）加味麻射夏朴汤

麻黄三钱　射干三钱，洗　天冬三钱，去心　麦冬三钱　石膏三钱　厚朴三钱　苏叶二钱　半夏三钱　干姜二钱　桂枝二钱　甘草二钱　茯苓三钱

十二味，以水两碗，煎药至半碗，顿服。兼吐脓血，加竹茹、生地各五钱。

治喉中如有物堵塞，气道不通，痰涎壅滞，喘逆有声。麻黄为咽痛禁药，以地气通于咽也；喉间壅塞，用为主药者，以天气通于喉也，且以其为肺家主药也。自此方经验后，方知此义。惟喉肿兼咽痛者忌之。

李濒湖云：仲景麻、桂二方，历代名医，随文附会，未有究其精微者。时珍有一得，与众解不同。津液为汗，汗即血也。在营则为血，在卫则为汗。夫寒伤营，营血内涩，不能外通于卫，卫气因闭，津液不行，故恶寒发热而憎寒。夫风、寒伤卫，卫气外泄，不能护于营。营气虚弱，津液不固，故有汗发热而恶风。然风寒之邪，皆由皮毛而入。皮毛者，肺之合也。肺主卫气，包罗一身，天之象也。故证属太阳，而肺实受邪气，故兼面赤、怫郁，咳嗽有痰，喘而胸满，非肺病乎？皮毛外闭，则热邪内攻，而肺气膹郁。故用麻、甘同桂枝，引出营分之邪，达

之肌表，佐以杏仁泄肺而利气。汗后无大热而咳者，加以石膏，朱肱《活人书》，夏至后加石膏、知母，皆是泻肺火之药也。故麻黄虽发太阳汗之重剂，实则发散肺经火郁之药也。

按：此论颇具卓识。第有未尽说明病原者，金气通于肾，通调水道，下输膀胱也。

黄坤载云：肝司营血，中抱阳魂；肺司卫气，内含阴魄。营血温升，则化火而为热，卫气清降，则化水而为寒，故营郁则发热；卫闭则恶寒。风伤卫而营郁，故以桂枝泄营；寒伤营而卫闭，故以麻黄泄卫。桂枝通达条畅，专走经络，而泄营郁；麻黄浮散轻飏，专走皮毛，而泄卫闭。窍开汗出，则营卫达，冬月伤寒，非此不能透发也。

按：冬伤于寒，春必病温。温病两感，不汗出者，必不免于死。故春夏卫闭之证，非麻黄不能泻热。此云冬月伤寒，未免时见。

【经解】

《素问·风论》："风之伤人也，（或为寒热，或为热中），或为寒中，或为热中。……风气与太阳俱入，行诸脉俞，散于分肉之间，与卫气相干，其道不利"，"内不得通，外不得泄，……则为热中而目黄，善行而数变"。《素问·热论》："巨阳者，诸阳之（属）会也。其脉连于风府，故为诸阳主气也。人之伤于寒也，则为（病）热病，热虽甚（不死）非两感于寒不死也。伤寒一日，巨阳受之，（故）头项痛，腰脊强；二日阳明受之，……身热，目疼（而）鼻干，不得卧（也）；三日少阳受之，……胸胁痛（而）耳聋。三阳经络，皆受其病，而未入于脏（者，故）可汗而已。"此《经方》以麻黄汤主治巨阳，开玄府以泄卫邪，而《本经》"发表出汗"，所以"主中风、伤寒、头痛，邪热"也。

《素问·疟论》："温疟者，得之冬中于风寒，气藏于骨髓之中，（至春则）阳气（大）发，……则脑髓烁，肌肉消，……阴虚而阳盛，（阳盛）则热矣。"《素问·风论》："其寒也（则）衰（食）饮食，其热也（则）消肌肉，（故）使人怢慄而不能食，（名）曰寒热。"经方麻桂各半汤，治伤寒如疟，而麻黄实独为泄阳盛之主药。此《本经》所以"主温疟，除寒热"也。

《素问·咳论》："五脏六腑皆令人咳，非独肺也。……皮毛者，肺之合（也）；皮毛（先）受邪（气），肺（邪气以）从其合（也）。（其）寒饮（食）入胃，从肺脉上至于肺（则肺寒），肺寒则外内合邪，（因而咳之，则）是为肺咳。……故久咳不已……，则聚于胃，关于肺，使人多涕唾（而）面浮肿而气逆也。"经方以小青龙为治咳逆主法。以麻黄温散肺邪，特具神功。此《本经》所以"主咳逆上气"也。

《灵枢·百病始生》："虚邪之中人也，始于皮肤，皮肤缓则腠理开，（开则）邪从毛发入，（入则抵深……），传舍于经络……（传舍）滞留于肠胃，……肠胃之络伤，（则）血溢于肠外，肠外（有）寒汁沫与血相搏，（则）并合凝聚（不得散而积成矣）；卒然外中于寒，（若）内伤忧（怒）思，则气（上）逆，（气上逆则）而六输（不通）温气不行，（凝）血蕴（里）而不散，津液（涩渗）着而不去，而积（皆）成矣。麻黄能温散肺寒，通经输以行气。故麻辛桂附汤治气分坚积如盘。《本经》所以"主破癥坚积聚"也。

【闲按】

《素问·举痛论》："经脉流行不止，环周不休。寒气入经而稽迟，泣而不行，客于脉外则血少，客于脉中则气不通，故卒然而痛。"麻黄理肺，肺朝百脉，而行脉气。故主治头身骨节诸痛也。

《素问·痹论》："荣者，水谷（之）精气（也），和调于五脏，洒陈于六腑，乃能入于脉（也），……卫者，水谷之悍气（也），（其气）慓疾滑利，不能入于脉（也），（故）循皮肤（之中）、分肉之间，熏于肓膜、（散于）胸腹。逆其气则病。"故《伤寒论》："卫气不共营气谐和"，而营气反从卫气之慓悍。此麻黄、青龙所以治无汗而喘，脉浮紧也。

《素问·风论》："卫气有所凝而不行，故其肉（有）不仁（也）。"《素问·生气通天论》："阳因而上，卫外者也"，"营气不从，逆于肉理，乃生痈肿"，"汗出见湿，乃生痤痱"。《药性》以麻黄治"毒风癣疹"。《金匮》用治风湿、水气，皆通卫以行营也。

《灵枢·卫气失常》："卫气（之）留于腹中，（搐积不行），（苑）蕴郁而不得常所，使人支胁胃中满，喘呼逆息。"麻黄能温金透土以散邪。故青龙、越婢诸法，治咳逆倚息不得卧也。

《灵枢·邪客》:"营（气者），泌（其）津液，注（之）于脉，化以为血，（以荣四末），（内）注于五脏六腑，（以）应刻数焉。卫气（者），出其悍气之慓疾，（而）先行（于）四末分肉皮肤之间（而不休者也）……常从（足）少阴（之）分间，行（于五）脏（六）腑，……独卫其外，……则阳气盛，（阳气）盛则阳跷陷。"麻黄能发阳跷之陷，是以为阳盛之主药也。

《灵枢·营卫生会》:"谷入于胃，（以）传与肺，（五）脏（六）腑皆以受气，其清者为营，浊者为卫。……营出（于）中焦，卫出（于）下焦。……下焦者，别回肠，注于膀胱而渗入焉。"膀胱为太阳本经，麻黄通卫，故主太阳也。又云:"中焦亦并胃中，出上焦之后，（此所受气者），泌糟粕，蒸津液，（化其精微）上注于肺（脉），（乃）化而为血，……独（得）行（于）经隧，命曰营气。（营）卫者，精气（也）所以出于足少阴之分也。（血）营者，神气（也），所以行于手少阴也。故血之与气异名同类（焉）。（故）夺血者无汗，夺汗者无血。"《伤寒论》尺中迟不可发汗，为血少故也。是以麻黄汤畏亡阳，忌亡血也。

以上征引《内经》，所以发明长沙论法者，此麻黄证原也。古今注家，多未道及。虽经义遗漏，尚不止此。第由是而言之，麻黄主治，思过半矣。

卷 二

桂 枝

【药释】

〔本经〕牡桂，上品。气味辛、温，无毒。主治上气咳逆。桂加桂，桂加朴、杏等证。结气，去桂加术等证。喉痹，半夏散等证。吐吸，苓桂术甘等证。利关节，桂芍知母等证。（补中益气）。久服通神，轻身不老。疏木温金，利水济火，益土调阴阳，和营卫，功效如神。

〔别录〕心痛，桂姜枳实等证。胁痛胁风，加芍、疏肝之类。温经通脉，温经汤、当归四逆、新加汤等证。止烦出汗。桂甘龙牡等证。

〔药性〕去冷风疼痛。桂加附等证。

〔元素〕去伤风头痛，开腠理，解表发汗，桂枝汤主治之证。去皮肤风湿。加附、加芪等证。

〔成无己〕泄奔豚，桂加桂证。散下焦蓄血，桃仁承气证。利肺气。桂枝白虎及加朴、杏证。

〔震亨〕横行手臂，治痛风。五物加芪等证。

【经证证药】

一、主治

（一）桂枝汤

桂枝三两，去皮　芍药三两　甘草二两，炙　生姜三两，切　大枣十二枚，擘

上五味，哎咀三味，以水七升，微火煮取三升，去滓，适寒温服一升，服已须臾，啜热稀粥一升余，以助药力，温服令一时许，遍身漐漐微似有汗者益佳，不可令如水流漓，病必不除。若一服汗出病瘥，停后

服，不必尽剂；若不汗，更服依前法，又不汗，后服小促其间，半日许令三服尽；若病重者，一日一夜服，周时观之。服一剂尽，病证犹在者，更作服；若汗不出，乃服至二三剂。禁生冷、黏滑、肉面、五辛、酒酪、臭恶等物。

（1）治太阳中风，头痛，脉阳浮（而）阴弱，（阳浮者，热自发，阴弱者汗）自汗（出）；（啬啬）恶寒，（淅淅）恶风，（翕翕）发热，鼻鸣干呕者。（12）

《灵枢·邪气脏腑病形》："邪中于项则下太阳"，太阳之脉上连风府，络脑，故中风则头痛，项强也。《灵枢·营卫生会》云："外伤于风，内开腠理，毛蒸理泄，卫气走之，（固不得循其道），此气慓悍滑疾，见开而出，（故不得从其道，故）命曰漏泄。"故营泄发热，卫泄恶寒，风伤卫气，极于太阳寒水之经，而恶风自汗也。风为阳邪，开卫耗营，故卫阳脉浮，营阴脉弱。肺开窍于鼻，汗泄则液不润窍，故鼻鸣。营出中焦，中焦者，并胃中出上焦之后；卫出下焦，失下行之序，挟胃阳以作逆，故干呕。

方君桂枝，以辛甘条达之气，通三焦之阳，驱经络之风，行膀胱水气；佐芍药以疏肝木，固营阴；生姜、甘草、大枣宣降胃逆，滋津液，培汗源，营卫得常，病良已。

（2）治太阳病，头痛，发热，汗出，恶风。（13）

此申明桂枝治太阳头痛，不必中风（脉）浮弱、鼻鸣、干呕，其证具也。正所以推广桂枝汤之用。按：经验录治头项连痛，在脑顶后者，一服取微汗，一小时即效。

（3）治太阳病，下（之）后，其气上冲者。（15）

太阳表证，因误下而邪结膀胱，水气不行，故冲任不降，气从丹田上冲。桂枝主治上气降冲逆也。

（4）治（太阳病），初服桂枝汤，反烦不解者，先刺风池、风府，却与桂枝汤（则）愈。（24）

此风气滞留穴俞，血脉凝泣，药力不达。故刺穴出血，以助药行也。

（5）治服桂枝汤，大汗出，脉洪大者，复与桂枝汤，如前法。

此以误逼大汗，如水淋漓，犯病必不除之戒。故复服如法，微汗愈。

（6）治太阳病，外证未解，脉浮弱者，当（以）汗而解。（42）

首节论脉证，阳浮热自发，阴弱汗自出。此见风邪客于太阳，日久不愈，使脉浮弱，便宜以桂枝取微汗。不必证象悉具也。

（7）太阳（病）外证未解，不可下（也），下之为逆，欲解外者宜之。（44）

此见伤寒误下，表阳内陷，非桂枝不能发越也。

（8）太阳（病）先发汗不解，（而）复下之，脉浮（者不愈，浮为在外，而反下之，故令不愈，今脉浮，故在外）如故，知在外（，当须解外则愈），宜桂枝汤。（45）

此虽经汗下，但见脉浮，即宜桂枝。见桂枝汤可以善麻黄、承气之后，亦推广桂枝汤之用。

（9）病常自汗出者，此为营气和，（荣气和者，外不谐，以）卫气不共荣气谐和故尔；以营行脉中，卫行脉外，复发其汗，营卫和则愈。（53）

此卫急营缓之证。桂枝微汗，行营阴以交卫阳，使阴阳互根，则邪气自化，此著明桂枝调燮阴阳之功用。

（10）病人脏无他病，时发热自汗出（，而）不愈（者），此卫气不和（也）。先其时发汗则愈。（54）

此言卫气不和，脏无他病，病在表。下文自系营气不共卫气和谐而病在里。故卫气不和，汗而解之愈。按：经验录此证或由风寒而得，为日既久，却无伤寒别证，依法取微汗神效。

（11）伤寒不大便六七日，头痛有热（者）与承气汤。（其）小便清者，一云大便清（知不在里），仍在表（也），当须发汗，若头痛者，必衄，宜桂枝汤。（56）

此与麻黄汤脉浮紧必衄，只在热、汗之分。陈注：此节以头痛者必衄为言。在经在表在里之不同，究未分析，若无汗而热，桂枝岂宜？知此证头痛有热，必卫气和，小便清，则卫已解。惟营行脉中，冲、任不降，故头痛必衄。桂枝下冲逆，行营气也。

（12）伤寒发汗（已）解，半日许复烦，脉浮数者，可更发汗。（57）

此与第四法刺风池证微异，汗后复烦，与服汤反烦不同者，得汗已解也。以表邪入里，客于营分，肝司营血，从火化热，故脉见浮数，类麻黄之脉，以在汗后，故用桂以更汗。

柯韵伯云：凡麻、桂主之者，定法也；服桂枝不解，仍与桂枝汤，汗解后复发烦，更用桂枝汤者，活法也。服麻黄汤复烦，可更用桂枝；服桂枝汤复烦，不得更用麻黄。且麻黄脉证，但可用桂枝更汗，不可先用桂枝发汗。此又活法中定法。按：亦不尽然，视证变何如耳。

（13）伤寒（，医）下之，续得下利，清谷不止，身疼痛（者），急当救里；（后身）疼痛，便清自调者，急当救表，（救里宜四逆汤、救表）宜桂枝汤。(91)

里证解，故便清自调。表邪因下而陷于肝脾，故身痛。三节言下后气冲，八节言下后脉浮，此言下后身疼。此卫气营血不循经隧之证。故以桂枝散外邪，芍药泄内邪也。

（14）伤寒大下后，复发汗，心下痞，恶寒者，表未解也，不可攻痞，当先解表。(164)

误下伤阴，误汗亡阳，阴不上交，阳不下交，较前汗、下后之证，增出心下痞，恶寒，见表里俱虚也。惟有恶寒之表证，斯知无急温之里证，仍以桂枝汤调燮营卫，使阴阳和谐，则痞结不攻自散矣。

（15）阳明病，脉迟，汗出多，微恶寒（者），表未解也，可发汗。(234)

阳明外证，身热自汗出，不恶寒反恶热。此云脉迟恶寒，是太阳阳明，兼太阴证脉也。太阳以皮毛为表，故恶寒，阳明以太阴为里，故脉迟。阳明主肌肉，卫气失敛，故汗多。姜、桂行阳；芍、草行阴；调以大枣，由里以解表也。

（16）太阴病，脉浮者，可发汗。(276)

太阴中风，四肢烦疼，阳脉微啬，内证腹满时痛，吐利，证或兼痞，第见脉浮，即可以桂枝汤汗之。

王宇泰云：太阳脉浮无汗宜麻黄。此在太阴，亦当无汗，不用麻黄者，以三阴兼表，俱不宜大汗也。须知此条为无汗用桂之法。

太阴病脉阳微阴啬，皆云浮者，当浮中兼缓，不离太阴本象；若兼紧数，是麻黄的证，桂枝汤不中与也。

（17）太阳病未解，其脉阴阳俱停，必先振栗汗出而解，但阳（脉）微者，先汗（出）之而解。（94）

阳微卫气弱也，营气不与并行，故以桂枝汤通之。

（18）太阳病不解，热结膀胱，其人如狂，血自下，下者愈，其外（不）未解者，尚未可攻，当先解其外。（106）

此以桂枝汤通调营卫，行膀胱、血室、冲、任之结气也。而苓、桂下血；五苓利水；桃核承气下热结急结。所以必需桂枝也。

（19）霍乱吐利止，而身痛不休者，当消息和解其外。（387）

此与前节急当救表同法。霍乱初症头痛，身痛，恶寒，吐利，是脏腑同病，表里受邪。今吐利止而身痛，知脏邪自里达表，故当以桂枝汤和解之；且芍药可疏肝止痛也。

（20）妇人得平脉，阳脉小弱，其人渴，或欲吐，不能食，无寒热，名妊娠，桂枝汤主之。于法六十日当有此证。（《金匮·妇人妊娠》篇）

《难经·第十四难》："脉来一呼再至，一吸再至，不大不小曰平。"身病而无邪脉，盖胎气方结，三阴血液，滋养胎元，不能如常灌输，脉道涩故阴分小弱。《千金》胎三月尺脉微数是也。然亦有尺中有力而平者，但病以胎气阻遏，阳气下行不利，冲、任挟胃上行，故渴呕不能食，是胎非病，故无寒热。

徐灵胎注："桂枝汤外证得之为解肌和营，内证得之为化气调阴阳。妊娠本无病，因子室有碍，气溢上下，故但以芍药固阴，使气不上溢；以姜、桂扶上焦之阳，而和其胃气，令阳气充足，未尝治病，正所以治病也。"此甚得解。惟云："扶上焦之阳"，殊未尽桂枝功用。盖桂枝疏肝，能通经络、三焦、膀胱，正妊娠胎阻，通结气行经络，对症之药，不惟扶上焦之阳。经验录桂枝汤治胎气，渴不能食，胜于女科千方。

桂枝汤戒服五证：

①太阳汗、吐、下、温针后，不解之坏证。②脉浮紧、发热无汗之麻黄证。坏证当用救逆等汤，桂枝汤不中与也。无汗，脉紧，当用麻黄泄卫，桂枝汤犯阳盛之戒也。③酒客，喜呕者。以甘能助呕也。④湿热内蕴。以辛能助热也。⑤下后汗出而喘。是为温病，与辛、甘之药证相反也。

此皆三阳合病，湿热内盛，结于肺脏，故慎用桂枝汤；然亦可以与麻、膏兼用。

（二）桂枝加葛根汤

葛根四两　麻黄三两　芍药二两　生姜三两，切　甘草二两，炙　大枣十二枚，擘　桂枝二两，去皮

上七味，以水一斗，先煮麻黄、葛根，减二升，去上沫，纳诸药，煮取三升，去滓，温服一升，复取微似汗，不须啜粥，余如桂枝法将息及禁忌。

治太阳病，项背强几几，反汗出恶风者。（14）

《素问·风论》："风气与太阳俱入，行诸脉俞，散于分肉之间"，循风府而上，所谓脑户也。为督脉、阳维之会，足太阳之脉行也。《素问·脉解》："阳气大上而争，故强上。"以其脉从脑出，别下项背，故项背强几几；中风证也。风中五脏六腑之俞，皆多汗恶风。《素问·风论》："（外）邪在腠理，则为泄风。"以玄府开通，风薄汗泄也。桂枝汤驱经脉经筋之邪；加入葛根，兼驱经输分肉之邪也。

（三）桂枝去芍药汤

桂枝三两，去皮　甘草二两，炙　生姜三两，切　大枣十二枚，擘

上四味，以水七升，煮取三升，去滓，温服一升。本云桂枝汤，今去芍药，将息如前法。

治太阳病，下之后，脉促数中一止，胸满者。（21）

十二经脉，皆系于生气之原，谓肾间动气也。故脉生于胃，而根于肾。下之，胃阳、肾阴失所互根，邪留经络，故见脉促；水气不行，金令不降，故见胸满。姜、甘、大枣滋土养液；桂枝通达经络，启坎中之阳，交济水火，开营卫经脉之闭；去芍药者，下后气陷，不宜再行降泄也。

（四）桂枝去芍药加附子汤

桂枝三两，去皮　甘草二两，炙　生姜三两，切　大枣十二枚，擘　附子一枚，炮去皮，破八片

上五味，以水七升，煮取三升，去滓，温服一升。本云桂枝汤，今去芍药加附子，将息如前法。

治下后，脉微，（若）微寒者。（22）

足之三阳，下行而交于阴；而下焦为卫气之所出。误下则卫气内陷，三阴不升，阴阳不交，斯以脉微。脉生于中焦，微则手足阳明之气，自后而泄；而太阳寒水，反泣而不行，故恶寒。桂枝去芍药，以其疏肝泄里也；加附子以其能生坎中之阳，温水脏、行卫气也；佐桂枝以通经络而脉微可起也。

（五）桂枝加附子汤

桂枝三两，去皮　芍药三两　甘草三两，炙　生姜三两，切　大枣十二枚，擘　附子一枚，炮，去皮，破八片

上六味，以水七升，煮取三升，去滓，温服一升。本云桂枝汤，今加附子，将息如前法。

治太阳病，发汗，遂漏不止，其人恶风，小便难，四肢微急，难以屈伸者。（20）

此风伤卫气，误汗亡阳证也。《灵枢·营卫生会》："外伤于风，内开腠理，毛蒸理泄，卫气走之，（固）不（得）循其道，（此气慓悍滑疾），见开而出，（故不得从其道，故）命曰漏泄。"此所以漏不止也。以风伤卫，故恶风也。三焦温气，随卫阳而外泄，气化不出，故小便难。汗伤津液，肝木失滋，故四肢微急，难以屈伸。桂、姜通三焦之阳以行水；芍、草润风木之燥以缓急；加附子启坎阳、温癸水，水行风息，漏泄止矣。

（六）桂枝去桂加苓术汤

芍药三两　甘草二两，炙　生姜切　白术　茯苓各三两　大枣十二枚，擘

上六味，以水八升，煮取三升，去滓，温服一升。本云桂枝汤，今去桂枝加茯苓、白术。

治服桂枝汤，或下之，仍头项强痛，（翕翕）发热，无汗，心下满微痛，小便不利者。（28）

此太阳病而兼太阴之湿证，故服桂枝汤仍见头项强痛。《素问·太阴阳明论》："（故犯）贼风虚邪（者,）阳受之；（食）饮食不节（，起居不时者）阴受之。"汗下失宜，不啻风邪饮食之所受也。又曰："阳受风气，阴受湿气。""阳受（之，则）入（六）腑；……则身热；阴受（之，则）入（五）脏……则䐜满闭塞。"此发热无汗心下满也。脾土合湿，转输不灵，而微痛生。胃之关不利，太阳之气，滞于膀胱，而小便不利。桂枝能化寒水之气，不能胜湿土之湿，除燥土之热，故去之。仍以桂枝名方者，以头项强痛，本桂枝证。但以风湿相搏，湿中之风，须任芍药，从内疏泄；佐以苓、术，燥湿土利转输，直达膀胱，仍由太阳经解也。

（七）桂枝加厚朴、杏子汤

桂枝三两，去皮　甘草二两，炙　生姜三两，切　芍药三两　大枣十二枚，擘　厚朴二两，炙，去皮　杏仁三十枚，去皮尖

上七味，以水七升，微火煮取三升，去滓，温服一升，复取微似汗。

治喘家作。（18）

治太阳病，下之微喘者，表未解也。（43）

此太阳误下，邪陷胃腑，胃邪熏肺，而生微喘。桂枝汤解太阳经邪；加厚朴、杏子，泄降肺、胃，以定喘逆。故仍以微汗解之。

（八）桂枝加芍药生姜人参新加汤

桂枝三两，去皮　芍药四两　甘草二两，炙　人参三两　大枣十二枚，擘　生姜四两

上六味，以水一斗二升煮取三升，去滓，温服一升。本云桂枝汤，今加芍药、生姜、人参。

治（发）汗后，身疼痛，脉沉迟者。（62）

此因卫开营泄，血中温气，不生津液，滋润经络。故表邪全解，脉见沉迟。经脉啬滞，风木郁遏，故身犹疼痛。仍以桂枝汤调营养卫，特加人参增重生姜，宣胃阳升脾津；佐桂枝以通经脉；增重芍药者，疏肝郁止身痛也。经验录依法治汗后身疼，暨久病身疼，一剂取微汗病

如失。

（九）桂枝甘草汤

桂枝四两，去皮　甘草二两，炙

上二味，以水三升，煮取一升，去滓，顿服。

治发汗过多，其人叉手自冒心，心下悸，欲得按者。（64）

阳生于胃土。卫泄阳亡，则土气亦败，不能镇水，水气凌心，故心下悸。肾气挟冲脉作逆，得按则止，故叉手冒心。方君桂枝一味，以降冲逆、行水气；佐以甘草，固胃阳滋肾液也。

陈注：汗伤心液。

黄坤载注：木气郁勃。按：此解与“欲得手按”合；与方义用药未合也。

（十）桂枝去芍药加蜀漆龙牡救逆汤

桂枝三两，去皮　甘草一两，炙　生姜三两，切　大枣十二枚，擘　牡蛎五两，熬　蜀漆三两，洗，去腥　龙骨四两

上七味，以水一斗二升，先煮蜀漆减二升，纳诸药，煮取三升，去滓，温服一升。本云桂枝汤，今去芍药加蜀漆、牡蛎、龙骨。

治伤寒脉浮，医以火迫劫之，亡阳必惊狂，卧起不安者。（112）

足少阴之脉，其支者从肺出络心。故心为阳中之太阳，而根于至阴，居午之半，与肾脏同属少阴也。少阴以癸水上济丁火，下行壬水。风寒入于太阳之经，当以麻黄温化寒邪，散布水精，得汗而自解。乃以火迫劫之，致壬水与卫阳外泄，君火飞腾而惊狂；癸水枯燥而神魂不安。桂枝汤去芍药之苦泄，佐蜀漆之辛发以启阴中之阳；加龙骨、牡蛎，上敛心液以养神、止惊；下行启水源，以安乱逆也。

陈注：此手厥阴证之专方，非火逆通用之方也。汪苓友（《伤寒论辨证广注》作者）以亡阳，不能胜蜀漆之暴悍。柯韵伯：疑当时另有蜀漆，非常山苗也。愚每以茯苓代之，热甚者，以白薇代之。

按：《素问·六节藏象论》：“心者，生之本，……为阳中之太阳。”《素问·金匮真言论》：“腹为阴，阴中之阴，肾也；阴中之至阴，脾也；腹为阴，阴中之阳，肝也。……开窍于目，藏精于肝，其病发惊骇。”

（十一）桂枝甘草龙骨牡蛎汤

桂枝一两，去皮　甘草二两，炙　牡蛎二两，熬　龙骨二两

上四味，以水五升，煮取二升半，去滓，温服八合，日三服。

治火逆下之，因烧针烦躁者。(118)

肾足少阴之脉，贯脊属肾络膀胱。其直者，从肾上贯肝膈，……其支者，从肺出络心。此水、木、火相生，交济之原也。故太阳为少阴之表。火逆，初为大青龙证，失此不治而下之，下之不愈而烧针，致膀胱之热，传于里，合于心火，肾精下耗，不能滋木则燥生；心液上灼不能济火，则烦生；烦躁本少、厥两阴之证，而实肾水之不济心火。惟较之上证，心液未亡，故无神惊不安之象。桂枝通太阴本经之气，倍甘草以缓肝急，而滋肾燥；龙、蛎敛神保精，交济水火也。

陈注：今人多不用烧针，而每有火逆之证者，炮姜、桂、附、荆、防、羌、独之类，逼其逆也。火逆则阳亢于上，遽下则阴陷于下。阳亢于上不遇阴而烦；阴陷于下不遇阳而躁。故取龙、牡水族之药，抑亢阳下交于阴；桂枝辛温，启阴气上交于阳；妙在甘草之多，资中焦以交通于中土。按：此云荆、防致逆，亦是阅历语。

（十二）桂枝加桂汤

桂枝五两，去皮　芍药三两　生姜三两，切　甘草二两，炙　大枣十二枚，擘

上五味，以水七升，煮取二升，去滓，温服一升。本云桂枝汤，今加桂满五两，所以加桂者，以能泄奔豚气也。

治烧针令其汗，针处被寒，核起而赤者，必发奔豚，气从少腹上冲心者，灸其核上各一壮。(117)

肾主五液，入心为汗。《素问·六节藏象论》："心为……阳中之太阳。"以心通于夏气，合于太阳。故太阳寒水，蒸而为汗，不可以非法取也。烧针取汗，阳随卫泄，营气不从，逆于肉理。（《素问·生气通天论》）故针处被寒，核起而赤也。太阳之气不与心通，则卫阳失温，故寒水泛溢，下焦不能蒸化，结为奔豚。君火既微，卫阳失温；寒水之气不以下行，故冲脉挟之，由气冲而凌心君，故气从少腹上冲也。《灵

枢·本脏》："卫气者，所以温分肉而充皮肤，（肥腠理，）司开合。"以汗泄卫阳，故先灸其核上，行肉理营血之逆留，服桂枝汤加重桂，行卫中温气，即所以启心阳，化寒结，自膀胱本经而出也。按：桂枝加桂，黄注：疏风木而降奔豚。陈注：温少阴心火之脏。均未及于助卫阳。盖桂枝本营卫主药，妄汗为桂枝专治。其功在温卫行水。故卫阳盛则忌之，表虚则宜之。

（十三）桂枝加龙骨牡蛎汤

桂枝　芍药　生姜各三两　甘草二两　大枣十二枚　龙骨　牡蛎各三两

上七味，以水七升，煮取三升，分温三服。

治（夫）失精家，少腹弦急，阴头寒，目眩发落，脉极虚芤迟，为清谷亡血（失精）；脉得诸芤动微紧，男子失精，女子梦交。（《金匮·血痹虚劳》篇）

《素问·上古天真论》："肾者主水，受五脏六腑之精而藏之。"《素问·六节藏象论》："肾者，主蛰，封藏之本，精之处也，其华在发，其充在骨。"《素问·阴阳应象大论》："肾生骨髓，髓生肝，肝生筋，筋生心，心生血。"《素问·五脏生成》："心之合脉也，……（肝之合筋也），……肾之合骨也，肝之合筋也。"故肝脉循阴股，过阴器，抵小腹。前阴者，为宗筋之会，所以疏泄藏精也。宗筋纵弛，泻而不藏，则肾失生精，精失则天癸尽。筋不荣而小腹弦急。坎阳微而阴头寒。肝受血而能视，精不化血则目眩。脑髓所以养发，水精下竭，脑髓上空，则发落。心液者，肾水所滋。失精者，心液不滋。血不能生，心阳不根。脉不能实，则脉极虚芤迟，久则有动而微紧之象，所以为亡血之诊。而阳微土败，水谷不化，所以兼清谷证也。申之曰，脉得诸芤动微紧，男失精；女梦交。言虚劳证变多端，推其由，皆始于失精，故曰精者，身之本也（《素问·金匮真言论》）。方以桂枝汤，启发坎阳，上通君主，旁达脉络；加龙、牡以交济水火，涩精固神。徐注：失精梦交，为神精浮越、非龙、牡不足敛之。

（十四）桂枝人参汤

桂枝四两，别切　甘草四两，炙　白术三两　人参三两　干姜三两上五味，以水九升，先煎四味，取五升，肉桂，更煮取三升，去滓，温服一升，日再，夜一服。

治太阳病，外证未除，而数下之，遂协热而利，利下不止，心下痞硬，表里不解者。(63)

此以太阳病而误下之，卫阳陷于腹中。中焦主腐糟粕，布津液；卫出下焦，下焦主济泌别汁，故协热下利，利下不止也。己土升清，以下而陷；戊土降浊，以下而逆。清浊不分，故痞硬作于心下，而表邪不能外解。方君桂枝，化营分之邪热，启下焦之卫阳；佐理中汤，参、术以升脾滋液；姜、草以理胃降逆，使脾升胃降，水行谷分，而痞自解矣。按：此与葛根芩连汤同治误下利不止证，而寒热各别。彼因实热而用清邪；此因虚邪而用补正。故得芩、连而喘、汗安；得理中而痞硬解。

（十五）桂枝附子汤

桂枝四两，去皮　附子三枚，炮，去皮，破　生姜三两，切　大枣十二枚，擘　甘草二两，炙

上五味，以水六升，煎取三升，去滓，分温三服。

去桂加白术汤

附子三枚，炮，去皮，破　白术四两　生姜三两，切　甘草二两，炙　大枣十二枚，擘

上五味，以水六升，煮取三升，去滓分温三服，初一服，其人身如痹，半日许复服之，三服都尽，其人如冒状，勿怪，此以附子、术并走皮内，逐水气未得除，故使之耳。法当加桂四两，此本一方二法，以大便硬，小便自利，去桂也；以大便不硬，小便不利，当加桂。附子三枚恐多也，虚弱家及产妇，宜减服之。

治伤寒八九日，风湿相搏，身体疼烦，不能自转侧，不呕不喝，脉浮虚而涩者。……若其人大便硬，一云脐下心下硬小便自利者，去桂加白术（汤）主之。(174)

此太阳风寒，失于发散，寒水之气，与风邪客于经络，寒胜作痛也。《素问·举痛论》："经脉流行不止，（环周不休）。寒气入（经）而稽迟，泣而不行，客于脉外则血少，客于脉中则气不通，故卒然而痛。"

《素问·痹论》:"风气胜者为行痹,寒气胜者为痛痹,湿气胜者为着痹。"风气行于经络,无从发散,随湿而着;因寒而泣,故身体痛不能转侧也。邪在经络,故不呕不渴。又曰:"病久入深,营卫之行涩,经络时疏,故不通。"不通,故脉浮而涩也。桂、姜、熟附温经络以行水;甘草、大枣润营卫之涩滞也。按:《伤寒论·太阴》篇:"太阴中风,四肢烦疼,脉(阳)微(阴)涩。"风湿相搏之证,多兼太阴,故又一法云:"若(其人)大便硬,小便自利者,去桂加术汤主之。"以桂枝走太阳,白术入太阴也。

(十六)桂枝加芍药汤

桂枝三两,去皮　芍药六两　甘草二两,炙　大枣十二枚,擘　生姜三两,切

上五味,以水七升,煮取三升,去滓,分温三服。本云桂枝汤,今加芍药。

治本太阳病,医反下之,因尔腹满时痛者,属太阴也。(279)

《素问·经脉别论》:"脾气散精,上归于肺,通调水道,下输膀胱;水精四布,五经并行。"太阳经病,则水土不能合化,上滋肺金,本论注。反下之,致水土合邪,木气不疏,胀满作痛也。《素问·太阴阳明论》:"入(六)腑(,则)身热,不时卧;(上为喘呼)入(五)脏(,则)䐜满闭塞"是也。桂枝汤,化水土之合邪,自本经而出;倍加芍药,泻肝气之郁,下满止痛也。

(十七)桂枝加大黄汤

桂枝三两,去皮　大黄二两　芍药六两　生姜三两,切　甘草二两,炙
大枣十二枚,擘

上六味,以水七升,煮取三升,去滓,温服一升,日三服。

治桂枝加芍药汤证,大实痛者。(279)

此前证邪入于脏,䐜满闭塞之甚者,合阳明之为病也。在腑,阳明主阖;在脏,太阴主开。故闭痛之证,在脏则飧泄,在腑则实痛。桂枝汤中配芍药,能疏肝止痛,而不能泻胃家之实,故加大黄以泻之。

按:此经方表里两解之法。太阳桂枝证,汗后加芍药;下后减芍

药，恐其泄也。此加芍、黄于误下后者，以太阳之邪，因下而结腹中，痛生于膜满闭塞也。

（十八）桂苓五味甘草汤

茯苓四两　桂枝四两，去皮　甘草炙，三两　五味子半升

上四味，以水八升，煮取三升，去滓，分温三服。

治痰饮服小青龙（汤）下已，多唾口燥，寸脉沉，尺脉微，手足厥逆，气从少腹上冲胸咽，（手足痹，其）面翕然如醉（状），因复下流阴股，小便难，时复冒。（《金匮·痰饮咳嗽》篇）

此证以气上冲，小便难，为肾气失化之证。《素问·水热穴论》："少阴者，冬脉也。（故）其本在肾，其末在肺，皆积水也。……肾者，胃之关也，所以司出入，关门不利，故（聚）水气积于肺、胃之间。"肺湿未去，故多唾。脾胃大络，不升津液，故口燥。阳生于四肢，秉气于胃，脉生于胃，根于肾，水气不行，故脉见寸沉尺微，而手足痹逆也。阳气上越，故面热如醉。阴气下注，故时流阴股。《素问·举痛论》："血涩在下（相引），故腹痛引阴股。"盖肾主下焦，膀胱为府，主其分注，开窍二阴，本论注。故肾气不化，而证见小便之不利也。肾脉挟冲脉逆行，而上冲胸咽也。五味子、茯苓燥金土之湿，滋大络之液；又佐桂、甘，启坎中之阳，化气行水也。按：经验录依本方再加麦冬、白术、花粉治多唾、口燥、气短、气冲，脉沉、微、数促，胸满，便数短。一剂如神。

（十九）桂枝生姜枳实汤

桂枝　生姜各三两　枳实五枚

上三味，以水六升，煮取三升，分温三服。

治心中痞，诸逆心悬痛。（《金匮·胸痹》篇）

《素问·逆调论》："足三阳者下行。"胃气不降，则心中痞塞；胆气逆冲，则胸下悬痛。桂、姜通三阳之气，使下行而出于太阳；佐以枳实，开痞塞除悬痛也。

（二十）桂枝芍药知母汤

桂枝四两　芍药三两　甘草二两　麻黄二两　生姜五两　白术五两
知母四两　防风四两　附子二两，炮

上九味，以水七升，煮取二升，温服。

治诸肢节疼痛，身体尪羸，脚肿如脱，头眩短气，温温欲吐者。
（《金匮·中风历节》篇）

此《素问·痹论》："风寒湿三气杂至，合而为痹也。其风（气胜者）为行痹；寒（气胜者）为痛痹；湿（气胜者）为着痹。"风湿之痹不痛；因寒多而痹于肢节，则生诸疼痛。风行于上则头眩，合于肝经也；湿着于下则脚肿，合于肾经也。三痹不出于经络，营卫之行涩，经络时疏，则身体尪羸也。肾邪乘肺，则出入气短；合脾则温温欲吐也。方君桂枝，佐麻、防、生姜以散风；白术佐知母，以除湿；甘草佐芍药，疏肝泻肾以止痛；得附子温启坎阳，除寒痹，布水精也。

按：经验录此方加五味、麦冬，以干姜易生姜，治肺痹，烦满喘逆。加茯苓、茵陈，治脾痹、四肢解惰。依原方治风寒头痛，肢节痛腿疼臂不举，一服即得汗，其病若失，身轻气爽。

（二十一）桂甘姜枣麻辛附子汤

桂枝三两　生姜三两　甘草二两　大枣十二枚　麻黄　细辛各二两
附子一枚，炮

上七味，以水七升，煮麻黄，去上沫。纳诸药，煮取二升，分温三服，当汗出，如虫行皮中即愈。

治气分，心下坚，大如盘，边如旋杯。水饮所作（《金匮·水气》篇）

此《灵枢·水胀》"肠覃"，《金匮·水气》篇所谓"营卫相干"，阳损阴盛证也。

《灵枢·水胀》篇："寒气客于肠外，与营卫相搏，气不得荣，因有所系，癖而内着，恶气乃起，（息肉乃生。其）始（生也，大）如鸡卵，（稍以益大，）至（其）成，如怀子（之）状，（久者离岁），按之（则）坚，推之（则）移是也。"《金匮·水气》篇曰："风强则为瘾疹；……气强则为水。……寸口脉弦而紧，弦则卫气不行，（即恶寒），水不沾流，走于肠间。少阴脉紧而沉，（紧则为痛，沉）则为水，小便即难。"此水积所由来也。缘卫出下焦，下焦之阳，济泌别汁，渗入膀胱。卫行失度，营行亦滞，下焦阳衰，寒水不化。肾为水主，上通于肺，肺布水精；肾为胃之关门，关门不启，所以水停心下，如盘如杯。久而水胀、石瘕、心水、肝水、脾水，诸水证并作，而腹胀身肿，至于不可救药矣。以少阴主水，故以麻黄附子细辛汤，温少阴之脏，上通于肺，以启水原；以营卫相干，阳损阴盛，故合以桂枝去芍药汤，开心下满结，下通太阳本经。俾合麻、附之力，导肾阴水气，出于膀胱。《素问·灵兰秘典论》："膀胱者，州都之官，精液藏焉，气化则能出矣。"所谓气分之结，以气化也。按：经验录治腹胀如鼓，心下如盘杯，脐突出，阴股肿，喘不能卧，脉沉微，以本方合枳术丸，术用七钱，枳用三钱半，加茯苓五钱、泽泻四钱、猪苓二钱，喘甚再加姜、味、半夏，一剂知安，三剂病减三分，十剂减八分，真具启死回生之功。

（二十二）桂枝茯苓丸

桂枝　茯苓　丹皮去心　桃仁去皮尖，熬　芍药各等份

上五味，末之，炼蜜和丸如兔屎大，每日食前服一丸，不知加至三丸。

治妇人宿有癥病，（经断未及三月，而得）胎动漏（下）血（不止），（胎）动在脐上者，……当（下）去其癥。（《金匮·妇人妊娠》篇）

论曰："（妊娠）六月动者，前三月经水不利时，胎也。下血者，后断三月衃也。所以血不止者，其癥不去故也。"缘胎养于新血，而碍于瘀血，瘀不去则胎不安。方君桂枝佐茯苓，行气化水；以丹、桃佐芍药，泻营化血，使血室之瘀，由气化而下也。按：经验录此方治胎动下血甚效。而血止后，一二月胎亦不成。此亦以治病耳。

（二十三）桂枝加黄芪汤

桂枝　芍药各二两　甘草二两　生姜三两　大枣十二枚　黄芪二两

上六味，以水八升，煮取三升，温服一升，须臾，引热稀粥一升

余，以助药力，温覆取微汗，若不汗更服。

治黄汗（之病），两胫自冷，……腰髋弛痛，如有物在皮中（状），（剧者不能食），身疼重，烦躁，腰以上汗出，小便不利。（《金匮·水气病》篇）

论曰：此黄汗也。黄汗其脉沉迟。以卫阳既虚，水气不化，合于太阴，客于经络，内遏营阴，外阻卫阳，故如有物在皮中，疼重烦躁也。《素问·刺腰痛论》："厥阴之脉，令人腰痛，腰中如张弓弩弦"，则腰髋弛痛是也。卫阳上虚，不能下行，则腰以上汗出，小便不利是也。桂枝汤加黄芪，以益卫阳，以交营阴；芍药泻肝以解弛痛。营卫和谐，则太阴合化之湿黄，由太阳化气而出也。

（二十四）桂枝去芍药加皂荚汤

桂枝　生姜各三两　甘草二两　大枣十枚　皂荚一枚，去皮子，炙焦

上五味，以水七升，微微火煮取三升，分温三服。

治肺痿吐涎沫。（《金匮·肺痿肺痈》篇附方）

本论曰："风中（于）卫，呼气不入；热（过）遏于营，吸而不出；风伤皮毛，热伤血脉；风舍于肺，（其人）则咳，（口干喘满，咽燥不渴，）多唾浊沫。"此肺痈多热；肺痿多寒，涎沫所由生也。桂枝去芍药汤，治胸满；皂荚丸，治咳逆吐浊。二方为一，以治吐涎沫，温涤肺家寒饮，自膀胱而出，善乎经方之变化，其治本，尤在行卫阳，布水精也。

尤在泾云：加皂荚者，有浊痰也。陈注：非辛温之品，不能行阳运气；非甘润之品，不能补土生津。若开壅涤垢，以净涎沫，皂荚丸有专长，此亦正解。要之，吐涎沫为水精不布，故用桂枝；若肺痈吐脓血，不可姑试也，以热逼于营，伤其血脉故也。

（二十五）桂枝麻黄各半汤

桂枝一两十六铢，去皮　芍药　生姜切　甘草炙　麻黄去节，各一两
大枣四枚，擘　杏仁二十四枚，汤浸，去皮尖

上七味，以水五升，先煮麻黄一二沸，去上沫，纳诸药，煮取一升八合，去滓，温服六合。本云桂枝汤三合，麻黄汤三合，并为六合，顿

服，将息如上法。

治太阳病，得之八九日，如疟状，发热恶寒，热多寒少，其人不呕，清便欲自可，一日二三度发。脉微缓者，为欲愈也；脉微而恶寒者，此阴阳俱虚，不可更发汗更下更吐也；面色反有热色者，未欲解也，（以其）不能得小汗出，身必痒。（23）

（二十六）桂枝二麻黄一汤

桂枝一两十七铢，去皮　芍药一两六铢　麻黄十六铢，去节　生姜一两六铢，切　杏仁十六个，去皮尖　甘草一两二铢，炙　大枣五枚，擘

上七味，以水五升，先煮麻黄一二沸，去上沫，纳诸药，煮取二升，去滓，分温一升，日再服。本云桂枝汤二分、麻黄汤一分，合为二升，分再服，今合为一方，将息如前法。

治太阳形（似）如疟，（一）日再发（者），汗出必解。（25）

此太阳风寒舍于营卫之证象也。《素问·疟论》王冰注："肠胃之外，营气所主。"皮肤之内，卫气所居。太阳风寒入于腠理皮肤之中，卫气所在，与邪气合，卫气日行于阳，夜行于阴，阴气盛则寒而痛，阳盛阴虚，则内外皆热。《素问·疟论》："寒者，阴气（也）；风者，阳气（也）。""先伤（于）风，（而后伤于寒，故）先热"；"先伤（于）寒，（而后伤于风，故）先寒"。此太阳病八九日后，舍于营卫，发热恶寒，如疟之由来也。其热多寒少者，风邪胜也。《素问·刺疟》："太阳之疟，令人腰痛头重，寒从背起。""太阴之疟，……病至则善呕。"邪在太阳，未传脾胃，故无呕，清便自可也。脉微恶寒者，营卫俱虚，故无可更发汗、吐、下也。诸阳皆会于面。面热者，知营邪未解也。卫行皮肤。身痒者，知卫邪未解也。各半汤调和营卫，营卫和，则腠理之邪，得微汗而解也。桂枝汤证论云：发热自汗出者，卫气不共营气和谐耳。发其汗则愈。（53，54）此太阳如疟，日再发也。重用桂枝汤，以和营卫；轻用麻黄汤以发散脏邪也。

（二十七）桂枝二越婢一汤

桂枝去皮　芍药　麻黄　甘草炙，各十八铢　大枣四枚，擘　生姜一两二铢，切　石膏二十四铢，碎，锦囊

上七味，以水五升，煮麻黄一二沸，去上沫，纳诸药，煮取二升，去滓，温服一升。本云：当裁为越婢汤、桂枝汤合之饮一升，今合为一方，桂枝汤二分，越婢汤一分。

治太阳病，发热恶寒，热多寒少，脉微弱者，此无阳也，不可发汗。(27)

此亦太阳病象如疟，不可大汗证也。《素问·疟论》："但热而不寒者，阴气先绝，阳气独发，(则)少气烦冤。"此热多寒少。日无阳者，以脉微弱，知卫分慓悍之气，陷入太阴也。又曰："(此)卫气得阳而外出，得阴而内薄。"太阳之气陷于太阴，故脉见微弱。其发热热多者，为风邪之盛，非营弱卫强，发热汗出之证也。太阳桂枝证论。故重用桂枝汤，以救风邪，而益卫阳；轻用越婢汤，以清太阴，而散风热也。

三方轻重合较，而和谐营卫，调理阴阳之功，可互见矣。

补：治太阳病，发热汗出者，此为营弱卫强，故使汗出，欲救邪风者，宜桂枝汤。(95)

此见汗为心液，生乎心血。心主营，肺主卫，风邪伤卫，卫以合邪而强；营以汗泻而弱，弱则汗源难生，强则风邪不去，自非桂枝不奏扶正黜邪之功也。

二、加治、佐治

1. 小建中汤：《伤寒论》治阳脉涩、阴脉弦，腹痛，心悸，烦。《金匮》治虚劳，悸、衄。桂枝汤调和阴阳，加芍以止痛，因佐饴糖，建中虚，缓里急也。

2. 葛根汤：治项背强，无汗恶风。葛根、麻黄以开经输腠理；桂枝汤通三焦膀胱也。

3. 当归四逆汤：治手足厥寒，脉细欲绝。以阳生四肢，寒厥则脉欲绝。主当归以滋营血；桂枝本方去姜、芍之疏散；加细、通之通利。温经行水，通阳回厥也。

4. 乌头桂枝汤：治寒疝腹痛，手足不仁，诸药不能治。主乌头以温壬癸之原；桂枝汤行营阴，通卫阳也。

5. 白虎桂枝汤：治温疟，无寒但热，骨节痛、呕。白虎汤以救绝阴而清热；桂枝行阳而除痛也。

6. 《金匮》栝楼桂枝汤：治太阳证备，身强脉迟，为痉病。以营卫所伤，经络枯燥。君栝楼根清风热以润燥；桂枝汤温经通络，驱太阳邪气痹结也。

7. 茯苓桂枝甘草大枣汤：治发汗后，脐下悸，欲作奔豚。以下焦卫阳，随汗而泄，寒水不行，冲脉上逆。君茯苓以行水；佐以桂、甘、大枣，通下焦之阳，助膀胱气化也。

七方皆桂枝变证易名佐治者也。

8. 柴胡桂枝汤：治伤寒寒热烦疼，微呕，支结。又治汗多，亡阳，谵语，不可下之证。以柴胡汤降宣胆、胃之逆；桂枝汤开心下支结，和营卫，通津液也。

9. 苓桂术甘汤治呼气短。肾气丸治吸气促。《难经·第四难》："呼出心与肺，吸入肾与肝。"皆缘水气之不化也。桂枝佐苓，化气行水，利呼吸也。

10. 五苓散治渴饮，小便不利。防己茯苓汤治皮水肢肿。皆太阳之阳衰也。桂枝佐苓，行太阳气化也。

11. 防己黄芪汤：治风湿水气，气上冲者。加桂枝三分，通下焦之阳也。

12. 木防己汤：治支饮喘满，心下痞坚。桂枝佐防己，行水气，所谓气短有微饮者，当从小便去之也。

13. 桃仁承气汤：治热结膀胱，少腹急结。以血胞、膀胱并居下焦。桂佐桃温经行水，导血自下也。

14. 芪芍桂酒汤：治黄汗身体肿。桂枝佐芪，益卫分阳气也。

15. 防己地黄汤：治中风狂妄。桂枝佐防风，驱经络之风；固防己、地黄济少阴水火也。

16. 薯蓣丸：治虚劳风气。桂枝汤调营养卫也。

17. 乌梅丸：治伤寒脉微，蛔厥。桂枝生阴尽之阳也。

18. 炙甘草汤：治伤寒脉结代，心动悸。桂枝佐甘草，温经通结，开阳平悸也。

19. 温经汤：治妇人瘀血带下。吴萸下三阴之寒；桂枝汤行太阳之气，散下焦蓄血也。

20. 竹皮大丸：治妇人乳虚烦呕。竹茹、石膏通胃大络。桂枝降中焦之滞逆也。

21. 四逆散：心下悸者，加桂枝。治水气之凌心也。

22. 半夏散：治少阴咽痛。佐半夏、甘草，启坎中之阳，导阴火以归根也。

23. 蜘蛛散：治狐疝上下。以芳香之气，佐腥苦之味，理肝筋，通肾气也。

24. 小青龙汤：治心下水气。亦助太阳气化也。

以上佐治、加治，《伤寒》《金匮》二十六方，功效及于十二经。大抵启三焦之阳，温经通络，尤以益下焦卫阳，行水破结降逆之功多。卫阳既通，营郁亦开。故风伤卫，寒伤营。若非卫闭阳遏，则除风散寒，补虚逐邪，非群药所能及也。

【经验录】

（一）桂枝柴葛地黄汤

桂枝三钱　柴胡三钱　葛根三钱　生地黄五钱　芍药三钱　麦冬四钱　花粉三钱　黄芩三钱　丹皮二钱　甘草一钱半　生姜一钱　大枣四枚

上十二味，以水两大碗，煎至一茶杯，温服，滓再用水一碗，煎至一茶杯，续服，须臾，啜热粥一碗，覆取微汗愈。若汗出热不退，再服即愈。

治伤寒，中风，伤暑，头痛，身痛，脉微数，目痛，咽痛，发热无汗，舌干便燥。

此时疫证之最难用药取效者。世以用温散药为戒，而营卫之邪，又未可以清凉之品遽泻也。邪发于太阳，故头身痛；合于少阳，故目痛；入于少阴，故咽痛；大络津液不能上奉心君，下润关阑，故舌干便燥；卫气入里，木从火化，故发热无汗。本麻黄所兼证。以咽痛为少阴火逆，若用麻黄取汗，必致发越心液，生出险象。故君桂枝汤，以解太阳传经之邪；佐柴胡汤，以解少阳化火之邪；葛根芩连汤，辅以麦冬，滋胃络之液，上济君火；加地黄、丹皮，下壮水气，以救火逆也。服药啜粥者，取汁于水谷之气，蒸化乎营卫之邪，不伤心液，故一服如神。

方歌：

> 三阳症兼少阴经，发热无汗咽目疼。
>
> 桂柴葛芩连汤并，地丹麦救阴火焚。
>
> 不兼便燥舌干证，呕加半夏去栝根。
>
> 服后啜粥取微汗，不用麻黄心液存。

《长沙药解》：风伤卫气，卫闭而遏营血。桂枝通达经络，泄营郁，而发表皮毛，故善表风邪，条风扇布，土气松和，土治于中，则枢轴旋转，而木气荣。是以既能降逆，亦可升陷。善安惊悸，又止奔豚。至于调经开闭，疏木止痛，通关逐痹，活络疏筋，噎塞痞痛、遗浊淋涩、泄秽吞酸、便血、胎漏、脱肛、崩中、带下之条，皆其所优为。

大抵杂证百出，非肺胃之逆；即肝脾之陷。桂枝既宜于逆，又宜于陷，左之右之，无不宜之。良工莫悉，殊效难详。凡润肝养血之药，一得桂枝，化阴滞为阳和。此赞桂枝功用，悉从经验而来，足以发明经方也。

（二）桂枝加芍药茯苓汤

桂枝　茯苓各三钱　芍药五钱　桃仁八分　生姜二钱　大枣三枚

治因故损胎，心下胀，四肢寒厥漏血，一服胀平厥回漏止。

任脉撼动则漏，冲脉撼动则胎逆抢心。血气一乱，太阳之气陷于血分，则四肢厥寒。桂枝汤，本经方治胎前诸痛，兹加芍药以降固胎气；桃仁、茯苓分水血之搏；桂枝行阳回厥，故一剂即效。此证时无善方，偶忆附录于此。

【经解】

《素问·生气通天论》："阳气者，若天与日，……（是故阳）因而上，卫外者也。""（阳气者），精则养神，柔则养筋。"桂枝味辛性温，辛甘之气，百药不能乱。辛、甘为阳。所以久服通神，为轻身不老之品也。

《素问·至真要大论》："风淫（于内，）治以辛凉，佐以甘苦，以甘缓之，以酸泻之。"桂枝辛温而能泻热，芍药酸苦，生姜辛凉，枣、草和甘，此桂枝制方之义，所以首治风淫也。

《金匮·脏腑经络》论："脾能伤肾，肾气微弱则水不行，水不行则心火气盛，（则）伤肺。"此肾气、五苓辈，得桂枝而行气化也。

《素问·逆调论》："肝一阳也，心二阳也，肾孤脏也，太阳气衰，肾脂枯不长，一水不能胜二火，（故不能冻慄，病名曰）则病骨痹（，是人当）挛节。"《本经》桂枝利关节。《别录》温经通脉。所以益太阳水气，滋肾枯润关节筋络也。

《素问·逆调论》："喘者，（是）水气之客也。……肾者水脏，主津液，主卧与喘（也）。"《素问·水热穴论》："至阴者，盛水也。……其本在肾，其末在肺，皆积水也。"《素问·示从容论》："咳嗽烦冤者，（是）肾气之逆（也）。"《素问·咳论》："五脏六腑皆令人咳"，逆上气也。是皆阴气闭塞，水道不行。《金匮·痰饮咳嗽》篇论曰："（夫）诸短气有微饮者，（当）宜从小便去之。"此桂枝所以主咳逆上气，利喉痹吐吸也。

《素问·疟论》："风无常府，卫气之所发，必开（其）腠理，邪气之（所）合，则其府也。"此桂枝开太阳之府，而出风疟诸邪也。

《素问·举痛论》："经脉流行不止，（环周不休），寒气入经而稽迟，泣而不行，客于脉外则血少，客于脉中则气不通，（故）卒然而痛。"《素问·骨空论》："风从外入，令人振寒，汗出，头痛，身重，恶寒。"桂枝温散经络之寒。所以甄立言《本草药性》云："去冷风疼痛"也。

《素问·风论》："风者，百病之长也。""与太阳俱入，行诸脉腧，散于分肉之间，与卫气相干，其道不利……，（外）在腠理，则为泄风。"《素问·汤液醪醴论》："（孤精于内，）气耗于外，孤精于内，……（精）以时服，五阳已布，疏涤五脏，故精自生。"此风为阳邪，能泄卫阳。即《伤寒论》"发热自汗出，……名为中风。"桂枝汤所以主之也。

《素问·痹论》："风寒湿三气杂至，合而为痹也。……肺痹（者），烦满喘（而呕）。心痹（者），脉不通。（烦则）心下鼓，暴上气（而喘）。肝痹（者），（夜）卧则惊。肾痹（者），苦胀。……脾痹（者），（四）肢（解）堕，（发）咳呕（汁）。……胞痹（者），少腹（膀胱按之内）痛，（若沃以汤，涩于小便，上为清）涕出。"凡此如惊悸、结气、痞满、气冲、欲呕。通脉，开腠理，去风湿。皆桂枝主治证也。

《素问·调经论》："气血以并，阴阳相倾，气乱于卫，血逆于经，血气离居，一实一虚。血并于阴，气并于阳，故为惊狂。"此救逆汤，重桂枝任佐，治血逆气乱，而救诸逆也。

《灵枢·营气》篇："营气……从太阴出，注手阳明，上行注……心中，……注目内眦，上巅下项，合足太阳，（循脊下尻）下行……注足少阴，又上行注胃，从肾注心，外散于胸中，……上行注膻中，散于三焦，……注足少阳，……合足厥阴，……注肺，（上）循喉（咙），……入督脉，……（下）注肺中，复出太阴。"此《难经》所谓心主营气，肺主卫气。《伤寒论》所谓"卫气不共、营气谐和"，桂枝汤主之也。

《灵枢·卫气行》篇："卫气之行……平旦阴尽，阳气出于目，目张则气上行于头，循项下足太阳，循背下至小指之端。……其别者以上于耳前，合于颔脉，注足阳明，以下行至跗（上），入五指（之间）。"《灵枢·营卫生会》篇："卫出下焦……。下焦者，别回肠，注于膀胱而渗入焉。""谷入于胃，（以）传与肺，（五）脏（六）腑皆以受气，（其）清者为营，浊者为卫，营在脉中，卫在脉外。""岐伯曰：（此）外伤于风，内开腠理，毛蒸理泄，卫气见开而出。"《灵枢·邪客》篇："卫气者，出其悍气之慓疾，而先行于四末，分肉皮肤之间，（而不休者也）。昼日行于阳，夜行于阴，常从足少阴之分间，行于（五）脏（六）腑。（今厥）邪气客（于五脏六腑）之，则卫气独卫其外，行于阳，不得入于阴。"此经论所谓风则伤卫，寒则伤营，阳浮热发，阴弱汗出，恶寒，恶风。桂枝主治之病原也。

《灵枢·动输》篇："冲脉者，十二经之海（也），与少阴之大络，起于肾下，出于气街，……并少阴之经，下入（内）踝（之后，入）足下；其别者，（邪入踝，出属跗）上属跗，入大指（之间）。"《灵枢·逆顺肥瘦》篇："（夫）冲脉者，五脏六腑之海（也），……上（者）出（于）颃颡，渗诸阳，灌诸精；（其）下（者，）注少阴之大络，出于气街，……渗三阳……渗诸络而温肌肉。"故足三阳下行，足三阴上行，少阴上下行也。足之三阳下行至足，卫阳营阴，失其相输之会则卫阳不得下行至足，挟冲脉、阳阴之气，逆于心君。桂枝治痞塞，气上冲心。导三阳之下行，开阴跷之逆结也。肾脉与冲脉，合而盛大曰太冲。《素问·阴阳离合论》曰："前日广明，后曰太冲。太冲之地，

（名）曰少阴，少阴之上（名）曰太阳，太阳根（起）于至阴，结于命门，名曰阴中之阳。"桂枝为太阳主药。成无己曰：泄奔豚，散下焦蓄血。其治本在启阴中之阳也。

【闲按】

桂枝主治太阳。太阳名巨阳，绾六经，合手足为十二经。《难经》：经有十二，络有十三，合奇经八脉，为三十三。皆营气之行，常与卫气相随者也。营出中焦，卫出下焦，三焦者，水谷之道路，阳气之所终始也。故上焦如雾，阳气所蒸；中焦如沤，阳气所化；下焦如渎，阳气所行。张洁古云：雾不利而为喘满；沤不利，而为留饮；渎不利，而为肿胀。皆缘阳微而阴盛也。桂枝下咽，直达膀胱。膀胱者，州都之官，津液藏焉，气化则能出矣。故膀胱为太阳之府。桂枝行太阳之气化，其神功遂及于三十三经络焉。《长沙药解》：入肝脾而行营血。盖缘桂枝能行血中温气，而治化之本，在生阴中之阳，此脏腑阳盛之证，所以慎戒服用也。

卷 三

甘 草

【药释】

〔本经〕上品。气味甘，平，得土之精，立甘之极。无毒。生气之母。主五脏六腑寒热邪气，水谷入胃，脾行津液，灌输五脏六腑，惟其极甘，培土化毒，邪热之气，与之化矣。经方二百四十二，用甘草者，一百一十七，治通脏腑也。坚筋骨，肾生骨髓，髓生血，以荣筋，肾受邪，则生咸。《素问·阴阳应象大论》："咸伤血，甘胜咸。"此甘草、芍药、四逆、生脉等证治也。壮肌肉，脾为后天之本，主肌肉，培养后天之功。如理中、建中、薯蓣、草姜等证治。倍气力，太阴少血多气，少阴多血少气，补土滋水之功，足太、少两阴居多。金疮尰，解毒。百毒入土则化，疮肿惟甘可消。久服轻身延年。谷神不死。

〔别录〕温中下气，烦满短气，泻心汤、苓桂术甘汤证治。伤脏咳嗽，止渴，通经脉，炙甘草汤证治。利血气，解百药毒，甘受和之功效。为九土之精，安和七十二种石，一千二百种草。

〔药性〕（主腹中冷痛，治惊痫，除腹胀满）补益五脏，保脾精也。（养）肾气内伤，令人阴不痿，主妇人血沥腰痛。甘草主治、佐治之证，多在脾肾两经，生血藏精之脏。（凡虚而多热者加用之。）

〔东垣〕生用泻火热，熟用散表寒，去咽痛，甘草、甘桔证治。缓正气，拘急之证，用之神效。养阴血，麻黄汤，大青龙，所以必用之，以保养血液也。

〔洁古〕稍：生用治胸中积热，去茎中痛，入肾。平水邪之证。加酒煮玄胡索、苦楝子尤妙。

【经证证药】

一、主治

（一）甘草汤

甘草二两

上一味，以水三升，煮取一升半，去滓，温服七合，日二服。

治少阴病二三日，咽痛者。（311）

《千金》治咽燥而渴者。

《灵枢·经脉》篇云：“肾足少阴之脉，起于足小趾（之下），邪走足心，……上股内后廉，贯脊属肾络膀胱。”此伤寒二三日，太阳受邪，合于少阴也。“其直者，从肾上贯肝膈，入肺中，循喉咙，挟舌本；其支者，从肺出络心，注胸中。是（动则）病则饥不欲食，（面如漆柴）咳唾（则）有血，……口热舌甘，咽肿上气。”此少阴所以咽痛也。缘邪客少阴，水不济火，则心火上炎，而不生血。《素问·阴阳应象大论》：“水生咸……咸伤血，甘胜咸。”故方主甘草一味，维转土气，化少阴邪结，交济水火，消肿止痛也。

（二）四逆散

甘草炙　枳实破，水渍，炙干　柴胡　芍药

上四味，各十分，捣筛，白饮和服方寸匕，日三服。咳者，加五味子、干姜各五分，并主下利；悸者，加桂枝五分；小便不利者，加茯苓五分；腹中痛者，加附子一枚，炮令坼；泄利下重者，先以水五升，煮薤白三升，煮取三升，去滓，以散三方寸匕，纳汤中，煮取一升半，分温再服。

治少阴病，四逆，其人或咳、或悸，或小便不利、或腹中痛、或泄利下重者。（318）

此阴虚阳郁之证，生于少阴者。《素问·厥论》：“岐伯曰：前阴者，宗筋之所聚，太阴、阳阴之所合也”，“脾主为胃行其津液（也），阴气虚则阳气入，阳气入则胃不和，胃不和则精气（竭）陷，（精气竭则）不荣四肢也”。“阳气衰于下，则为寒厥，阴气衰于下，则为热厥”。故少阴病，四逆为脾主四肢，为阴虚阳入而郁之证也。

方君甘草滋土气以胜水邪；柴胡《本经》"主去肠胃中结气"；芍药舒宗筋；枳实通郁结也。咳则肾邪乘肺，故加姜、味以敛降。悸则水气凌心，故加桂枝以化水气。小便不利者，太阴不开，府邪不去，故加茯苓以渗湿利水。腹痛为寒水之结气，故加附子以温寒。泄利下重者，木郁于下，故煮以薤汁，散以辛温也。

陈修园注：少阴四逆，亦有里热而致也，或咳、或利、或小便不利，同小青龙证；厥而心悸，同茯苓甘草证；或咳、或利、或小便不利，又同真武证。种种是水气为患。肾为水脏，水性无定，变证处，实不离其本相。

（三）四逆汤

甘草炙，二两　干姜一两半　附子生用，去皮，破八片，一枚

上三味，以水三升，煮取一升二合，去滓，分温再服。强人可大附子一枚、干姜三两。

（1）治下利清谷，三阴厥逆，脉沉而微者。

此皆大汗亡阳后之变证也。《素问·厥论》："阳气衰于下，则为寒厥，……寒厥（之为寒也，必）从五指而上（于）膝（者），……其寒也，不从外，皆从内（也）。……由阳气衰，不能渗荣其经络，阳气（日）既损，阴气独在。"此汗泄亡阳，三阴厥逆，恶寒、脉微而沉之原因也。少阴为太阳之里，《素问·厥论》："少阴厥逆，虚满呕变，下泄清。"由卫阳外泄，寒水之邪，内生于肾，肾为胃之关门，关门不用，水气不能上济，而肝脾并陷，所以下利清谷也。非附子大热，不能起下衰之阳；非干姜大辛，不能温大络之气；非甘草极甘，不能生土液而胜水邪。故君甘草，佐以姜、附，温经救阳，仍培阳根也。

陈注：四逆汤为少阴正药。此证用以招欲散之阳。太阳用以温经，与桂枝同用以救里；太阴用以治寒湿；少阴用以救元阳；厥阴用以回厥。生附、干姜，彻上彻下，开辟群阴，迎阳归舍，为斩关良将。而以甘草主之者，从容筹划，将将之能也。

（2）治伤寒脉浮、自汗出、小便数、心烦、微恶寒、脚挛急……；若重发汗，复加烧针者。（29）

风伤卫气，阳虚自汗，故小便数。《灵枢·经脉》："肾足少阴之脉，起于足小趾（之下），邪走足心。"伤寒恶寒，太阳证也；心烦、足挛急，则寒邪入里，不宜再汗；若加烧针，亡阳致逆，故以四逆汤，救亡阳也。

（3）治自利、不渴者，属太阴，以其脏有寒（故也），当温之。（277）

太阴湿土，主三阴之开，故自利不渴，以坎阳既微，湿土从而化寒，故属太阴。甘草培水土之原；姜、附温水土之脏也。

（4）治少阴病，脉沉者，急温之。（323）若膈上有寒饮，干呕者，不可吐也，（当）急温之。（324）

此少阴急温之脉证。以阳气不能渗荣其经络，故脉沉；以寒气上逆于金母，故干呕。急温之，维阳根，降寒逆也。

（5）治厥阴病，大汗出，热不去，内拘急，四肢痛，又下利厥逆而恶寒者。（353）又厥逆大汗，若大下利而厥冷者。（354）

水气寒结，不济君火，火炎阳越，故大汗出而热不去。《素问·痹论》王冰注《正理论》曰："水入于经，其血乃成。"水泣于经，血不荣筋，汗出热灼，营血失养，故内拘急、下利；阳生四肢，不能流通，故疼痛、厥逆；又误于下，阴阳俱伤，故厥逆寒冷也。以四逆汤温水、土之寒，开经络之痹，则坎水行，乙木滋，厥痛止矣。

陈注：仲景辨阳经之病，以恶热不便为里实；辨阴经之病，以恶寒下利为里虚。按：里虚易为阳虚，斯得之。

（6）治呕而脉弱，小便复利，身有微热，见厥者难治。（《金匮·呕吐哕下利》篇）

足三阳脉下行，而三阴上行，阳不下根，三阴孤上，斯以呕而脉弱也；阳生四肢，厥而恶热，阳郁于中；小便若数，木郁亦陷，故难治。以阴阳离根，阳不摄阴也。

（7）治下利，腹胀满，身体疼痛者，先温其里，……。（《金匮·呕吐哕下利》篇）

肾为胃之关，元气之本。《素问·厥论》："（少阴）胃厥逆，虚满呕变，下泄清"，寒水侮土，为"太阴之厥，则腹满䐜胀"。《素问·五脏生成》："（卧出而风吹之，血凝于肤者为痹，凝于脉者为泣。）寒甚则血凝，凝于足者为厥，凝于脉者为泣。"泣而不行，则身体疼痛也。病由少阴传之二阴，救阴中之阳，故曰先温其里。

（四）甘草干姜汤

甘草炙，四两　干姜二两，炮

上二味，以水三升，煮取一升五合，去滓，分温再服。

（1）治伤寒脉浮、自汗出、小便数、心烦、微恶寒、脚挛急，反与桂枝汤，欲攻其表，（此）误也。得之便厥、咽中干、烦躁吐逆者。（29）

此太阳热邪入于少阴证也。《灵枢·经脉》："（是为）骨厥，是（主）肾所生病者，口热舌干，咽肿上气，嗌干及痛，烦心。"此咽干烦躁吐逆之所由来也。《素问·厥论》："阴气虚则阳气入"，"阴脉（者），集于足下而聚于足心"。此太阳入里，有足挛急之证也。自汗、恶寒，本太阳伤寒，但便数。心烦、脚挛急，则津液耗泄，筋血热燥之证见矣。故以桂枝汤通阳行水，为误也。《素问·痿论》："肝气热，（则胆泄口苦，）筋膜干，（筋膜干）则筋急而挛。""心气热，则下脉厥而上，上则下脉虚"，王冰注谓："肾之脉常下行，（今火盛而上炎用事，故肾脉亦）随心火（炎烁）而（逆）上（行）逆（也）。故阴气厥逆，（火复内燔）阴上隔阳，下不守位，……肾气主足。"是此证变象原因也。方君甘草重其任，以平肾气厥逆。《药性》主肾伤痿是也。佐以炮姜，降阴逆以维阳根，炮之者，焦苦入心、色黑入肾，取交济水火之义也。
经验录以芍甘汤治伤寒足挛急，神效。

（2）治肺痿吐涎沫而不咳者，（其人）不渴，（必）遗尿、小便数。（所以然者，以）上虚不能制下（故也）。此为肺中冷，必眩、多涎唾，（以）宜温之。（《金匮·肺痿肺痈》篇）

此水气乘虚入肺之证。少阴之脉贯肝入肺。肺气上虚，则失其制节，故遗尿便数也；水气不降，故冷眩、多唾也。甘草平肾气，炮姜温下水逆也。

（五）甘草附子汤

甘草二两，炙　附子二枚，炮去皮　白术二两　桂枝四两，去皮上四味，以水六升，煮取三升，去滓，温服一升，日三服，初服得微汗则解。能食汗出复烦者，服五合。恐一升多者，服六七合为妙。

治风湿相搏，骨节疼烦，掣痛不得屈伸，近之则痛剧，汗出短气，小便不利，恶风不欲去衣，或身微肿者。（175）

此太阳风寒入里，水气不行，风湿相搏也。《素问·痹论》："风寒湿三气（杂至，）合而为痹（也）。……寒气胜者为痛痹，……其留连于筋骨间者疼（久），……岐伯曰：痛者，寒气多也。"《素问·举痛论》："寒气客于脉外则脉寒，（脉）寒则缩蜷，缩蜷则……引小络（故卒然）而痛。"此所以风湿相搏而骨节掣痛，不得伸屈也。又云："寒气客于经（脉）络之中，与炅气相薄则（脉）络满，满则痛而不可按（也）。"此所以近之则剧也。《素问·痹论》："营（者）气……循脉上下，贯（五）脏络（六）腑。"伤于风邪皆有汗出恶风之象。惟《素问·风论》："肺风之状，……时咳短气；……肾风之状……面疣然浮肿，脊痛不能正立。"此太阳经邪合于少阴，水气不行，故小便不利也。小便不利，湿土愈湿，不能输精，肺金愈寒，不能布水，此风湿之气，所以搏结于经络，而痛肿所由生也。此方君甘草，佐以附子，平少阴水气，温其寒痹；重用桂枝，通经行水，以驱风；白术渗太阴之湿，开阴经以降水气，使水土阳生，风寒湿痹，自太阳而出也。

陈注：此营卫三焦之气俱病，总由坎中元阳失职。使阳回气煖而经脉柔和，则阴气降而水泉流动。按：可谓要解不烦，惟营卫并举。按《素问·痹论》："卫气不（能）入于脉（也），……不与风寒湿气合，故不为痹。"故卫开则汗泄而营涩作痛也。

（六）甘草麻黄汤

甘草二两　麻黄四两

上二味，以水五升，先煮麻黄，去上沫，纳甘草，煮取三升。温服一升，重复汗出，不汗再服，慎风寒。

治里水，一身面目黄肿，其脉沉，小便不利者。（《金匮·水气》篇）

论曰："寸口脉弦（而紧，弦）则卫气不行，（即恶寒）水不沾流"，"少阴脉（紧而）沉，……则为水"。"肾水者，其腹大，脐肿，腰痛，不得溺"，"肺水者，其身肿，小便难"。皆由风寒湿邪，不由太阳而解，入于少阴，结在关元，由表入里，曰里水，故脉沉而小便不利也。水不流行，上浸肺金，肺主卫，卫气不行，水横溢于皮肤之间，故一身面目黄肿也。

方君甘草，培土之精，胜水之邪；佐以麻黄，温散肺家阴邪，通关元之结，行水消肿也。经验录治一身悉肿，寸脉弦，少阴脉沉。此方法有重复汗出，不汗再服之文。初用麻四甘二，重复无汗，而身头觉轻，遂加麻黄，今称一两，甘草五钱，如法煮顿服，得微汗，肿消病除。

（七）调胃承气汤

大黄去皮，清酒洗，四两　甘草炙，二两　芒硝半斤

上三味，以水三升，煮取一升，去滓，纳芒硝，更上火微煮令沸，少少温服之。

治伤寒汗后，胃气不和谵语者。(29)

此太阳之邪合于阳明也。《素问·阳阴脉解》："阳明主内，其脉（血）气血盛（邪客之则）即热，（阳）热盛则（使人）妄言骂詈。"缘太阳之邪，自少阴之脉，传至于胃，胃阳失其下行之序，遂干心君，故作谵语。必兼见心烦、中满、脉浮洪诸证象也。承气汤本以泻胃家之实，不君以甘草则不可上引君火，下平水逆，中滋脾精，同归胃家而泻之也。故曰调胃。实甘草之甘，受和而调之也。

（八）甘草泻心汤

甘草炙，四两　黄芩三两　干姜三两　半夏洗，半升　大枣擘，十二枚
黄连一两

上六味，以水一斗，煮取六升，去滓，再煮取三升。温服一升，日三服。

臣亿等谨按：上生姜泻心汤法，本云理中人参黄芩汤，今详泻心以疗痞。痞气因发阴而生，是半夏、生姜、甘草泻心三方，皆本于理中也。其方必各有人参，今甘草泻心中无者，脱落之也。又按《千金》并《外台秘要》治疗伤寒䘌食，用此方，曾有人参，知脱落无疑。

（1）治伤寒中风，（医）反下之，（其人）下利，日数十行，谷不

化，腹中雷鸣，心下痞硬而满，干呕心烦不得安。（医见心下痞，谓病不尽，）因痞复下（之），其痞益甚。此非结热，但以胃中虚，客气上逆，故使硬也。（158）

此太阳伤寒、中风，因误下而陷于少阴；再误而致胃虚阴逆之证也。少阴手足两脏，上火下水，水火不交，原有痞烦不安之证。足脉从肺出络心属肾。肾为胃关，肾阳不摄，又有下利清谷之证，因之误下，则肾阳已败，上焦不蒸，中焦不沤，下焦不渗，小肠受盛，大肠传导，均失其职。此所以下利日数十行，谷不化，腹中雷鸣也。少阴之脉，挟冲脉上行，出颃颡渗诸阳，灌诸精，以济君火。误下则水精不升，三焦相火亦从胆气而逆结，故心下痞硬、干呕、烦不得安也。足之三阳皆下行，因一再误下，胃阳亦泻，冲脉乘虚上逆作痞，故曰胃中虚，客气上逆，使硬也。

方君甘草和参、姜、枣、夏，救胃气之虚逆，以培脾精，平少阴之气，以利阴枢；佐以芩、连，除烦、泻痞，引君相之火下交坎阳，所以固胃关止下利也。

（2）治狐惑（之为）病，状如伤寒，默默欲眠，目不得闭，卧起不安。蚀于喉为惑，（蚀于阴为狐，不欲饮食）恶闻食臭，（其）面目乍赤、乍黑、乍白，蚀于上部（则）声嗄者。（《金匮·百合狐惑》篇）

此水气生湿，土湿木郁之证，生于坎阳不足。缘少阴伤寒自有欲寐而不得安卧，喉伤而语言难出各本证。故少阴阳微，则水气不行而土湿，湿则木郁而虫生，随水气流注之部，而为蚀病，故状如伤寒；所蚀部位，必阳气不入，故默默欲眠，目不得闭；虫之所蚀，心神注之，故卧起不安也；足三阴之脉，俱挟咽喉，故声嗄也。

甘草泻心汤，交济少阴水火。方中干姜，燥土湿，能助阳光；芩、连疏木郁，能泻湿淫，故主之。所以治病原也。

（九）甘草粉蜜汤

甘草二两　粉一两重　蜜四两

上三味，以水三升，先煮甘草取二升，去滓，纳粉、蜜，搅令和，煎如薄粥，温服一升，瘥即止。

治蛔虫（之为）病，令人吐涎，心痛发作有时，毒药不止者。

（《金匮·趺蹶》篇）论曰："腹痛者，其脉当沉，若弦反洪大，（故）有虫。"《灵枢·邪气脏腑病形》："脾脉……（微）滑为虫毒蛕蝎。"此虫证脉微，皆缘脾湿肝郁，故虫生为病也。虫动而上行，则心痛吐涎；静则痛止。以脏腑无病，故发作有时。方君甘草，培土精以解邪毒；铅粉和蜜，引虫上行而镇杀之。

陈注：白粉即铅粉，能杀三虫，杂甘草、白蜜之中，诱使虫食，甘味既尽，毒性旋发，虫患乃除。

（十）炙甘草汤

甘草四两，炙　生姜三两，切　人参二两　生地黄一斤　桂枝去皮，三两　阿胶二两　麦门冬去心，半升　麻仁半升　大枣擘，三十枚

上九味，以清酒七升，水八升，先煮八味，取三升，去滓，纳胶烊消尽，温服一升，日三服。一名复脉汤。

治伤寒脉结代、心动悸。（177）

此伤寒入少阴之里，水不生血，营气阻滞之脉证也。《灵枢·经脉》："人始生，先成精，精成而脑髓生，骨为干，脉为营。"所谓脉始于肾也，"谷入于胃，脉道以通"。《素问·经脉别论》："（食气）谷入胃，浊气归心，淫精于脉。"以浊为谷气，心居胃上，谷气归心，淫溢精微，入于脉，所谓脉生于胃，主于心也。《难经·第八难》曰："所谓生气之原者，（谓）十二经之根本（也），（谓）肾间动气是也。"盖脏腑精气藏之于肾，肾主五液，以生骨髓，髓生血，营气之为脉也。《素问·经脉别论》："脾气散精，上归于肺，通调水道，下输膀胱；水精四布，五经并行，（合于）四时五脏阴阳，揆度以为常也。"故失其常度，则土不制水，水气泛溢，凌心而生动悸也。《素问·脉要精微论》论曰："（夫）脉者，血之府（也）。长则气治；短则气病；……代则气衰。"《伤寒论》178条云："脉来动而中止，不能自还，因而复动者，名曰代。"《素问·阴阳别论》："脉有阴阳，……三阳结谓之隔；三阴结谓之水。"《难经·第十八难》："脉来去时一止，无常数，名曰结（也）。病有沉滞，久积聚也。"故伤寒营行涩滞，不与卫偕，则脉见结代。少阴水气，不因胃阳输于脾，致于手太阴，则心病动悸也。

炙甘草汤为太阳七十三方之殿。方中仍以桂枝汤和营行卫，温经通

脉，其不用芍药者，以脉见结促也；佐以人参、麦冬，渍以清酒，利于通胃之大络；加重大枣，同麻仁、地黄、阿胶，俾之入胃，散精于肝，淫气于筋，助太、少阴，以行液也。君甘草而加重焉，所以培脾土之精，平少阴水火之气，转运中枢，调和诸药，分布经络，以行结代，平动悸也。

陈注：方中人参、地黄、阿胶、麦冬、大枣、麻仁皆柔润之品，以养阴必得桂枝、生姜之辛，以行阳气，而结代之脉乃复。尤重在炙甘草一味，主持胃气，以资脉之本原。以清酒佐使，其捷行于脉道也。其煮法，用酒七升、水八升，只取三升者，以煎久得炉底变化之功，步步是法。要之，师第言结代者，用此方以复之，非谓脉脱者，以此方救之也。合通脉四逆之意。孙真人制生脉散，因其命名甚合方义，后医相沿为用，其效灵应。按：生脉散，能滋脾精，通胃之大络。故大络不通，津液不能上渗诸阳，而现口干、舌燥之证，或为暑热痿脉，实为灵药。第不可施于阳亡脉停耳。

又按：《素问·厥论》："酒入于胃，则络脉满，而经脉虚。"故经脉结代，必络脉不通，渍以清酒，所以先通胃之大络，以行经络也。

（十一）肾着甘姜苓术汤—名肾着汤

甘草　白术各二两　干姜　茯苓各四两

上四味，以水五升，煮取三升，分温三服，腰中即温。

治肾着（之）病，其人身体重，腰中冷，如坐水中，（形如水状，反）不渴，小便自利，饮食如故，病属下焦，身劳汗出，（衣里）冷湿（，久久）得之，久久腰以下冷痛，身重如带五千钱者主之。（《金匮·五脏风寒》篇）以少阴寒水，与太阴湿土合而为痹也。《素问·水热穴论》："肾者，牝脏也。地气上者属于肾，而生水（液也）故曰至阴。勇而劳甚则肾汗出；肾汗出逢于风（，内不得入于脏腑，外）不得越而为病。"此病属下焦，身劳汗出，良由冷湿得之。岐伯曰："肾者，胃之关也。"主分注关窍二阴。此分注失其常度，水气与湿土合，而为肾着之病。《素问·痿论》："肾气热，则腰脊不举。"肾着者，伤于寒冷，故腰以下冷痛而重也。脾主四肢，故身体重，腰为肾府，寒水浸淫，故腰中冷如坐水中也。惟水气之为病，无脏腑之合邪，故不渴、小便自利、饮食如故也。

盖冷湿之气，着于肾之外府，不在于肾脏，故不用辛、附之温；方君甘草重在培脾土，以平肾气；干姜胜冷湿，苓、术燥脾湿，通水气也。

陈注：肾着之冷湿，不在肾之中脏，而在肾之外府。故以辛温甘淡之药治之。按《素问·示从容论》："沉而石者，是肾气内着也。"乃少阴水气，与太阴湿气合而内着，肾府之气滞故也。

经验录：此病颇多，治以此法，甚神。或兼他病，因病加药，一服即效。

（十二）甘麦大枣汤

甘草三两　小麦一升　大枣十枚

上三味，以水六升，煮取三升，温分三服，亦补脾气。

治妇人脏躁，喜悲伤，欲哭，象如神灵所作，数欠伸者。（《金匮·妇人杂病》篇）

此胃液不滋营血之证也。《素问·经脉别论》："脾气散精，上归于肺；通调水道，下输膀胱。"王冰注云："水土合化，上滋肺金，金气通肾，故调水道。"故肾液之生，自脾合化，失其合化，脏躁所生也。大肠者，传导之官，与肺相络，肺金失滋，庚金所以化燥也。以肺为辛金，在天为燥，在声为哭，其音商，故脏躁则悲伤欲哭，如神灵也。少阴之气，阴中有阳，阴引而下，阳引而上，故数欠伸也。

麦为肝谷；枣之色味，宜心、脾、肺。君以甘草，和合枣、麦，滋培中焦，化生津液，归之于肾，输之于脾也。

按：经验录以此方治男妇脏躁如神，因思枣、谷皆常食之品，何加甘草一味，便成灵药。缘甘草能益脾精，得二味甘润，则津液即生。此可见圣人制方之神化也。曾本此义作方，治脏躁兼眼赤，用甘草二钱、淡苁蓉五钱、枸杞五钱、当归二钱、黄连一钱，一服即效。

（十三）附《千金》甘草丸

甘草二两，炙　人参　泽泻　桂心各一两　大枣五枚　远志去心　麦冬去心　茯苓　菖蒲　干姜各二两上十味，末之，炼蜜为丸，如大豆大，酒服二十九，日四、五，夜二服，不知稍增。若无泽泻，以术代之，胸中冷，增干姜。

治心虚悸，少气，心神不安，诸虚恍惚不自觉，及妇人产后诸不足。

此亦治水气盛，心阳不足之证。水气凌心则心悸、少气；肾气上干，则心神不安。以无脉结代之证，故于炙甘草方中，以远志、菖蒲易胶、地之润筋，而交通心肾；以苓、泽易麻仁之滋液，而导水归元；以干姜之温，易生姜之宣；以桂心之入里，易桂枝之达表；同君甘草，滋土精，以胜水邪，故治心下虚悸，气少不安诸证甚灵。盖能变通经方，而不出经方。以术代泽，可见古人用术、泽之法。

二、加治、佐治

经方中一百一十七，兹录其标名佐治者。

1. 芍药甘草汤：治太阳证汗伤血，厥逆，脚挛急。芍药以舒肝筋；甘草缓急，补脾精以生液回厥也。

2. 桂枝甘草汤：治发汗过多，叉手自冒心，心下悸，欲得按者。以汗伤心液，胃虚上逆，水气凌心。桂枝通心阳以行水，甘草入胃助脾精，滋液养心也。

3. 茯苓甘草汤：治伤寒汗出而不渴者。以太阴湿气不随汗解，胃阳相搏，小水不利。茯苓燥土中之湿，以达之肾；甘草滋土液，以利转输也。

4. 大黄甘草汤：治食已即吐者。以胃热上逆。仲景云：欲吐者，不可下。又云：呕家不宜甘药。故以甘草调大黄之苦泻，即以大黄行甘草之滞留，苦甘相济，有调胃清热之功，无助呕、误泻之患也。此方易解，其药亦甚灵也。

5. 甘遂半夏汤：治脉伏自利，心下坚满。以留饮未尽。甘遂、半夏导泻留饮；甘草扶正以逐邪，通少阴之气，以起脉伏。因甘草与甘遂相反，所以相激为用也。

6. 栀子甘草豉汤：治栀子豉汤证，汗、吐、下后，虚烦反复不得眠，心中懊恼者；若少气者，主以甘草，合水土之化，以理气也。

7. 桂枝甘草龙牡汤：治火逆烧针烦躁者。以少阴水不济火。桂枝、龙、牡，通阳行水，以下火逆；甘草合水土之化，以缓躁烦也。

8. 芍药甘草附子汤：治汗后虚寒。芍、附以温水疏木；甘草以培土滋水也。

9. 朴姜甘草夏参汤：治汗后腹满。朴、姜、夏以开胃逆；草、参以滋脾液也。

10. 苓桂术甘汤：治吐下后，心下逆满，气冲，身摇。苓、桂、术行水降逆；甘草补脾，以平肾气也。

11. 苓桂大枣甘草汤：治汗后脐下悸，欲作奔豚。苓、桂以行水降逆；草、枣以滋土行液也。

12. 麻杏石甘汤：治汗出而喘。麻、杏、石膏镇肺、胃以散邪；甘草固脾精，以滋汗源也。

13. 茯苓杏仁甘草汤：治胸痹，胸中气塞短气者。苓、杏泻饮以渗水；甘草培土，以利转输也。

14. 桂苓五味甘草汤：治汗后多唾，脉沉微，手足厥逆，气冲胸咽，小便难。桂、苓、味治其气冲；甘草培土生脉，以镇水逆也。

15. 苓甘五味姜辛夏汤：治冲气复发。以辛、姜为热药也，纳半夏以去水；仍用甘草培土也。

16. 白头翁加甘草阿胶汤：治产后下利虚极者。白头翁汤治下利、后重；甘草、阿胶补虚滋液也。

17. 排脓汤：治疮痈。甘草生肌肉，以解毒肿也。

18. 理中汤：治霍乱吐、泻。以邪侵中焦，甘草助正以胜邪也。

19. 桂枝、麻黄、青龙汤：治伤寒、中风，营卫两感。佐以甘草，去邪热寒气，培阳根，固汗源也。

20. 柴胡汤、建中汤：治寒热气虚。甘草滋脾养益气力也。

上甘草佐治二十证，并主治三十三法。经方一百十七方，用甘草之证，思过半矣。盖补脾缓急，滋液归肾；平肾气以养心；滋胃液以荣肝；尤宜于少气多血之脏。至排脓解毒，理中固表，求其功用之本，全在合水、土之化也。

【经验录】

（一）炙甘草汤（今权分两）

炙甘草八钱　桂、姜各六钱　人参（用白参或西洋参四钱，如用党参倍之）　阿胶四钱　大枣减用二十枚，擘　麻仁　麦冬各一两半　生地四两

上九味，先用烧酒一茶杯，浸润之，加水三小碗，煎至大半碗，出药。又加水两碗，煎至一满碗，去滓，合药汤入胶，烊化消，作三服。禁生、冷、腥、臭等入口。

《千金翼》炙甘草汤：主治虚劳不足，汗出而闷，脉结，心悸，行动如常，不出百日，危急者十一日死。

经验录：此治舌干心悸，便如羊矢，气短血枯，卧则口不能合，内伤诸虚证。

初用药，每味多不过四钱，未加清酒，取效甚迟。后如前定分两，以酒拌药，为不能饮酒者设法。服一剂上列各证顿减，二三剂后，元气全复，真转老还童，却病延年之神方也。钦哉宝之。

（二）甘草救急汤

生甘草一两，大者更佳

上一味，水两碗，煮成浓饮，以知为度。

治病中服药后，忽然眼花眩晕，阴缩者。

往，吾患下血，后感寒邪，服附子，晚间登厕，起则眼花眩晕，不能自持，扶之床，则阴囊俱缩，时二鼓后，求药不及，急求甘草，幸同旅有藏者，出两许，煮服，下咽即神定，气略平，续服，阴囊俱下，三服则昏昏安睡矣。病缘下血之后，肝不荣筋，误服附子，遂致肾热移肝，筋灼而缩急也。甘草既解附子之毒，又合水、土之化，脾得极甘，津液即生，故有此神功也。

李东垣云：阳不足者，补之以甘。故生用则平气，补脾胃不足，泻心火；炙之则气温，补三焦元气，而散表寒，除邪热去咽痛，缓正气养阴血。凡心火乘脾，腹中急痛，腹皮急缩者，宜倍用之。经验语。其性能缓急，而平寒热气也。

黄坤载云：脾土温升，而化肝木，肝主藏血，脾为生血之本；胃土清降而化肺金，肺主藏气，而胃为化气之源。气血分荣悉禀土气，故调济气血，交媾精神，非脾胃不能，非甘草不可也。呕吐者，肺、胃上逆；泄利者，肝、脾下陷。悉原中气之虚，气虚滞于中，不能上宣而下达，是以有痞满、闷胀之病。上逆者，养中补土，益以达郁而升陷，则呕吐与胀满，未始不宜。前人中满与呕家忌甘草者，非通论也。

【经解】

《灵枢·五味》："五脏六腑皆禀气于胃。五味入胃，各走其所喜，……甘（，）先走脾，脾能为胃行其津液，……津液已行，营卫大通。"此甘草上品无毒，气味甘平，入胃走脾。《本经》所以"主五脏六腑，寒热邪气"者，以正气平之也。

《灵枢·本脏》："经脉者，所以行气血而荣阴阳，濡筋骨，利关节（者）也。……血和则经脉流行，营复阴阳，筋骨劲强，关节清利（矣）。"甘草入胃养血和营。此《本经》所以"主坚筋骨，壮肌肉"也。

太阴之脏，多气少血，少阴之脏，少血多气。甘草滋脾液，以输肾精。此《本经》所以主"倍气力"也。

《灵枢·痈疽》：中焦出气如露，（上）注溪谷，而渗孙脉，津液和调，变化（而）赤而为血，血和则孙脉先满（溢），（乃）注于络（脉），（皆）络盈，（乃）注于经（脉）。此甘草调和血液，滋益肾精，和润筋、络也。

《灵枢·邪客》："五谷入（于）胃（也），其糟粕、津液、宗气分为三隧。（故）宗气积（于）胸中，（出于喉咙，以）贯心脉，而行呼吸（焉）。营气（者）泌其津液，注之于脉，（化）以化为血。卫气……常从（足）少阴之分间，行于五脏六腑。"甘草之甘，入胃受和，此《别录》主"温中下气，烦满短气，（伤脏）咳嗽、止渴，所以通经（脉）、利（血）气血"也。

《灵枢·五味论》："咸入于胃，（其气）上走中焦，注于脉，则血气走之，血（与咸相）得咸则凝，凝则胃中汁注之，（注之）则胃中竭，（竭则）咽路焦，（故）舌本干（而善渴）。"《素问·阴阳应象大论》：

"寒生水，水生咸，……咸伤血，甘胜咸。"此寒水侮土之证。甘草所以培土胜水，而经方以治咽痛也。

《灵枢·五味论》："甘入于胃，（其）气弱小，不能上至（于）上焦，（而）与谷留于胃中（者），令人柔润（者也），胃柔则缓，缓则虫动，（虫动则）令人悗心。其气外（通）走于肉。"此《本经》"壮肌肉"。经方杀虫，用甘草以引之也。《素问·生气通天论》："高粱之变，足生大丁，……劳汗当风，寒薄为皶，郁乃痤。……营气不（从）入，逆于肉理，乃生痈肿。"甘草入胃，平其逆郁，胃生肌肉。胃郁即平，内结可解。此《本经》"味甘（平）、无毒，所以主金疮、痈肔"也。

《素问·汤液醪醴论》："开鬼门，洁净府，精以时服，五阳已布，疏涤五脏，（故）精自生，（形自盛，骨肉相保，）巨气乃平。"此青龙、承气开门、洁府，必借平巨气之甘草，以生精也。

《素问·平人气象论》："平人之（常）气常禀于胃，脉无胃气则死。"此炙甘草、四逆治结代脉不出，甘草所以生胃气也。

《素问·脏气法时论》："肝苦急，（急食）甘以缓之；……心欲软，（急食咸以软之，用咸补之），甘泻；……脾欲缓，（急食甘以缓之，用苦泻之），甘补之。"此甘草之补脾，能舒肝、泻心也。

《难经·第二十八难》："冲脉（者），起于气冲，并足阳明之经，夹脐上行"；"其下者，并足少阴之经，渗三阴，下注于少阴之络"。此甘草经方主治，多在少阴也。

《素问·痿论》："冲脉者，经脉之海（也），主渗（灌）溪谷，与阳明合于宗筋，故三阴之脉，自足上行。少阴上行，而独下行。"《素问·厥论》："前阴者，宗筋之所聚，太阴、阳明之所合也。"故肾藏五液，资生于脾胃。甘草所以滋胃气以生肾液，合水、土之化也。

《素问·奇病论》："口干者，……名曰脾瘅。（夫）五味入口，藏于胃，脾为（之）行其精气，津液在脾，（故）令人口干（也）。津液浸脾，非枯竭之比，故不宜再滋，滋亦增病。（此肥美之所发也。）此人必数食甘美而多肥（也）。肥（者令人）则（内）中热，甘（者）则令人中满，（故）其气上溢，转为消渴。"此甘能救津液之耗。若液聚于脾，自当泻渗，不可相滞也。按：后人中满忌食甘。甘助呕之论，本此。

【闲按】

经方甘草主治，多在少阴。以少阴藏精，自太阴输入，故曰：前阴者，太阴、阳明之合也。明水、土合化之精义，则知润滋肝、肾两脏，非脾液不生，非甘草生脾液不可也。故泻、利两法不用甘草者，以其和缓留滞也。

杏 仁

【药释】

〔本经〕中品。甘（苦），温（冷利），有小毒。主咳逆上气清利肺家热邪。雷鸣、喉痹，张注：雷鸣者，邪在大肠；喉痹者，肺窍不利。陈注：火结于喉为痹痛，痰声之响，如雷鸣。按：经证：喉中水鸡声，腹中雷鸣。肺与大肠相表里，辛金不降，庚金自逆，故喉痹雷鸣，当宗张注。下气，产乳金疮，胃之大络曰虚里，贯膈络肺，冷利之性，下行清肺，肺清则乳随气下；金疮毒解。寒心奔豚。张注：肾脏水气凌心，如豚上奔；金为水母，肺气下行，母能训子。

〔别录〕下品，主惊痫，心下烦热，风气往来，时行头痛，解肌，消心下急满痛，杀狗毒。行气逆，通大络故。

〔药性〕治腹痹不通，上清肺气，下利大肠。发汗，佐治麻黄。主温病，麻杏甘石证。脚气，咳嗽上气喘促。厚朴杏子汤、茯苓杏甘汤、陷胸丸，皆治胸痹。入天门冬煎，润心肺。和酪作汤，润声气。多脂易黏，润下之功。

〔洁古〕除肺热，经方杏仁加治之证，皆属肺热咳喘。治上焦风燥，利肺膈气逆，胸痹结胸之证，经方佐治杏仁。润大肠气秘。苦性下降，惟其能润庚金，斯以能利辛金，润肠之功，经验不爽。

〔纲目〕杀虫，治诸疮疥，消肿，去头面诸风气瘟疱。病浅，烧磨油敷之颇效；病深，效少。

【经证证药】

一、主治

杏子汤（《金匮·》方缺）

陈修园以为拟佐麻甘。缘甘草麻黄汤，治里水浮肿甚灵，君以杏仁为麻黄变法。

治里水病，脉浮者。（《金匮·水气》）

本论曰："水之为病，其脉沉小，属少阴，浮者为风，无水虚胀者为气。水,发其汗即已。脉沉者,宜麻黄附子汤,浮者宜杏子汤。"

此风寒挟水气,客于肺家证也。以太阳受风,寒水不行,传至少阴,少阴之气,逆结于肺,水气由表入里而成,故曰里水。论曰:"肺水者,其身肿,小便难,鸭溏"是也。《难经》:"脉浮者阳也";"浮而短涩",肺脉也。风为阳邪,挟水气而客于肺,故脉浮。杏子汤,当泻肺家水邪,导之使下,自膀胱出也。

麻黄、杏仁《本经》同"主咳逆上气"。其分别处,麻黄横发肺邪,由四肢皮肤而出;杏仁顺降肺逆,自小肠、膀胱而下也。

二、佐治

1. 麻杏甘石汤:治汗出而喘。以风热内蕴,肺金失降。杏仁、石膏清金泻肺,此麻黄治无汗之喘;杏仁治汗出之喘也。

2. 小青龙汤:治心下有水气,若喘者,去麻黄加杏仁。以风寒外束,肺气不降,而生喘促,加杏仁以降利肺气也。

3. 麻黄汤:治风寒两伤,卫阳外闭,水气不行。麻黄温肺开卫以发汗;杏仁清肺降逆以下水也。

4. 茯苓杏仁甘草汤:治胸痹气塞短气。以寒邪滞塞肺窍,则气塞而短。

5. 苓甘五味加杏仁汤:治支饮呕冒,饮去呕止,其人形肿者。以肺气壅遏,水精失布,皮肤为肿。

皆以杏仁清降肺气,利水导源也。

6. 厚朴麻黄汤:治咳而脉浮。以肺合风热。麻黄散风;杏仁、朴、膏泻肺清热也。

7. 桂枝加厚朴杏子汤:治下之微喘。以表邪内陷,三阳失降。桂枝通阳行水;杏、朴清肺下逆也。

8. 大陷胸丸:治结胸项强,状如柔痉。以表邪误下,合于阳明,逆结胸膈,肺气失下行之道。硝、黄以泻胃邪;葶苈、杏仁清利肺邪,降水逆也。

9. 麻子仁丸:治跌阳脉浮而涩,大便难,其脾为约。其胃热耗津,脾不行液,肺不布精,大肠燥结。麻仁、芍、黄、枳、朴滋胃燥以行脾液;杏仁上利辛金,下润庚金。

10. 大黄䗪虫丸：治血痹虚劳。以五劳虚极，液耗血干。大黄、䗪虫、芍、漆、地黄以下干血；芩、桃、杏仁润燥金以行水，水行血自下也。

11. 矾石丸：治妇人经闭下白物者。矾石收敛肺脏，生津洗瘀；杏仁清利肺气，润燥行滞也。

上杏仁佐治十一证，曰汗出而喘，曰咳而脉浮形肿，皆肺家表证也；曰脾约大便难，曰血痹有干血，曰经闭下白物，皆肺家里证也。经方用杏仁，不出手太阴一经也。

黄坤载云：肺主脏气，降于胸膈，行于经络。气逆则胸膈闭阻，而生喘咳；脏病而不能降，因以痞塞；经病而不能行，于是肿痛。杏仁疏利开通，破壅降逆，善于开痹而止喘，消肿而润燥，调理气分之郁，无以易此。

【经解】

《素问·逆调论》："夫起居如故，而息有音者，此肺之络脉逆也，络脉不得随经上下，（故）留经而不行。……故起居如（故）恒而息有音也。""卧则喘者，（是）少阴水气之（客）逆（也）。""不得卧而息（有音）者，阳明之逆（也）。"少阴之脉上入肺；阳明之脉下入肺。杏仁能清利肺络。此《本经》所以"主咳逆上气"也。

《素问·平人气象论》："胃之大络，名（曰）虚里。贯膈络肺，出（于）左乳下，（其）脉动应衣者，（脉）宗气也。"大络不通，宗气失道，杏仁清肺络，以利宗气道，气道利，大络通。此《本经》所以主"下气，产乳金疮"也。《素问·刺热》："肺（热）病热者，热多则喘咳，痛走胸膺背，不得太息。"故经方同硝、黄，用治胸痹。此《别录》主"心下烦热"，而张元素所以主"除肺热，上焦风燥，利胸膈逆气"也。

《素问·气厥论》："肺移热于肾，传为柔痓。"此陷胸治结胸，状如柔痓。用杏仁以泻肺热也。《素问·评热论》："小便黄者，少腹中有热也。（不能正偃者）胃（中）少不和（也），不能正偃，正偃咳甚，上迫肺也。"故经方咳者，加杏仁，"心气不得下通"则生诸水微肿。以少阴与肺合邪。故经方用杏子汤治里水。是杏仁降胃邪干肺，导水下行。此《本经》所以主"寒心奔豚"也。《素问·风论》："肺风之状，……时咳短气，……暮则甚。"此杏子汤治脉浮。《药性》所以主"咳嗽上气"也。《素问·咳论》："皮毛者，肺之合（也），皮毛（先）受邪（气），（邪气以）肺从（其）而合（也）。（其）寒饮食入胃，从肺脉上至于肺则肺寒，（肺寒则外）内外合邪（因而咳之，则）为肺咳。""肺咳不已，大肠受之。"故麻黄治皮毛合邪之咳；而杏仁治饮食入胃之咳也。

【闲按】

《素问·阴阳应象大论》："在天为燥，在地为金"；"金生辛，辛生肺"；"辛伤皮毛，苦生辛"。《素问·脏气法时论》："肺苦气上逆，急食苦以泄之。"杏仁气味俱苦，而多脂。经方多与温苦寒降之药并用以泻肺。以润燥降逆之功兼而有之。苦而不燥，故尤宜于肺脏。

芍 药

【药释】

〔本经〕中品。气味苦，平，无毒。主邪气腹痛，真武汤，加芍药汤，芍药汤，小建中汤各证治。除血痹，《金匮·血痹虚劳脉证并治》："血痹，阴阳俱微，……外证身体不仁，……"黄芪五物证。破坚积，寒热疝瘕，积芍散，大黄䗪虫丸等治。止痛，附子汤，桂芍知母汤。抱朴子：芍药止痛，是为止诸痛之圣药。利小便，益气。肝主疏泄，泻肝之效。太阳桂枝汤，所以通阳行水也。

〔别录〕通顺血脉，疏肝也。缓中，芍药甘草证。散恶血，逐贼血，去水气，惟能去水，斯以和血。利膀胱，大、小肠，消痈肿，真武同茯苓，润肠同麻仁；排脓同王不留；时行寒热，同麻、桂、柴。中恶腹痛腰痛。

〔药性〕治脏腑壅气，强五脏，补肾气，治时疾骨热，妇人血闭不通，能蚀脓。

〔纲目〕止下利腹痛后重。归芍散，时方芍药汤，用之颇效。

【经证证药】

一、主治

（一）芍药甘草汤

白芍药　甘草炙，各四两

上二味，以水三升，煮取一升五合，去滓，分温再服。

治太阳误服桂枝汤攻表，脚挛急者。（29）

此津液耗泄，内不荣筋之证。本论曰："伤寒脉浮、自汗出、小便数、心烦、微恶寒、脚挛急，反与桂枝，欲攻其表，此误也。"以太阳寒邪，传入少阴，故小便数；《素问·经脉别论》："饮食（气）入胃，散精于肝，淫气于筋。"汗出便数，则津液外散，不能归肾以荣筋；误攻其表者，以恶寒汗出而不顾便数脚挛也。三阴之脉，下汇足心，热盛灼筋，斯以挛急。方君芍药，疏肝舒筋，以通血脉；佐以甘草，滋胃液以益肾精，润筋缓急也。

（二）芍药甘草附子汤

芍药　甘草炙，各三两　附子炮，去皮，破八片，一枚

上三味，以水五升，煮取一升五合，去滓，分温三服。

疑非仲景方。

治发汗病不解，反恶寒者，虚故也。（68）

膀胱为肾之府，主藏津液。病虚则津液少，又误汗之，故病不解而恶寒，则肾气愈虚也。附子生坎中之阳，温水以散寒；甘草补阳中之阴，能培土以滋液；君以芍药和血脉，固腠理，调营卫，以维阳根，即所以补虚也。

（三）芍甘姜枣加苓术汤

即桂枝去桂加苓术汤。依本方加苓、术各三两，煮服如法。

治汗下后，仍头项强痛，翕翕发热，无汗，心下满微痛，小便不利者。（28）

此太阳之邪，陷于太阴。《内经》所谓太阴受邪，胀满生痛也芍药能泄营阴之痹，故去桂以主之。方论在桂枝，而主方为芍药。附录于后，以备芍药证治，且以证《本经》"止痛，利小便也"。

二、加治、佐治

1. 桂枝加芍参新加汤：治汗后身痛，脉沉迟。以汗耗津液，血注不荣，脉涩而滞也。加参、姜以通胃络，滋液生脉；芍药行营血而止

痛也。

2. 桂枝加芍药汤：治太阳病反下之，因而腹满时痛者，属太阴也。以太阳水邪，合于湿土，津液不行，木郁失滋，故生满痛。姜、甘、大枣培土滋液；桂枝加芍行水滋木，以止痛也。

3. 桂枝去芍药汤：治太阳病，下之后，脉促胸满者。以卫气内陷，三阳失下行之序，故脉数而止，水气填胸作满也。证为阳不根阴。脉促与脉迟异，胸满与腹满异。故以桂通阳气以归根。阴不上交，故去芍药之降阴也。此太阳误下腹满加芍，胸满去芍法也。

4. 真武汤：治少阴腹痛，四肢沉重。以寒水侮土，不能滋木，故以术、苓、附温土行水；芍药疏木止痛。若下利者去芍药。以水土俱寒，肝气下泻，故加姜以温土，去芍药之降泄也。此腹痛用芍，下利去芍法也。经论云：太阴为病，脉弱，其人续自便利，设当行大黄、芍药者，宜减之。以其人胃气弱易动故也。

5. 小柴胡汤：治少阳伤寒。腹痛者，去黄芩加芍药。以木不生火，郁而作痛。故去黄芩之泻火，加芍药之行郁也。

6. 黄芩汤：治太少合病，自下利者。以太阳水气，合少阳木气，从相火而化为热利。故黄芩以清相火之热；芍药疏木行水，而泻小肠之滞也。此又自利用芍药法也。

7. 大柴胡汤：治太阳病，过经，二三下之，呕不止，心下急，郁烦。以寒水之邪，从相火化热，挟冲脉作逆。芍药疏肝行水，合黄芩以清血分之热。此又芍、芩、大黄并用法也。

8. 四逆散：治少阴四逆。以阴阳郁遏，肢逆腹痛。柴、枳宣阳；芍、甘行阴。若腹中加痛，为寒水不行，故加附子，生水中之阳；佐芍药行水气以止痛也。

9. 附子汤：治少阴病，背恶寒，肢冷，骨节痛，脉沉。以阳微水寒，不能温经络而达四肢。参、术、苓、附补土温水；芍药除血脉之痹而定痛也。

10. 通脉四逆汤：治少阴脉微腹中痛者，去葱加芍药。以阳气已通，阴气犹郁，故加芍药以泄郁也。

11. 防己黄芪汤：治风湿脉浮身重，胃中不和，加芍药。此以芍药泻胃中之积邪也。

12. 芪芍桂酒汤：治黄汗体肿，发热汗出，脉沉而渴者。以汗出浴水，水淫经络，合于湿土，卫伤营泄，蒸为黄汗。芪、桂以行卫阳；苦酒以敛肺脾；芍药行营，以通血脉之滞也。

13. 当归芍药散：治妊娠腹中疞痛。以胎气阻碍，水不上滋，木郁而作痛。苓、术、泽泻补土行水；芎、归、芍药滋木止痛也。

14. 枳实芍药散：治产后腹痛，烦满不得卧者。以产后营行滞涩，血瘀作痛。枳实、芍药清脾泻胃，利大、小肠，瘀血行则痛止。

《金匮》取二方治妇人腹痛。经验录：合以柴、桂，统治男妇老稚，应手奏效也。

15. 奔豚汤：治气上冲胸，腹痛，往来寒热者。当归、芍药行营止痛，芍药兼下小肠之邪逆也。

16. 王不留行散、排脓散：皆以治金疮。以血气陷于肉理，而生痈肿。芍药行血，以消肿也。

17. 桂枝茯苓丸：治胎动在脐上者，为癥痼害。芍药破积瘕也。

18. 胶艾汤治妊娠漏血。当归散治妊娠诸疾。土瓜根散治带下，经水不利，小腹满痛。皆用芍药通营郁，除血痹，以止痛也。

19. 小建中汤：治少阳伤寒，腹中急痛。以阳脉涩，阴脉弦，弦则寒滞，涩则血痹。倍用姜、芍通痹滞以除痛。此芍药主治脉证之纲要也。

【经验录】

芍药桂苓汤

芍药五钱　桂枝三钱　吴萸二钱　炙草一钱　苍术　泽泻各三钱　猪苓二钱　煨生姜三钱　茯苓三钱

若小腹胁下硬痛者，加大黄二钱。药煎成去滓，纳芒硝一钱，烊化顿服。带下红浊，加姜炭二钱、黄芩二钱；带下白浊，加干姜二钱、牡蛎三钱；经水不利，加桃仁二钱、红花一钱。

治妇女经行腹痛，瘕症、带下诸证。并治男子疝气。

此皆任、带之为病也。《难经·二十九难》："任（之为）脉病，其内（苦）若结，男子（为）七疝，女子（为）瘕聚。带（之为）脉病，腹满（，腰）溶溶（若坐水中）。"缘膀胱血胞，并居脐下，并任系带，当下焦水分之穴，关元之处，卫气之所出。卫阳弱，则下焦元气不能济泌别汁，故经水停蓄，久而瘀聚作痛，任、带失其行度，水血化为浊物，疝瘕生痛所由来也。芍药能通血痹，利小便；佐以桂枝行下焦之阳；苍术渗太阴之湿，以利转输；二苓、泽泻直入水分穴，和桃仁、红花同佐芍药、吴萸，温通任、带，下行蓄血。故一服之后，便清血行，而痛满若失。若积聚已久，推移不化，非加硝、黄不能破结，此经方芍药、大黄法也；若血水相搏，时下红带，为寒热结于血室，非姜炭、黄芩并用不为功；若水气重于血气，时下白浊，为寒水积于小肠，非干姜、牡蛎并加不为功。此方治带脉以下诸疾，泛应曲当，起痼效灵，功难尽述也。

黄坤载云：阳根于水，升于肝脾，而化丁火。水寒土湿，脾阳郁陷，下遏肝木升达之路，则郁勃而克脾土，腹痛里急之病，于是生焉。厥阴以风木之气，生意不遂，积郁怒发而生风燥，风性疏泄，以风木抑遏而行疏泄之令，若消若淋，若泻利崩漏，始因郁而欲泄，究欲泄而终郁，或塞或通，风燥一也。芍药酸寒入肝，专清风燥，而敛疏泄，故善治厥阴风木之病。但病风木而脾胃虚弱，宜稍减之，与姜、桂、苓、术并用，土木兼医。至大便滑泄，皆肝脾阳陷，不宜芍药，败土伐阳，泄而不补，非虚家培养之剂也。

按：黄氏之论，自有道到处。若非虚家培养之剂，则小建中倍芍药，何以治虚劳里急？要之，邪去则正自安。肝郁之邪，非此不能泄也。

【经解】

《素问·举痛论》："经脉流行不止，（环周不休，）寒气入经而稽迟，泣而不行，（客于脉外则血少，）客于脉中则气不通，故卒然而痛。""（寒气）客于脉外则血少脉寒，（脉）寒则缩踡，（缩踡则）脉绌急，（绌急则）外引不络，故卒然而痛。"此经方桂芍知母等证。《本经》所以"主破（坚积）寒热……止痛"也。

《素问·举痛论》："寒气客于厥阴（之脉，厥阴之脉者，络阴器，系于肝，寒气客于脉中，）则血涩（脉急），其脉络阴系肝，脉急（故）

则胁肋与少腹（相）引痛（矣）。厥气客于阴股，（寒气上及少腹，）血涩在下相引，故腹痛引（阴）股。"《素问·腹中论》："（岐伯曰：此饮食不节，故时有病也。虽然其）病且自已，饮食不节（时）故当病，（气）聚于腹（也）。"此经方附子、四逆、芍药散证治。《本经》所以"主邪气腹痛，除血痹"也。

《素问·厥论》："（脾主为胃行其津液者也，阴气虚则阳气入，）胃阳乘虚入脾，（阳气入则胃不和，胃不和）则精气竭，（精气竭则）不荣（其）四肢（也）。""（太阴之厥，则）令人腹满（膜胀）而厥"；"厥阴之厥，（则）少腹肿痛，腹胀，泾溲不利"。此经方当归四逆、芍药桂苓证治。《别录》所以主"通顺血脉"，"去水气"也。

《素问·骨空论》："任脉为病，男子内结七疝，女子带下瘕聚。冲脉为病，（逆）气逆里急。"《难经·第二十九难》："带脉为病，腹满（，腰）溶溶（若坐水中）。病在少腹脐下。"《灵枢·寒热病》："脐下三结交者，阳明、太阴也，脐下三寸关元也。"此经方芍药加大黄，以治热结；真武、附子以治寒结。《本经》所以"主破坚积，寒热疝瘕"，"利小便"也。

《素问·痿论》："肝气热，则胆泄口苦，筋膜干，（筋膜）干则筋急而挛。"此经方芍药甘草证治。《别录》所以"缓中"也。

【闲按】

《灵枢·邪客》："营气者，泌其津液，注之于脉，化以为血，以荣四末，内注（五）脏（六）腑，以应刻数焉。"故出中焦，行于脉中。风寒外感，饮食内伤，则营行失次，血涩不通。血藏于肝，于是肝郁而痹痛生焉。《素问·五脏生成》："脾之合肉也，（其荣唇也，）其主肝也。"以土畏木，木为土官也。故凡心烦、自汗、小便数，为水不生木，木郁则生血痹、疝瘕积聚、寒热之证；郁极克土则生腹痛、腹满、胁胀里急之证。芍药苦寒条达之性，最能除血痹，而疏郁结。故《伤寒》桂枝行阳，必佐芍药以行阴。故芍药止痛，功在通血痹、行营气也。

葛　根

【药释】

〔本经〕中品。气味甘、辛，平，无毒。主治消渴，少阳阳明热化之证。**身大热**，竹叶生葛证。**呕吐**，葛加夏证。**诸痹**，《素问·五脏生成》："卧（出）而风吹之，血凝于肤者为痹，凝于脉者为泣。"治肤疾也。**起阴气**，止阳明下利，起三阴以上升也。**解诸毒**。甘平无毒之化。

〔别录〕**疗伤寒中风头痛，解肌发表出汗，开腠理**，葛根汤主治。**疗金疮**，阳明主肉，能通腠理肌肤之效。**止胁风痛**。疏风木也。

〔药性〕**治天行上气呕逆**，时疫、热、温病之圣药，惟能下阳明之气，斯止呕逆。**开胃下食，解酒毒**。

〔大明〕**治胸膈烦热发狂**，阳明之气，失下行之序，合火化热之证。**止血痢**，葛根芩连证治。**通小肠，排脓破血**。清火泻湿也。**傅蛇虫啮，署毒箭伤**。解肌肉之毒也。

〔千金〕**生根汁大寒**。奔豚汤所以用生葛汁，泻阳明之逆也。

【经证证药】

一、主治

（一）葛根汤

葛根四两　麻黄去节，三两　桂枝去皮，二两　生姜切，三两　甘草炙，二两　芍药二两　大枣擘，十二枚

上七味，以水一斗，先煮麻黄、葛根，减二升，去白沫，纳诸药，煮取三升，去滓，温服一升，覆取微似汗。余如桂枝法将息及禁忌，诸汤皆仿此。

（1）治太阳病，项背强几几，无汗、恶风者。（31）

此太阳中风传经证也。《灵枢·百病始生》："邪之中人也，始于皮肤，皮肤缓则腠理开，开则邪从毛发入，（入则抵深，深则毛发立，毛发立）则淅然（，故）皮肤痛。留而不去，则传舍于络脉，（在络之时，）痛于肌肉。"此麻黄、桂枝证也。"留而不去，传舍于经，（在经之时，）洒淅喜惊。留而不去，传舍于输，（在输之时，）六经不通，四肢则肢节痛，腰脊乃强。"此葛根证也。盖太阳之经输，在于背，阳明之气行于胸。背者，胸之府，邪气在输，故循项背太阳之经输，几几而强也。以邪从热化，故无汗。风伤卫，故恶寒。麻、桂汤皆温散之性，故有汗于桂枝汤加葛；无汗于麻黄汤去杏仁加葛。所以泻阳明之热气，

而表经输之邪也。麻黄汤治表，在取速汗，不用姜、枣；葛根汤兼取阳明之汗，故用之。

（2）治太阳与阳明合病者，必自下利。（32）

《灵枢·百病始生》："邪留经输，腰脊乃强"，"留而不去，传舍于伏冲之脉，（在伏冲之时，）体重身痛。留而不去，传舍于肠胃，（在肠胃之时，）贲响腹胀，多寒则肠鸣飧泄（，食）不化；多热则溏出（糜）"，故自下利也。盖太阳之寒热，头项强痛，合阳明之热渴、目痛、鼻干，两经之邪，蕴于肠胃，遏逼津液，不外散而下行也。麻、桂佐葛，清散热化之蕴；芍、甘、姜、枣保津液之泄利，滋汗原也。

（3）治太阳病，无汗，而小便反少，气上冲胸，口噤不得语，欲作刚痓者。（《金匮·痉湿暍》篇）

此两阳合病，传舍不已之证也。《灵枢·百病始生》："邪由阳明，（传）舍于肠胃之外，募原之间，（留着于脉，稽）留而不去，……或着于经脉，或着于输脉，或着于伏冲之脉，或着于膂筋，（或着于肠胃之募原，）上连于缓筋，邪气淫泆，不可胜（论）治。"此伤寒无汗、便少、冲、噤、刚痓之所由来也。盖太阳头项身强痛，当由汗解。无汗，则卫邪不外泄，犹可赖膀胱气化，今小便反少，是两阳合邪，而传舍于募原，又合相火化热，故无汗。合冲脉作逆，失胃阳下行之序，故小便反少。《难经·第二十八难》："冲脉（者，）起于气冲，并足阳明之经，夹脐上行，至胸中而散。"今挟寒水之邪，故气上冲胸也。阳明之脉，起于交额，旁纳太阳之脉，入上齿，挟口环唇，循颊车。其支者，循喉咙入缺盆。邪无所泄，气上逆冲，故口噤不得语也。经验录：病急用药不下，气闭不出，急以二指掐缺盆，则气路开，灌以姜矾散。

《金匮·痉湿暍》篇曰："（太阳病）发热无汗，（反恶寒者，）名曰刚痓。"又曰："病者，身热足寒，颈项强急，恶寒，时头热，面赤目赤，独头动摇，卒口噤，背反张者，痓病也。"此即《灵枢》所谓邪着于经输、伏冲、膂筋，上连缓筋之危急证象也。麻黄、桂枝，疏通营卫，发汗行水；君以葛根，清泄肠胃募原之邪；合麻、桂之力，自经输驱出也。方治刚痓，药须重用，但得下咽，便可回生也。

（二）葛根加半夏汤本方加半夏半升，洗

治太阳与阳明合病，不下利，但呕者。(33)

太阳经邪，结于气冲，阻遏阳明下行之道，故逆而作呕。此两阳合邪并见之证，加半夏以宣胃降逆止呕也。

（三）葛根黄芩黄连汤

葛根半斤　甘草炙，二两　黄芩三两　黄连三两

上四味，以水八升，先煮葛根，减二升，纳诸药，煮取二升，去滓，分温再服。

治太阳病，桂枝证，（医）反下之，利遂不止，脉促者，表未解也；喘而汗出者。(34)

寒水之邪，入于肠胃，故利遂不止。肺为大肠之里，大肠下泄，则肺失制节，故喘而汗出。大肠之利，传之小肠，心为小肠之里，为君火主脉，卫气下陷，水不济火，故脉促而数中有止也。方君葛根，驱桂枝证由经入输之邪；仍以甘草固下伤汗出之胃气；佐以芩、连，清大小肠之留邪，降君相之火，以救燥金，固肠胃也。

经验录：依此方加苍、泽、二苓、柴、桂，治血痢不止。甚神。

（四）奔豚汤

甘草　川芎　当归各二两　半夏四两　黄芩二两　生葛五两　芍药二两　生姜四两　甘李根白皮一升

上九味，以水二斗，煮取五升，日三、夜一服。

治奔豚气上冲胸、腹痛、往来寒热者。(《金匮·奔豚》篇)

此阳明兼少、厥两阴之证。本论："病有奔豚，……从惊发得之。"胃病则惊，肝病则惊，惊生于恐，由肾气之虚。（原文见《素问·大奇论》）虚则水不化精，精生体，以滋肝。土不镇水，邪乘虚而传舍，脏腑俱病也。缘少阴之脉，从肾出贯肝；厥阴之脉，过阴器，抵少腹，挟胃属肝，络胆，上贯胸膈；阳明之脉，其直者，从缺盆下乳内廉，下挟脐，入气冲中。冲脉起于气街，挟少阴、厥阴之脉而上行，胃脉下至气街，不能下髀关、抵伏兔，循膝膑而下也。冲脉挟厥阴而上行，故气上

冲胸也。冲脉不降，逆阳明之气，故腹痛也。胃阳之气逆，则寒水之气不行，故水气凌心，往来寒热，奔豚之病象成也。

方君葛根，重用生者，佐以姜、夏、甘、李，清阳明结邪，直通气冲，以下阳明之气；芎、归、芩、芍，润风木以清厥阴之逆，复以夏、草、芍、李，兼少阴以行水气。证为由腑入脏，剧于阳越水逆，故于桂枝加桂外，转出专方也。

陈修园注：引《伤寒论》奔豚云：厥阴之为病，气上冲胸。今奔豚而见往来寒热，腹痛，是肝（脏有）邪（而气通于）传少阳也。按：此证邪不在肝，而在肾与冲脉，挟肝气以作冲也。又云：服此汤未愈者，用乌梅丸神效。魏念庭云：上下升降，无论邪正之气，未有不由少阳，少阳为阴阳之道路也。阴阳相搏则腹痛，气升则热，气降则寒。徐可忠云：此方合桂枝、小柴胡二汤去桂、去柴，以太少合病治法，解内外相合之客邪。肝气不调，而加辛温之芎、归；热气上冲，而加苦泄之生李、葛根。尤在泾云：桂、芩为奔豚主药而不用者，病不由肾发也。按：此皆疑议之辞，证以《难经》《内经》，病不由肾发，愈非也。

二、加治、佐治

1. 桂枝加葛根汤：治太阳病，项背强几几，反汗出恶风者。以太阳经邪，由经而输，入于阳明。故以桂枝解太阳，加葛根清散阳明之邪也。

2. 《金匮》竹叶汤：治产后中风，发热面正赤，喘而头痛者。阳明之脉，行于面，《内经》云：邪中于面，则下阳明，阳明传肺，故面赤喘痛。阳明热盛则克水灼金，而成痉证，葛根所以清下阳明之邪也。

【经验录】

葛根加花粉夏芩汤

葛根四钱　麻黄三钱　桂枝三钱　芍药二钱　甘草二钱　生姜三钱　大枣三枚　花粉三钱　半夏三钱　黄芩三钱

以法先煮麻、葛，作两次温服。

治病发热恶寒，项强头身痛，面热赤，目痛泪出，眩晕无汗、身热足寒，闭目神惊，数惊则痰涌口噤，背反张者。

此刚痓证也。即《内经》两阳合病，其发、传甚速，喘促脉急，险象环生，小儿尤多，大人则时行疫疠。往有此证，当其发热，无汗，足寒面赤时，急服此方，得汗而愈。若汗出而热不退，则减去麻黄，再服而解；若待痰壅口噤，卒不及药，急用二指掐缺盆，令气一通，急灌下白矾散，吐痰涎，以救心君，则神即清。遂依方服之，得汗而解，方证具前，加半夏、花粉、黄芩，下痰瘀，降火逆，清木燥也。经验神方，应手奏效。

黄坤载云：葛根辛凉，下达，除烦泄热，降阳明腑经之郁。经腑条畅，上脘之气不逆，下脘之气不陷，故呕泻皆医。生津止渴，解阳明郁火，功力尤甚。作粉最佳，鲜汁甚良。

【经解】

《素问·阳明脉解》："岐伯曰：阳明主内，其血气盛，邪客之则热。"热甚与下焦之气合，则津液干，风木燥。此《本经》所谓"治消渴"也。

《素问·热论》："人之伤于寒也，则为（病）热病，……巨阳受之，（故）头项强痛，腰脊强；（二日阳明受之），阳明主肉，其脉挟鼻，络于目，故身热，目痛（而）鼻干，不得卧（也）。""足阳明之脉病，（恶人与火，）闻木（音）声则惕然而惊"（《素问·阳明脉解》）。此葛根汤证。《本经》所以"主治身大热，呕吐，开经输，诸痹"。《别录》所以"主疗伤寒中风头痛，解肌表发汗，开腠理"也。

《素问·厥论》："酒入于胃，则络脉满而经脉虚。脾主为胃行（其）津液（者也），阴气虚则阳气入，阳气入（则）而胃不和，（胃）不和则精气竭。"葛根清胃络之阳邪，即《本经》所谓"起阴气"，亦即《药性》所诸"开胃下食，解酒毒"也。

《难经·第五十六难》："肾之积（名）曰（贲）奔豚，奔豚发于少腹，上至心下，若豚状，或上或下（无时）。（久不已），令人喘逆，骨痿少气。"其病生于土不镇水。《素问·逆调论》："胃者，五脏（六）腑之海，其气亦下行，阳明逆，不得从其道。"肾气结而为奔豚。

葛根入土最深，故清利阳明之气，能下通太冲，以达水源。此《大明》《日华》所以"主治通肠止痢"，葛、芩、连治利不止，脉促，所以重用生葛也。

【闲按】

《素问·痿论》："阳明者，（五）脏（六）腑之海，主润宗筋；（宗筋主束骨而利机关也。）冲脉者，经脉之海（也），主渗灌溪谷与阳明合于宗筋，（阳明揔宗筋之会），会于气街。《难经·第二十八难》一曰气冲。而阳明为之长，（皆）属于带（脉），而络于督脉。"督脉者，太阳经输之所俪也。《素问·骨空论》："冲脉者，起于气街，并少阴之经，侠齐上行，（至胸中而散。）"少阴之脉贯脊而络膀胱，为太阳寒水之经。故伤寒太阳病不解，则膀胱失其气化，少阴之枢不行，寒水之气，合三焦阳明而化热。《伤寒论》云："阳明病外证（云何？答曰：）身热、汗自出、不恶寒反恶热（也。）"合以太阳脊项强，头项痛，为太阳与阳明合病，为痉病。或两感重证也。太阳之气主肌肤，阳明之气主肌肉，太阳经邪，留而不去，传舍于输，则由皮肤而肌肉，非葛根清凉发散，不能泄阳明热气；协麻、桂之力，由输达经，表而出之也。且以气味辛、平，微甘，无毒，经方取以治伤寒阳明外证。而世之治时行疫疠者，奉为清热解表第一品味。若能再究麻、桂、柴、膏经方用法，合以治温病，未尝不可取桴鼓之效。特用者，多杂于玄地之中，反不能尽葛根之能事耳。

卷 四

柴 胡

【药释】

〔本经〕上品。气味苦，平，无毒。主治心腹肠胃中结气，柴胡桂枝证，心下支结，柴胡汤同参、甘、姜、夏，以宣通胃气；同黄芩下胆、小肠之逆气也。饮食积聚，寒热邪气，大、小柴胡主证。推陈致新，利少阳之枢也。久服轻身明目，升清降浊，疏土木，清热结之效。益精。条达中焦，散布水精。

〔别录〕除伤寒心下烦热，诸痰热结实，胸中邪逆，大、小柴胡证。五脏间游气，大肠停积水胀。柴胡加硝、龙、牡等证。湿痹拘挛，亦可作浴汤。

〔药性〕治热劳骨节烦疼，热气肩背疼痛，劳乏羸瘦，《金匮》薯蓣丸证治。下气消食，小柴胡证。宣畅气血，具此功用。主时疾内外热不解，单煮服之良。此经验主治也。

〔元素〕除虚劳，散肌热，去早晨潮热，邪客于表里之间，非此不能透发。寒热往来，胆瘅，能散胆郁，少阳神药。妇人产前产后诸热，心下痞，胸胁痛。按：此诸主治，皆从经方摘出，灵应如神者。

〔纲目〕治阳气下陷，平肝胆三焦包络相火。特具神功。头痛眩晕，目昏赤痛障翳，耳聋鸣。以上诸证，惟柴胡特具神功，实由经验而来，可以补经证所未备。诸疟，鳖甲煎丸、柴胡桂姜汤，凡疟无不宜之。肥气寒热。叶天士云：能于顽土中疏理滞气，与此解合。盖阳明主肌肉也。妇人热入血室，经水不调。皆经方主治之证。小儿痘疹余热，五疳羸热。凡证之虚，不宜汗吐下温利者，惟求之于少阳之枢，以清利疏通和解之。所以柴胡之功用广矣。

【经证证药】

一、主治

（一）小柴胡汤

柴胡半斤　黄芩三两　人参三两　甘草三两　半夏半升，洗　生姜三两，切　大枣十二枚，擘

上七味，以水一斗二升，煮取六升，去滓，再煎，取三升，温服一升，日三服。

若胸中烦而不呕，去半夏、人参，加栝楼实一枚。若渴者，去半夏，加人参，合前成四两半，栝楼根四两。若腹中痛者，去黄芩，加芍药三两。若胁下痞硬，去大枣，加牡蛎四两。若心下悸，小便不利者，去黄芩，加茯苓四两。若不渴，外有微热者，去人参，加桂枝三两，温覆取微汗愈。若咳者，去人参、大枣、生姜，加五味子半升、干姜二两。

（1）治伤寒中风（五六日），往来寒热，胸胁苦满，嘿嘿不欲饮食，心烦喜呕者。(96)

此柴胡汤转输留经证也。少阳为太阳阳明之枢，居表阳里阴，上火下水之间。《素问·阴阳应象大论》："水为阴，火为阳"，"阳盛则热，阴盛则寒"。阖阙之枢，在于少阳。其脉行于胸胁，贯膈络肝，循胃口而下。伤寒五六日，太阳之邪，留客于阳明、少阳之间，失三阳下行之序，胆胃不降，故烦满喜呕而不欲食也。柴胡推陈致新，利少阳转输，独具神功，故能升清降浊，阖阙阳明；佐参、枣以升脾液；姜、夏以降胃气；黄芩清炎上之火，泻胆逆以行疏泄之令；甘草培土以胜寒热之气，输胸胁结邪，自阳明而出于太阳也。若胸中烦而不呕者，为阳明燥热乘虚入肺，故去半夏之燥，人参之升，加栝实润而下之，以利胸膈也。若渴者，胃阳乘虚入脾，津液不升，故去半夏之燥降，加人参滋升脾液，栝根清泄胃阳也。若不渴外有微热者，为水气不行，脾失转运，故去人参之滋补，加桂枝以散水邪也。若腹中痛者，为寒结小肠，木郁克土，故加芍药疏肝止痛，去黄芩之冷泻也。若胁下痞硬者，为少阳经邪聚结不散，故去大枣之甘滞，加牡蛎以破水结也。若心下悸，小便不

利者，为坎阳不化，下焦火微，寒水侮土，故去黄芩之苦泻，加茯苓渗土利湿，以行水也。若咳者，为肺金湿寒，水精不布，故去参、枣之润滞，加干姜以温金，五味子以敛金，直达水原也。足少阳以甲木化相火，下行而温水脏。病则经气上逆，反助君火之焰，而下焦失温，阴阳搏战，寒热出入，全在少阳一经。柴胡宣发经气，运动机枢，滋润则佐枣、甘，升降则佐参、芩，旁达则佐姜、夏，制方之善，其精微究不可言传。惟小柴应用不穷，故经论但见柴胡一症即可与之，不必悉具也。

（2）治太阳阳明二经发热不退，寒热往来者。

太阳寒水之邪，入于阳明，合于燥土，从火化热，故发热不退。兼见少阳之证，故寒热往来。此柴胡汤所以利少阳之枢，开阳明之合，出于太阳也。

（3）治血弱、气尽，（腠理开，）邪（气因入，与正气相搏，）结（于）胁下。（正邪分争，往来）寒热（，）休作有时，嘿嘿不欲饮食，腹痛而呕者。（97）

此柴胡治虚邪法，所以为胆瘅圣药也。本论：血气弱，腠理开，以少阳外主腠理，内主三焦，会通元真之处。气血虚耗，邪气乘虚而入，与正气相搏于少阳之部，故曰结于胁下。邪正分争，阴盛入脏而为寒，阳盛入腑而为热，故寒热往来。少阳表里中土，土主信，故发作有时。胆气逆，客于胃口，大络不和，故默默不欲食。脏腑以膜相连，故邪高痛下，木郁失泄，越而作呕也。服汤已，渴者，属阳明，以法治之。见柴胡可兼治阳明也。

（4）治伤寒四五日，身热，恶风，颈项强，胁下满，手足温而渴者。（99）

此太阳经邪未罢，递传两阳，伤寒四五日，无阴虚阳入之证，故身热恶风。经邪未罢，故颈项强。由阳明而传少阳，故胸胁满、手足温而渴也。第见胁下满一证，故以柴胡汤主之，此柴胡证不必悉具也。

按：上节手足温、胁下满痛、小便难，与柴胡必下重者。以误下伤阴，阳根不下，此柴苓汤证。若服小柴胡，反致阳越，故不中与也。

（5）治伤寒，阳脉涩，阴脉弦，法当腹中急痛，先与小建中汤；不瘥者。（100）

此少阳中见脉证也。《素问·六微旨大论》："少阳之上，火气治之，中见厥阴"，以相火耗液，风木郁燥，故脉见阳涩而阴弦。木燥由脾不散精，肝气郁遏，故腹中急痛。小建中汤疏肝滋土，能润经络而和营止痛。不瘥者，为邪结本经，故又主柴胡，此去黄芩加芍药证也。

（6）柴胡证反下之，（日晡所发）潮热，（已而）微利，……潮热者，实也。先宜服小柴胡汤以解外，……（104）

此少阳之邪，乘阳明之虚，入而客之，故潮热微利。阳明主胸，少阳主胁，误下则阳不根阴，邪不外出，故胸胁满。先以小柴胡解肠胃以外之邪，后加芒硝以清肠胃也。

（7）凡柴胡汤病证（而）误下之；若柴胡证不罢者，复与柴胡汤，必蒸蒸而振，（却）复发热汗出而解。（101）

此申明误下后，但无身黄、小便难之苓桂证，仍宜以柴胡善后也。

（8）治妇人中风，七八日续得寒热，发作有时，经水适断者，此为热入血室，其血必结，故使如疟状，发作有时。（144）

邪入少阳，阴阳胜负，续生寒热。少阳标邪，传于中气，则甲乙二木升降不行，郁结血室，故经水断而疟作也。柴胡汤宣发肝胆之郁；黄芩清利血室热结也。

（9）伤寒五六日，但头汗出，（微恶寒，）手足冷、心下满，（口）不欲食，（大便硬、脉细者，）此为阳微结，故脉细，必有表，复有里也。脉沉，亦在里也。汗出，为阳微；假令纯阴结，不得复有外证，悉入在里，此为半在里半在外也。脉虽沉紧，不得为少阴病。所以然者，阴不得有汗，今头汗出，故知非少阴也，可与小柴胡汤；设不了了者，得屎而解。（148）

此即阴阳表里，反复辨明柴胡脉证，使后人知所用法也。三阴之枢为少阴，三阳之枢为少阳。少阳表为阳明，少阴表为太阳。故太阳人里，即有脉沉、手足逆冷，兼见少阴之证。惟少阴之脉，挟舌本，其经络至颈而还。但头汗出者，则为阳明熏蒸之气，而由甲木疏泄之也。故见心下满，不欲食之证。头为诸阳之首，卫气不行于四肢，自是阳弱，弱则上泄而为头汗；营行脉中，寒伤阴经，脉自沉紧。要非纯阴结无汗之沉紧也。故不得为少阴，而为半表半里，且心下满、不欲食为柴胡汤之见证。故以柴胡汤通阴阳达表里也。

（10）阳明病，发潮热、大便溏、小便（自）可、胸胁满不去者。

（229）

胃为阳明宗气所出，兼少阳之逆气则并满，即可以柴胡上越而下泄之。

（11）本太阳（病）证不解，转入少阳（者），胁下硬满，干呕不能食，往来寒热，（尚未吐下，）脉沉紧者。（266）

此于少阳篇中，申明前半表半里之证，以见不离乎满呕不能食也。

以上小柴胡伤寒主治十一法，而伤寒口苦、咽干、目眩之证，为少阳提纲。论曰："伤寒，脉弦细、头痛发热者，属少阳。少阳（不可发汗，）发汗则谵语。此属胃，胃和则愈；（胃）不和则烦而悸。"（265）欲知柴胡汤运用之妙，不可不明乎此。

（12）诸黄，腹痛而呕者。（《金匮·黄疸》篇）

癸水淫于己土，则发黄。风木失滋则郁逆，克土则痛、呕。柴胡汤散郁结、疏泄土木，加以芍药可兼治。经验录治此证，依小柴胡本方加入芍药、五苓，应手奏效，功难尽述也。

（13）呕而发热者。（《金匮·呕吐》篇）

此手足少阳并证也。甲木从三焦火化，胆气不降，故呕而发热。柴胡汤降胆逆以泻相火也。

（14）产妇郁冒，（其）脉微弱，呕不能食，大便（反）坚，但头汗出。（《金匮·妇人产后病》篇）

论曰：（以）血虚下厥，孤阳上越，故头汗出。"柴胡汤宣发郁冒，通大络，滋气血，调和阴阳，兼清血室虚热，故为产后第一神方。

（15）治疟病发渴者，亦治劳疟。（《金匮·疟病》篇）

《素问·疟论》："（夫）痎疟皆生于风"，"阴阳上下交争，虚实更作"，"阳盛则外热，阴虚则内热，外内皆热，则喘而渴，故欲冷饮（也）"。三阳俱虚则阴盛，寒生于内，故中外皆寒。故疟有六经之传变，而阴阳寒热之司，总不离乎少阳。主治之药，无以善于柴胡，此加栝根证一见也。

按：《金匮要略》："上工治未病，何也？师曰：夫治未病者，见肝之病，知肝传脾，当先实脾。"柴胡立方之旨，本治胆病，而佐治之药，皆以实胃家正气。明此法可以制方，可以知柴胡方应用无穷也。

经证 证药录

（二）柴胡加芒硝汤

柴胡二两十六铢　半夏二十铢　黄芩一两　人参一两　甘草炙，一两生姜切，一两　大枣擘，四枚　芒硝二两

上八味，以水四升，煮取二升，去滓，纳芒硝，更煮微沸，分温再服；（不解更作。）

治伤寒十三日不解，胸胁满而呕，日晡所发潮热，已而微利者。（104）

论曰："此本柴胡证，下之，而（以）不得利；今反利者，知医以丸药下之，（此）非其治也。潮热者，实也。先宜（服）小柴胡汤以解外，后（以柴胡）加芒硝汤主之。"以少阳之邪误下，阳明则乘虚而入，潮热微利，全现阳明证象，故先以小柴胡宣发邪热，自重土而出；后加芒硝，以荡涤肠胃，下阳明燥热。不用枳、黄者，以误下之后，中土已虚，不宜再伤。芒硝上品，不损胃气；且能佐黄芩，下小肠邪结也。

（三）柴胡加龙骨牡蛎汤

柴胡四两　龙骨　黄芩　生姜切　铅丹　人参　桂枝去皮　茯苓各一两半　半夏洗，二合半　大黄二两　牡蛎熬，一两半　大枣擘，六枚

上十二味，以水八升，煮取四升，纳大黄，切（如棋子），更煮一两沸，去滓，温服一升。

治伤寒八九日，下之胸满、烦惊，小便不利，谵语，一身尽重，不可转侧者。（107）

伤寒八九日，为少阳阳明主气之期，本柴胡、葛根、白虎之证；一误于下，则水下火上，邪结于阳明。阳明之气逆，则见胸满；心液失滋，土木俱燥，则见烦惊；三焦之气，陷于大肠，决渎失职，则小便不利；土气旁郁，中土失运，则身重不可转侧。柴胡汤宣发经邪，自少阳而达太阳，所以开阳明之阖；佐以苓、桂，通三焦气化，培土以行水；大黄荡肠胃之留邪，开胸以下逆；铅丹、龙、牡，镇敛心神，交济水火，以治烦惊也。

前按柴胡方法，升清降浊，宣中达外。此方所加药品，多导引下行

80

者，以三阳浊气，皆自下部出也。后人制柴苓汤，应效万灵，得此方变化之道妙也。

（四）柴胡桂姜汤

柴胡半斤　桂枝去皮，三两　干姜二两　栝楼根四两　黄芩三两　牡蛎熬，二两　甘草炙，二两

上七味，以水一斗二升，煮取六升，去滓，再煎取三升，温服一升，日三服。初服微烦，复服汗出便愈。

（1）治疟寒多微有热，或但寒不热。服一剂如神。（《金匮·疟病》篇）

但热为温疟，桂枝白虎证也。多寒者为牝疟，蜀漆散证也。此治寒多热微，或但寒不热，自属久疟。脾胃虚寒，津液耗而水木不滋之证。方君柴胡，宣发木气；草、姜温理土气；栝根降燥逆以润下；桂、芩通阳行水，以泻虚火；牡蛎佐柴胡入少阳之部，以化疟结。服一剂如神，极赞其效也。

陈注：赵氏曰：此风寒湿痹于肌表，阳气不通，郁伏于营血之中。阳气化热，血滞成瘀，着于其处，遇卫气行阳二十五度，反之则病作。其邪入营，既无外出之势，而营之痹者，亦不与阳争，故少热或无热也。与牝疟相类，而实非牝疟。按：此说本《素问·疟论》，主营卫也。

（2）太阳伤寒五六日，已发汗而复下之，胸胁满微结、小便不利、渴而不呕、但头汗出、往来寒热、心烦者，此为未解也。（147）

伤寒六日，为厥阴主气之期。厥阴之脉，挟胃络胆，布胁肋，贯膈。既汗复下，表里俱虚。皮肤之内，肠胃之外，营卫经行之道。少阳三焦之气，挟胃口以俱逆，故胸胁满微结，小便不利也。小便不利，则脾失转运，液不归心，故渴而烦也。阳明不降，太阳上越，故但头汗出。甲乙二木，上火下水，火阳水阴，胜负相并，故往来寒热。柴、桂宣通经络而除寒热；姜、草温中理气；栝根润下止渴；黄芩清火解烦；牡蛎化本经之结，自膀胱而下也。

（五）柴胡桂枝汤

桂枝去皮　黄芩各一两半　人参一两半　甘草炙，一两　半夏洗，二合半　芍药一两半　大枣擘，六枚　生姜切，一两半　柴胡四两

上九味，以水七升，煮取三升，去滓，温服（一升）。

（1）治伤寒六七日，发热、微恶寒、肢节烦痛、微呕、心下支结、外证未去者。(146)

《素问·热论》："巨阳者，（诸阳之属也。其脉连于风府，故）为诸阳主气（也）。""伤寒一日，巨阳受之，……二日阳明受之，……三日少阳受之，……三阳经络皆受其病，（而）未入脏者，（故）可汗而已。"其不两感于寒者，七日巨阳病衰。今于七日发热恶寒，则太阳之病，周而复始也。肢节疼痛者，寒水之气客于脉外，流注肢节也。微呕、心下支结者，经过一周，少阳邪结也。桂枝解疼痛；柴胡散呕结；君柴合桂，降三阳寒热，由太阳而外解也。

（2）发汗多，亡阳、谵语，不可下，与柴胡桂枝汤，以通津液。

肾主五液，入心为汗，汗亡心液，血室热燥，故作谵语。非胃家实，故不可下也。柴胡汤开阳明之合，泻血室之热；桂枝汤启坎中之阳，交心主之阴，营气流行，津液自通也。

按：此方应用无穷，能知所以通津液，则当可悟其运用之妙。

（六）大柴胡汤

柴胡半斤　黄芩三两　芍药三两　半夏洗，半升　生姜切，五两　枳实炙，四枚　大枣擘，十二枚

上七味，以水一斗二升，煮取六升，去滓再煎，温服一升，日三服。一方，加大黄二两；若不加，恐不为大柴胡汤。

（1）太阳病，过经十余日，（反）二三下之。后四五日，柴胡证仍在者，先与小柴胡。呕不止，心下急，郁郁微烦者，为未解也，宜下之。(103)

此阳陷入阴证也。太阳之里为少阴，少阳之里为太阴。太阴之脉，其支者，从胃别，上膈注心中。是病食则呕、食不下、烦心，心下急痛；肾脉支者，从肺出络心，注胸中，病则咽干痛、烦心。太阳经病十

日，则少阴主气，又四日，太阴主气，故虽小柴胡证仍在，先与之呕不止。又见心下急，郁郁微烦，阳陷于阴之证象也。惟阳邪入里，结而未解，故仍以柴胡。汤中姜、夏，宣降胃气；大枣滋生胃液；黄芩清理三焦；仍佐柴胡，以利输转；去补肝之参，助呕之草，加枳实以降少阴之逆；芍药、大黄以清少阳之里。太阴篇中，桂枝加芍药、大黄，亦可以清太阳之里，所谓下心下邪气，非攻腹中大便也。

陈注：小柴胡心烦，或胸中烦，心下悸，重在胁下苦满，尤在默默不欲饮食。

大柴胡证，不在胁下，而在心下，曰心下急、郁烦，曰心下痞硬。又心下满痛，总之在心下。小柴胡证曰喜呕，或胸中烦而不呕；大柴胡呕吐，且呕不止。此其所以别也。

按：大柴胡汤泻心下邪气之结；承气汤泻肠胃燥气之结。此又柴胡、承气之别也。

（2）伤寒发热，汗出不解，心中痞硬，呕吐而又下利者。（165）

此少阳表里俱病也。经论：阳明之为病，身热汗自出；太阴之为病，吐食自利，下之胸下结硬。少阳经证失治，外合腑，内合脏，而心下痞硬呕吐，为大柴胡证总纲。所以大柴胡为少阳表里兼治之方。黄先生云：大柴胡治经腑合病。遗去太阴之里矣。

（3）按之心下满痛者，此为实也，当下之。（《金匮·腹满》篇）

此所设甲木克己土证也。论曰：太阴之为病，腹满痛。其脉从胃注心。少阳阳明之气不降，从胃口挟太阴之气，上干心君，阴阳相搏，上下交争。故病心下满痛，按之痛，为实，故以大柴胡下之。

二、佐治

1. 鳖甲煎丸：治病疟一月不瘥，结为癥瘕。以疟邪居于少阳之部。柴胡散经气之结也。

2. 四逆散：治少阴四逆。以水寒木郁，阳气内结。柴胡宣通痞塞，升发阴中之阳也。

3. 薯蓣丸：治虚劳风气。以营卫之间，风气游行，气血耗损。柴胡发散风邪，调和气血也。

【经验录】

柴苓汤

柴胡　黄芩　潞参各三钱　花粉　生姜各三钱　白术　茯苓　桂枝各三钱　大枣四枚，擘　猪苓三钱　麦冬三钱　甘草钱半

呕泻以苍术易白术，以半夏易花粉，再加吴萸三钱，一服即效。以上十二味水煎顿服。

（1）治伤寒失治，水浆不入，便黄身痛，不能转侧，舌色中分，半白半黄。

（2）治伤寒汗后，身热脉数，头眩，气促；下后大便泄，小便不利。

（3）治脾土下陷，胃络不通，中满下血暨外感内伤诸疾。

人之病也，大抵阴阳搏战，清浊不分，水火不济，土湿木郁，金令不行。此方从经证汗、泻、利法，消息和解营卫诸法，变通而出。所以调济阴阳，交济水火，培土疏木，尤在清利宗气，助卫阳以行金令。故能泛应曲当，克奏奇功。

本方去参术，减姜枣，再加北口芪四钱，牡蛎三钱，双花三钱，治阴疽阴疮及各种阴疮、神效异于他方。

附：柴葛消毒汤

柴胡　前胡　葛根　黄芩　玄参　牡蛎　花粉　土苓　茯苓各三钱　生地四钱　贝母　生芪　生草各二钱

以上十三味，再加生姜三钱，水煎服。发热加桂枝二钱，泻加苍术二钱、半夏二钱。并治呕，治时行疫疬、时毒耳坠、下部阴疽等失治之证。八岁以上小儿，分两不减。

《素问·生气通天论》："营气不从，逆于肉理，乃生痈肿。"证由风邪外干，疬气内入，客于阳明气分，失少阳下行之轨，少阳之气与三焦合而化热，致营气逆于肉理，结于腮旁耳下、人迎颊车之间。此方清小肠、三焦结邪，道自阳明而下，故依方服之，即着灵功。若在毒发一二日中，项肿身热，一剂则肿消热退。此方治下部疬疽，再加猪苓、泽泻，神应

之至，并经验法也。但见寒热不欲食，即投之，下咽即效。

黄坤载云：足少阳以甲木而化相火，顺则下行，而温水脏，相火下秘，故上清而下暖。逆而上行，出水府而升火位，故下寒而上热。下寒而半里之阴内旺，所以胜表阳而为寒；_{其寒也，得太阳寒水之气化。}上热则半表之阳旺，所以胜里阴而为热。_{其热也，得从相火之气化。}表阳里阴，各居其半，均势相争，胜负循环，则见寒热之往来。阴胜则入太阴之脏，但有纯寒而热不能来；阳胜则入阳明之腑，但有纯热而寒不能来。入腑则吉，徐用承气，泄其内热，则无别虑；入脏则凶，急用四逆温其里寒，而未必万全。_{入脏入腑，大柴胡所以两解之也。}然入腑失下，亦有死者，究不如在经之更顺也。方其在经，阴阳搏战，胜负未分，以小柴胡双解表里，使阳不传腑，阴不传脏，经邪外发，汗出病退，此小柴胡之妙也。少阳甲木居于左而行于右，邪轻则但发于左，邪旺则并见于右。柴胡入少阳之经，清相火之烦蒸，疏木气之结塞，奏效最捷。内外感伤，有少阳经病，俱宜用之。肝与胆表里相通，乙木陷而生热，诸淋浊泄痢，皆有殊功。故既降少阳之逆，亦升厥阴之陷，痔漏瘰疬，并宜之。

【经解】

《素问·六节藏象论》："脾、胃、大肠、小肠、三焦、膀胱者，仓廪之（本）器，营之所居（也），……（此）至阴之类，通于土气。凡十一脏，取决于胆也。"《素问·咳论》："胆咳之状，咳呕胆汁。"谓胆气好逆也。《本经》柴胡主"治心腹肠胃中结气，饮食积聚，寒热邪气"，皆小柴胡证。以柴胡入胃，能透重土而出。盖胆气条达，则十一脏之郁结可解也。

《素问·阴阳离合论》："太阳为开，阳明为阖，少阳为枢。"《素问·六微旨大论》："少阳之右，阳明治之"；"太阴之右，少阳治之"。《素问·天元纪大论》："少阳之上，相火主之。"《素问·六微旨大论》："相火之下，水气承之。"《素问·六元正纪大论》："少阳所至为火生，终为蒸溽。"此少阳表里阴阳，上下水火，司寒热之阖阊。柴胡能启发一阳之气，所以推陈致新也。

《素问·阴阳别论》："一阳发病，少气（，善）咳（，善）泄"，"二阴一阳发病，善胀，心满善气"。二阴者，少阴也。启玄子曰："肾胆同逆，三焦不行，气稽于上，故病心满。"柴胡能发散中上焦之气积，以布水精，故久服轻身明目也。

《素问·阴阳类论》："三阳为经，二阳为维，一阳为游部"，"一阳者，少阳也。至手太阴，上连人迎，弦急悬不绝，此少阳之病也。"此小柴胡汤佐以姜、味，为治咳嗽圣方。《别录》所以主除五脏间游气也。

《素问·阴阳离合论》："厥阴之表，名曰少阳，少阳根起于窍阴，名曰阴中之少阳。"伤寒误下，一阳离根，则柴胡有二禁忌：伤寒不能食，而胁下满痛，本少阳柴胡证。以在二三下后，面目身黄，项强、便难，此为麻附证。是木离于水土，与柴胡汤必下重；本渴，而饮水呕者，此真武证。是坎阳不能生木，柴胡汤不中与也。缘阴中之阳微，柴胡不能救离根之阳，所以禁忌也。

《灵枢·经别》："足少阳之正，（绕髀入毛际，）合于厥阴，别者入季胁之间，循胸里属胆，散之上肝，贯心（以上）挟咽，出颐颔中，散于面，系目系，合少阳于外眦也。"

《素问·至真要大论》："少阳之胜，热客于胃，烦心心痛，目赤，欲呕，呕酸（善饥），耳痛，颊（溺）赤，善惊谵妄……。"

《素问·奇病论》："（帝曰：有病口苦，取阳陵泉，口苦者，病名为何？何以得之？）岐伯曰：病名曰胆瘅。（夫）肝者，中之将也，取决于胆，咽为之使。此人者，数谋虑不决，故胆（虚）气上溢，而口为之苦。"

【闲按】

伤寒口苦、咽干、目眩、耳聋、胸满、胁痛、心烦喜呕、默默不欲食，脉弦，项强，热入血室，但头汗出，寒热劳疟，郁冒，支结，不可转侧等证。皆主治以柴胡。而柴胡汤所以为少阳主方也。又《灵枢·经脉》篇："胆足少阳之脉，起于目锐眦，上抵头角，下耳后，循颈行手少阳之前，至肩上，却交出手少阳之后，入缺盆；其支者，从耳后入耳中，出走耳前，至目锐眦后；其支者，别锐眦，下大迎，合于手少阳，抵于颇，下加颊车，下颈，合缺盆，以下胸中，贯膈，络肝，属胆，循胁里，出气街，绕毛际，横入髀厌中；其直者，从缺盆下腋，循胸过季胁，下合髀厌中，以下循髀阳，出膝外廉，下外辅骨之前，直下抵绝骨之端，下出外踝之前，循足跗上，入小指次指之间；其支者，别跗上，入大趾之间，循大指岐骨内出其端，还贯爪甲，出三毛。是动则病口苦，善太息，心胁痛不能转侧，甚则面微有尘，体无膏泽，足外反热，是为阳厥。是主骨所生病者，肝主筋，筋生骨，少阳荣筋、主骨。头痛，颔痛，目锐眦痛，缺盆中肿痛，腋下肿，马刀侠瘿，汗出振寒，疟，胸胁肋髀膝外至胫绝骨外踝前及诸节皆痛，小指次指不用。"按：如此诸病，上至头角，下至足小、次指，中自心胸胁肋而上。凡在身首两侧，一切热痛之证，莫非少阳经气之逆结也。柴胡发散少阳之结，可以知其功用之广矣！

黄 芩

【药释】

〔本经〕中品。根，气味苦平，无毒。主治诸热黄疸，肠澼泄利，逐水，下血闭，泻三焦之火，清小肠之热，入血室，达膀胱、恶疮疽蚀火疡。清血分热结之效。

〔别录〕大寒，疗痰热胃中热，小腹绞痛，下焦水、血热结之证。消谷，利小肠，女子血闭淋露下血，小儿腹痛。小肠热结之证。

〔药性〕治热毒骨蒸，寒热往来，肠胃不利，破壅气，治五淋，令人宣畅，去关节烦闷，解热渴。

李濒湖云：得酒，上行。得猪胆汁，除肝胆火。得柴胡，退寒热。得芍药，治下痢。得桑白皮，泻肺火。得白术，安胎。

【经证证药】

一、主治

（一）黄芩汤

黄芩三两　芍药二两　甘草炙，二两　大枣擘，十二枚

上四味，以水一斗，煮取三升，去滓，温服一升，日再，夜一服。

治太阳与少阳合病，自下利者。（172）

（二）黄芩加半夏生姜汤 依黄芩汤方加半夏半升，生姜三两。

治黄芩汤证，若呕者。（172）

《素问·六元正纪大论》："火木同德。以三焦之火，生于甲木，温

行寒水。太阳经病，则寒水不行，木气不疏，从火化热，下焦不济泌别汁，故自下利也。甘草培土滋液；君黄芩以泻水分之热结；芍药疏木行水也。若呕者，胆气挟胃阳以作逆，故加姜、夏以宣降之。以上即太阳、少阳并病。陈注：合病与并病不同。并者，彼并于此；合者，合同为病。太阳主开，少阳主枢。今太阳不从枢外出，反从枢内陷，故与黄芩汤，清陷里之热，太阳之气自达于外云。

附：《外台秘要》黄芩汤

黄芩　人参　干姜各三两　桂枝一两　大枣十二枚　半夏半斤

上六味，以水七升，煮取三升，分三服。

治干呕下利。

此手足少阳证，小柴胡之变法也。决渎失职，胆气不降，故呕而下利。方本小柴，以阳虚下陷，甲木不根于水，犯柴胡之禁，故易以桂枝，以通阳行水；以脾土失温，寒水不能上滋，故以干姜易生姜；佐之参、枣，以温脾滋液；以干呕为冲脉下焦之逆，故重用半夏，行胃气以降逆；以上呕下利，由下焦邪结，别汁不泌，故君黄芩、佐桂枝，清下焦之邪，自小肠、膀胱而下也。其不用甘草者，恐其助呕；不用芍药者，恐其助泻也。

陈注：芩、姜并用，寒温法，使之入胃，以分阴阳。颇得解。

尤在泾云：与前黄芩加半夏汤治同，而无芍、草、生姜，有参、桂、干姜，则温里益气之意居多。

【经验录】

依上列《外台秘要》黄芩汤再加茯苓、泽泻、吴萸各三钱，黄连一钱，更著神效。

附：《千金》《外台》三物黄芩汤

黄芩一两　苦参二两　干地黄四两

上三味，以水六升，煮取二升，温服一升，多吐，下虫。陈注：方出《金匮》，《金匮》缺载，《千金》《外台》载之，故附入。

治妇人在蓐，自发露得风，四肢苦烦热，头痛者，与小柴胡汤。头不痛但烦者。

此风邪乘虚入于血室,上冲于头,故与小柴胡汤。而头不痛,阳生于四肢,以产后血虚,阴不养阳,故四肢苦烦。方君黄芩以清血室风热;苦参、地黄除风燥,以滋血液也。

曾以此方治此证。医以黄芩苦泻不敢用,别主他方。服之愈增烦热,四肢发烧,即以此方依法服之,下咽即安。

黄芩汤禁服三证:

①伤寒脉迟,六七日反与黄芩汤彻其热,脉迟为寒,今与黄芩汤复除其热,腹中应冷,当不能食,今反能食,此名除中,必死。②小柴胡汤证,腹中痛者,去黄芩加芍药。③心下悸,小便不利者,去黄芩加茯苓,皆以黄芩能泻三焦之火也。

二、佐治

1. 葛根黄芩黄连汤:治桂枝证误下,利不止,脉促,喘而汗出者。以寒水之邪,传于小肠,挟热作利。葛、甘以清阳明之邪;芩、连以泻小肠之邪也。

2. 干姜芩连人参汤:治厥阴误下,寒格更逆吐下。以误下伤阴,水入回肠,脾陷胃逆,木从火化。参、姜温理脾胃;芩、连通水固肠,而泻湿热也。

3. 小柴胡汤:治心烦喜呕;大柴胡汤治实热心烦。以心与小肠相表里,手足太阳、少阳之邪,从火化热。皆用黄芩以清相火之逆也。

4. 半夏泻心汤:治呕而发热,心下痞。生姜泻心汤治心下痞、干噫,食臭,腹中雷鸣,胁下有水气。甘草泻心汤治心下痞、雷鸣,干噫,心烦不安。附子泻心汤治心下痞,复恶寒、汗出者。大黄黄连泻心汤治心下痞,按之濡,关上脉浮紧者。此皆手足少阳,木火不合。皆用黄芩以清燥火之化,由小肠而达膀胱也。

5. 黄土汤:治先便后血。以水寒木燥。受盛之官,传导水谷,水谷之气下,营气随之;营气随热而下,故先便后血。附子温寒水;地、胶滋燥木;黄芩清小肠之热也。

6. 泽漆汤:治咳而脉沉者。以水饮积中。黄芩清三焦之逆,以泻水也。

7. **鳖甲煎丸**：治疟母。以湿热结于少阳之部，胆气郁于相火。黄芩泻少阳邪结也。

8. **大黄䗪虫丸**：治虚劳干血。黄芩入血室，润枯燥也。

9. **当归散**：治妊娠诸疾。以妊娠为生养之本，起于中极之下，最恶邪热消耗血液。黄芩能清血室之邪，通利膀胱；所以世称为养阴安胎之圣药也。

黄坤载云：甲木清降，则下根癸水，而上不热；乙木温升，则上生丁火，而下不热。足厥阴病，则乙木郁陷而生下热；足少阳病，则甲木郁升，而生上热。以甲木原化气于相火，乙木亦含孕乎君火也。黄芩苦寒，并入甲乙，泄相火而清风木，肝胆郁热之证，非此不能除也。按：疏甲乙木、君相火，抉经之心也。

【经解】

《难经·二十五难》："（有十二经，）五脏六腑十一耳，其一经者，（何等经也，然，一经者，）手少阴与心主别脉也。心主与三焦为表里，俱有名而无形。"心包居于午位，与三焦同属相火，风寒外袭，风火内动。故黄连泻心火，必佐黄芩以泻相火。《本经》所以主治诸热也。

《素问·热论》："两热相合，故有所遗也。"黄芩汤治下利，以太、少阳之邪合。葛根芩连汤治下利，以阳明、少阳之邪合。《本经》主治泄利，所以清三焦之合热也。

《素问·刺热》："肝热病者，小便先黄。"小便黄者，小腹中有热也。黄芩清木火之燥，下膀胱之热。《本经》所以主治黄疸也。

《素问·太阴阳明论》："故伤于风者，上先受之；伤于湿者，下先受之。""阴受（之，）则入（五）脏，……（则），䐜满闭塞，下为飧泄，久为肠澼。"《素问·气厥论》："肾移热于脾，传为（虚，）肠澼（死），（不可治。）胞移热于膀胱，则癃溺血。"皆由湿热相搏，决渎失职。黄芩苦燥大寒，能彻三焦之热，泄血室，利膀胱。《本经》所以主肠澼，逐水、下血闭也。

《素问·风论》："风气与太阳俱入，行诸脉俞，散于分肉之间，（与卫气相干，其道不利，故）使肌肉愤䐜而有疡。"营行脉中，内攻于血，"疡者，有营气热胕"，以风寒客于脉而不去，攻于血，与营气合，合热而血胕坏。

黄芩能入血胞，上清肝脾血分之热。《本经》所以主恶疮疽蚀火疡也。

【闲按】

《素问·六元正纪大论》：少阳上应荧惑岁星，火木同德，则阴行阳化，炎火乃流，雨乃时应。及其变也，炎烈沸腾，其病上热，血溢，心痛，外发疮疡，内为泄满。缘少阳之经，在足为木，在手属火，木火顺生，湿气蒸化，决渎令行，上焦如雾，中焦如沤，下焦如渎。故三焦者，上中下之热气。所以蒸化气血，足少阳之所生也。气血既病，风火内煽，母从子化，诸热变生。三焦手少阳之脉，络于心包；心主手厥阴心包络之脉，起心中，历络三焦，皆属相火。火动热生，则五心烦热，胸胁支满，耳目赤痛，喉痹颊痛，热毒乳痈之证见于外；肠澼、黄疸、血闭、溺癃、呕利之证生于内。此大、小柴胡，五泻心汤，皆用黄芩以清少阳、三焦炎上之火。而厥阴脉迟、心悸、腹痛、小便不利者，凡属火微不化之证，经方所以禁忌也。

又按：合邪下利者，手足太阳之邪，合于小肠，小肠热而大肠寒。下利脉促者，阴虚而阳结也，咸宜黄芩。

半 夏

【药释】

〔本经〕下品。以有毒也。根，气味辛，平，有毒。主治伤寒寒热，半夏醴通阴阳之功。心下坚，下气，胃逆则肺不降。经方所以治痞呕也。咽喉肿痛，半夏散证，一阴一阳结，谓之喉痹，惟半夏可通。头眩，胸胀，咳逆，散水饮，温肺理胸也。肠鸣，止汗。敛肺气，以通大肠寒结。

〔别录〕消心腹胸膈痰热满结，咳嗽上气，心下急痛坚痞，时气呕逆，大半夏，泻心诸证治。消痈肿，疗萎黄，悦泽面目，堕胎。

〔药性〕消痰，下肺气，开胃健脾，（止呕吐），去胸中痰满。生者：摩痈肿，除瘤瘿气。

〔大明〕治吐食反胃，霍乱转筋，肠腹冷，痰疟。

〔元素〕治寒痰，及形寒饮冷伤肺而咳，消胸（中）痞，膈上痰，除胸寒，和胃气，燥脾湿，治痰厥头痛，消肿散结。多出经方主治。

〔丹溪〕治眉棱骨痛。

〔纲目〕除腹胀，目不得瞑，本《灵枢·邪客》篇。白浊梦遗带下。

【经证证药】

一、主治

（一）《灵枢》半夏汤

半夏五合　秫米一升

二味以流水千里以外者八升，扬之万遍，取其清五升煮之，炊以苇薪火，徐炊，令竭为一升半，去其滓，饮汁一小杯，日三稍益，以知为度。（故）其病新发者，覆杯则卧，汗出则已（矣）。久者，三饮而已也。

治邪气之客，令人目不瞑，不卧出者。（《灵枢·邪客》篇）

《灵枢·邪客》："伯高曰：……（今）厥气客于五脏六腑，则卫气独行其外，行于阳，不得入于阴。行于阳则阳气盛，阳气盛则阳跷陷；不得入于阴，阴虚，故目不瞑。""补其不足，泻其有余，调其虚实，以通其道（而去其邪），饮以半夏汤一剂，阴阳已通，其卧立至。黄帝曰：（善）。此所谓决渎壅塞，经络大通，阴阳和得者也。"按：此经论甚明畅，而时医竟为茫然。谨录于此，不第证药，且免荒经也。

（二）半夏散及汤

半夏洗　桂枝去皮　甘草炙

上三味，等份，各别捣筛已，合治之。白饮和服方寸匕，日三服。若不能服散者，以水一升，煎七沸，内散两方寸匕，更煮三沸，下火令小冷，少少咽之。

治少阴病，咽中痛者。（313）

足少阴之脉，"其直者，从肾上贯肝膈，入肺中，循喉咙，挟舌本。其支者，从肺出络心，（注胸中）。"心手少阴之脉，"其支者，从心系上挟咽，系目系"。（《灵枢·经脉》）病则口热舌干，咽肿上气。缘少阴上火下水，中气一逆，水不济火，故有咽中痛证也。半夏散佐以桂、甘，开中土之逆膈，交济水火也。

又按：咽痛肿闭，汤水不入。《素问·阴阳别论》所谓"一阴一阳结，谓之喉痹"。启玄子云：一阴心主，一阳三焦，脉并络喉，气热内结为喉痹。此《内经》所谓一水不能胜二火之证。最为危急难治。

经验录：于半夏散中加石膏以镇胃逆，合麦门冬汤加地黄、玄、贝，又合葛根芩连汤，先刺合谷穴，并患处出血，喉开药下即效。

（三）半夏泻心汤

半夏洗，半升　黄芩　干姜　人参　甘草炙，各三两　黄连一两　大枣擘，十二枚

上七味，以水一斗，煮取六升，去滓；再煎取三升，温服一升，日三服。

（1）治伤寒五六日，呕而发热者，柴胡汤证具，而以他药下之，（柴胡证仍在者，）复与柴胡汤，（此）虽已下（之，）不为逆，（必蒸蒸而振，却发热汗出而解。）若心下（满而硬痛者，此为结胸也，大陷胸汤主之；）但满而不痛者，此为痞，柴胡不中用之。（149）

此少阳坏证也。少阳之里为太阴，柴胡证误下入里，则水下而火上，由下伤中土，胃气不降，脾气不升，脾脉自胃别上膈注心中，脾土下陷，则津液不升，浊阳不降，结热于心下，而为痞满也。柴胡汤不中与者，君火不下，脾土失温，故去柴胡之散越，君半夏以开满泻痞；佐芩、连、甘草，降君相之火，下交于水；以生姜宣发，易干姜，同大枣温脾滋液也。

（2）治呕而肠鸣，心下痞者。（《金匮·呕吐哕下利》篇）

君相二火不下交于水，由肺胃俱逆，故证见心下痞结，呕而肠鸣。以大小肠皆属于胃，而与心肺为表里也。半夏降肺胃之逆，通大肠之气，佐以芩、连，降火泻痞，而达小肠之结；参、甘、姜、枣，温升脾液，以利升降也。

（四）小半夏汤

半夏一升，陈注：一本五钱　生姜半斤，一本四钱

上二味，以水七升，煮取一升半，分温再服。

（1）呕家本渴，渴者为欲解，今反不渴，心下有支饮故也。（《金匮·痰饮》篇）

本论曰："咳逆倚息（，气短）不得卧，其形如肿，谓之支饮。"

《素问·逆调论》："不得卧而息有音者，（是）阳明之逆也。……息有音者，（此）肺之（络）脉络逆也。"此支饮之病原。半夏能燥敛肺胃；生姜能开胃下逆也。

（2）治诸呕吐，谷不得下者。（《金匮·呕吐》篇）

胃主纳谷而下行，所谓上焦主纳而不出也。寒饮留滞，上焦失温，是以呕吐而谷不下也。小半夏汤启上焦之阳，温泻寒饮，所以启胃气下行，则呕止而谷纳矣。

陈注：有声有物为呕，有物无声为吐。吐有寒热，食入即吐，热也；朝食暮吐，寒也。此非寒非热，但痰凝于中耳。按：痰亦寒饮之类。

（3）黄疸病，小便色不变，欲自利，腹满而喘，不可除热，热除必哕，哕者。（《金匮·黄疸》篇）

《灵枢·口问》："谷入于胃，胃气上注于肺。今有故寒气与新谷气，俱还入于胃，新故相乱，真邪相攻，气并相逆，复出于胃，故为哕。"此必哕者，除胃热故也。小半夏汤所以温理胃逆也。

陈注：中虚发黄者，用理中、真武汤加茵陈多效。

经验录：柴苓汤加吴萸、茵陈最佳。

（五）小半夏加茯苓汤

半夏一升　生姜半斤　茯苓三两，一法四两

上三味，以水七升，煮取一升五合，分温再服。

（1）治卒呕吐，心下痞，膈间有水，眩悸者。（《金匮·痰饮》篇）

水停心下，阻隔宗气，则呕吐。浊阴不降，则心下痞。水气凌心，则眩悸。小半夏汤温胃降逆；加茯苓渗手足太阴之湿；佐姜、夏之辛散以利水也。

（2）先渴后呕，为水停心下，此属饮家。（《金匮·痰饮》篇）

呕而渴，为邪去津耗。渴而呕，为胃逆脾。由痰饮填胸，水精不布，宗气上冲，而作呕也，故属饮家。

（六）大半夏汤

半夏二升，洗完用　人参三两　白蜜一升

上三味，以水一斗二升，和蜜扬之二百四十遍，煮药取二升半，温服一升，余分再服。

治胃反呕吐者。(《金匮·呕吐哕下利》篇)

胃者，水谷之海，其气下行。肾为胃关，所藏精液，脾输之也。脾虚则胃阳入，而胃不和，不和则脾不布精，而精液不足。精不足，则肾虚，肾虚则与冲脉合，挟胃阳以上逆，此胃反呕吐之病原也。方君半夏，以降胃逆；佐人参以滋脾液；白蜜下润关门，必和水扬之者，取水蜜融合，润燥而不助湿也。

（七）半夏麻黄丸

半夏　麻黄等份

上二味，末之，炼蜜和丸小豆大，饮服三丸，日三服。

治心下悸者。(《金匮·惊悸》篇)

《金匮要略》云："寸口脉动而弱，动即为惊，弱则为悸。"寸口者，气口也。

《灵枢·动输》："肺主卫气，胃气之清者，上注于肺，肺气从太阴而行之。"故胃中热邪相搏，则脉动而惊生；寒饮相搏，则脉弱而悸作。悸者，水停心下之证。缘水以济火，济以气也。化气者，肺也。肺不化气，则上焦之雾不能为雨，水停悸生矣。半夏、麻黄助胃肺，行气化水也。

陈注：悸病有心包血虚火旺者，肾水虚不交于心者，有水气凌心者，有心液自虚者，有痰饮所致者，此为饮气之病。按经验所及，血虚火旺多属惊急，悸则心神有主，心阳不足。火不胜水之证。

（八）半夏干姜散

半夏　干姜各等份

上二味，杵为散，取方寸匕，浆水一升半，煮取七合，顿服之。

治干呕吐逆，吐涎沫。(《金匮·呕吐哕下利》篇)

此太阴证也。太阴之为病，干呕无物，由湿土之寒也。方君半夏，开胃降逆；干姜以温脾止呕也。以生姜入胃，干姜入脾，小半夏变法也。陈注：不胸满，不头痛，与吴萸汤证异。以虚有微甚，邪有高下之别也。

（九）半夏厚朴汤

半夏一升　厚朴三两　茯苓四两　生姜五两　干苏叶二两

上五味，以水七升，煮取四升，分温四服，日三、夜一服。

治妇人咽中如有炙脔。（《金匮·妇人杂病》篇）陈注：即《千金》所谓咽中贴贴状，吞之不下，吐之不出。今人名曰梅核气是也。

此足太阴证也。脾气散精，化赤为血。脾太阴之脉，络胃，上膈、挟咽，连舌本。风寒客于太阴，津液化血，泣而不行，结于咽中，故状如炙脔，吐之不出，咽之不下也。苏叶、生姜，驱风散寒；厚朴、茯苓，清理阴络；君半夏，以降散咽结也。

按：经验录此方治梅核，兼治咽中堵塞，鼻窍不通，下咽取效如桴鼓云。

二、加治

1. 黄芩加半夏生姜汤：治太阳、少阳合病，下利而呕。以两邪相并，三焦失职，故吐利并作。生姜、半夏，除肠胃之逆，以理中焦也。

2. 葛根加半夏生姜汤：治太阳、阳明合病，不下利，但呕者。以太阳之邪，初传阳明，经逆作呕。姜、夏发表阳明，而下冲逆也。

3. 茯苓甘草五味姜辛加半夏汤：治支饮昏冒作呕而不渴者。以支饮上停，由胃不降浊，加半夏以敛肺、降胃逆也。

4. 越婢加半夏汤：治肺胀咳喘上气，目欲脱，脉浮大者。以胃邪熏蒸，肺叶垂痿，风水相搏，气管闭塞。半夏辛涩，可敛肺以通窍，缩胃以降逆也。

三、佐治

1. 甘遂半夏汤：《金匮》治痰饮"（病者）脉（伏）浮，其人欲自利，利反快，（虽利，）心下续坚满，此为留饮（，）欲去（故也）。"甘遂、半夏，导其饮邪；甘草反激甘遂；和以芍药、白蜜，和甘润下，制药毒也。

2. 射干麻黄汤：治咳而上气，喉中有水鸡声者。厚朴麻黄汤治咳而脉浮者。泽漆汤治咳而脉沉者。小青龙汤治伤寒表不解，心下有水气者。皆因半夏敛降肺胃，开大络之结，以降痰饮也。

3. **生姜泻心汤**：治心下痞，干噫，胁下有水气，腹中雷鸣，下利者。半夏、生姜，降敛肺气，宣通胃逆；肺降胃通，痞散噫除，水行鸣止矣。

4. **甘草泻心汤**：治腹中雷鸣，痞而干噫，下之痞益甚，心烦不安者。以阴下阳格而不交。半夏、干姜，温降肺脾，交阴阳也。

5. **小陷胸汤**：治小结胸病，正在心下，按之则痛，脉浮滑者。又治心下结痛，气喘闷者。以胃阳不降，浊热攻心。黄连泻心；半夏、瓜蒌开胃结、降胃逆也。

6. **奔豚汤**：治奔豚气上冲胸，腹痛，往来寒热。以肾肝合病，挟冲脉而逆胃作冲。半夏、葛根散胃中寒热邪气，开胃以下冲逆也。

7. **麦门冬汤**：治火逆上气，咽喉不利者。苦酒汤治少阴咽中伤，生疮，不能言，声不能出者。皆用半夏以通大络，降三阴经脉火逆也。

8. **旋覆花代赭石汤**：治汗吐下后，心下痞，噫气不除。黄连汤治胸中热，胃中有邪气，腹痛欲呕者。竹叶石膏汤治伤寒解后，虚羸少气，气逆欲呕。皆用半夏以开脾胃之络，除痞噫，而降呕逆也。

9. **大柴胡汤**：治服小柴胡汤，呕不止，心下急，郁烦者。以心下郁结，非半夏不能开也。

10. **小柴胡汤**：治少阳伤寒，胸胁苦满，默默不欲饮食。以半夏调和太阴、阳明，开肺胃，以利胸胁也。若胸中烦而不呕，为胃阳入脾，燥不滋液。半夏之辛涩，能散水而耗津，故不宜于亡津液之证也。

【经验录】

半夏桂甘厚朴汤

半夏三钱　厚朴（醋炒）三钱　桂枝　甘草各钱半　苏叶（醋炒）三钱
茯苓四钱　生姜三钱

七味，水一碗半，煎至大半碗，顿服，卧一小时，其病即解。

治卒感风寒，咽塞声嘎，无寒热外证者。

此以半夏散、半夏厚朴、苦酒汤合而为方。故治咽痛如神；又有治咽肿喉痹。出于经方者，皆经验神效，附于麦冬方末。

　　黄氏云：甲木下行而交癸水，缘于戊土之降。戊土不降，甲木失根，惊悸眩晕所由来也。二火升炎，肺金被克，燥渴烦躁所由来也。秋令不遂，清气埋郁，吐衄痰嗽所由来也。胆胃上逆，土木壅遏，痞闷膈噎所由来也。凡此诸证，悉宜温中燥土之药，加半夏以降之。其火旺金热，须用清火敛金之品；然肺为标，胃为本，必降戊土以转火金。缘胃气不降，金火无下行之路也。半夏辛燥开通，沉重下达，专入胃腑，而降逆气。胃土右转，痰浊扫荡，肺腑冲和，神气归根矣。按：此论从经方汇出。

【经解】

　　《素问·阴阳应象大论》："治病必求（于）其本。""阳化气，阴成形，寒极生热，热极生寒；寒气生浊，热气生清；清气在下，则生飧泄，浊气在上，则生䐜胀。（此）阴阳反作，病之逆从也。"半夏治逆从之病，端在降浊。故《伤寒》《金匮》治诸呕逆；《灵枢·邪客》决通阴阳；《本经》所以主胸胀、心坚、伤寒寒热、咳逆下气也。

　　《素问·太阴阳明》："脾与胃，以膜相连耳，（而）能为之行其津液（者）""其脉贯胃、属脾、络嗌，故（太阴）为之行气于三阴；阳明（者，表也，五脏六腑之海也，）亦为之行气于三阳。"是"故喉主天气，咽主地气"。阳明逆，则三阳之气不行，而太阴之水精不布；天气不降、地气不升，而为痞。《本经》所以主胸胀、咳逆是也。上火下水未济，《本经》所以主咽痛、肠鸣是也。

　　《素问·逆调论》："阳明者，胃脉也，胃者，六腑之海，（其气亦下行。）阳明逆，不得从其道，则（故）不得卧（也），《下经》曰：胃不和，则卧不安也。（此之谓也，夫起居如故而）息有音者，（此）肺之络脉逆也。……卧则喘者，是水气之客也。夫水者，循津液而流（也），肾者，水脏，主藏津液，主卧与喘也。"是故水气上凌，则生眩悸；寒饮不下，则生咳逆；土不制水，金不下生也。半夏敛金降水，其功全在疏通中土。此经方治水饮咳悸。《本经》主头眩咳逆也。

　　《素问·阴阳别论》："一阴一阳结，谓之喉痹。"胃脉循喉，脾脉挟咽（《灵枢·经脉》），冲脉者，并阳明少阴之脉，上行会于咽喉（《难经·二十八难》）。此半夏散开胃以利咽。《本经》所以主咽喉肿痛也。

《灵枢·本枢》："足阳明胃脉也，大肠小肠，皆属于胃，是足阳明也。"《灵枢·五邪》："邪在脾胃，（则病肌肉痛。）……阳气不足，阴气有余，则寒中肠鸣（腹痛）。"此泻心汤治肠鸣而痞，与《本经》之主治相同也。

《灵枢·阴阳清浊》："岐伯曰：气之大别，清者上注于肺，浊者下走于胃。胃之清气，上出于口；肺之浊气，下注于经，（内积于海。）……诸阴皆清，足太阴独受其浊。"《灵枢·小针解》："（浊气在中者，言）水谷（皆）入（于）胃，（其）精气上注于肺，浊流于肠胃，（言）寒温不适，（饮食不节，）而病（生于）肠胃，（故命）曰浊气在中（也）。"半夏降肠胃之浊，以行肺之令。此《别录》所以主消心腹胸膈痰结、坚痞、上气呕逆也。

【闲按】

经方半夏主、加治十三证，目不瞑、心下痞、咽痛、肠鸣、眩悸、痰喘而外，呕、吐、哕居其九。凡三阴呕逆，不离乎脾，吴茱萸证也。半夏不中与之。惟三阴之逆，必挟冲脉上干阳明之气，阳明失其下行之路，则一切痞胀、噎膈、胃反、肺胀之证作。惟半夏辛燥开通，有调逆之力焉。惟《素问·刺热》云："脾热病者，先头重，颊痛，烦心，（颜青，）欲呕，（身热。）"而经方若胸烦而不呕者，去半夏；渴者，去半夏。以胃移热于脾，津液不升，故烦而不呕。呕而渴，恶半夏之燥也。《灵枢·邪客》："（五）谷入于胃（也），其糟粕、津液，宗气分为三隧。"胃阳一逆，三隧咸塞。"黄帝曰：（善。此所谓）决渎壅塞，经络大通，（阴阳和得者也。）"所以赞半夏之功者，至矣。

细 辛

【药释】

〔本经〕上品。气味辛，温，无毒。主治咳逆上气，交通金水，极于上下。头痛脑动，启玄子《示从容》注：方士以髓脑为脏。岐伯曰：奇恒之府。辛温入于至阴，出于至阳故也。百节拘挛，风湿痹痛死肌。启发肾气，滋木荣筋，经筋通润，拘痹悉除，肺精既布，肌肤光泽。久服明目利九窍，轻身长年。皆交通肺肾之功。张注：裹水阴之气，上交于太阴，少阴水脏，太阳水腑，水气相通之效。

〔别录〕温中下气，破痰利水道，开胸中滞结，除喉痹齆鼻不闻香臭，风痫癫疾，下乳结，通大络也。汗不出，血不行，安五脏，益肝胆，通精气。

〔药性〕添胆气，治嗽，去皮风湿痒，风眼泪下，肾藏五液，入肝为泪，通肾气以达五脏之效。除齿痛，血闭，殊有奇功，肾者主骨，齿者骨之本也，治齿尤效，妇人血沥腰痛。腰为肾府也。

〔弘景〕含之，去口臭。辛香之气，能彻上下。

〔好古〕润肝燥，启水之功所及。治督脉为病，肾家主药。脊强而厥。皆少阴证。

〔纲目〕治口舌生疮，大便燥结，起目中倒睫。

【经证证药】

一、加治

1. 桂苓五味甘草汤：治气从小腹上冲胸咽。气低而反咳满者，去桂加干姜、细辛。

2. 防己黄芪汤：治身重气冲者，加桂枝三分。下有陈寒者，加细辛三分。以桂枝下冲脉之逆；细辛温水脏，能通少阴水气。此水气、冲脉分治法也。

3. 真武汤：治太阳心悸，头眩腹痛，而小便不利；治少阴腹痛，小便不利，四肢沉重。若咳者，加五味、干姜、细辛。以小便不利，为肾气不行，细辛能通金水之原也。以故小柴胡汤为少阳上中焦之药。主治咳嗽，加姜、味，不加细辛，以非肾水方也。

二、佐治

1. 麻黄附子细辛汤：治少阴病，发热，脉沉。以少阴发其标热，而脉见寒沉。附子温坎阳；细辛通肾气；麻黄散少阴之邪自太阳出也。

2. 桂甘姜枣麻辛附子汤：治气分心下坚，大如盘，边如旋杯。以少阴上火下水，火不下交，水寒不行，结于心下，久则成形，由湿气不能蒸化耳。桂枝去芍而合麻辛附汤，温行水气，重赖麻、辛也。

3. 小青龙汤：治心下有水气，干呕而咳。细辛、姜、味，通降水逆。此以启经方咳加辛、味法也。

4. **射干麻黄汤**：治咳而上气，喉中水鸡声者。以寒饮结于肺窍，碍呼吸而作声。厚朴麻黄汤治咳而脉浮。以寒中肺腧，留饮作咳。皆用细辛，以通肺络，通水脏也。

5. **大黄附子汤**：治胁下偏痛，脉弦紧。以寒水结于肝胆之部，木郁成结。大黄下郁结；附子温水；细辛利肾气也。

6. **赤丸治寒气厥逆**。以水寒土湿，水火不交。乌头、夏、苓，温燥水土；细辛、朱砂，入少阴以交心肾也。乌梅丸治厥阴蛔厥。以风木郁而虫生，由水气湿而不升。细辛、桂、附，温水中生气也。皆以细辛入少阴也。

【经验录】

细辛樟椒散

真北细辛　樟脑　蜀椒等份，为末，瓷瓶收藏，勿令泄气。

敷治齿蚀，痛立止。

此吾襄阳先生所传方也。手足阳明之脉，入上下齿中，足阳明络热，则上齿痛；手阳明络热，则下齿痛。热与湿合，结于龈，则齿蚀。细辛散湿热之结；樟脑、花椒，入骨煞蛊。齿为骨之余，生于肾。此散外敷以治标，而定痛，不啻治本，于此证细辛之通肾气，无坚不破、无微不入也。故细辛不真者不效。

黄氏曰：风木冲逆，则用桂枝；寒水冲逆，则用细辛。肺以下行为顺，上行则逆，气道壅而生咳嗽。由肺金不降，收气失政，刑于相火，其所以不降者，全因土湿，戊土既湿，癸水必寒，中气不运，此咳逆之原也。按：细辛用以治寒水之逆，殊得经解。

【经解】

《素问·咳论》："五脏六腑皆令人咳，非独肺也。""久咳不己，……（此）则皆聚于胃，关于肺，（使人多涕唾而面浮肿气逆也。）"《素问·脏气法时论》：肺病者，辛泻之，肾苦燥，急食辛以润之。辛味至细辛而极，经方用以治咳逆，以其泻肺而润肾。《本经》所以主咳逆上气也。

足太阳之脉，其直者，从巅入络脑，是动则病冲头痛。启玄子曰：

脑为髓之海，肾主骨髓，为太阳之里。细辛通少阴之气，达之于表。《本经》所以主头痛脑动也。

《素问·阴阳应象大论》："风生木，木（生酸，酸）生肝，肝生筋"，"在体为筋，在脏为肝"，"在变动为握，在窍为目"，"酸伤筋，辛胜酸"，"肾生骨髓，髓生肝"。水生木，然肾水之气，养骨髓已，乃生肝木。细辛之辛，足以胜酸，以滋水荣筋。《本经》所以主百节拘挛，利窍明目也。

《素问·痹论》："淫气喘息，痹聚在肺"，"淫气遗溺，痹聚在肾"。细辛开肺肾之痹，通调水精，滋养筋肌。《本经》所以主风湿痹痛死肌也。

《素问·上古天真论》："（三八）肾气平均，筋骨（劲）强，（故）真牙生（而长极）。"《素问·刺热论》："肾热病者，先腰痛（骱酸）。"启玄子曰：齿者骨之余，腰者肾之府也。此《别录》所以主齿腰等痛也。

【闲按】

肾足少阴之脉，贯脊属肾，络膀胱；其直者，从肾上贯肝膈，入肺中。（原文见《灵枢·经脉》篇）肾者，牝脏，至阴也，盛水也。肺者，太阴也。故其本在肾，其末在肺，皆积水也。地气上者属于肾，而生水液。岐伯曰：肾者，胃之关也，关门不利，故聚水，水病下为胕肿、大腹；上为喘呼肺逆不得卧。（原文见《素问·水热穴论》）经方治咳，必加细辛。桂、麻、辛、附，治水气结肿，皆具神功。细辛之力居多也。缘五味所入，辛先走肺，细辛走肺，而先通肾脏，故为治咳逆痰嗽之圣药。

五味子

【药释】

〔本经〕上品。气味酸，温，无毒。主益气，咳逆上气，敛肺则气降，固肾则气益。劳伤羸瘦，生液以益精也。补不足，精不足者，补之以味也。强阴，益男子精。收敛脏气之功。

〔别录〕养五脏，除热，热耗液也。生阴中肌。益精，实骨肉也。

〔大明〕明目，暖水脏，壮筋骨，治风消食，反胃霍乱转筋，疝癖奔豚冷气，消水肿、心腹气胀，止渴，除烦热，（解酒毒。）

〔东垣〕生津止渴，治泻痢，敛肺之功。补元气不足，收耗散之气，瞳子散大。

〔好古〕治喘咳燥嗽，壮水镇阳。出经方，得的解。

【经证证药】

加治、佐治

1. 苓桂味甘汤：治气从小腹冲胸咽，复下流阴股，小便难。以肾气不足，误服青龙。五味之敛，不胜麻、辛之散，津液一耗，冲气为逆。故以桂、苓通阳行水；甘草培土；五味敛脏以生津也。

2. 小青龙汤：治心下水气，干呕溢饮。以金寒水冷，由肺气不调。姜、辛、五味佐麻、桂以温敛肺气，通水脏也。

3. 真武汤：治腹痛下利。咳者，加姜、辛、五味，亦小青龙法也。

4. 四逆散：治少阴四逆。咳者，加五味、干姜。

5. 小柴胡汤：治咳者，去参、枣、生姜之滞窒，加五味、干姜之温敛，并主下利，为真武法。并去细辛，为青龙变法。缘肺与大肠表里，五味收敛肺气，即所以固大肠也。故细辛可佐麻、附；五味则兼佐柴胡。辛窜、酸敛之用异也。

6. 射干麻黄汤：治咳而上气，喉中水鸡声。以肺胀络逆。细辛通肺络；五味敛肺胀也。

7. 厚朴麻黄汤：治咳而脉浮。以表邪未解，客于肺家。姜、辛、味温敛肺气，犹小青龙之法。以水气未停，痰气滞塞，故不用桂、芍，而以佐五味子，敛肺滋液，俾肺脏液生，则痰结自下也。

黄氏云：咳嗽冲逆，辛金不敛也；泄利滑溏，庚金不敛也。五味酸收固涩，善敛降辛金之气，而止咳逆，升庚金之下脱，而止滑泄。一物而三善备焉。金收则水藏，水藏则阳秘。而上清下温，精固神宁，是亦虚劳要药也。

【经解】

《素问·六节藏象论》："肺者，气之本，魄之处也；（其华在毛，其充在皮，）为阳中之太阳，通于秋（气）。"《素问·四气调神大论》：

"（此）秋气之应，养收之道也。"逆秋气，则太阳不收，肺气焦满，为飧泄。《素问·生气通天论》："魄汗未尽，形弱而气烁。"以肺朝百脉，病久劳伤，水精失布，气日消烁。能收敛神气，使秋气平，使肺气清，非五味不为功。此《本经》谓酸、温上品，所以主益气、劳伤羸瘦也。

《素问·阴阳应象大论》："阳为气，阴为味。味归形，形归气，气归精。""形不足者，温之以气，精不足者，补之以味。"《素问·上古天真论》："肾者主水，受五脏六腑之精而藏之。"《素问·示从容论》："怯然少气者，是水道不行，形气消索也。"肾气不足，故水道不行，肺脏被冲，故形气消散索尽也。五味子补益之功，甄权曰：止渴，壮筋骨。东垣曰：生津止渴，收耗散之气。此《本经》所以主补不足，强阴益精也。

《素问·脏气法时论》："肺苦气上逆，急食苦以泄之"，"肺欲收，急食酸以收之，用酸补之，辛泻之"。缘外感风寒，穴俞以闭，肺叶斯举，其气有余，则宜苦泄。若脉数而虚，肺胀而咳，咳而上气，非辛泻酸收合法不可。斯青龙、射干主治之证。《本经》主咳逆上气也。

【闲按】

《素问·五脏生成》："咳嗽上气，厥在胸中，过在手阳明、太阴。"手阳明大肠脉也，太阴肺脉也。大肠脉上肩髃前廉，上出于柱骨之会上，下入缺盆，络肺，下膈，属大肠。肺脉起于中焦，下络大肠，还循胃口，上膈属肺。是动则病肺胀满，膨膨而喘咳。《素问·咳论》："肺咳之状，咳而喘息有音，甚则唾血。""肺咳不已，则大肠受之；大肠咳状，咳而遗失。"经方真武、四逆散汤，治咳嗽加五味，并主下利。以五味上敛辛金，下固大肠也。金为水母，酸能敛金，金敛则液生，液生则精布。《素问·经脉别论》："脾气散精，上归于肺；通调水道，下输膀胱。"故曰："肺者，相傅之官，治节出焉。"（《素问·灵兰秘典论》）凡经证、《本经》之主治，以证肺失制节，非五味酸温上品不可相助为理也。

卷 五

人 参

【药释】

〔本经〕上品。根，气味甘，微寒，无毒。主补五脏，安精神，定魂魄，止惊悸，升液以养心也。除邪气，明目开心益智。久服轻身延年。脾气散精，上归于肺，通调五脏。中焦受气，化其精微，上注肺脉，化而为血，以奉心神。此《本经》主治大旨。

〔别录〕疗肠胃中冷，心腹鼓痛。理中汤证。胸胁逆满，柴胡汤证。霍乱吐逆，调中，止消渴，理中证。通血脉，炙甘草证。破坚积，令人不忘。

〔药性〕（主五劳七伤，虚损瘦弱，止呕哕，）补五脏六腑，保中守神。消胸中痰，治肺痿及痫疾，冷气逆上，伤寒不下食，凡虚而多梦纷纭者加之。按：药性与经微异，录之以俟考验。

〔大明〕消食开胃，调中治气，杀金石药毒。

〔纲目〕治男妇一切虚证，发热自汗，眩晕头痛，柴胡、吴萸汤证。反胃吐食，大半夏证。痎疟，滑泻久痢，小便频数淋沥，劳倦内伤，中风中暑，痿痹，吐血嗽血下血，血淋血崩，经验治血崩最效。胎前产后诸病。

【经证证药】

一、主治

（一）理中丸、汤

人参三两　甘草三两，炙　白术三两　干姜三两

上四味，捣筛，蜜和为丸，如鸡子黄许大。以沸汤数合，和一丸，

研碎，温服之，日三、四，夜二服；腹中未热，益至三、四丸，然不及汤。汤法：以四物依两数切，用水八升，煮取三升，去滓，温服一升，日三服。若脐上筑者，肾气动也，去术加桂四两；吐多者，去术加生姜三两；下多者，还用术；悸者，加茯苓二两；渴欲得水者，加术，足前成四两半；腹中痛者，加人参，足前成四两半；寒者，加干姜，足前成四两半；腹满者，去术，加附子一枚。服汤后，如食顷，饮热粥一升许，微自温，勿发揭衣被。

治霍乱吐利、头痛、身痛、发热、恶寒、寒多不饮水者。（382、383、386）

本论曰：伤寒，其脉微涩者，是伤寒四五日至阴经。呕吐而利，名曰霍乱（原文见384），缘营出中焦，卫出下焦，营、卫之气失其常度，故头痛、发热、身痛、恶寒。卫气留于腹中，苑蕴而不得出，水谷之府，失其气化，故呕吐而利，名曰霍乱。霍乱者，即《素问·热论》两感于寒，脏腑俱病者也。故寒热身痛，吐利腹痛一时并作。吐利甚者，急当救里。此方名所以主治理中也。其君人参，佐姜、术，以温健湿土，佐重甘草，平寒邪气，助人参以滋脾精。太阴主开，脾精既布，内邪自出也。

若脐上筑者，肾气动也。以卫阳内陷，故去启阴之术，加桂枝以通阳行水也。吐多者，太阴之呕，为阳明之吐，加生姜以散胃逆也。悸者，水气上凌，土不镇水，加茯苓助太阳以利转输也。渴欲得水，并下多者，以脾土湿下，水精不能上布，故还用术、加术也。腹中痛者，脾不为胃行津液，木燥克土，故加人参以滋液也。寒者，太阴湿化，故加干姜以温寒也。腹满者，坎阳不升，当求之少阴，故去术加附也。

服汤后，啜粥温覆者，以两感之证，脏腑相应受寒，犹桂枝汤法也。

（二）人参汤

人参　甘草　干姜　白术各二两

上四味，以水八升，煮取三升，温服一升，日三服。

治胸痹，心中痞气，（气）留结在胸，胸满，胁下逆抢心者。（《金匮·胸痹》篇）

此与《伤寒》桂枝人参汤方同。其证治同者，《伤寒》曰：心下痞硬；《金匮》曰：心中痞耳。伤寒误下，协热而利，其心下痞也。与甘草泻心汤误下，利不止证同。所异者，表里不解，故君桂枝以解表。胸痹留气在胸，其心中痞也。亦与生姜泻心汤汗后胃不和证略同。所异者，胁下逆抢心，故君人参加桂枝以降逆也。其主人参，佐姜、术、甘草，温升脾精，开太阴之脏，利中枢以回转痞结则一也。故治痞同。而以桂枝人参名方者，在《伤寒》为复方；在《金匮》为加治，取义自别也。

二、加治、佐治

1. **四逆加人参汤**：治霍乱恶寒，脉微而利，利止亡血也。以中焦取汁，变化而为血，人参滋脾精以生血也。

2. **炙甘草汤**：治伤寒脉结代、心动悸者。以邪入少阴，土不制水，水不生木，营气阻滞，故脉结、心悸。桂、姜、甘草，温土平水，以通阳气；麻、胶、生地滋木养血，以通阴气；参、枣、麦冬滋脾液，通胃络，以行结代之脉也。

3. **通脉四逆汤**：治少阴下利清谷，里寒外热，肢厥脉微，若利止脉不出者。以肾水不滋，经络枯燥，胃之大络，闭而不通，故脉不出也。

4. **桂枝新加汤**：治伤寒汗后，身痛脉迟者。以汗耗心液，肝木失滋，血不荣筋，故身痛而脉迟。四逆汤启阴中之阳；新加汤行阳中之阴，皆用人参滋肝精、润筋络，以利经脉也。

5. **茯苓四逆汤**：治伤寒汗下后，病仍不解，烦躁者。以汗下以后，津液耗竭，故见烦躁。茯苓、附子温藏行水；人参、姜、草温土滋液，以奉心君也。

6. **麦冬汤**：《金匮》治火气上逆，咽喉不利。以脾脉络胃挟咽，连舌本，散舌下。麦冬、半夏清胃络以降火；参、甘、米、枣滋脾液以润咽嗌也。

7. **白虎加人参汤**：治汗后心烦，口干舌燥，欲饮水，脉洪大者。以阳明燥热，传之太阴，津液热化，故燥渴脉洪。白虎汤清胃泻热；加人参滋升脾液也。

8. 竹叶石膏汤：治伤寒解后，虚羸少气，客热虚烦。以精血既耗，血不养心，肺胃留热，故虚烦少气。膏、夏、竹、草清余热以调气；参、麦、粳米益肝精以养心也。

9. 半夏泻心汤：治心下痞满。以胃气逆结，脾精失布。

10. 生姜泻心汤：治胃中不和，干噫心痞。以脾不为胃行液，则胃不和而痞干。

11. 黄连汤：治胸中有热，胃中有邪气，腹痛欲呕。以脾与胃以膜相连，脾主升清，胃主降浊，浊不降则清不升，痞满呕痛所由生也。

故经方于降浊泻火药中加入人参以升脾也。

12. 旋覆代赭汤：治汗下后，心下痞硬，噫气不除。以寒气客于胃，从下上散，复出于胃，故为噫。（《灵枢·口问》篇）代赭石以降胃；人参以升脾。亦升清降浊法也。

13. 大半夏汤：治胃反呕吐。以肾为胃关，关门塞滞，故胃反。

14. 吴萸汤：治干呕、吐涎沫、头痛。以脾虚、胃虚，肝燥作逆。吴萸降浊温下。皆用人参滋脾升液也。

15. 大建中汤：治胸中大寒痛，呕不能食，腹中满，上下痛，冲皮起出见有头足。以心阳不足，寒水侮土，水气随冲脉上下，故见有头足；木胜土弱，故痛呕不食。蜀椒温脏泻水；姜、参暖土健脾；佐胶饴理中缓痛也。

16. 朴姜草夏人参汤：治汗后腹胀满。以汗耗津液，脾气不运。

17. 干姜芩连人参汤：治伤寒本自寒下，复吐下之，寒格更逆吐下，食入即吐。以脾气重伤，津液耗竭。朴、夏、芩、连以降逆。皆用人参养脾气，以生津液也。

18. 乌梅丸：治蛔厥烦躁，得食而呕。以土精不布，湿注风木，故生蛔厥。人参、干姜温布土精也。

19. 温经汤：治妇人瘀血下利，唇口干燥，少腹里急。以瘀血不去，经络不通，病属带下，津液不能上滋，故口唇干燥。人参、麦冬，清理脾胃大络，生津润燥也。

20. 小柴胡汤：治少阳口苦耳聋，默不欲食。以胆胃俱逆，清浊不分，故胆气上而口苦，火气上而耳聋，胃气逆而不欲食。芩、夏佐柴胡以降逆，人参佐柴胡以升清也。柴胡汤法曰：若胸中烦而不呕者，去半夏、人参。此为太阴邪热，上溢于胸中，人参能升脾液，而不能泻脾热，故去之。若渴者，去半夏加人参。以半夏燥降，人参滋升也。若不渴，外有热者，去人参；若咳者，去人参。皆湿热相搏，脾家有余之证，故不宜人参之滋补也。

附：《千金》生脉饮

人参　麦冬　五味子

等份，水煎服。

治热伤元气，气短倦怠，口渴汗出。

柯韵伯云：暑热伤肺，肺伤则气亦伤，故气短倦怠，而喘咳汗出也。热伤元气，则不能生津，故口渴也。方君人参以补气，即所以补肺；臣麦冬以清气，即所以清肺；佐五味以敛气，即所以敛肺。吴昆云：一补一清一敛，养气之道备矣。

按：《经验录》以此方合柴苓汤，治气血虚羸，身重脉微而结，神效。又合苓桂术甘汤，治气息短促，口舌干燥，脉微而结，神效。以参、麦、五味，清大络之热，敛脏生津故也。

附：《外台》参附汤

人参　附子制

水煎服。

治气血暴脱等证。

附：《外台》独参汤

上党拣人参二两

煎浓汁顿服。

治妇人崩产、脱血、血晕。

柯韵伯云：先哲于气几息、血将脱之证，独用人参二两顿服，能挽回性命于瞬息，非他物所可代也。按：参附汤，即四逆加参汤去甘草、干姜。专以附子回阳，人参益气养阴，阴气升，阳气回，所以救脱也。

【经验录】

治产妇血脱，唇白眼黑，昏不知人。先与独参汤，次与清魂散，时以戢权烧醋熏之，服药数刻，而唇渐红，眼渐识人，血渐止。清魂散亦重用人参。凡血脱之证，由肝泻而脾陷，人参升脾精，而不散血中之温气，故亦为补血要药。

黄氏云：白术止湿家之渴；人参止燥证之渴。白术渗土金之湿，散湿气而还清，真液自滴；人参润金土之燥，蒸清气而为雾，甘露自降。分别得解。

陈氏云：仲圣于汗吐下阴伤之证，用之以救津液。盖会于经方证治，故能得解。

【经解】

《素问·六节藏象论》："心者，生之本，神之变也；（其华在面，）其充在血脉。""肺者，气之本，魄之处也；（其华在毛，）其充在皮。""肾者，主蛰，封藏之本，精之处也；（其华在发，）其充在骨。""肝者，罢极之本，魂之居也；（其华在爪，）其充在筋。""脾、胃（大肠、小肠、三焦、膀胱）者，仓廪之本，营之居也；……其充在肌，（其味甘，）其色黄，此至阴之类，通于土气。"人参所植，得土气之精，而药以人名，为其直走黄庭而通土气，五脏之精血皆生于土，《本经》所以主补五脏也。

《素问·宣明五气》："五脏所藏：心藏神，肺藏魄，肝藏魂，脾藏意，肾藏志。"《素问·太阴阳明论》："脾与胃，以膜相连耳，（而）能为之行其津液者，……其脉贯胃、属脾、络嗌，故太阴为之行气于三阴。"《本经》所以主安精神、定魂魄。申之曰：止惊悸，除邪开心，明目益智。以见镇水、滋木、生火之功，全在培益土精也。

五味入胃，甘先走脾。《素问·脏气法时论》："脾欲缓，急食甘以缓之，（用）苦泻之，甘补之。"《本经》上品，气味俱甘，微寒，无毒，所以补脾也。

【闲按】

人参于二十一方中，同麦冬、附子者各三；同半夏者六；同甘草、干姜者十四；同干姜者十六；同甘草者十九。凡以补脾也。脾主中焦。《灵枢·痈疽》："中焦出气如雾，上注溪谷，而渗孙脉，津液和调，变化而赤为血。"《灵枢·营卫生会》："（故）血之与气，异名同类焉。

（故）夺血者无汗，夺汗者无血。"是以新加汤治汗后身痛脉迟；四逆加参汤治利止亡血。以人参能蒸津液上注肺脉，化而为血也。又曰："营出（于）中焦"，"（中焦亦）并胃口（中），出上焦之后，此所受气（者），泌糟粕，蒸津液，（化其精微，上注于肺脉，乃化而为血，以奉生身，莫贵于此，故独得行于经隧，）命曰营气。"营卫之行失其常，则霍乱吐泻，痞气留结。故理中汤治霍乱吐泻；人参汤治痞气留结。以气血缭乱，人参能调营以理气也。营行脉中，流行不止，《素问·举痛论》："寒气入经而稽迟"，则血脉涩，脉涩则血虚，血虚则痛。故大半夏汤治胃反；大建中汤治大寒痛呕；炙甘草汤治脉结代，心动悸。以脉生于血，血生于液，人参能滋液生血，血行脉通而病痛乃除矣。《素问·五脏生成》："腹满䐜胀，支膈胠胁，下厥上冒，过在足太阴、阳明。"足太阴脉自下而上膈；足阳明脉自上而下气街。下厥上冒，由太阴挟之而上行。故代赭汤治下后心痞噫气；朴夏汤治汗后腹胀满。以人参能补太阴之虚逆也。《素问·经脉别论》："脾气散精，上归于肺"，"散精于肝"，"浊气归心，淫精于脉"《素问·太阴阳明论》：胃气必因于脾，乃得至经。良以脾为胃行津液，人参为脾滋津液也。惟《素问·刺热》："脾热病者，先头重，颊痛，烦心，（颜青，欲呕，）身热。"此阳明邪热初乘虚而入太阴，为邪气有余之证。亦即小柴胡汤法于心中烦而不渴、有微热者，所以去人参之故。又上党野参今甚难得，白参代之可耳。

粳　米

【药释】

〔别录〕中品。气味甘、苦，平，无毒。主益气，色白补金。止烦止渴止泄。味甘培土，生津泻水之功。好古曰：本草言粳米益脾胃，而张仲景白虎汤用之入肺。以味甘入阳明之经，色白为西方之象，而气寒入手太阴也。

〔千金〕通血脉，和五脏，好颜色。常食干粳饭，令人不噎。

【经证证药】

佐治

1.《金匮》附子粳米汤：治腹中寒气，雷鸣切痛，胸胁逆满呕吐者。论曰：趺阳脉微弦，法当腹满两胠疼痛，此虚寒。夏、甘理肠胃；熟附除阴寒；粳米同枣，上滋脾精，下利寒水也。

2.《伤寒论》桃花汤：治少阴下利便脓血。以热伤阴络，小肠之血渗入大肠，所谓阴络伤则便血。石脂涩肠而固血；干姜、粳米温脾而利水也。

3. 白虎汤：治太阳汗后，大热不解，汗出大渴者。论曰：伤寒脉浮滑，此表有热，里有寒。盖以太阳、阳明为表，太阴、少阴为里。经曰：里伤于寒，表必病热。石、甘清热，粳米、知母泻阴邪以利水也。

4. 竹叶石膏汤：治伤寒解后，虚羸少气，气逆欲呕者。以气血热耗，津液不行。膏、夏以镇逆；参、冬以滋液；粳米、甘草佐竹叶以养正气，泄热邪也。

5. 麦门冬汤：治肺痿火逆上气，咽喉不利。以少阴火气挟胃阳以作逆，伤脾胃之大络而咽疼。参、米佐麦冬泻大络，以滋液济火也。

黄氏云：物之润泽，莫过于气。气清而化津水，津旺则金润，水利则土燥。水愈利则土愈燥，气愈清则津愈旺而水愈利。故止渴之法，在益气而清金；清金之法在利水而燥土。以土燥则清气漂洒，津液流布，脏腑被泽。粳米津液淳浓，最能化气生津，清金止渴，长于利水而燥土也。

【闲按】

《灵枢·五味》："秔米（注：即粳米）甘，……脾病者，宜食秔米饭、牛肉、枣、葵。"孙真人云："常食干粳饭，令人不噎。"则粳米之滋益脾精，固胜他谷也。人之病也，由正气虚，邪气乘之。药之治病，亦所以祛邪气以救正耳。五谷之生，得天地之正气，故人之生以资之。惟邪气填中，谷气不入，入而不纳，则正气失所资生耳。经方纳养正之谷于祛邪之药中，所以开助正除邪法门也。粳米气味色质甘美醇良，为食谷上品。以生于土而长于水，故培土之精而尤以生津利水，特著良工。惟寒佐姜、附，热佐麦、膏，不独主治。所以养生异乎药品也。

粟　米

【药释】

〔别录〕中品。释名籼粟，今曰小黄米。气味咸，所以入肾行水。微寒，所以泄热。无毒。主养肾气，去脾胃中热，益气。清金利水之效。陈者苦，寒。治胃热消渴，殊异他谷，有殊功。利小便。便利则渴止。

〔纲目〕治反胃热痢。仓廪汤证。煮粥食，益丹田，养命之原。补虚损，开肠胃。开肠胃之功，加于五谷。弘景曰：陈粟乃三五年者，尤解烦闷，服食家亦将食之。宗奭曰：粟米利小便，故能益脾胃。

附：粟泔汁，主治霍乱卒热，心烦渴，饮数升立瘥。臭泔，止消渴，尤良。

【经证证药】

1. 《伤寒论》热稀粥啜法。服桂枝汤一升已，须臾啜热稀粥一升余，以助药力，温覆时许，令微似汗者佳。

治太阳自汗，身痛，服桂枝汤取汗者。（桂枝汤方论）

此重用谷气，助脾胃以行汗液也。营出中焦，卫出下焦。太阳受风，寒水之气结于下焦，卫开营泄而为自汗，汗伤营血而身痛。桂枝汤启三焦之阳，驱风邪出于太阳之经，必佐以热粥，以蒸中焦之沤，升上焦之雾，利下焦之渎也。

2. 《伤寒论》糜粥自养法。服十枣汤已，得快利，利后糜粥自养。

治太阳水邪，干呕、短气，服十枣汤吐利者。

膀胱生天一之水，得肾气而运行，所谓地六癸成之也。寒气结于太阳，则少阴成至阴之地。阴水蓄积，泛溢为患也。十枣汤为驱水猛剂，猛则邪去正伤而遗孽将为后患。糜粥自有清金利水之能。以为自养，则养正而不助邪，善后之方，莫良于此。

3. 《金匮》粥饮和法。诃黎勒为散，粥饮和，顿服。

治气利者。（《金匮·呕吐哕》篇）

气利者，下焦之气不能济泌别汁也。诃黎勒涩固肠胃，和以粥饮，培土生金，以濬水原也。

4. 食粥温覆法。服大建中汤，如一炊顷，可饮粥二升，后更服，当一日食糜〔粥〕温覆之。

治（心胸中）大寒痛，呕不能（饮）食，腹（中寒，）满上冲（皮起，出见有头足，上下痛而）不可触近。（《金匮·腹满》篇）

此寒水逆冲证也。干姜、人参以培土；胶饴纳之以建中；蜀椒使之以行水。以糜粥兼饮者，驱邪之功，专重化水逆也。

【经验录】

妇人新产，日三餐小米粥，一月内戒禁生冷、腥臭，多保平安。由滋土清金利水养血之功。其法之良，盖与经方糜粥自养符合也。

李濒湖曰：粟之味咸淡，气寒下渗，肾之谷也。肾病宜食之。虚热消渴泄痢，皆肾病也。渗利小便，所以泄肾邪也；降胃火，故脾胃之病宜食之。

【经解】

《素问·六节藏象论》："脾、胃、大肠、小肠、三焦、膀胱者，仓廪之本，营之居也，名曰器，能化糟粕（，转味）而出入者也。"粟米养正而不助邪，故去脾胃热气。微寒能清金，助三焦之气化，直走膀胱。故消渴、益气、利小便也。

【闲按】

粟于百谷中，成熟最晚，得霜露之气独全，故资生于人者，尤能清金以利水也。《素问·通评虚实论》曰："邪气盛则实，精气夺则虚。……（气）虚者，肺虚也；气逆者，足寒也。"足寒则肾气不行，水土合邪而精气夺矣。粟米入胃，滋脾液以益肾精，又能清金利水，以泻实邪。故经方首用之，助正以驱邪，或云麻黄汤不用啜粥，恐过汗也。

经验录：服麻黄汤兼啜粥，盖变通经法，取汗于水谷，收效更捷也。

饴　糖

【药释】

〔别录〕上品。气味甘，微温，（无毒。）主补虚乏，止渴去血。《唐·本草》生血，血下应加"痹"字。建中汤证。

〔千金〕补虚冷，益气力，止肠鸣咽痛，治唾血，消痰润肺止嗽。

〔孟诜〕健脾胃，补中，治吐血。打损瘀血者，熬焦酒服，能下恶血。

【经证证药】

一、主治

（一）小建中汤

桂枝_{去皮，三两}　甘草_{炙，二两}　大枣_{擘，十二枚}　芍药_{六两}　生姜_{切，}_{三两}　胶饴_{一升}

上六味，以水七升，煮取三升，去滓，纳饴，更上微火消解。温服一升，日三服。呕家不可用建中汤，以甜故也。

（1）治伤寒，阳脉涩，阴脉弦，法当腹中急痛者。（100）

（2）伤寒二三日，心中悸而烦者。（102）

《素问·举痛论》："经脉流行不止。（环周不休。）寒气入经而稽迟，（泣而不行，）客于脉外则血少，客于脉中则气不通，故卒然而痛。"盖卫阳行于脉外，以血气泣而不行，故阳脉涩；营行脉中，以血少而肝气不通，肝主筋而躁急，故阴脉弦而腹中痛也。桂枝汤本以和谐营卫；倍加芍药，疏肝行营以止痛；君以胶饴，滋脾养血以缓中也。脾欲缓，缓之，即所以建之也。肝主疏泄，血少肝燥，则郁而不疏；寒水不行，液不归心，故心中悸而烦也。桂枝汤通调营卫，加芍药疏肝泻水，君饴糖滋液养心也。

（3）治虚劳里急，悸，衄，腹中痛，梦失精，四肢酸疼，手足烦热，咽干口燥者。（《金匮·血痹虚劳》篇）

此《素问》脾不为胃行津液证也。水谷入胃，脾气散布而生精血。故肝主藏血，入心主营；肾主藏精，入肺主卫。营卫既伤，精血俱耗，而成虚劳。虚劳之家，水不化精，精不化血，故风木燥而里急。水不化液，液不养心，则生烦悸。血不归肝，随冲、任、少阴之脉郁于胸中，不以渗诸阴，乘肺气逆出于清道，故衄。衄者，肝失其藏；梦遗者，肾失其藏也。肾精失藏，则肝木枯燥而克脾土，故腹中痛。四肢者，因脾土以禀胃气。脾不布精，四肢失养，故烦热。为此病原者，皆脾不为胃行津液所致也。故主以建中。以桂枝汤调和营卫，重理气血，加重芍药，君以饴糖，培土滋液，以益精生血。此即《灵枢·终始》篇所谓"补阳则阴竭，泻阴则阳脱。如是者，可将以甘药"之法。亦建中枢以维四极，经方命名之义也。

（4）治妇人腹中痛者。（《金匮·妇人杂病》篇）

妇人生，有余于气，不足于血，以数脱血也。血少则肝燥，燥则腹中痛，故主之。

（5）男子黄，小便自利者。（《金匮·黄疸病》篇）

此肝脾俱郁之证。论曰：趺阳脉紧为伤脾，脾色必黄。以非肾热移脾，故身黄而小便自利。此因肝气不疏，脾土菀蒸，故以建中汤疏肝以散脾郁也。

（二）大建中汤

蜀椒二合，去汗　干姜四两　人参二两

上三味，以水四升，煎取二升，去滓，纳胶饴一升，微火煎取一升半，分温再服，如一炊顷，可饮粥二升，后更服，当一日食糜，温覆之。

治心胸中大寒痛，呕不能饮食，腹中（寒）满，上冲皮起，出见有头足，上下痛而不可触近者。（《金匮·腹满》篇）

此寒水侮土，上凌心胸，浸逼清阳，作大寒痛。土濡于水，失其气化之运行，故腹满而呕，不能食。阳气不行于下焦，寒水失其气化，挟冲脉以搏激，故上冲皮起，出见头足。蜀椒能温水下冲；人参能固胃阴而升脾阳；君以胶饴，补脾精以缓里急；合参、姜以建中焦温气；使蜀椒以生下焦阳气。阳回气温，水行痛止矣。

二、佐治

1.《金匮》黄芪建中汤：治虚劳里急诸不足。以虚劳由于血痹，血痹由于气虚，气虚、血痹，故里急不足。小建中行卫以调营，主以黄芪，益卫气以行血也。

2.《千金》内补当归建中汤：治产后虚羸，腹中刺痛，痛引胸背。以产后血去木燥。小建中滋阳中之阴，主以当归，和芍药以止痛，注重于滋养营阴也。

黄坤载云：中气者，交济水火之枢，升降金木之轴。中气建，则枢轴输转，水木升而火金降，寒热易位，精神互根，自然邪去而正复，是强中御外之良规也。审其木燥而用芍药，水寒则用姜、椒，气弱则加黄芪，血虚则加当归。解此四法，胶饴之用，备建中立极之妙矣。

【经解】

《灵枢·五味》："谷始入（于）胃，其精微者，先出（于）胃之两焦，以溉五脏，别出两（行）焦，……行营卫之道。其大气之抟而不行者，积于胸中，命曰气海，出于肺，循喉咽，故呼则出，吸则入，此（天地之）精气也。"又曰："谷味甘，先走脾。"《素问·经脉别论》："脾气散精，上归于肺。"饴糖之甘，入补脾精，以生肺金，而润气海。脾主中州，中气不足则虚劳里急。此经方建中主治。《别录》所以主虚乏。虚乏，中气失运也。

《灵枢·决气》："中焦受气取汁，变化而赤，是谓血。"《素问·五脏生成》："诸血者，居脉内，皆属于心。"《素问·经脉别论》："食气入胃，浊气归心，淫精于脉。"此小建中治脉涩弦，里急腹痛。以甘饴入胃走脾，滋液化血。《别录》所以主去血痹也。

《素问·举痛论》："寒气客于脉外则血少脉寒，脉寒则缩蜷，缩蜷则脉绌急，绌急则外引小络，（故）卒然而痛，得炅则痛立止。"此大建中汤温止诸痛，必用饴糖补脾滋液，润血燥而缓里急也。

【闲按】

《素问·脏气法时论》："肝苦急，急食甘以缓之。""脾欲缓，急食甘以缓之。"凡内痛之生，皆因肝急而脾不得缓也。惟甘可以缓肝之气而顺脾之性。然药之甘者，无逾于甘草，饴糖次之。惟甘草之甘，与生俱来，故缓脾而兼理胃。饴糖之甘，由蘗蕴酿溶化而成，故缓脾而化血。建中汤君之，重佐芍药以行血也。盖中焦出气，注溪谷而渗孙脉，必津液调和，变化赤而为血。惟甘受和，入脾生液，脾生人迎之脉。《灵枢·终始》："（少气者，脉口）人迎（俱少）小而不称尺寸也。（如是者，）则阴阳俱不足，补阳则阴竭，泻阴则阳脱。如是者，（可）将以甘药。"又曰："针药所莫及者，调以甘药。"以土气为脏腑资生之本，土气既虚，不任针药，惟甘润之品可以调济，无逾于饴糖也。惟甘气柔弱，《灵枢·五味论》曰："甘走肉，多食之，令人悗心。"故小建中方注曰：呕家不可与，以其甜助胃逆也。

小 麦

【药释】

〔别录〕中品。释名秣。气味甘，微寒，无毒。主除客热，止烦渴咽燥，利小便，养肝气，止漏血唾血。令女人易孕。甘麦大枣入肝行血。

〔千金〕养心气，心病宜食之。此本《灵枢·五味》篇。

〔药性〕熬末服，杀肠中蛔虫。

〔纲目〕陈者，煎汤饮，止虚汗。烧存性，油调，涂诸疮烫火伤灼。

附：浮小麦

〔纲目〕气味甘、咸，寒，无毒。主益气除热，止自汗盗汗，骨蒸虚热，妇人劳热。

〔纲目〕醋蒸，熨手足风湿痹痛，寒湿脚气，互易至汗出，并良。末服，止虚汗。

【经证证药】

佐治

1. 甘麦大枣汤：治妇人脏躁（《金匮·妇人杂病》）。以水土失其合化，金木失其滋培。草、枣合水土之化；小麦养肺肝之气也。

2. 白术散：主妊娠养胎。呕者，加小麦汁服之（《金匮·妇人妊娠病》）。以胎气阻遏，多病水寒而土湿。术、芎、椒、牡所以燥土、温水、滋木，和小麦汁，以疏肝气、生君火也。

李濒湖曰：孙思邈云：麦养心气，与《素问》合。按：在《灵枢·五味》篇。夷考其功，除烦、止渴、收汗、利溲、止血，皆心之病也，当以《素问》为准。

【经解】

《灵枢·五味》篇：心病者宜食麦。《素问·脏气法时论》："心欲耎，（急）食咸以耎之，（用咸补之，）甘泻之。"此《千金》主泻邪养心之义也。

《素问·金匮真言论》："（东方青色，入通于肝，开窍于目，藏精于肝，其）肝病（发）惊骇，其味酸，其类草木，（其畜鸡，）其谷麦。"启玄子曰：五谷之长者，麦。故东方用之。此《别录》主养肝气之义也。

【闲按】

《素问·脏气法时论》："肝色青，宜食甘，粳米（、牛肉、枣、葵皆）甘。心色赤，宜食酸，小豆（、犬肉、李、韭皆）酸。肺色白，宜食苦，麦（、羊肉、杏、薤皆）苦。"尝麦之陈枯者，其味苦。《纲目》浮麦主除热、止盗汗，是肺气之逆，食苦以泄之。与心病急坚，食甘、麦以泻之，其义同也。《素问·五常政大论》："（其脏）肝（，肝其畏清，其）主目，其谷麻。""（其脏）心（，心其畏寒，其）主舌，其谷麦。"以麻色苍而麦色赤也。又曰："其脏肺，其果李杏，（其实壳络，）其谷麻麦。"则并麻、麦为肺药矣。要之，五味入胃，甘先走脾，麦味甘香而色赤，所以补脾精、生血液。以荣肝养心者，为五谷之长，是为正解。夫麦广生于北地，北人三餐以充饥，未尝以药品蓄之。而甘麦大枣汤治脏躁、悲伤、欠伸之疾，抑何神也。大抵本草论药，以色质气味分主各经。而经方合药，亦不外《本经》所主。特取平常食谷，纳之甘淡药中，治百方不可治之疾，其神效有不可拟议者。此弘景所谓仲景善诊脉、明气候，以意消息之耳。

大 枣

【药释】

〔本经〕上品。气味甘，平，无毒。主治心腹邪气，与甘草同，甘能培土气之正，正胜斯邪负矣。安中，养脾气，平胃气，特提出脾胃二气，与他药之浑言者别。通九窍，（助）安十二经，十二经气血资于脾胃，味甘气平，故安经通窍。补少气、少津液、身中不足，大惊四肢重，脾病四肢重，肝胃病惊，惟助脾生液，斯养肝除惊。和百药。十枣汤，和甘草不能和之药。久服轻身延年。宗奭曰：煮取肉，和脾胃药甚佳。

〔别录〕补中益气，坚志强力，除烦闷，疗心下悬，除肠澼。

〔大明〕润心肺，止嗽，肺精不足，伤寒咳嗽者，去之。补五脏，治虚损，除肠胃癖气。和光粉烧，治疳痢。

〔孟诜〕小儿患秋痢，与蛀枣食之良。

〔徐之才〕杀乌头、附子、天雄毒。

〔东垣〕缓阴血，和阴阳，调营卫，生津液。本桂枝证。

弘景曰：道家方药，以枣为佳饵，其皮和肉补虚，所以合汤皆擘之也。

【经证证药】

一、主治

十枣汤

芫花熬　甘遂　大戟

上三味，等份，各别捣为散。以水一升半，先煮大枣肥者十枚，取八合，去滓，纳药末。强人服一钱匕，羸人服半钱，温服之。平旦服。若下少，病不除者，明日更服，加半钱；得快下利后，糜粥自养。

治太阳中风，下利、呕逆，表解者，乃可攻之。其人漐漐汗出，发作有时，头痛、心下痞硬满、引胁下痛、干呕、短气、汗出不恶寒者，此表解里未和也者。（152）

此寒水入里之证。太阳寒水之经，卫气统之，行于皮毛。风伤卫则营气郁遏，寒水不泄，侵侮中土，故下利呕逆也。若汗出有时，是表邪已解，肺金失降，土不镇水。《灵枢·卫气失常》："卫气之留于腹中，搐积不行，苑蕴不得常所，使人支胁胃中满，喘呼逆息（者）。"缘卫气行太阳之水，太阳之脉上连风府。卫气不行，故仍见头痛。水邪内溢，合于阳明太阴，故痞满，痛引胁，汗出不恶寒。水气冲逆，阻塞清道，故干呕、短气。芫、遂、大戟为决水猛剂；和以大枣，养胃气以保脾精；调以糜粥，资金土以利水气也。

二、佐治

1. 葶苈大枣泻肺汤：治肺痈喘不得卧。以热灼肺金，金液化脓，故作喘。皂荚丸治咳逆吐浊。以浊瘀肺窍，故咳逆。甘麦大枣汤治脏躁、悲伤。以脾液不滋，燥金失养，故悲伤。皆用大枣升滋脾液，生精养营也。

2. 苓桂甘枣汤：治伤寒汗后，脐下悸动，欲作奔豚。以汗伤肾中阳气，水不滋木，冲脉挟以作逆，故脐下动悸。当归四逆汤治厥阴手足厥寒，脉细欲绝。以寒伤营血，血气失温，不能荣脉，故脉细肢厥。皆重用大枣，补脾精而养血通脉也。

3. 黄芪建中汤：治虚劳里急诸不足。若腹中满，去大枣、加茯苓。以脾湿作满，宜茯苓以淡渗，不宜大枣之润滋。故君大枣者，以杀芫、遂、大戟之毒；去大枣者，以尽芪、芍、桂、苓用也。

4. 小柴胡汤：治少阳伤寒。若胁下痞硬，去大枣、加牡蛎；咳者，去参、枣、生姜，加五味、干姜。以水气结于肝胆之分，宜牡蛎以破结；寒饮客于胸肺之间，宜姜、味之温敛。此皆津液有余之证，以大枣之滋润，补而不行，故去之也。

5. 桂枝汤：治伤寒中风，汗出者。以风伤卫气，卫泄而营阴不守，夺汗者无血，故佐以甘、枣，补阴而滋营血也。凡伤寒自汗之证，咸宜桂枝；凡桂枝变化之方，皆用大枣。以营生中焦，汗与血异名而同类也。故麻黄汤不用大枣，以所治者，无汗之证也。

黄坤载云：人参之补土，补气以生血也；大枣之补土，补血以化气也。是以偏入己土，补脾精而养肝血。凡同伤肝脾之证，土虚木燥、风动血耗者，非此不可。其甘多而香少，味胜气也。则动少而静多，与姜、桂同用，调其凝重之气，使洒陈于经络，以专精之体为流利之性，此先圣之化裁也。桂枝为内外伤感之原，遇沉迟结代之脉，一变而为新加，再变而为炙甘草，总不离桂枝之法。而当归四逆，倍用大枣，以滋肝血，扩桂枝之义，宏大枣之功。而大枣之能事始尽，其伟效殊绩，备见于经方矣。

李濒湖曰：《素问》云，枣为脾之果，见《五常政大论》。脾病宜食之。谓治病和药，枣为脾经血分药也。

【经解】

《素问·生气通天论》："阴者，藏精而起亟也；阳者，卫外而为固也。阴不胜其阳，则脉流薄疾，（并乃狂；）阳不胜其阴，则五脏气争，九窍不通。（是以）圣人陈阴阳，筋脉和同，骨髓坚固，气血皆从；（如是则）内外调和，邪不能害，（耳目聪明，气立如故。）"大枣气甘平，能泻心急而益脾缓。心为阳中之阳；脾为阴中之阴。平阴阳之胜负以调和正气。《本经》所以主心腹邪气，通九窍也。

胃为五脏六腑之海，《素问·厥论》："脾主为胃行津液（者也），阴气虚则阳气入，阳气入则胃不和，胃不和则精气竭，精气竭则不荣四肢（也）。"大枣入胃，甘先走脾，润能滋胃，脾气滋润则津液生，中气安。《本经》所以主养脾气，平胃气，安十二经也。

《素问·阳明脉解》："（足）阳明之脉病，（恶人与火，）闻木音则惕然而惊，（钟鼓不为动。）""岐伯曰：阳明主肉，其脉血气盛，邪客之则热。"热则津液耗，四肢不得禀气于水谷，筋骨肌肉无气以生。大枣甘平，平胃气以益脾精。《本经》所以主少气液，诸不足，大惊肢重也。

【闲按】

诸家以大枣为脾果，主补血。本《素问·五常政大论》："土曰备化"，"备化之纪"，"其气平"，"其脏脾"，"其果枣"。经方桂枝汤调和营卫者，桂、姜行卫气；芍、枣行营气；调和之功在甘草；佐甘草者，尤资大枣。以芍药行营；甘草生血中之气；大枣生气中之血也。《素问·五脏生成》："诸血者，皆属于心。"启玄子曰：人动则血运于诸经，静则血归于肝。《灵枢·邪客》："营气者，泌其津液，注之于脉，化以为血，以荣四末。"故曰心主血，肝藏血，脾生血也。盖能受五味之和，入胃之后，先走脾以化精者，在谷曰粳米、饴糖；在草曰甘草；在果为大枣，而质之甘润皆无逾于大枣。故更益脾精，合水谷之味，以滋营血。《素问·痹论》："营者，水谷之精气也，和调于五脏，洒陈于六腑，乃能入于脉也。"故当归四逆、建中、炙甘草各汤，凡血脉涩滞之证，皆重用大枣，滋血液之不足。此《千金》所以主养心；《别录》主养肝；《本经》所以主养脾也。惟甘液浓厚，宜于脾精亏损之家，不宜于脾精有余失布之后。故经方于卫闭营郁、脾土湿旺诸证，皆去之也。

生 姜

【药释】

〔本经〕中品。味辛，微温，无毒。久服去臭气，止呕，降阳明之浊也。通神明。浊降则清升。

〔别录〕归五脏，除风邪寒热，**伤寒头痛**，同麻、桂治太阳；同葛、膏治阳明；同柴胡治少阳头痛。**鼻塞**，心肺之病，惟生姜能通之，取以纳鼻，塞者即通。**咳逆上气**，干姜。**止呕吐**，经方取用多在止呕。**去痰下气**。姜汁和明矾，去痰涎壅塞，气逆不通，有回天之功。经验录多以救生。

〔药性〕去水气满，疗咳嗽时疾。和半夏，主心下急痛。（又汁）和杏仁作煎，下一切结气实、心胸壅隔冷热气，神效。捣汁和蜜服，治中热呕逆不能下食。推广生姜功用也。

〔藏器〕破血调中，去冷气。汁，解药毒。

〔元素〕益脾胃，散风寒。

〔张鼎〕除壮热，治痰喘胀满，冷痢腹痛，转筋心满，去胸中臭气、狐臭，杀腹内长虫。

〔纲目〕生用发散，熟用和中。解（食野禽）中毒（成）喉痹。浸汁，点赤眼。捣汁和黄明胶熬，贴风湿痛甚妙。

〔药性〕干生姜治嗽温中，治胀满，霍乱不止，腹痛，冷痢，血闭。病人虚而冷，宜加之。

成无己曰：姜、枣味辛、甘，专行脾之津液而和营卫。药中用之，不独专于发散也。

【经证证药】

一、主治

（一）生姜泻心汤

生姜切，四两　甘草炙，三两　人参三两　干姜一两　黄芩三两　半夏洗，半升　黄连一两　大枣擘，十二枚

上八味，以水一斗，煮取六升，去滓，再煎取三升。温服一升，日三服。

（1）治伤寒汗（出）解（之）后，胃中不和，心下痞硬，干噫食臭，胁下有水气，腹中雷鸣下利者。（157）

此胃中浊气上干心君证也。五泻心汤，生姜独主降胃。以胃邪传脾，故胃中不和，脾不升清，胃不降浊，故心下痞硬。《素问·宣明五

气》，"五气所病，在心为噫。"故干噫。胃之浊阳本下行，今逆而上行，故食臭。肾为胃关，胃逆则关门不利，水气溢于肠外少阳之部，故为胁下水气。大小肠皆属于胃，下焦所出，不能济泌别汁，胃阳失下行之序，故腹中雷鸣，挟水气而下利也。方本小柴胡汤，以病由阳明而传入少阳之里，相火合于君火之化。故以干姜易柴胡，以温脾脏；加入黄连以泻痞逆；君生姜降胃逆，治受病之原也。

（2）治呕而肠鸣，心下痞者。（《金匮·呕吐》篇）

《灵枢·本输》："大肠小肠，皆属于胃。"寒气客于肠胃，则胃逆作呕而肠鸣，胃阳入于脾，则脾不升清，而心下痞。此独胃中不和证也，故仍用生姜泻心汤主之。

（二）生姜半夏汤

半夏半升　生姜汁一升

上二味，以水三升，煮半夏取二升，纳生姜汁，煮取一升半，小冷分四服，日三、夜一服，止，停后服。

治病人胸中似喘不喘，似呕不呕，似哕不哕，彻心中愦愦然无奈者。（《金匮·呕吐》篇）

此亦胃不和证也。胃不和则浊阳不以下行，熏蒸于肺，故似喘不喘，又似呕哕也。胸膈之间，清浊不分，故心中愦愦无奈也。生姜、半夏，清胸中之气，降胃中浊逆也。

陈注：此与吴萸之降浊，干姜之温中不同。彼乃虚邪上逆；此乃客邪搏饮。方即小半夏汤，不用姜而用汁，以降逆力少，散结力多。

按：吴萸汤证兼厥阴呕逆；干姜证兼太阴虚寒；此治专在阳明。小半夏证，水气多，故君半夏之燥；此汤证浊气多，故君生姜之清。数方证皆不离乎胃，而此方兼肺而重胃也。

二、佐治、加治

1. 小半夏汤：治呕家本渴，不渴者，心下有支饮。以土寒金湿，故支饮不化也。橘皮汤治干呕、哕、手足厥者。以寒结于胃，四肢失其禀气，故呕哕生厥也。橘皮竹茹汤治哕逆者。以脾不为胃行津液，胃终枯燥，故逆而作哕也。吴茱萸汤治厥阴干哕；少阴吐利，手足厥；阳明食谷欲呕者。以蓄寒于阴脏，胃阳不能下通而作呕也。皆生姜佐夏、橘、竹、萸，通胃络以下呕逆也。

2. 真武汤：治少阴腹痛，小便不利，四肢沉重。若呕者，去附子，加生姜，足前成半斤。通脉四逆汤治少阴下利清谷，脉微欲绝。呕者，加生姜二两。理中汤治霍乱吐利。吐多者，去术加生姜二两。此皆寒水侵侮脾土，胃阳不以下行，水阴逆而作冲。加重生姜，宣发胃阳以止呕逆也。

3. 新加汤：治伤寒汗后，脉沉迟者，加生姜一两。以汗竭胃液，胃气寒滞，故脉见沉迟。加生姜以散寒结也。

4. 厚朴七物汤：治腹满痛，寒多者，加生姜至半斤。以寒水之气，痹于腹中，土气不行，故生寒痛。加生姜以温行土中寒气也。

5. 栀子生姜汤：治栀子证中加呕者。

6. 芩夏生姜汤：治太阳少阳合病，不下利而但呕者。以胸中有热，胃中有寒。加生姜通寒热以降呕逆也。

7. 桂枝汤：治太阳中风，自汗，恶寒，呕逆。生姜宣通胃气，佐桂枝以行阳也。

8. 柴胡汤：治少阳伤寒，寒热呕逆。生姜、半夏佐柴胡疏通重土，下阳明之逆也。若咳者，去参、枣、生姜，加干姜。以干姜能温太阴之寒；生姜能通胃阳之结，降逆之功，多于干姜也。

9. 炙甘草汤：治脉结代，心动悸。当归四逆汤治脉细欲绝。皆温行经络瘀滞也。

【经验录】

（一）姜矾散方出陈氏本

生白矾溶化一两　　生姜汁一碗

以姜汁和矾汁，掐缺盆灌一盏，约一时许，作三次灌之。初下咽，气微通，再灌之，多至一小时，必涌吐浊痰，豁然顿醒。

治中邪不语，痰迷心窍，吐涎沫，遗小便，四肢屈伸不定。

《灵枢·邪气脏腑病形》："诸阳之会，皆在于面。邪之中人（也），方乘虚时，（及）若新用力，（若）饮食汗出，腠理开，而中于邪。中于面则下阳明，中于项则下太阳，中于颊则下少阳。"三阳之脉皆下行，邪风直中，则逆而上行。浊瘀清窍，故昏不识人，吐涎遗溺，四肢屈伸不定。以大便未脱，四肢未撒，知阳气未散。以气息尚通，知阴气未离。此际针药均不能及，惟急和姜、矾二汁，掐缺盆而灌下之，以清心宫而通神明。收敛脏腑，俾瘀浊失其根据；通利脏窍，俾邪气化其逆结。则少焉吐出浊痰，语出识人，可调以葛麻驱风之方，真有回生之力。

（二）姜汁饮

生姜汁一碗，今权约四两，顿服

治霍乱卒发，手足厥逆。

胃为脏腑之海，故五脏六腑之邪汇于胃而为霍乱厥逆。急多饮姜汁，通理胃气，则寒逆顿解，功难备述。

（三）干生姜散

干生姜片为末，纳鼻中。

治鼻塞，百药不效者。

心肺之病，而会于鼻。故诸用药弗灵，惟以干生姜末纳鼻中即通。《本经》通神明。此其近功速效也。

黄氏云：人身之气，清阳左升于肝脾；浊阴右降于肺胃。胃土冲和，化气右转，则辛金清降，息息归根，壬水顺行，滴滴归源；雾露洒陈，津液流布；下趋溪壑，川渎注泻。是以下不虚空而上不壅满。肺胃不降则气水俱逆；津液不布，痰饮喘嗽、恶心呕哕之病生焉。生姜疏利通达，下行肺胃而降浊阴，善止呕哕而扫瘀腐，清宫除逆之力最为迅捷，故反逆而为顺也。

【经解】

《素问·阴阳应象大论》："（故）清阳为天，浊阴为地。地气（上）为云，天气（下）为雨。""故清阳出上窍，浊阴出下窍。"其所以升清降浊者，全在中焦之如沤也。《灵枢·阴阳清浊》："受谷者浊，受气者清，清者注阴，浊者注阳。浊而清者，上出于咽。"所谓胃之清气，脾升之也。"清而浊者，则下行。"所谓脾之浊气，肺降之也。"岐伯曰：气之大别，清者上注于肺，浊者下走于胃。胃之清气，上出于口；肺之浊气，下注于经。"故清浊相乱，胃中不和，脾不升清，肺不降浊，出于上窍，则为臭气。生姜入胃，助肺气以降浊。故经方用以治呕逆。《本经》所以主去臭气也。

《素问·灵兰秘典论》："心者，君主之官（也），神明出焉。"《素问·八正神明论》："血气者，人之神，神者，心主之。""岐伯曰：神乎神，耳不闻，目明心开而志先，慧然独悟，口弗能言，俱视独见，（适若昏，）昭然独明。"故心居清阳之位，浊阴上干，则神明失主。生姜辛温，能驱上干之逆，洁清净之府。经验录用以治痰迷，奏效顷刻。《本经》所以主通神明也。

【闲按】

《素问·平人气象论》："胃之大络，名（曰）虚里。贯膈络肺，出于左乳下，其动应衣，脉者，宗气也。"《灵枢·邪客》："（故）宗气积于胸中，出于喉咙，以贯心脉，而行呼吸（焉）。"《灵枢·小针解》："（言）水谷（皆）入（于）胃，其精气上注于肺，浊溜于肠胃"，"（而）病生于肠胃"，为"浊气在中"。浊气在中，上乱清气，于是心神昏昧，胸膈壅塞，痰喘哕逆之证丛生。经方首治胃中不和，心下痞，干噫食臭；中治胃反呕逆；终治脉结代、微绝。皆重用生姜，以其降浊下逆，功侔半夏，而去臭恶，通神明，入胃之大络，温行瘀滞，发散寒结。辛而不燥，较半夏为良也。故曰中品为臣，主养性以应人，圣人所以食不撤姜也。

干 姜

【药释】

〔本经〕中品。气味辛，温，无毒。按：《本经》与生姜同释。主胸满咳逆上气，经方主治、佐治之证。温中止血，出汗，逐风湿痹，痹在脾络，血不归经则外溢，血气寒伤则无汗。脾络温则风湿不为寒痹，血气归经而汗出也。肠澼下痢。桃花汤证。生者尤良。

〔别录〕寒冷腹痛，中恶霍乱胀满，风邪诸毒，皮肤间结气，止唾血。理中加生竹皮、南薄荷，止唾血如神。

〔药性〕治腰肾中疼冷、冷气，肾着汤证。破血去风，通四肢关节，开五脏六腑，太阴主开。宣诸络脉，去风毒冷痹，夜多小便。

〔大明〕消痰下气，治转筋吐泻，理中证。腹脏冷，反胃干呕，瘀血扑损，止鼻洪，衄也。解冷热毒，开胃，消宿食。姜温而能治热者，入脾太阴也。

〔好古〕主心下寒痞，目睛久赤。温络之效。泻心证多用干姜。

【经证证药】

一、主治

（一）通脉四逆汤

甘草炙，二两　附子生用，去皮，破八片，大者一枚　干姜三两，强人可四两

上三味，以水三升，煮取一升二合，去滓，分温再服，其脉即出者愈。面色赤者，加葱九茎；腹中痛者，去葱，加芍药二两；呕者，加生姜二两；咽痛者，去芍药，加桔梗一两；利止脉不出者，去桔梗，加人参二两。按：四逆汤原列甘草下。此方加草一两、姜二两，易名通脉，故列于干姜下。

治少阴病，下利清谷，里寒外热，手足厥逆，脉微欲绝，身反不恶寒，其人面色赤；或腹痛，或干呕，或咽痛，或利止脉不出者。（317）

此坎阳不生，火土俱败之证。中焦如沤，不能蒸化水谷；下焦如渎，不以济泌别汁。故下利清谷。手足禀气于中焦，里寒在脾，脾主四肢，故手足厥冷。脉生中焦，寒痹大络，故脉微欲绝。《灵枢·脉度》："阴气太盛，则阳气不能荣也，故曰关。"关阳于外，故身反不恶寒也。方即四逆汤倍用干姜，重在温太阴湿土，以回中焦之阳；生附温水，以回下焦之阳；甘草和中，滋土气，胜水邪，和姜、附之辛烈，调脾胃而止利生脉也。若面赤者，为阳明之气上越，加葱通水土之气以归根也。若腹中痛者，乙木郁遏，土气不行，加芍药以疏土木之郁也。呕者，胃浊不降，加生姜以宣胃逆也。咽痛者，脾脉络咽，上焦病热，加桔梗以散热结也。利止脉不出者，大络已通，脾精不足，加人参以滋液也。

陈注：四逆汤君甘草，此倍用干姜者，生气既离，以甘草为君，不能招散阳而使返，而仍不减甘草者，恐阳散之余，不能当姜、附之猛烈，还藉甘草以成功。按：以通脉四逆附干姜下，其义本此。

经验录依本方治大泻后，脉微欲绝；又治误服生石膏脉闭身寒，急用此汤服之，片时脉出，真有起死回生之力。

陈注又云：阳气不运，宜四逆汤；元阳虚甚，宜附子汤；阴盛于下，格阳于上，宜白通汤；阴盛于内，格阳于外，宜通脉四逆汤。

（二）干姜附子汤

干姜一两　附子生用，去皮，切八片，一枚

上二味，以水三升，煮取一升，去滓，顿服。

治下之后，复发汗，昼日烦躁不得眠，夜而安静，不呕、不渴，无表证，脉沉微，身无大热者。(61)

此营卫俱虚，卫行失根之证。卫出下焦，以误下而内陷，复发汗而离根。卫气日行于阳，阴虚阳微，行不根阴，故昼日烦躁不得眠也。以无阳明之表证，故不渴、不呕。又无太阳之表证，故脉沉微，身无大热。以营出中焦，故以干姜温太阴以行营；以卫出下焦，故以附子温少阴以行卫；以下后之汗重亡卫阳，故加重附子。俾姜、附合辛，生阴中之阳，引卫阳以归根也。

（三）干姜黄芩黄连人参汤

干姜　黄芩　黄连　　人参各三两

上四味，以水六升，煮取二升，去滓，分温再服。

治（伤寒本自）厥阴寒下，医（复）吐（下）之，寒格，更逆吐下；（若）食入口即吐者。(359)

伤寒传于厥阴，乙木从水化寒，疏泻作利，以阴火时发，误吐下之，则脾土失温下陷，而水不升。胃阳上逆，而火不降，故寒格更逆吐下也。方君干姜，佐以人参以温脾理中；以芩、连泻上逆之火，通固肠胃而止呕泻也。此经方姜、连并用，治寒格吐利法也。

（四）干姜人参半夏丸

干姜　人参各一两　半夏二两

上三味，末之，以生姜汁糊为丸如梧子大，饮服十丸，日三服。

治妊娠呕吐不止。（《金匮·妇人妊娠病》篇）

胎系于妊脉，任与冲同起于气街。以胎阻坎阳上升，阳明下降之道，《灵枢·小针解》所谓"浊气在中也"。故呕吐不止。以任为血室，血生于脾，故以干姜注重温脾；佐参、夏以理中降逆也。按：时论半夏碍胎，以气辛燥也；和以参、术、姜，殊为胎阻圣药。

二、加治、佐治

1. 甘草干姜汤：治伤寒误汗，烦躁、吐逆、手足逆冷。以四肢禀气于脾胃，脾脉为病则烦心。汗伤津液，中焦不和，故烦躁、逆厥也。栀子干姜汤治伤寒误下，身热不去，微烦者。以下伤中气，火不生土，液不归心，故身热而烦也。柴胡桂姜汤治伤寒发汗，复下之，胸胁满，小便不利，渴而不呕，但头汗出，往来寒热，心烦者。以表邪陷于少阳之里，孤阳上越，太阴为病，故头汗出而心烦也。《金匮》半夏干姜散：治干呕、吐涎沫者。以脾湿肺寒，胃浊不降，故干呕吐涎沫也。甘草干姜苓术汤治肾着、腰冷痛、腹重者。以腰为肾府，腹为脾部，肾气不运，脾气不行，故腰、腹重痛。此皆以干姜温暖脾脏、肾府，治烦呕、冷痛也。

2. 理中丸：治霍乱吐利。大建中汤治心胸寒痛，呕不能食。皆以脾主中气，寒湿合邪，痹而不去，则吐、利、痛、呕之症生。干姜温湿散寒，助太阴气开也。

3. 《金匮·胸痹》桂枝人参汤：治胸痹证，心中痞气、气结在胸，胸满胁下逆抢心者。生姜泻心汤治胃中不和。甘草泻心汤治干噫、肠鸣。半夏泻心汤治心下痞满不痛。黄连汤治胃中邪气。此皆太阳气虚，胃邪传入，脾不为胃行津液、为肺升清气，浊留胸中，结而为痞。干姜生中焦温气，上通肺金，下行胃阳，利转运以开痞塞也。

4. 桃花汤：治少阴腹痛，下利脓血者。以少阴之邪，合于太阴为肠澼，水寒土湿，故腹痛作痢也。胶姜汤治妇人陷经，漏下黑色。以太阴土湿，不能滋液化血，血瘀于任脉、血胞，故漏下黑色。皆用干姜温中土以生血通经也。

5. 桂苓五味甘草去桂加干姜细辛汤：治痰饮咳逆胸满者。小柴胡汤治少阳病。咳者，加干姜、五味。真武汤治少阴腹痛下利。咳者，加辛、味、干姜。厚朴麻黄汤治咳而脉浮者。小青龙汤治心下水气，干呕而咳者。此皆以太阴湿寒，燥金从化，故寒饮留结，滞宗气而为咳。惟干姜能温湿土而暖寒金也。故非湿热相搏之证，皆宜干姜也。

【经验录】

干姜拔毒散

干姜末一分　　雄黄末一分　　枯矾末二分

三味合末茶调。

治蝎螫，痛不可忍，诸药无效。

时方白矾、雄黄合为拔毒散，敷治诸毒。《广利方》干姜、雄黄末，敷治蛇、蝎螫人。初经验录用枯明矾一味厚敷，时或不效；后合三味为散，敷治毒螫，应手止痛，附识以备不忘。

张隐庵云：太阴为阴中之至阴，足太阴主湿土，手太阴主清金。干姜气味辛温，其色黄白，乃手足太阴之温品也。故主咳逆。脾络虚寒，则血外溢。干姜温脾络，故止血也。

黄坤载云：火性上炎，戊土以降之，则离阴在下。水性润下，己土以升之，则坎阳上达。坎离之交，戊己之旋转也。脾胃虚寒，失其旋转，是以十人之病，九患寒湿。干姜燥热之性，甚与湿寒相宜，而健运之力，又能助戊己推迁。故仲景用之，回旋上下之机，全赖于此。按：此论甚长，略加删节。

【经解】

《素问·咳论》："五脏（六腑）皆令人咳，……皮毛者，肺之合也；皮毛先受邪气，（邪气）以从其合也。其寒饮食入胃，从肺脉上至于肺则肺寒，肺寒则外内合邪，因而客之，则为肺咳。""肺咳之状，（咳而）喘息有音，甚则唾血。""肺咳不已，（则）大肠受之，（大肠咳状，咳而）则遗矢。""脾咳之状，咳则右胁下痛，阴阴引肩背，（甚则不可以动，）动则咳剧。"缘脾脉入腹络胃，上膈挟咽。干姜温太阴之脏，故经方以治诸咳逆、吐利。人参汤治胸满胁抢。《本经》所以主胸满咳逆上气也。

《素问·举痛论》："寒气客于小肠膜原之间，络血之中，血泣不得注于大经，血气稽留不得行，故宿昔而成积矣。"干姜入胃温络，络温则血归大经。故经方治吐、衄、漏下，重用干姜。《本经》所以主温经止血也。

营出中焦，从太阴出注手阳明，从脾注心中，又循足心注足少阴，上行注肾，从肾注心，散胸中，循心注脉。（原文见《灵枢·营气》）《灵枢·营卫生会》："此所受气者，泌糟粕，蒸津液，（化其精微，）上注（于）肺脉，（乃）化而为血，以奉生身，莫贵于此，……（夫）故血之与气，异名同类，……（故）夺血者无汗，夺汗者无血。"干姜温通大络以行血，血行则痹通，痹通则汗出。《本经》所以主止血、出汗也。

《素问·痹论》："脾痹者，四肢解堕，发咳呕汁，上为大塞。"注曰：脾络入腹，属脾络胃，上膈挟咽，故发咳呕汁。脾气养肺胃，复连咽，故上为大塞。干姜温通脾络。故经方用治咳、呕，脉绝。《本经》所以主逐风湿痹也。

《素问·气厥论》："肾移热于脾，传为虚，肠澼（死）。"注曰：脾土不能制水，久久传为虚损。肾主下焦，象水而冷，今乃移热，是精气内消，下焦无主以守，故肠澼。《灵枢·邪气脏腑病形》："脾病四肢不用"，"腹里大脓血，在肠胃之外……（涩）甚则为肠溃，……多下脓血。"此经方理中、桃花证法。《本经》所以主肠澼下利也。

《素问·刺热》："脾（热）病（者，）先头重，（颊痛，）烦心，（颜青，）欲呕。"脾脉支别者，复从胃别，上膈注心中，其直者，上膈挟咽。故烦心、欲呕。经方所以治烦躁吐逆也。盖脾不为胃行津液，心失所养，故烦也。

【闲按】

三焦者，蒸化水谷之温气也。并分于中焦。故上焦如雾，脾生之，以脾为胃行津液也；下焦如渎，决于肾，以肾为胃关也；中焦如沤，蒸于胃，以两阳合明，经属阳明也。脾与胃以膜相连，胃失温气，脾不布精，则肺寒而心无所荣。大、小肠者，皆属于胃，为心、肺之腑。于是传导不通，清谷烦厥，呕利痞逆，咳嗽吐衄，肠澼下利，风湿血痹，肠鸣腹痛，诸证作矣。干姜味辛性温，力能回中焦之温气，以充湿土化生之机，俾至阴之脏，孕育阳根。《灵经·根结》："太阴为升，（厥阴为合，少阴为枢。故）升折则仓廪无所输膈洞，膈洞者取之太阴。"故经方于理中、建中、通脉之剂，必重用干姜，以升太阴之气，太阴气温，必大地阳回。一切阴格阳关，血瘀寒痹，上呕下泻之证，无不通利。缘血脉资生于中焦，中焦以胃为水谷之海，海气之行，脾气散精也。

卷 六

石 膏

【药释】

〔本经〕中品。气味辛，微寒，无毒。主治中风寒热，心下逆气惊喘，镇阳明受邪，气逆也。口干舌焦，不能息，胃中热邪，熏灼心肺，清胃中邪，心肺俱宁。腹中坚痛，邪热凝结之证。除邪鬼，产乳金疮。乳汁生于大络；邪结阳明，则神惊如鬼状；营气滞留肌肤，则为疮痈。能清阳明之邪热，则三证皆化矣。

〔别录〕除时气头痛身热，邪中阳明。三焦大热，皮肤热，肠胃中结气，解肌发汗，止消渴烦逆，腹胀暴气，喘息咽热，亦可作浴汤。

〔药性〕治伤寒头痛如裂，壮热，皮如火燥。和葱茶煎，去头痛。

〔大明〕治天行热狂，头风旋，下乳，揩齿益齿。

〔东垣〕除胃热肺热，散阴邪，缓脾益气。

〔元素〕止阳明经头痛，发热恶寒，日晡潮热，大渴引饮，中暑潮热，牙痛。此于经方时证各有发明，亦可补《本经》未及。

王焘《外台秘要》：治骨蒸劳热久嗽，用石膏纹如束针者一斤，粉甘草一两，研细如面，日以水调三四服。言其无毒有大益，乃养命上药，不可忽其贱而疑其寒。

杨士瀛云：石膏煅过，最能收疮晕，不至烂肌。

【经证证药】

一、主治

（一）白虎汤

知母六两　石膏碎，一斤　甘草炙，二两　粳米六合上四味，以水一斗，煮米熟，汤成去滓，温服一升，日三服。

（1）治伤寒（脉浮滑）表解后，（此以）表有（热）寒，里有（寒）热，渴欲饮水，脉浮滑者。（176）

表解则卫阳外泄，故表有寒；营阴郁于阳明之分，故里有热。热合燥土、燥金之化，故渴欲饮水以自救。《素问·脉要精微论》："滑者，阴气有余也。"王冰注曰：阳有余，则血少，故涩；阴有余，则血多，故滑。肺胃之气，行于肌表，故脉见浮滑。石膏清金以泻阳明之热；知母、粳米滋胃液以利寒水也。

（2）治三阳合病，腹满、身重，难以转侧，口不仁、面垢、谵语、遗尿。发汗，则谵语；下之，则额上生汗、手足逆冷；若自汗出。（219）

足阳明之脉，起于鼻之交頞中，旁纳太阳之脉，下循鼻外，入上齿中，还出挟口，环唇，下交承浆。口不仁、面垢、谵语，乃热极阳明证也。阳明之热合少阳之邪，则不可转侧；合太阳之邪则遗尿；三阳合邪，内侵太阴，则身重腹满。以邪在经气，尚未结实，故汗下均所不宜。但见自汗，即可证阳明之热蒸。石膏泻阳明燥热之气，使之下行；佐知母、粳米，清金利水，导太少合邪，自膀胱下也。

（3）治厥阴伤寒，脉滑而厥（者），里有热者。（350）此可证太阳篇"里有寒"之误。

《金匮·脏腑经络》篇："寸脉沉大而滑，沉则为实，滑则为气。即《素问》阴气有余也。实、气相搏，血气入脏即死，入腑即愈，此为卒厥。"此可证脉滑而厥为阳邪内郁，热厥之证。故申之曰：里有热也。热厥之证，或兼引饮，或不大渴，第审明脉气滑、实，主以白虎汤清阳明之热，则厥回热出矣。

（二）白虎加人参汤

知母六两　石膏碎，绵裹，一斤　甘草炙，二两　粳米六合　人参三两

上五味，以水一斗，煮米熟，汤成去滓，温服一升，日三服。

（1）治太阳服桂枝汤，大汗出后，大烦渴不解，脉洪大者。（26）

此治服桂枝强汗亡液证也。本阳盛之证，而以桂枝取汗，动三焦之火，合于太阳之邪，入于阳明之腑，胃液消耗，故烦渴不解。阳明常多

气多血，故脉见洪大。白虎汤以清阳明之热，加人参以滋补汗液也。

（2）治太阳伤寒无大热、口燥渴、心烦、背微恶寒者。（169）

太阳之经，标热本寒，故无大热，背恶寒。太阳经气合阳明燥气，故口燥渴、心烦。白虎汤清阳明之燥气；加人参滋液养心以解烦也。

（3）伤寒脉浮、发热、无汗，其表不解，不可与白虎汤。渴欲饮水，无表证者。（170）

脉浮、发热、无汗，为大青龙证。渴欲饮水，则太阳之邪已转阳明。若无表证，或已汗或未汗，当无表热之证，宜清解内热也。陈注：白虎证脉必洪大，若兼数是脾精不布，为五苓证。魏荔彤注：邪入肌络，宜桂枝汤；在里，宜越婢汤；络气入里，宜白虎汤。按：经言无表证者，无表热之证。五苓治渴饮无汗；白虎治渴饮有汗。此节不言脉，故症在疑似，然渴饮发热，皆出于内，与皮肤之热不同也。故为白虎证。又按：白虎、五苓，均能退舌上生苔，但白虎宜黄苔。后人用煅石膏，似有不妥。

（4）治太阳中热者，暍是也。汗出恶寒，身热而渴者。（《金匮·痉湿暍》篇）

暑为六淫之一，其中于人，亦先多于太阳之经。缘太阳主表，水气不行，则汗泻。暍为热邪，与风邪同，故中暍则汗出也。太阳为寒本，故汗出恶寒也。惟身热而渴，不宜桂枝，宜白虎；汗出，故宜加入参也。陈注：白虎为西方金神，金风至，溽暑消也。

（三）白虎加桂枝汤

知母六两　甘草二两，炙　石膏一斤　粳米三合　桂去皮，三两

上剉，每五钱，水一盏半，煎至八分，去滓，温服，汗出愈。

治温疟者，其脉如平，身无寒但热，骨节疼烦，时呕者。（《金匮·疟病》篇）

《素问·疟论》："阳气独发，则少气烦冤，手足热而欲吐，名曰瘅疟。"按本论："师曰：阴气孤绝，阳气独发，则热而少气烦冤，手足热而欲呕，名曰瘅疟。若但热不寒者，邪气内藏于心，外舍分肉之间，（令人消铄肌肉。）"此《金匮》论与《内经》相发明，为温疟之病原也。主以白虎，镇胃逆以泻心肺之邪出于肌肉；加桂枝，通阳行卫，以

引骨节之邪自经而出，则烦痛自解。此治温疟圣法，非时方可及也。陈注：冬不藏精，水亏火盛，感春夏温气而发，病在伏气，与乍感不同，故脉平。热从肾出，舍其合而上并阳明，故无寒但热。此解最当，故录之。

经验录：昔患此证，为暑月伤寒无汗，转而为疟，热渴已极，欲自服白虎汤，而医不敢与，后读《金匮》，知白虎加桂为治温疟不二法门。后医每顾忌之，不知热疟耗精，真阴将绝。非清热何以救阴，况加入桂枝，虽治骨节烦疼，实佐白虎以清经络伏邪，通肾以合壬癸之化，真圣法也。惟治须在疟气未发之前，既发之后，勿当其中，则易见功。《素问·疟论》："夫疟之未发也，阴未并阳，阳未并阴，因而调之，真气得安，邪气乃亡。"此圣法中不易之法也。

二、加治、佐治

1. 《金匮》小青龙加石膏汤：治肺胀咳而上气，烦躁而喘，脉浮者。大青龙汤治太阳中风，脉浮紧，发热恶寒，身疼痛，无汗烦躁者。皆从肺胃合热，耗伤心液，金令不行，故烦躁而咳。石膏镇泻热逆，滋液清金也。

2. 竹叶石膏汤：治伤寒解后，虚羸少气，气逆欲呕；及虚烦客热不退者。竹皮大丸：《金匮》治妇人乳中虚烦呕逆。以胃之大络，上膈络肺。胃虚络热，耗伤宗气，故虚烦而少气也。宜用石膏泻虚热，以清宗气也。

3. 麻杏石甘汤：治发汗后，不可更行桂枝汤，汗出而喘，无大热者；及风温病。越婢汤治风水，恶风，一身悉肿，脉浮，不渴，续自汗出，无大热者。此皆以胃阳乘虚入脾，风热客于太阴。金令不行，水热相搏，故不渴，续汗，无大热也。石膏泻胃热以清金也。

4. 厚朴麻黄汤：治肺痿，咳而脉浮者。木防己汤治膈间支饮，其人喘满，心下痞，面色黧黑，脉沉紧者。脉浮为病在手太阴，沉为病在足少阴。皆胃阳不下根阴之证。石膏重镇，引肺胃之热逆下行，以定咳喘也。

5. 文蛤汤：治太阳病，以水潠之，欲饮水，反不渴者。《金匮》治消渴，饮水不止者。消渴者，病在胃阳；不渴者，胃阳乘虚入脾也。其原皆因燥湿合热。不渴者，湿气盛；渴者，津、液耗也。石膏能滋润燥土，佐文蛤以清金行水也。缘肺属燥金，胃为燥土，热邪所淫，燥火从化。火曰炎上，逆以刑金，金失其令，咳喘、自汗，惟石膏清凉、重镇，可以治之也。

【经验录】

石膏升麻汤

　　石膏四钱　　生地五钱　　升麻三钱　　雄黄二钱　　黄芩二钱　　当归　　鳖甲各三钱　　细辛　蜀椒各二钱　　滑石　甘草各二钱　　防风　荆芥各三钱。

　　上十三味，水煎顿服。

　　治阳毒发斑、身无大热者；又治风火虫牙痛。如神。

　　《金鉴》云：表邪覆郁营卫分，分注皮肤砂疹斑，砂白疹红如粟粒，斑红如珠片连联。缘太阳受邪，未能即发，入于少阴，其脉沉数。医见其沉数也，不敢发表。此本麻黄甘草附子证脉，含糊失治，过三日则卫阳内陷，入于肠胃，胃合三焦火化，蒸发而为赤斑。膏、地、升、防、滑、甘、辛、椒清阳明、少阴之热；雄、荆、归、芩清厥阴、三焦之邪；鳖甲滋阴，佐石膏以救阴液。斯为阳毒面赤，七日以前，最善之方法也。其治齿龈诸痛者，以手足阳明之脉入于上下齿，而椒、辛、防、芥又能清热除风，解毒杀虫也。故一服即效。

　　黄注：石膏辛凉之性，最清心肺而除烦躁，泄郁热而止燥渴。甚寒脾胃，中脘阳虚者勿服。

　　张隐庵注：《素问·至真要大论》云：两阳合明，谓之阳明。又云：两火并合，故谓阳明。阳明之上，有燥热主气，复有前后之火热。故《伤寒》白虎汤主资胃腑之精，以清阳明之热。阳明主阖，而居中土。故《伤寒》有越婢汤发在内之邪，从中土以出肌表。盖石膏质重则能入里，味辛则能发散，性寒则能清热。风乃阳邪，感阳邪而为寒为热。石膏禀阳明金土之精，为阳明宣凉之剂。故《本经》主之也。按：此解最明而简当。

【经解】

　　《素问·上古天真论》："夫上古圣人之教下也，皆谓之虚邪贼风，避之有时。"王冰注曰："邪乘虚入，是谓虚邪。窃害中和，谓之贼风。"《灵枢·邪气脏腑病形》："诸阳之会，皆在于面。……腠理开，而中于邪。中于面则下阳明，中于项则下太阳，中于颊则下少阳。"盖风为阳邪，传变甚速；三阳受之，即入阳明。《伤寒论》曰：阳明外证，身热汗出，得之一日则恶寒，汗出而恶热也。（182、183）石膏为阳明主药。《本经》所以主中风寒热也。

《素问·阳明脉解》："足阳明之脉病，恶人与火，闻木音则惕然而惊"，"岐伯曰：阳明厥则喘而惋，……惋热出蕴，喘而厥逆，……（厥逆）连脏则死，连（经）腑则生。"石膏质重、气辛、性凉，能镇散热邪之逆。故经方主治烦咳。《本经》所以主心下逆气、惊喘也。

足阳明之脉，入上齿，还出挟口环唇，下交承浆。是动则颜黑，心惊，贲响腹胀。（见《灵枢·经脉》）《素问·逆调论》："不得卧而息有音者，是阳明之逆也。"《伤寒论》219条曰：阳明病，口不仁，面垢，遗尿，自汗，白虎汤主之。又阳明病，舌上苔，喘满。此《本经》所以主口干舌焦不能息也。

《灵枢·经脉》又云：足阳明之脉，"是主血所生病者，狂疟温淫，汗出，鼽衄，口㖞唇胗，（颈肿喉痹，大腹水肿，）膝膑肿痛，循膺、乳、气街……其有余于胃，则消谷善饥，溺色黄。"《伤寒论》曰：阳明病，下血，谵语，直视是也。石膏辛凉重镇，泻胃腑肌肉之热，清熏蒸心肺之气，即可以清神魂而行血通肌。《本经》所以主除邪鬼，产乳金疮也。

《素问·举痛论》："寒气客于经脉之中，与炅气相薄……（炅）热气从上，则脉充大而（血）中气乱，故痛（甚）中不可按也。"石膏镇逆从之热，泻胃腑之充满。《本经》所以主腹中坚痛也。

【闲按】

石膏《伤寒》主治十方、十五证，而烦躁热渴者十有二。以阳明之脉，属胃络脾，脾脉从胃别，上膈注心中。阳明为多气多血之经，外合阳邪，内从母化。两火合热，传于两阳，则阳胜阴负；乘虚入脾，上灼肺金，脾不为胃行津液，则心失滋养。烦躁热渴所由来也。《素问·太阴阳明论》："脾脏者，常著胃土之精也。土者。生万物（而法天地）。"《伤寒论》曰："阳明居中，主土也，万物所归，（无所复转。）始虽恶寒"，"汗出而恶热也"。（184，183）恶热则燥，燥则热淫、风淫之疾作，而失其化生之资。石膏入胃，寒重能清燥土之热，辛凉能散风淫之疾。燥热清则脾精布，心液生，金令行，而天气下降。故青龙、白虎、越婢证中，皆用以清烦喘躁渴诸疾也。其他主治：鼻干目赤，齿垢面黑，唇干口燥，除牙痛，止鼻衄，清咽通乳，及乳痈金疮，皆阳明血脉热病。而经验录历试取效者，尤以惊风、痰涌、胃浊、塞咽特奏镇逆奇功。即肺胀、虚劳、咳逆，百药无效，以石膏和麻黄服，即著灵功。张隐庵云：石膏秉阳明金土之精，质重味辛，上通金气，下镇土逆。信然。

知　母

【药释】

〔本经〕中品。气味苦，寒，无毒。主治消渴热中，泻胃热下行。除邪气，邪结于膀胱血室。肢体浮肿，四肢秉气于胃，通胃气以行水，水行则肿消。下水，补不足，益气。苦寒之功，全在下水，水下则气益。气虚者，肺虚也。下水之功，又在清肺。

〔别录〕疗伤寒久疟烦热。白虎桂枝证。胁下邪气，膈中恶，及风汗内疸。多服令人泄。苦寒故也。

〔药性〕主治心烦躁闷，骨热劳往来，产后蓐劳，肾气劳，憎寒虚损。

〔大明〕热劳传尸疰病，通小肠，消痰止嗽，润心肺，安心，止惊悸。

〔元素〕凉心去热，治阳明火热，泻膀胱、肾经火，热厥头痛，下痢腰痛，喉中腥臭。

〔好古〕泻肺火，滋肾水，治命门相火有余。

〔纲目〕安胎，止子烦，辟射工、溪毒。

【经证证药】

佐治

1.《伤寒》白虎汤：治自汗热渴。以胃热熏蒸，肺金失敛。知母清金利水也。

2.《金匮》桂枝芍药知母汤：治诸肢节疼痛，身体尪羸，脚肿如脱，头眩、气短、欲吐者。以风湿痹于经络，滞于筋骨。知母佐麻、桂，以逐湿也。

3.《金匮》酸枣仁汤：治虚劳虚烦不得眠。以胃中虚热不降，水气不行，卫气不交于营，故不瞑。尤注：人寤则魂寓于目，寐则魂藏于肝。肝气不荣，由肾水不行，水不行则木不滋。知母以行肾水也。

黄注：知母苦寒之性，专清心肺而除烦躁。仲景用之，以泻上焦之热也。甚败脾胃而泻大肠。火衰土湿，大便不实者忌之。

【经验录】

知母连萸肾气丸

知母　吴萸各三钱　黄连二钱　生地　熟地各四钱　山药　山萸各四钱　茯苓　丹皮　泽泻各三钱　花粉　附子各二钱　桂枝尖二钱

十三味，以水两大碗，煎至半碗顿服，滓再夜服。

治诸消渴证，饮少溺多，心中燥热，或大便燥结。如神。

肺消者，饮一溲二。以心移寒于肺，而心火内灼金精，为死不治之证（《素问·气厥论》）。其证多心中发烧，若大便未泻、或燥，依此方服三剂，一剂知，二三剂可，已屡试如神也。

按：世人以消渴病分三消。上消口渴不止，治以人参白虎。中消食之即饥，治以调胃承气；此《素问·气厥论》所谓"食亦"证也。下消饮一溲二，治以肾气丸。赵养葵云：无分上中下，先以治肾为急。以六味丸一斤，入肉桂、五味各一两，煎六七碗，恣饮熟睡，而病若失。此方从此试验而效，复加阅历，依肾气丸加味治之，则更效应。广而得变通之善也。

【经解】

《素问·气厥论》："心移寒于肺，肺消；肺消者，饮一溲二。"王冰注谓：心为阳脏，受诸寒气移于肺，心火内烁金精，金受火邪，故中消也。又曰："心移热于肺，传为膈消。"注谓：心肺两间有斜膈膜，斜膜下际内连横膈膜，心热入肺，久久传化，内为膈热，消渴而多饮也。其病生于少阴，水不济火，火内烁金。知母消金以行水，水行则火济，而膈上之热可除也。故白虎汤佐治燥渴。《本经》所以主消渴热中也。

《素问·评热病论》："岐伯曰：邪之所凑，其气必虚。阴虚者阳必凑之，故少气时热而汗出也。小便黄者，少腹中有热也。不能正偃者，胃中不和也。……诸有水气（者），微肿（先见于目下也）。"此白虎证汗出身热；桂芍知母证脚肿气短。皆以湿热凑于气分。知母清金泻胃，导气分湿热，自膀胱而下。《本经》所以主肢节浮肿，下水益气也。

《素问·通评虚实论》："邪气盛则实，精气夺则虚。……岐伯曰：气虚者，肺虚也。"火灼肺精，则肺虚。好古以知母泻肺火，元素以知母凉心，泻阳明、膀胱、肾经火。火泻则金清，金清则气清。《本经》所以主除邪，补不足，益气也。

【闲按】

《伤寒论》："厥阴之为病，消渴，气上撞心，心中疼热。"病穷则极于肝，实由少阴证自利躁渴而始。以少阴上火下水，水火不交，则生烦渴。《素问·刺热》："肾热病者，先腰痛（胻酸），苦渴数饮，身热。"以肾脉贯肝膈入肺，从肺出络心，故苦渴数饮也。《素问·生气通天论》："风客淫气，精乃亡，邪伤肝也。"启玄子曰：风薄则热起，热盛则水干，水干则肾气不荣，精亡而肝燥。故知母之治消渴，功在清金而利水也。《素问·水热穴论》：肾者，主水，"其末在肺，皆积水也"。《素问·阴阳应象大论》："雨气通于肾"，"风气通于肝"，"天气通于肺"。水气不升，天气不降，风气愈燥。此历节风湿、燥热、烦渴、虚劳、少气之证所由生也。知母下行水脏，上济君火，而苦寒之性，尤足以泻肺胃燥热之逆，而行金令。故水下火上，风燥湿淫，脚膝肿痛之证用之甚灵也。

竹 叶

【药释】

䉛竹叶

〔本经〕中品。气味苦，平，无毒。主治咳逆上气溢，水气上溢也。筋急，水不滋木也。恶疡，水热结疡也。杀小虫。虫为湿生，泻湿之效。根作汤，益气止渴，补虚下气。

〔别录〕除烦热风痉，<small>经方主治。</small>喉痹呕吐。

〔纲目〕煎汤，熨霍乱转筋。

淡竹叶

〔别录〕气味辛，平、大寒，无毒。主胸中痰热，咳逆上气。

〔药性〕治吐血，热毒风，止消渴，压丹石毒。

〔大明〕消痰，治热狂烦闷，中风失音不语，壮热头痛头风，止惊悸，温疫迷闷，妊妇头旋倒地，小儿惊痫天吊。

〔元素〕凉心经，益元气，除热缓脾。

〔纲目〕煎浓汁，漱齿中出血，洗脱肛不收。

附：篁竹沥

〔别录〕主治风痓。

附：淡竹沥

〔别录〕气味甘，大寒，无毒。主治暴中风风痹，胸中大热，止烦闷，消渴，劳复。

〔震亨〕中风失音不语，养血清痰，风痰虚痰在胸膈，使人癫狂，痰在经络四肢及皮里膜外，非此不达不行。

【经证证药】

主治

（一）竹叶石膏汤

竹叶<small>两把</small>　石膏<small>一斤</small>　半夏<small>洗，半斤</small>　麦门冬<small>去心，一升</small>　人参<small>二两</small>　甘草<small>炙，二两</small>　粳米半升

上七味，以水一斗，煮取六升，去滓；纳粳米，煮米熟，汤成去米，温服一升，日三服。

治伤寒解后，虚羸少气，气逆欲吐者。（397）

阳明为多气多血之经，五脏六腑资生之海。大病瘥后，气血耗伤，不能充润肌肤，故虚羸。虚热结于大络虚里之间，宗气不清，故少气。胃液枯燥，不能下行，故气逆欲呕。参、草、粳以滋液补虚；膏、夏、

麦冬镇泻胃逆，清大络之热结；君以竹叶，导湿热之溢气下出膀胱也。

（二）竹叶汤

竹叶一把　葛根三两　防风一两　桔梗　桂枝　人参　甘草各一两　附子一枚，炮　大枣十五枚　生姜五两

上十味，以水一斗，煮取二升半，分温三服，温覆使汗出。颈项强，用大附子一枚，破之如豆大，煎药扬去沫。呕者，加半夏半升洗。

治产后中风，发热，面正赤，喘而头痛者。（《金匮·妇人产后》篇）

此阳明中风证也。《灵枢·邪气脏腑病形》：邪乘虚"中于面则下阳明"，"诸阳之会，皆在于面"。燥土因风化热，故发热，面正赤。《素问·厥论》："阳明厥逆，喘咳身热，善惊衄呕血。"厥逆上干，故头痛。方君竹叶，所以除烦热、风痉；臣以葛、防、桔、草、姜，专驱阳明风热之邪；佐以参、枣，培土气以滋液；使以附、桂，先竹叶而温肾行水也。

（三）附：《千金》竹沥汤

竹沥五合　黄芩三十铢　木防己　羚角　白术各六铢　桑寄生　草薢　甘草各半两　大黄二两　茵蒿三两　麻黄　白薇各半两

上十二味，以水一斗，煮减半，去滓，纳竹沥，分二服，食顷进一服。

治小儿咳嗽发痫，汤臾气绝复苏，先与竹沥汁，后服此汤。

此伤寒痉证也。《伤寒·辨痉湿暍》："病者身热足寒，颈项强急，恶寒，时头热面赤，目脉赤，独头动摇，卒口噤，背反张者，痉病也。"在小儿多得之，往往致惊痫气绝。盖风寒由皮毛而入；肺主皮毛，故即见咳嗽。风寒极于太阳，传之三阳，卫气不行，故手足先寒。太阳寒水泣而不行，则督脉痹而不通，督脉行于脊，故背张。冲脉挟阳明之脉作逆，胃浊上溢，阻滞清道，肺窍瘀塞，故卒然气绝。危险证备，急于竹沥清肺利窍，急则治标也。方君竹沥，以泻暴风痹；胸中大热，即以羚角、大黄泻胸胃熏蒸之邪；黄芩泻三焦之逆，即痉篇大承气之义也。白

144

薇、麻黄开卫闭以散风邪；佐以茵蒿，清太阴之热，即痉篇葛根汤之义也。术、草以培土气；寄生以益肾；防己、革薢同佐竹沥，导三阳之热邪由太阴出太阳也。此方制法，甚合经义，故多著灵效。惟经验录治过日痉证兼燥渴证者，用此方于痉病初证，在三日内，先用白矾散，次即饮以麻桂葛柴汤解之，更妥速也。

震亨曰：竹沥滑痰，非助以姜汁不能行。世以《本经》有大寒二字，弃而不用。然味甘性缓，能除阴虚之热，寒而能补。

时珍曰：风燥有痰者宜之。若寒湿胃虚肠滑，服之反伤肠胃。

黄注：竹叶甘寒，凉金降逆，除烦泄热，清上之佳品也。

【经解】

《素问·五脏生成》："肝之合筋也，（其荣爪也），其主肺也。"注曰：木畏于金，故主于肺，肺者主气，通调水道，下输膀胱。《素问·刺热》："肺热病者，先淅然厥，起毫毛，恶风寒，舌上黄，身热。热争则喘咳，（痛走胸膺背），不得太息。"《难经·四难》："呼出心与肺，（吸入肾与肝）"，故肺热则气溢。溢者，出而不纳之象。由肺为火刑，水精不布，肝受金克，筋经不荣。此竹叶汤、竹叶石膏汤证。《本经》所以主咳逆上气溢，筋急也。

《素问·风论》："风气与太阳俱入，（行诸脉俞），散于分肉之间，与卫气相干，其道不利，（故）使肌肉膹膜而有疡；……疠者，（有）荣气热胕，其气不清，……皮肤疡溃。"竹叶清心以泻营分之热。《本经》所以主恶疡也。

论曰：脉微而厥，烦而复止，得食呕，又烦者，其人当吐蛔。（原文见《伤寒论·厥阴》篇）缘太阳水气不行，风木郁遏，搏湿热而生虫。《灵枢·经筋》：厥阴筋病，"治在行水清阴气"。竹叶舍霜雪肃杀之气，能行水以清阴。《本经》所以主杀小虫也。此与蜀椒之行水杀虫，以寒温异也。

【闲按】

经方竹叶主治者，气逆欲呕；面赤而喘。佐竹叶者，石膏、半夏、参、麦之属皆阳明证药也。《本经》主治恶疡，胃主肌肉，亦阳明所生者。若咳逆筋急，则肺、肝病也。缘肺与足三阳之脉皆下行，胃之大络，上络于肺。湿热客于大络，则肺热；热在华盖，则天气不降，风木枯燥矣。其在伤寒解后，津液消耗，肺朝百脉，水精不布。虚羸少气中，烦热、吐衄、便黄、筋急之证所兼见也。竹叶四时不凋，经霜雪而含生气。气味之清寒，入泻胃络之热，上以清金而利水，故尤宜于病后虚热之家。惟《本经》只载箽竹叶，是经方所取用。《别录》以下兼收淡竹叶。

竹 茹

【药释】

淡竹茹

〔别录〕气味甘，微寒，无毒。主治呕哕，温气寒热，温病之气，作寒热也。吐血崩中，张隐庵云：血不循行脉络，则为崩吐。竹茹之脉络通于人也，又入太阳膀胱，入太阴脾，可以驱温散水。溢筋。

〔千金〕微寒，主温气寒热吐血，崩中溢筋。此从《别录》录出，可以证《别录》也。

〔药性〕止肺痿唾血鼻衄，治五痔。泻水之效。

〔孟诜〕主噎膈。通大络也。

〔纲目〕伤寒劳复，小儿热痫，妇人胎动。箽竹茹治劳热。

附：雷丸

〔本经〕下品。气味苦，寒，有小毒。主杀三虫，逐毒气胃中热。利丈夫，不利女子。

〔别录〕作摩膏，除小儿百病，逐邪气恶风汗出，除皮中热结，积蛊毒，白虫寸白自出不止。久服，令人阴萎。

〔药性〕逐风，主癫痫狂走。

【经证证药】

一、主治

竹皮大丸

生竹茹 石膏各二分 桂枝一分 甘草七分 白薇一分

上五味，末之，枣肉和丸，弹子大，以饮服一丸，日三、夜二服。有热者，倍白薇；烦喘者，加柏实一分。

治妇人乳中虚，烦乱，呕逆，安中益气。（《金匮·妇人产后》篇）

此大络气虚证也。胃之大络曰虚里，贯膈络肺，出左乳下，其动应衣者，脉宗气也。络热血耗，故乳中虚。宗气不下，故烦乱呕逆。方君竹皮，通脾胃之大络；佐甘草、石膏，镇胃逆以和中；白薇以清气分之热；桂枝以行血中之气；和以枣肉，滋脾液益乳汁也。热倍白薇，清胃气之传脾也。喘加柏实，清胃燥之传肺也。大络既通，脾升胃降，故曰安中益气也。

二、佐治

《金匮》橘皮竹茹汤：治哕逆者。此不兼呕。以胃虚冲，津液不能上渗诸阳，冲脉挟之作哕也。姜、枣、参、草滋培土液；橘皮、竹茹通大络而除哕也。

【经验录】

竹茹理中汤

竹茹五钱　生地三钱　黄芩二钱　南薄荷二钱　茯苓　泽泻各三钱
炮干姜三钱　黄连一钱　人参三钱　粉甘草二钱　白术三钱　白薇一钱

加生姜一钱煎，顿服。

治咯血、便血及衄血。如神。

此温通大络也。血生于中焦，水谷之精，入肺变化而赤，入大络而注冲、任，分布于诸经脉中。大络涩滞，血不归经，于是上吐而下崩。方君竹茹，佐以理中，专理中焦血生之原，温通大络，导血归经。薄荷、白薇清肺以理宗气；泽、苓、芩、连清膀胱血室之热；干姜用炮，兼温下焦，亦甘草干姜汤，温肾顾肺之义也。

黄注：竹茹甘寒之性，善扫瘀浊而除呕哕，清金敛肺，更其所长。尤主治吐衄，止崩漏，膈噎，肺痿。

【经解】

《灵枢·口问》："谷入于胃，胃气上注于肺。今有故，寒气与新谷气，凡热气准此。俱还入于胃。新故相乱，真邪相攻，气并相逆，复出于胃，故为哕。""肺主为哕，取手太阴（足少阴）。"所谓乱者，《素问·逆调论》"（足）三阳（者）之脉皆下行，今逆而上行"是也。肺主卫气，司寒热，其脉起于中焦，下络大肠，还循胃口。故经方竹皮丸、竹茹汤证，皆主治肺胃合邪，呃逆烦乱，以安中益气。此《别录》所以主治呕哕、温气寒热也。

《灵枢·决气》："岐伯曰：中焦受气取汁，变化而赤，是谓血。"《灵枢·痈疽》："血和则孙脉先满溢，乃注于络脉，皆盈，乃注于经脉。阴阳已张，因息乃行，……地经失纪，水道流溢，……血气犹然。"故溢上为吐，溢下为崩，血气溢络，不归经也。竹茹通于土气，清理胃络，络清则地纪通调。《本经》所以主吐血崩中也。

【闲按】

《灵枢·刺节真邪》："气积于胃，以通营卫，各行其道。宗气留于海，其下者注于气街，其上者走于息道。"《素问·平人气象论》："胃之大络，名曰虚里。贯膈络肺，出于左乳下，其动应衣，脉宗气也。"《灵枢·刺节真邪》："（故）厥在于足，宗气不下"，上与肺逆，挟冲则呃哕，挟任则吐衄。"脉中之血，凝而留之"，不归于肝脏，下走肠胃，肝脾不升，则为崩中，为下血。竹茹甘淡滋土，清凉宜金，皮里肤外，经筋通理，通理之性，能通大络湿热之结；入虚里而凉膈泻肺，使宗气一清，血脉乃行，肺布水精，水道通调。故一切崩衄带下、膈噎胃反、肺痿呃逆之证咸宜焉！

麦门冬

【药释】

〔本经〕上品。根，气味甘，平，无毒。主心腹结气，通大络也。伤中伤饱，内伤胃络，气逆之证。胃络脉绝，炙甘草、生脉饮所本也。羸瘦短气。清理宗气也。久服轻身不老不饥。上品养命应天之效。

〔别录〕疗身重目黄，心下支满，虚劳客热，口干烦渴，皆胃热传脾之证。止呕吐，愈痿蹶，强阴益精，痿蹶之证，出于胃肾，胃热消液，肾热亡精，见《素问·痿论》。消谷调中，保神，定肺气，安五脏，肺为五脏之长。令人肥健，美颜色，有子。

〔藏器〕去心热，止烦热，寒热体劳，下痰饮。

〔药性〕治热毒大水，面目肢节浮肿，下水，主泄精。

〔大明〕治五劳七伤，安魂定魄，止嗽，治肺痿吐脓，时疾热狂头痛。

〔元素〕治肺中伏火，补心气不足，主血妄行，及经水枯，乳汁不下。

〔时珍〕久服轻身明目。和车前、地黄丸服，去温瘴，变白，夜视有光。

【经证证药】

一、主治

麦门冬汤

麦门冬七升　半夏一升　人参二两　甘草二两　粳米三合　大枣十二枚

上六味，以水一斗二升，煮取六升，温服一升，日三、夜一服。

治火逆上气，咽喉不利。止逆下气者。（《金匮·肺痿》篇）

此肺脾胃热，伤津液证也。脾脉络胃，上膈挟咽；胃脉络脾，循喉下膈；胃之大络，贯膈络肺。胃热传脾，则津液不升，脾热伤络，则肺气不降，以热耗津液，无痰饮水鸡声证，故曰火逆上气。三阴之脉，皆系于咽，而太阴在上，火逆刑金，故咽喉不利。参、草、米、枣理中化气，以滋亡津；半夏敛肺气降胃逆；君重麦冬，泻大络之热，清金利咽，下火逆也。陈注：此证无外邪痰饮，故用参。按：本论曰：热在上焦者，因咳而为肺痿，被快药利下，重亡津液。此热耗津液之证，故君麦冬、佐半夏，以止逆下气；并用参、甘、枣、米以滋液也。

二、佐治

1.《伤寒》竹叶石膏汤：治伤寒解后，气虚逆呕者。以虚热结于胃络，气海不清，故气少而逆。麦冬续胃络，清降伤中之热气也。

2.《伤寒》炙甘草汤：治脉结代、心动悸者。以邪结耗伤胃液，脾络受伤，不能滋液养心，故脉结而心悸也。参、麦和酒通脾胃之络，以生脉也。

3. 《金匮》薯蓣丸：治虚劳不足，风气百疾。以气血耗伤，经络枯燥；肺朝百脉，而司宗气，故形不足。参、麦滋液养络，清燥救肺也。

4. 附生脉饮：治暑热气短倦怠，口渴多汗。以热伤大络，宗气不清；宗气为气海，暑热淫伤，故气短倦怠。麦冬、参、味敛脏生津，清热理气也。

【经验录】

麦冬竹叶汤

麦冬七钱　半夏三钱　甘草二钱　竹叶八钱　石膏四钱　生地五钱桔梗二钱　贝母三钱　玄参四钱　葛根三钱　薄荷一钱　粳米三钱

上十二味，水两碗，煎至大半碗，米熟汤成，顿服，滓再煮服，日三服，以药饮后，心清痛止，痛复发，再煎服，知为度。

治喉痹咽疡、乳蛾等证。兼见龈肿耳痛者，加黄芩三钱。

《素问·阴阳别论》："一阴一阳结谓之喉痹。"注曰：一阴心主之脉，一阳三焦之脉，并络于喉，气热内结，故为喉痹。缘君相二火，结于大络，上生痈肿也。时疫白喉证最为危险，其病生于少阴。少阴上火下水，中隔燥土，旁合相火。病则水不济火，故以发汗为大戒。以其病生于足少阴，极于手太阴，故后贤养阴清肺，时称圣法。然兼喉痹咽疡证象，乳蛾则必成痈脓，非清泻脾胃之络，不能通结行痹止痛也。若兼见龈肿耳疼，为燥火合化，须加黄芩以泻之。此合麦门冬、竹叶石膏、甘桔等汤为一方，兼取养阴清肺之法，故药下奏效，历试如神。

黄注：麦冬清凉润泽、凉金泻热、生津除烦、泽枯润燥之上品，然无益中。按：经方主治虚羸少气，正以其通大络，清虚热也。盖麦得人参，方能清金益气也。

【经解】

《灵枢·邪客》："（故）宗气积于胸中，出于喉咙，以贯心脉，而行呼吸焉。"《灵枢·刺节》："气积于胃，以通营卫，各行其道。宗气留于海，其下者注于气街，其上者走于息道。""一经上实下虚而不通者，此必有横络盛加于大经，令之不通，视而泻之，此所谓解结也。"麦冬入胃，能清解络结，脾络与宗气贯心脉。《本经》所以主心腹结气也。

《素问·六节藏象论》："脾、胃、大肠、小肠、三焦、膀胱者，仓廪之本，营之居也，名曰器，能化糟粕，（转味）而入出者也。"醉饱伤中，中气不运，失其传化，则燥热生。《伤寒·瘥后劳复》篇："以病新瘥，人强与谷。脾胃气尚弱，不能消谷，故令微烦，（损谷则愈。）"麦冬清脾胃之虚热，能解虚烦。《本经》所以主伤中伤饱也。

《素问·平人气象论》："胃之大络，名曰虚里。贯膈络肺，出于左乳下，其动应衣，脉宗气也。盛喘数绝者，则病在中；结而横，有积矣；绝不至曰死。"缘邪结大包，则脾精不布，热蒸虚里，则肺气不通。故《伤寒》炙甘草、竹叶石膏证必重用麦冬，入大络而清气海。《本经》所以主胃络脉绝、羸瘦短气也。

【闲按】

经证麦冬主治、佐治者四方，皆与人参相需。《千金》仿制生脉饮，治热伤元气。元气者，生于脾胃肾精，而主之于肺。《素问·玉机真脏论》："胃者五脏之本也；脏气者，不能自致于手太阴，必因于胃气，……（故）邪气盛者，精气衰也；故病甚者，胃气不能与之俱至于手太阴，斯真脏之气独见，独见者，病胜脏也。"斯喉痹、肺痿、脉绝、气短及一切惊悸吐衄之证所由生。而麦冬汤、竹叶石膏、炙甘草诸证，皆与久病及大病瘥后，津液耗损，虚热结于大络之时。重用麦冬滋胃液，佐以人参升脾精也。张隐庵注：麦冬根颗连络，入大包、虚里，以通络脉。大包、虚里，皆络于肺，肺朝百脉，其气主降。麦冬入大络能清降气海之热，故尤宜于肺家；若滋升脾精以润行经脉，则非佐人参不可也。

天门冬

【药释】

〔本经〕上品。根，气味苦，平，无毒。主诸暴风湿偏痹，_{清理肺}气。强骨髓，_{滋益肾精}。杀三虫，去伏尸。久服轻身益气延年。不饥。

〔别录〕保定肺气，去寒热，养肌肤，益气力，利小便，_{上清燥金}，_{下行癸水}。冷而能补。

〔药性〕主肺气咳逆，喘息促急，肺痿生痈吐脓，除热，通肾气，止消渴，去热中风，治湿疥，宜久服。煮食之，令人肌肤滑泽白净，除身上一切恶气不洁之疾。

〔大明〕镇心，润五脏，补五劳七伤，吐血，治嗽消痰，去风热烦闷。

〔好古〕主心病，嗌干心痛，渴而欲饮，痿蹶嗜卧，足下热痛。

〔千金〕阳事不起，宜常服之。

〔纲目〕润燥滋阴，清金降火。

【经证证药】

佐治

《伤寒》麻黄升麻汤：治厥阴伤寒，大下后，咽喉不利，吐脓血，泄利不止，脉沉而迟，手足厥逆，下部脉不至。以大下损阴阳之枢，伤津液之原，故虚火上炎而咽喉不利；寒水下泄而下利不止，肾气不升，而下部脉不至。天冬和葳蕤、石膏、术、姜、知、芩同佐麻、升，清金利水，清火滋液，排脓血，利咽喉也。按：天冬和白术、干姜，为温凉燥润并用法。

附：《千金》天冬服食方

干天冬一味为末，每服方寸匕，日三服。

孙真人《枕中记》云：八九月采天冬根暴干，如法服食，能补中益气，治虚劳衰损，偏枯不随，风湿不仁，疮疽癞疾，鼻柱败烂，服之百日，皮脱虫出。忌鲤鱼。

【经验录】

天冬散

天冬六钱　干姜三钱　白术　茯苓各二钱　细辛　九地各一钱

上为末，每服三钱，或依煮煮服。

治卧则口干舌燥，醒吐臭痰，脾湿脏燥者。

此忧虑伤脾，悲伤伤肺，手足太阴病也。脾脉挟咽连舌本。卧则神气不升，故口干舌燥；醒则痰随肺气上出，故瘀浊为臭也。肾为胃之关，水土不合，故脾湿于上，脏燥于下。方主以天冬，清金利水，润燥滋干；佐以干姜、术、苓，温肺寒，燥脾湿；使以细辛、九地，合土气以通金水之化也。方自麻黄升麻汤变通而出，故用之辄效。

王好古《汤液论》曰：手太阴、足少阴经营卫枯涸，宜以湿剂润之。天冬、人参、五味、枸杞同为生脉之剂，此上焦独取寸口之义也。

黄注：水生于金，金清则水生；欲生肾水，必清肺金。清金而生水者，天冬是也。庸工以地黄血药而滋肾水，不通极矣。天冬润泽寒凉，清金化水之力十倍麦冬。土燥水枯者，滋水滑肠，本源莫损，胜服大黄重剂，酒煎热饮亦良。出孙真人《枕中记》。肾阴有盛而无衰，宜温而不宜补。土燥水枯之证，外感中止有此种。其性寒滑湿濡，最败脾胃而泄大肠；阳亏阴旺，土湿便滑者忌之。

【经解】

《素问·风论》："风气与太阳俱入，行诸脉俞，散于分肉之间，……卫气有所凝而不行，（故）其肉（有）不仁也。""风者，百病之长，至其变化，乃为他病。""故风中五脏六腑之俞，亦为脏腑之风，各入其门户，所中，则为偏风。"《素问·痹论》："（其）风气胜（者）为行痹，……湿气胜（者）为着痹（也）。"由暴风入寒水之经，肺气不行，风湿相搏，着而为痹。《别录》曰：天冬定肺气，去寒热，养肌肤，利小便。盖具清金利水之功。《本经》所以主治诸暴风湿偏痹也。

《素问·阴阳应象大论》："肾生骨髓。"王冰注曰：肾之精气，生养骨髓。肾者，主水，受脏腑之精而藏之，水性流湿，精气亦然。骨通精髓，故精足则骨强。甄氏以天冬通肾气，泽肌体。盖清补肾精之效。《本经》所以主强骨髓也。

《素问·痹论》："凡痹之类，逢寒则急，逢热则纵。"以痹在于骨则重，在于脉则血凝而不流，则风木合湿，因寒气闭郁而虫生。天冬益气利水，水行则湿去风息。《本经》主杀三虫，去伏尸，所以治风湿骨痹连类之证也。

【闲按】

《素问·经脉别论》："脾气散精，上归于肺；通调水道，下输膀胱。"以金气通肾也。《素问·评热病论》："劳风法在肺下。"以劳风生于肾，肾脉贯肝膈入肺中，故《素问·刺热》曰："肺热病者，……热争则喘咳，（痛走胸膺背，）不得太息。"《素问·逆调论》曰："肾者，水脏，（主津液），主卧与喘（也）。"《素问·风论》："肺风之状，……时咳短气。"缘风热相搏于大络之间，金水失其生化，则咳逆喘促，肺痿生痛，上吐脓血，下部脉不至，诸证所生。皆由金不生水，水不生精，津液耗伤，元气所以虚损也。天冬气质泽润，性味清凉，入清大络，滋益脾精，能令水土合化，上生肺金，下调水道，故久服可以益气延年不饥。《本经》列为上品，经方佐治厥阴大下后，火气上逆之证，自具上药养命之功。黄氏虑其寒滑败胃，观经方与术、姜、知、芩并用，正所以补益脾胃，通金水之气；惟清热之功居多耳。

白　薇

【药释】

〔本经〕中品。根，气味苦，咸，平，无毒。主暴中风，身热肢满，风中阳明也。忽忽不知人，狂惑邪气，阳明热邪。寒热酸疼，温疟洗洗，发作有时。阳明证也。

〔别录〕疗伤中淋露，下水气，利阴气，益精。久服利人。与天冬同性。

〔弘景〕疗惊邪，风狂，痓病。百邪鬼魅。

〔纲目〕治风温灼热，本经方。多眠，及热淋遗尿，金疮出血。

【经证证药】

佐治

竹皮大丸：治妇人乳中虚，烦乱呕逆，有热者倍之。以胃中虚热，耗伤津液，大络枯燥，不能生血化乳，故生虚烦。竹、膏、桂、甘镇逆利水；白薇以泻烦热。其曰热多者倍白薇，盖主散阳明虚热也。

李濒湖曰：白薇古人多用，后世罕能知之。张仲景治妇人产中虚烦呕逆，安中益气。竹皮丸方中，用白薇同桂枝各一分，竹皮、石膏各三分，甘草七分，枣肉为大丸。云有热者倍白薇，则白薇性寒，乃阳明经药也。徐之才《药对》言白薇恶大枣，而此方以枣肉为丸。盖恐诸药寒凉伤脾胃耳。

【经解】

《素问·风论》:"风之伤人也,(或为寒热,)或为热中,或为寒中,或为疠风,或为偏枯","脾风之状,……(四)肢不欲动"。以脾主四肢,其脉支者从胃别,上膈注心中。心主神明,脾主升清。风邪乱之,则浊气干心,神明失智。经方以白薇治胃热,散热邪。《本经》所以主暴风身热,肢满不知人也。

《素问·调经论》:"血并于阴,气并于阳,(故)为惊狂。"王冰注曰:气并于阳则阳气盛。阳明为两阳合明之经。风为阳邪,又从化热。白薇泻阳明之热。《本经》所以主狂惑邪气也。

《素问·疟论》:"岐伯曰:(此)先伤于风,(而)后伤于寒,(故)先热(而)后寒(也),(亦)以时作,名曰温疟。"《素问·刺疟》:"足阳明之疟,令人先(寒,洒淅洒淅,)洗淅,(寒甚)久乃热",阳明主四肢,其潮热以时。白薇清阳明之热。《本经》所以主寒热酸疼,温疟有时。酸疼者,四肢不得秉气于胃也。

【闲按】

水谷入胃,脾气散精,上归于肺,取汁变化,赤者为血,白者为乳,出于皮毛者为汗。《素问·太阴阳明论》:"脾病而四肢不运,……以四肢(皆)禀气于胃,而不得至经,脾不为胃行津液也。"缘邪入阳明,以燥化热,脾阴不胜胃阳。《素问·厥论》曰:"阴气虚则阳气入,(阳气入则)胃不和,(胃不和则)精气竭。"此身热、肢满、邪狂、温疟之病所由生也。白薇苦、咸,经曰:苦涌泄,咸涌泄,皆为阴。故能助脾阴以清阳明之气,实则阳明表药也。故经方与葛、桂、草、石相需并用也。

葳 蕤

【药释】

〔本经〕上品。根,气味甘,平,无毒。女萎主中风暴热,不能动摇,三阳合邪。跌筋结肉,诸不足。肝脾之病。久服去面黑䵽,好颜色润泽,轻身不老。

〔别录〕葳蕤主心腹结气,虚热湿毒腰痛,茎中寒,腰为肾之府。目痛眦烂泪出。

〔药性〕时疾寒热，内补不足，去虚劳客热，头痛不安，加而用之，良。

〔大明〕除烦闷，止消渴，润心肺，补五劳七伤虚损，腰脚疼痛。天行热狂，服食勿忌。

〔纲目〕主风温自汗灼热，及劳疟寒热，脾胃虚乏，男子小便频数，失精，一切虚损。

【经证证药】

佐治

《伤寒》麻黄升麻汤：治伤寒六七日，大下后，寸脉沉迟，手足厥逆，下部脉不至，咽喉不利，吐脓血。以厥阴之脏，上生君火，下伤津液，水下火上，水不生木，木生火以克金。三阴之脉系于喉，故不利而吐脓血也。肝为风脏而主筋。葳蕤、芍、桂、石膏、天冬同清阳明之热，疏泄厥阴风木也。

【经解】

《素问·风论》："岐伯曰：风者善行而数变，腠理开则洒然寒，闭则热而闷"，"肝风之状，……其色青。脾风之状，（多汗恶风，）身体怠惰，四肢不欲动"。《本经》主暴风热不能动摇。以风热内闭，传舍肝脾也。

肝主筋膜，脾主肌肉，肝热发为筋痿，脾热发为肉痿，（原文见《素问·痿论》）《本经》主跌筋结肉，诸不足，亦风邪因伤而起，客于肝脾病也。

【闲按】

《灵枢·经脉》："（是主）脾所生病者，舌本痛，体不能动摇。"肝足厥阴之脉病，"（甚则）嗌干，面尘垢脱色"。《本经》主面黑好颜色。以五脏之色生于肝，玉竹、甘草能启太阴之气，合水土之化，以生金滋肝，故久服则筋润而肉泽，肝脾左升，而身轻举也。经方佐治麻升汤，只厥阴一证。以厥阴之陷，太阴之不升也。此经所谓开阖并折，非上品之药不能扶养也。合经方、《内经》以证《本经》，则知《本经》论药主治，自异乎后世本草之紊无归宿也。

防　风

【药释】

〔本经〕上品。根，气味甘，温，无毒。主大风，头眩痛，恶风，风邪风为百病之长，肝为风木之脏。目盲无所见，行血中之风也，肝受血而能视也。风行周身，骨节疼痹，肝郁则营遏而痛生，此桂芍知母汤证。烦满，久服轻身。上品之功用。

〔别录〕胁痛胁风，肝胆之部。头面去来，阳明、太阳之部。四肢挛急，肝脾病。字乳金疮内痉。营遏之证。

〔大明〕治三十六般风，男子一切劳劣，补中益神，风赤眼，颇有息肝风之功效。止冷泪及瘫痪，肝风。通利五脏关脉，五劳七伤，薯蓣丸证。羸损盗汗，玉屏风、当归六黄皆用之以取效。心烦体重，能除脾络之风。能安神定志，匀气脉。

〔元素〕治上焦风邪，泻肺实，散头目中滞气，经络中留湿，主上部见血。

〔好古〕搜肝气。肝为风木之脏，凡中风、惊、破伤风、内生诸风，皆从肝起，故王氏主治独得要解。

【经证证药】

佐治

1.《金匮》竹叶汤：治产后中风发热，面正赤，喘而头痛者。以产后血泻肝虚，太阳、阳明之经，一感风邪则卫伤营痹，肝脾之风，因以内起，寒水不行，燥土合化，故面赤、喘而头痛也。竹、葛、姜、草以泻阳明之热；桂枝、防风以除营卫之风也。又按：产后血虚，贼风乘之，将成风痉。故于桂枝加葛根治刚柔痉证，方中减去芍药，以下血之后，肝木不宜再泻也；加桂、参以升肝脾；附子温水脏；防风佐竹叶、葛根驱经络之风，自小便去也。

2. 桂芍知母汤：治中风肢节疼痛，头眩脚肿。以风伤营卫，流注筋络，故历节痛而头眩脚肿也。合桂、麻附甘汤，以驱营卫少阴之邪；知、术驱太阴之湿；防风息厥阴之风也。

3. 薯蓣丸：治虚劳风气百疾。以血痹之家，肝燥生风。防风、柴、桂所以疏甲乙二木，以清经络经筋之风气也。

黄注：厥阴风木之脏，土湿而木气不达，则郁怒而生风。防风辛燥发扬，最泄湿土而达木郁，木达而风自息，非防风之发散风邪也；风木疏泄，则窍开而汗出，风静而汗自收，非防风之收敛肌表也。

【经验录】

防柴清目饮

防风　柴胡各三钱　黄芩　黄连各三钱　当归　川芎各二钱　葛根　紫苏各二钱　桂枝　南芎各二钱　半夏　麦冬各三钱　吴萸　丹皮　甘草各二钱

十五味，以水二碗，煎至大半碗，顿服，滓再服。

治眼疾暴发，一剂知，三剂已。若病一目即服，则一目不病。服后卧养二小时，觉目中凉风漱漱为效。卧起目上下帘不黏亦为效。

《素问·五脏生成》："肝受血而能视。"故是方全系温经行营。服此者，其他眼科诸方可以废矣。并治青盲。须加泽泻、防己、牛膝，其效益佳。

【经解】

《素问·风论》："风气循风府而上，则为脑风；风入系头，则为目风，眼寒。"五脏风状，多汗恶风。《素问·至真要大论》："厥阴之胜，耳鸣头眩，愦愦欲吐，（胃膈如寒，）大风数举，（倮虫不滋，）胠胁气并，化而为热。"《素问·脏气法时论》曰："肝苦急，急食甘以缓之。"防风甘缓息风。《本经》所以主治大风头眩、恶风之邪也。

《素问·五脏生成》："徇蒙招尤，目冥耳聋，（下实上虚，）过在足少阳、厥阴，甚则入肝。"肝受血而能视，邪气伤营，营行脉中，则徇蒙招尤之病生。王冰注曰：目暴病而不明，招尤掉甚也。《别录》以防风治头面风去来。以诸阳之会在于面，阳盛则阴血痹。防风行阳中之阴。《本经》所以主目盲无所见也。

《素问·五脏生成》又云："卧出而风吹之，血凝于肤者为痹，凝于脉者为涩，凝于足者为厥。"肝为厥阴之脏，主藏血也。又云："肝之合筋也"，"诸筋者，皆属于节"，风气痹于关节则痛生。故《素问·痹论》曰："营者，水谷之精气也，……（故）循脉上下，贯五脏，络六腑也。"风气胜者为行痹，有寒故痛也。经方重佐防风以治历节。《本经》所以主风行周身、骨节疼痛也。

【闲按】

《灵枢·经脉》：肝足厥阴之脉，起足大指丛毛之际，交出太阴之后，过阴器，抵小腹，挟胃属肝络胆，贯膈布胁肋，循喉连目系，上出额，与督脉会于颠。肝藏血，独行经隧，命曰营气，营生于中焦。《素问·五脏生成》："脾之合肉也，（其荣唇也，）其主肝也。"《素问·阴阳应象大论》："东方生风，风生木，木生酸，酸生肝，肝生筋，筋生心，肝主目。""风伤筋，燥胜风。""风胜湿"，"辛胜酸。"故凡肢体拘挛，历节疼痛，目盲头眩，里急脉弦之证，皆生于风湿相搏，而燥不胜风也。防风气味甘温，可以益脾缓而缓肝急，而辛燥之性，尤足以助脾燥，以平肝风。故为泻肝行营之圣药。而久服轻身，可收燥脾生血之良功也。

卷 七

黄 芪

【药释】

〔本经〕上品。根，气味甘，微温，无毒。主痈疽久败疮，排脓止痛，大风癞疾，风气与卫气相干，营气阻碍之证。五痔，鼠瘘，营气阻于肝胆之部。补虚，建中汤证。小儿百病。卫阳不充，宜常服之。

〔别录〕主妇人子脏风邪气，任脉为病。逐五脏间恶血，当归补血汤，从此作方。补丈夫虚损，五劳羸瘦，止渴，腹痛泄痢，益气，利阴气。

〔药性〕主虚喘，肾衰耳聋，疗寒热，治发背，内补。

〔日华〕助气壮筋骨，长肉补血，破癥癖，治瘰疬，瘿赘，肠风，《素问·风论》："久风入中，则为肠风飧泄。"血崩，带下，赤白痢，产前后一切病，月候不匀，消渴，痰嗽，并治头风、热毒、赤目。

〔元素〕治虚劳自汗，补肺气，泻肺火心火，实皮毛，肺主卫，补肺虚故实皮止汗。益胃气，去肌热及诸经之痛。

〔好古〕主太阴疟疾，脾主肌肉。阳维为病，阳维为病，苦寒热，阳维病主卫主表。苦寒热，督脉为病逆气里急。

【经证证药】

一、主治

（一）黄芪建中汤

黄芪一两半　桂枝三两，去皮　甘草三两，炙　大枣十二枚　芍药六两　生姜三两　胶饴一升

上六味，以水七升，煮取三升，去滓，纳胶饴，更上微火消解，温服一升，日三服。气短胸满者，加生姜；腹满者，去枣加茯苓一两半，

及疗肺虚损不足；补气加半夏三两。

治虚劳里急，陈注：里虚脉急。诸不足者。（《金匮·血痹虚劳》篇）

虚劳里急，悸，衄，腹中痛，梦失精，四肢酸痛烦热，咽干口燥，主以小建中汤；此曰诸不足，主以黄芪建中汤以诸不足之证，即在失精，悸衄之后，由脾液不滋，肺热肝燥，故里急。肺主卫，肝生营，营卫俱虚，故不足。方君黄芪升己土益卫阳，以行营阴也。

腹中满者，脾气之滞湿，故去大枣，加茯苓，燥湿土以清金也。胸满者，胃不降，故更加生姜。气虚则上逆，故加半夏以降气也。

（二）黄芪桂枝五物汤

黄芪三两　芍药三两　桂枝三两　生姜六两　大枣十二枚

上五味，以水六升，煮取二升，温服七合，日三服。

一方有人参。

治血痹，阴阳俱微，寸口关上微，尺中小紧，外证身体不仁，如风痹状。（《金匮·血痹虚劳》篇）

本论师曰："（夫）尊荣之人，骨弱肌肤盛，重因疲劳汗出，（卧不时动摇），（加）被微风（遂）得之。"风伤卫气，则营血耗涩，营行脉中，故阴阳俱微。心主营，肝生之。肝血不升，故尺中小紧。卫行脉外，故外证身体不仁。营因卫伤，故血痹之状，如风痹也。

（三）芪芍桂酒汤

黄芪五两　芍药三两　桂枝三两

上三味，以苦酒一升，水七升，相和煮取三升，温服一升，当心烦，服至六七日乃解。若心烦不止者，以苦酒阻故也。

治黄汗（之为）病，身体肿一作重，发热汗出而渴，状如风水，汗沾衣，色正黄如柏汁，脉自沉，……以汗出入水（中）浴，水从汗孔入得之。（《金匮·水气病》篇）

心主营，肺主卫，汗为心液，司于肺气。汗出卫开，水气浸淫，内合湿土，蒸为黄汗。卫行失度，拥而为肿。营气郁蒸，发而为热。肺失制节，卫气不闭；心火内蕴，营不以行，则汗出而渴。肺湿心热，并传干脾，子母合邪，土湿外泄，故汗如柏汁。本论师曰："寸口脉沉而紧，沉则为水，紧则为寒"，"营卫相干，阳损阴盛，""结在关元，故脉沉"。

方君黄芪，益肺气以助卫阳也；臣桂、芍行心脉，通卫泻营也，即所以调剂阳损阴盛也；和以苦酒者，即《素问·脏气法时论》："心苦缓，急食酸以收之。""肺欲收，急食酸以收之"之义也。其心烦不止者，以收敛过急也。服至六七日者，以经尽一周，乃止也。

附：防己黄芪汤

治风水，脉浮（为在表，其人或）头汗出，（表无他病，病者但）下重，（从腰以上为和），腰以下（当）肿及阴，难以屈伸。（《金匮·水气病》篇附方）

二、佐治

1. 桂枝加黄芪汤：治黄汗两胫自冷，腰髋弛痛，如有物在皮中，身疼重烦躁，腰以上汗出，小便不利。《金匮·水气》篇曰："黄汗之为病，两胫自冷，假令发热，此属历节。"以历节风胜，黄汗水胜，水阻卫阳之下行，故两胫冷也。又曰："食已汗出，又身常暮卧盗汗出者，此营气也。"以卫阳外泄，营阴不根，卫气夜行于阴，营随卫泄，故盗汗出后贤当归六黄汤，善于变通经法者也。又曰：若汗出发热者，久必甲错，发热不止，必生恶疮。以卫陷营郁，湿热流注，不以行化，故生恶疮也。又曰：若身重汗出已，辄轻者，久必身𥆧，𥆧即胸中痛。以卫泄湿去，营热留中，卫虚不能行营，故肉动胸痛也。盖卫出下焦，通于肾气，腰为肾府，卫阳不根于阴，则少阴水气横溢，失下行之序，则胫冷、腰痛、腰以下无汗也。阳气上越则心中烦躁，腰以上汗出也。卫气行太阳周身之表，失其运化，则水气滞结，故如有物在皮中，而小便不利也。加以脾土合湿，而下水上火，营愈郁而烦躁愈增，身疼重不止也。

桂枝汤本以调和营卫；加入黄芪，重益卫阳，生金行水也。

黄注：血之温暖，气嘘之也；营之流行，卫运之也。是以气有所动，则血病生焉。欲调血病，必益血中之温气；欲调营病，必理营外之卫阳。卫气者，逆则不敛，陷则不发，郁则不运，阻则不通，是营血受病之原也。黄芪清虚利畅，专走经络，而益卫气，是燮理卫气之要药，调和营血之上品；辅以姜、桂、芍药之类，奏功甚捷，余药不及也。

李东垣云：《灵枢·本脏》云："卫气者，所以温分肉，充皮肤，肥腠理。"黄芪既补三焦，实卫气，与桂同功，特比桂甘平，不辛热为异耳。但桂通血脉，能破血而实卫气；芪则益气也。又黄芪与人参、甘草三味，为除燥热、肌热之圣药。脾胃一虚，肺气先绝，必用芪温分肉，益皮毛，实腠理，不令汗出，以益元气，而补三焦。

【经验录】

黄芪桂枝猪苓汤

黄芪　桂枝　芍药　甘草　煨生姜　猪苓　泽泻　茯苓　白术　滑石　栝楼根各三钱

上十一味，为汤顿服。痛者，倍芍药，肿加牡蛎。

治下部疮痈狐疝，及跗胫肿痛、疸疸。如神。

卫出下焦，主行太阳之经。外感内伤，太阳失化，卫气留结，遂生痈肿。方主芪、桂，重在补卫以行营，燥土以利水。经曰：下肿者，当利小便。故此方从《金匮》《外台》变通而作，服之应手奏效也。

【经解】

《灵枢·痈疽》："寒邪客于经络之中则血涩，血涩则不通，（不通则）卫气（归）陷之，不得复返，（故）为痈肿。寒气化（为）热，热胜则肉腐（，肉腐则）为脓。""然不能陷，骨髓不为焦枯，五脏不（为）伤，皮薄以降（故）命曰痈。……热气淳盛，下陷肌肤，筋髓枯，（内）连五脏，……皮夭以坚，（上）如牛领（之皮），名曰疽。"皆由卫陷而营不行所生。黄芪启陷营之卫气，行泣络之营血。《本经》所以主痈疽久败疮，排脓止痛也。

《素问·风论》："风气与太阳俱入，行诸脉俞，（散于分肉）藏于皮肤之间，与卫气相干，其道不利，（故使肌肉膹䐜而有疡），卫气有所凝而不行，（故）其肉（有）不仁（也）。"久则生癞。经方桂加芪汤，论曰：汗出发热，久久其身必甲错，发热不止，必生恶疮。故经方用以治甲错。《本经》所以主大风癞疾也。

《素问·生气通天论》："阳者，卫外而为固也。""阳气不胜（其阴），（则）五脏气争。""风客淫气，精乃亡，邪伤肝也。因而饱食，筋脉横解，肠澼为痔。"以肝失疏泄也。营气不从，留连肉腠，陷于脉为瘘。其陷于少阳之脉者，则为马刀鼠瘘之类。黄芪生卫外之阳，以温肝木，以行经络之血。《本经》所以主五痔、鼠瘘也。

《素问·通评虚实论》："精气夺则虚，……气虚者，肺虚也。"皮毛者，肺之合也。形寒饮冷则伤肺。小儿皮肤毳薄，风寒尤宜相侵。黄芪甘温，滋土培金行制节之令，卫外而为固。《本经》所以主补虚小儿百病也。

【闲按】

《灵枢·本脏》："经脉者，所以行气血而荣阴阳，濡筋骨，利关节者也。卫气者，所以温分肉，充皮肤，肥腠理司（关）开合者也。""卫气和则（分肉解利，）皮肤调柔，腠理致密（矣）。""虽有大风苛毒，弗之能害。"故卫气失常，则营气不从，为血痹，为虚劳里急不足，为黄汗身肿、甲错、盗汗，为体不仁，便不利。《灵枢·玉版》："营气不行，乃发（为）痈疽。阴阳不通，两热相搏，乃化为脓。"皆所谓"卫气不与营气谐和"，"搐积不行，苑蕴不得常所"之为病也。元素曰：黄芪去肌热。东垣云：实卫气。坤载曰：燮理卫气，调和营血。并可解经矣。

又按：李、黄注黄芪与桂枝相需为用。其功益彰。固也。须审用于肺气亏损，卫阳虚耗，自汗，盗汗，小便不利之时。若犯阳盛之禁，与桂枝同用，立见气促不宁。是又不可因上品之药，甘温无毒，而昧昧服食也。

术

【药释】

白术

〔本经〕上品。气味甘，温，无毒。主风寒湿痹，脾痹也。死肌脾主肌。痓，柔痓也。疸，黄疸脾色也。止汗，除热消食，燥湿健脾也。作煎饵，仙家饵术，抱朴子、嵇康论：俱称之。久服，轻身延年不饥。上品补益后天之效。

〔别录〕主大风在身面，风眩头痛，目泪出，消痰水，逐皮间风水结肿，除心下急满及霍乱吐下不止，理中证，吐多者去术；下多者加术。利腰脐间血，益津液，益脾之功。暖胃消谷嗜食。

〔药性〕治心腹胀满，腹中冷痛，胃虚下利，多年气痢，除寒热。止呕逆。

〔日华〕止反胃，利小便，主五劳七伤，补腰膝，长肌肉，治冷气，痃癖气块，妇人冷癥瘕。

〔元素〕除湿益气，和中补阳，消痰逐水，生津止渴。出经方。止泻痢，消足胫湿肿。桂芍知母证。除胃中热、肌热。得枳实，消痞满气分。枳术丸证。佐黄芩安胎清热。白术散，加黄芩养胎圣法。

〔好古〕理中益脾，补肝风虚，主舌本强，脾脉连舌本。食则呕，胃脘痛，身体重，脾湿证。心下急痛，心下水痞。冲脉为病，逆气里急，脐腹痛。

苍术品味主治，《本经》未分，统于术。《别录》主治亦同上。

〔弘景〕除恶气，弭灾沴。

〔药性〕主大风痛痹，心腹胀痛，水肿胀满，除寒热，止呕逆下泄冷痢。

〔大明〕治筋骨软弱，痃癖气块，妇人冷气癥瘕，山岚瘴气湿疾。

〔完素〕明目，暖水脏。

〔东垣〕除湿发汗，健胃安脾，治痿要药。

〔震亨〕散风益气，总解诸郁。

〔纲目〕治湿痰留饮，或挟瘀血成窠囊，及脾湿下流，浊沥带下，滑泻肠风。

【经证证药】

一、主治

（一）白术附子汤

白术二两　附子一枚半，炮、去皮　甘草一两，炙　生姜一两半，切
大枣六枚

上五味，以水三升，煮取一升，去滓，分温三服。一服觉身痹，半日许再服，三服都尽，其人如冒状，勿怪，即是术附并走皮中，逐水气未得除故耳。

治伤寒八九日，风湿相搏，身体疼烦，不能自转侧，不呕不渴，（脉浮虚而涩者，桂枝附子汤主之。若）大便坚，小便自利者。（《金匮·痉湿暍》篇）陈注：凡方中有如虫行，如醉状，皆药气将行使然也。

此篇主治，与太阳篇同。伤寒八九日，少阳主气。风邪传少阳之里，而入太阴，与土湿相搏；太阴脉病，身体皆重，少阳脉病，不能转侧。以寒痹经络，故身疼；以风合湿土，故大便坚而小便利；以太阴湿胜，故不呕不渴。

方君白术，除太阴之湿；佐大枣以滋液；甘草、生姜宣少阳之表，以驱风；附子温水逐痹止烦疼也。

前方桂枝附子汤，重在泄水以除风；此汤重在除湿以除风。以小便自利，故以桂易术，此两方所相表里也。

（二）白术散

白术　川芎　蜀椒三分，去汗　牡蛎

上四味，杵为散，酒服一钱匙，日三服，夜一服。但苦痛加芍药；心下毒痛倍加川芎；心烦吐痛不能饮食，加细辛一两、半夏大者二十枚，服之后，更以醋浆水服之；若呕，以醋浆水服之，复不解者，小麦汁服之；已后渴者，大麦粥服之。病虽愈，服之勿置。

主妊娠养胎。（《金匮·妇人妊娠》篇）

启玄子《素问·上古天真论》注曰："冲为血海，任主胞胎。"而冲、任之血资生于脾，缘脾气散精，化为血，所以养胎也。惟胎气阻遏，下焦不能济泌别汁，脾因之湿，则血不足以养胎。方君白术，以渗脾湿；佐川芎以通冲、任之脉；川椒、牡蛎入膀胱血室，水血之分，温血而行水也。

痛者，肝郁克土，加芍药以疏肝也。心下痛者，心主营，营气郁，倍芎以行营气也。心烦、吐痛、不能食者，少阴水气阻滞冲脉，挟胃作逆也。加半夏以降胃逆；细辛以通少阴之气，下冲脉之逆也。服汤呕者，饮醋浆，以敛降。复不解者，和小麦汁，以滋肝。已后渴者，服大麦汁，以利水也。病虽愈，服之勿置者，以土湿水寒，痛呕烦吐之后，惟此方可以养之，故曰养胎也。

附：《近效方》术附汤 即白术附子汤。分两减半

治风虚头重眩，苦极，不知食味，暖肌补中，（益精气）。（《金匮·中风历节》篇附方）

少阳本证，头眩苦。兼太阴则头重，食不知味。此汤暖肌补中，求之太阴，以治少阳之里，其效甚捷，故曰近效。此推广白术附子汤治法也。

二、加治、佐治

1.《金匮》麻黄加术汤：治湿家身烦疼，发其汗为宜者。越婢加术汤治里水，身面黄肿，脉沉、小便不利，亡津液令渴者；经验录治肺胀喘促，不得卧者。甚神。此皆太阴、太阳水土合病。白术佐麻黄以散土中之水也。

2. 五苓散：治发汗后，渴欲饮水；又治霍乱热多饮水者。桂枝去桂加苓术汤，治服桂枝汤，或下之，仍头项痛，发热无汗，心下满，小便不利者。苓桂术甘汤治吐下后，心下逆满，气上冲，头眩，脉沉者。甘姜苓术汤治肾着，身重，腰痛者。此皆水土合病。白术佐二苓、泽、姜，以行土中之水也。

3. 真武汤：治太阳病，汗出不解，发热心下悸，头眩身瞤动者。以寒水之邪，不外散而内侵。故君白术以培土镇水也。

4. 理中汤：治霍乱吐利。以太阳水气内侵，表里合病，清浊失序，故吐利交作。参、草、干姜温中散寒；白术培土泄湿也。若脐上筑者，肾气动也，去术加桂。下多者，还用术。以求能燥太阴之湿，而不能化太阳之气也。腹满者去术，加附子。渴欲得水，加术足前成四两半。以术能渗太阴之湿，而不能生少阴之阳也。

【经验录】

术姜苓萸汤、丸

白术四钱　苍术三钱　干姜三钱　党参三钱　陈皮二钱　生姜二钱

茯苓三钱　吴萸三钱

八味以水两碗，煎至大半碗顿服，滓再服。霍乱呕吐加半夏三钱；泄加桂枝三钱。

治腹中虚，空鸣如鼓，诸药罔效，宜为丸服之。若兼吐利，发热，虚逆哕呕，宜加夏、桂煮汤服之。

此脾土虚寒，失治之变，将及三阴。故初证腹中空鸣，或时兼呕。久则鼓胀、胃反泻利诸证所丛生。治惟求之太阴，选燥可逐湿、温不助热之药品，以求成功。方君二术，佐以二姜温土行气；茯苓佐吴萸汤，兼温下焦，温土行水也。呕者兼胃逆，故加半夏，少佐生姜。泻者，下焦阳微，故加桂枝，以佐吴萸也。

黄注：五行之性，火燥而水湿。太阴脾土，升自水分，因从水分而化湿；阳明胃土，降于火位，因从火位而化燥。燥湿调和，中气输转，是以胃纳脾消。吐利不止，但太阴脾以湿土司令，阳明胃从燥金化气。辛金己土，俱属太阴，而辛金不如己土之湿；按：《内经》辛金燥。庚金戊土，俱属阳明，戊土不如庚金之燥。缘化于人，不敌主令于己者之旺也。白术补土燥湿，土燥而升降如前，是以吐泻兼医，理中用之，以治痞满呕泄，理中满呕去术。与参、姜甘温补中气，转升降之轴，自复清浊之位也。

【经解】

《素问·痹论》："风寒湿三气杂至，合而为痹也。（其）风气胜者为行痹，寒气胜者为痛痹，湿气胜者为着痹（也）。""肌痹不已，复感于邪，内舍于脾。""故淫气肌绝，痹聚在脾。"以脾为湿土，外主肌肉。风寒内盛，着痹不去。白术渗湿土以驱风散寒。《本经》所以主治风寒湿痹死肌也。

《金匮·脏腑经络》篇："见肝之病，知肝传脾，当先实脾。"痉为肝病，其汗出而不恶寒者，由太阳之邪传于太阴，故曰柔痉。白术实脾，佐以麻、桂能驱风湿自太阳而出。《本经》所以主治痉、止汗、除热也。

《灵》《素》曰：目黄，溺黄赤，安卧者，黄疸也。《素问·奇病论》："（有）病口甘者，……五气之溢（也），（名）曰脾瘅。"脾瘅者，

《金匮·黄疸》篇所谓脉弦为伤脾，食谷即眩，谷气不消。师曰："病黄疸，发热，烦（喘）渴……然黄家所得，从湿得之，一身尽发热面黄。"以脾色黄也。此茵陈五苓，用白术以治诸黄。《本经》所以主疸，除热，消食也。

【闲按】

《素问·太阴阳明论》："（故）喉主天气，咽主地气。（故）阳受风气，阴受湿气"，"故湿土合气，则䐜满闭塞，下为飧泄，（久）为肠澼"。非术不可治之也。"岐伯曰：足太阴者，三阴也，其脉贯胃、属脾、络嗌，（故太阴）为之行气于三阴；阳明者，表也，（五脏六腑之海也，亦）为之行气于三阳。""脾不为胃行其津液，（四肢不得禀）则水谷气（，日以益）衰，（阴）脉道不利，筋骨肌肉皆无气以生。"此身体疼重、烦渴、逆满、黄汗、痉、疸、霍乱吐利、肾着、脾痹诸证之作，皆缘己土湿淫也。药之去湿者，每伤于燥，惟术渗湿而润土，生津以止渴。故经方同麻、桂以去太阳之汗，偕苓、附以利少阴之水，使水行而液滋，汗出而生津者，术之功、圣之法也。盖脾性恶湿，术性善燥，燥则驱太阴之湿，与脾之性合。而其气质浓郁，如雨露之润，尤足以滋生土精，《素问·五脏别论》："脾气散精，上归于肺，通调水道，下输膀胱，水精四布，五经并行。"惟术能之。若夫阳明之呕，少阴之逆，要在重佐姜、桂、苓、附，相需为用。此虽上品之药，仙家所饵，要在培后天于未病时也。

茯　苓

【药释】

〔本经〕上品。气味甘，平，无毒。主胸胁逆气，忧恚惊邪恐悸，心下结痛，寒热烦满咳逆，五志之病，皆生于肾，心下为脾之部，痛满为脾不运也。口焦舌干，是主肾所生病者。利小便。主治之纲。久服，安魂养神，不饥延年。

〔别录〕止消渴，好睡，肾病欲寐也。大腹淋沥，膈中痰水，水肿淋结，开胸腑，调脏气，伐肾邪，长阴，益气力，保神气（守中）。

〔药性〕开胃止呕逆，善安心神，主肺痿痰壅，心腹胀满，小儿惊痫，女人热淋。

〔日华〕补五劳七伤，开心益志，止健忘，暖腰膝，安胎。

〔元素〕止渴，利小便，除湿益燥，和中益气，利腰脐间血。

〔东垣〕逐水缓脾，生津导气，平火止泄，除虚热，开腠理。

〔好古〕泻膀胱，益脾胃，治肾积奔豚。

附：赤茯苓

〔药性〕破结气。

〔纲目〕泻心、小肠、膀胱湿热，利窍行水。

茯神

〔别录〕气味甘，平，无毒。主辟不祥，疗风眩风虚，五劳口干，止惊悸、多恚怒、善忘，开心益智，安魂魄，养精神。

〔药性〕补劳乏，主心下急痛坚满。人虚而小肠不利者，加而用之。

【经证证药】

一、主治

（一）五苓散

猪苓十八铢，去皮　泽泻一两六铢　白术十八铢　茯苓十八铢　桂枝半两去皮

上五味，捣为散，以白饮和服方寸匕，日三服，多饮暖水，汗出愈，如法将息。

（1）治太阳病，（发汗后），大汗（出）后，……脉浮，小便不利，微热消渴者。(71)

太阳之表由汗而解，太阳之里肾关不开，故阳明合热，微热消渴而小便不利也。白术、茯苓启太阴、少阴之气，以利转输；合猪苓、泽、桂开阳明之阖，自太阳膀胱而下也。此经方利水法，于汗、吐、下、温、泻五法中，为用更广也。

（2）治发汗已，脉浮数、烦渴者。(72)

此比前加数、烦脉证，为表热传脾，湿热相搏之证。苓、术渗湿去

渴；合泽、桂利水除热烦也。

陈注：胃干烦渴，以五苓为禁剂。此系脾不转输之渴，烦生于脾，虽无微热、小便不利之证，治以五苓则一也。

按：本论上节，汗出胃中干，烦燥欲饮水，少与水和胃则愈。以胃干烦躁，有不得眠之证。五苓中术之燥，猪苓之利，所由禁之也。下节汗出而渴，五苓主之；不渴，茯苓甘草主之。两法俱无不得眠证，故以异于胃燥也。

（3）治中风发热，六七日不解而烦，有表里证，渴欲饮水，水入则吐者，名曰水逆。（74）

伤寒六七日经尽一周，太阳主气，表证之发热未解，里证之烦渴兼见。以水气不行，与太、少二阴火土合邪，故烦渴欲饮也。太冲之气，逆而不降，故水入即吐也。曰中风发热，则表证似桂枝，必有汗也，故宜主以五苓。按：水逆之证，宜于本方加桂，以降冲也。

（4）（假令）瘦人，脐下有悸，吐涎沫而颠眩，此水也。（《金匮·痰饮》篇）

肾气动，故脐下悸；脾土湿，故吐涎沫；水气上凌，故颠眩。术、苓燥土制水；桂、泽、猪苓行水降逆也。按：理中法，肾气动去术加桂，以理中无泻水之药。此用以治悸者，以二苓、桂、泽皆化气行水之品，故不去术。经方加减法也。

（二）茯苓甘草汤

茯苓二两　桂枝二两，去皮　甘草一两，炙　生姜三两，切

上四味，以水四升，煮取二升，去滓，分温三服。

伤寒汗出而渴者，五苓散主之；不渴者。（73）

太阳寒邪既汗矣，虽不渴当有脉数而烦之证。以汗后胃液虚耗，不宜渗燥，故于五苓中去术、泽、猪苓，加姜、草宣通胃气也。

（三）茯苓四逆汤

茯苓四两　人参一两　附子一枚，生用，去皮，破八片　甘草二两，炙

干姜一两半

上五味，以水五升，煮取三升，去滓，温服七合，日二服。

治发汗，（若）下之，病仍不解，烦躁者。（69）

太阳之里为少阴，少阴上火下水，汗伤心液，下伤肾气，水火不交，而生烦躁。参、草、干姜温脾理胃以滋液；茯苓、附子温肾行水以济火，水火既济，躁烦自除也。

张令韶云：烦者阳不通阴，躁者阴不通阳。按：《伤寒论》少阴证多烦躁不宁；厥阴亦有之；太阴则烦满也。以少阴水脏，其脉贯肝络心。水气不行，则木火不生；水气合湿，而脾液不滋，此烦躁之原也。

（四）真武汤

茯苓三两　芍药三两　白术二两　生姜三两，切　附子一枚，炮，去皮，破八片

上五味，以水八升，煮取三升，去滓，温服七合，日三服。若咳者，加五味子半升、细辛一两、干姜一两。若小便利者，去茯苓。若下利者，去芍药，加干姜二两。若呕者，去附子加生姜，足前为半斤。

（1）治太阳病发汗，汗出不解，其人仍发热，心下悸，头眩，身𥆧动，振振欲擗地者。（82）

汗亡坎阳，失水中之温气，寒水侮土，上凌心君，水性动，故症见悸、眩、𥆧动也；脾将败，故振振欲擗地也。真武者，镇水邪之泛滥也。《素问》云：肾，水脏也，其主脾也，水，阴也。阴胜则阳负，汗亡阴中之阳，水气所以侵凌也。非术、姜不能温培中土，以生中焦之阳；非芍、附不能疏木气，以生下焦之阳；非茯苓不能通水土之气，利少阴之枢，开太阳之腑，以行寒水也。

其咳者，加姜、辛、味温通手足太阳之湿，归于水脏；若小便利者，去茯苓之淡渗，以保存津液；若下利者，去芍药之疏泄，加干姜以温培中土，为冲脉挟胃作逆，去附子之温水，加生姜行土中之逆气也。

（2）治少阴病，（二三日不已，至四五日，）腹痛，小便不利，四肢沉重疼痛，自下利者，（此）为（有）水气。（316）

太阴司开，厥阴司阖，少阴司枢。枢不转，则三阴失其开阖之司，木郁则腹痛；土湿则四肢重痛；下焦阳衰，水气不分，则下利。皆由枢轴不转，故寒水逆从也。真武汤培土疏木，生阳行水，水行而枢轴转，开阖通矣。

（3）治服大青龙汤，汗后亡阳，手足厥逆，筋惕肉𥆧者。（38）

肾主五液，入心为汗，汗随卫阳而外泄，则胃中津液耗伤，不足以荣筋而养肉，阳生于四肢，四肢不得禀气于脾胃，故厥逆惕动也。真武汤培土疏木，温行肾气，肾气行则沤雾生，一阳复归，则土木皆滋矣。

（五）苓桂术甘汤

茯苓四两　桂枝三两，去皮　白术　甘草炙，各二两

上四味，以水六升，煮取三升，去滓，分温三服。

（1）治伤寒（若）吐（若）下后，心下逆满，气上冲胸，起则头眩，脉沉紧，发汗则动经，身为振振摇者。（67）

此以吐下伤液，肾主五液，液伤则肾气败，冲脉逆，肝脾俱病。心下为脾之部位，脾不升清，胃不降浊，冲脉上逆，故见逆满。厥阴为病，气上冲胸，头眩脉紧。以脾精不能生水，水精不能滋木也。方君苓、桂行水以启肾气；佐以术、甘培土以建中气，俾中气运，水气行，而木气自荣也。

张令韶云：经云知肝之病，当先实脾，如此方是也。

（2）治心下有痰饮，胸胁支满，目眩者。（《金匮·痰饮》篇）

痰饮停于肝脾之分，故胸胁支满；土不制水，金不制木，故目眩。苓桂术甘泻太阴之湿；息厥阴之风；行少阴之水，俾阴分之留饮，自膀胱而下也。

（3）治（夫）短气有微饮，当从小便去之。苓桂术甘汤主之；肾气丸亦主之。（《金匮·痰饮》篇）

《难经·第四难》："呼出心与肺，吸入肾与肝。"水饮滞留，气不归根，故气短之病，由水气不行也。茯苓行水而兼培土；桂枝通阳而兼行阴；下焦阳微则吸气短，宜佐以地、泽、萸、附之类；中焦土湿，宜佐以甘、术、姜、夏之类。皆所以启发水中阳气，行水以济火滋木也。

（六）茯苓桂枝甘草大枣汤

茯苓半斤　桂枝四两，去皮　甘草二两，炙　大枣十五枚，擘

上四味，以甘澜水一斗，先煮茯苓，减二升，纳诸药，煮取三升，去滓，温服一升，日三服。

作甘澜水法：取水二斗，置大盆内，以杓扬之，水上有珠子五六千颗相逐，取用之。

治发汗后，其人脐下悸者，欲作奔豚。(65)

卫阳出于下焦，汗亡下焦之阳，则太冲之脉，挟阴水以上行，故脐下悸欲作奔豚也。苓、桂通下焦之阳，下水邪以降冲逆；佐以草、枣滋汗伤之津液也。

（七）茯苓杏仁甘草汤

茯苓三两　杏仁五十个　甘草一两

上三味，以水一斗，煮取五升，温服一升，日三服。不瘥更服。

治胸痹，胸中气塞短气者(《金匮·胸痹心痛》篇)

水饮客于肺家，阻碍清道，故气塞；肾为水脏，其末在肺，肾水不化，故气短。茯苓行水以通金气；杏仁泄肺窍之浊；甘草合水土之化也。

（八）茯苓泽泻汤

茯苓半斤　泽泻四两　甘草二两　桂枝二两　白术三两　生姜四两

上六味，以水一斗，煮取三升，纳泽泻，再煮取二升半，温服八合，日三服。

《外台》治消渴脉绝，胃反吐食者，有小麦一升。

治胃反，吐而渴，欲饮水者。(《金匮·呕吐哕》篇)

此冲脉挟水作逆也。少阴之脉交于冲，并阳明之脉，上行以渗诸阳，其下者注于少阴之大络。水邪客于少阴之络，胃阳失其下行之序，随太冲之气，逆而上行，故胃反；胃反则脾土亦虚，故吐而饮，饮而吐，吐而渴也。方于五苓散中去猪苓者，以水气之逆在冲脉，不在肾经也。加姜、草者，以胃气因吐而虚逆，草以理中，姜以下阳明之逆也。

《外台》用此方治消渴，脉绝胃反加小麦一升。陈注：更得其秘。

按：水气之不行，由卫阳弱而己土湿。此证胃反在中焦，而冲逆生于下焦。术、姜、草所以培土，苓、泽行水兼培土，佐桂枝以通中下焦之阳，而后气化行而冲逆降也。

陈注：此与吐后渴为欲愈者不同；亦与猪苓散未吐先渴证不同。

（九）茯苓戎盐汤

茯苓半斤　白术二两　戎盐弹丸大一枚

上三味，先煎苓、术成，入盐再煎，分温三服。

治小便不利。（《金匮·消渴》篇）

咸生肾。肾病者，苦补之，咸泻之。方君茯苓，佐白术，使戎盐，燥土行水，伐肾邪，以利小便也。

（十）《外台》茯苓饮

茯苓　人参　白术各三两　枳实二两　橘皮二两半　生姜四两

上六味，以水六升，煮取一升八合，分温三服，如人行八九里进之。

治心胸中有停痰宿水，自吐出水后，心胸间虚，气满不能食者。（《金匮·痰饮》篇附方）。

停痰宿水，上吐之；胃虚气犹逆，故胸满不能食。参、术滋生脾液，以救胃虚；枳、橘、生姜宣通大络，以降胃逆；君茯苓渗湿消饮也。方从枳术、橘皮汤变通而出，所治之证，亦可补经方未备。

（十一）苓甘五味姜辛汤

茯苓四两　甘草　干姜　细辛各三两　五味子半斤

上五味，以水八升，煮取三升，去滓，温服半升，日三。

治服苓桂味甘汤，冲气即低，（而反）更咳，胸满者。（《金匮·痰饮》篇）

《灵枢·经脉》："肺所生病者，咳，上气喘渴，烦心胸满。"气由肾而上，桂苓证也。咳而胸满，则肺伤寒饮，姜、甘、辛、味理中温肺；君茯苓、佐细辛通金水之气，以泄痰饮也。

二、佐治、加治

1.《金匮》防己茯苓汤：治皮水，四肢肿、聂聂动者。

2. 葵子茯苓散：治妊娠有水气，身重，小便不利，淅洒恶寒，起即头眩者。

皆以水气横溢，由土不制水，小便不利。防己、葵子以利水；佐以茯苓，兼渗脾湿也。

3. 桂枝茯苓丸：治胎漏不止，在脐上者为癥痼，害妊娠，下其血则漏止。以胎胞、膀胱原居下焦水分之处。水气滞，故血气瘀。苓、桂通阳行水，水行而血自下也。此方治胎漏甚效。以用于胎前时，多顾忌，不知水行则瘀去，瘀去则胎安也。按：屡用奏效，非此方不能治此病。

4. 半夏加茯苓汤：治饮家水停心下。少阴之经，上心下肾，非茯苓不能导心下之停水而下也。

5. 黄芪建中汤：治虚劳里急，腹满者。以脾湿不运，故去大枣之润滞，加茯苓以渗湿也。

6. 小青龙汤：治心下水气，小便不利，小腹满者。

7. 小柴胡汤：治心下悸、小便不利者。

皆加茯苓驱太阴之湿，行少阴之水也。

8. 理中汤、丸：治脐上筑者；肾气动也。去术加茯苓，以白术重于滋脾气；茯苓重于行肾气。知所以行肾气，则茯苓之用，思过半矣。

【经验录】

（一）苓苍吴萸分清散

茯苓四分　苍术三分　吴萸三分

共为散，随病服。

治一切水泻。

水寒土湿，内伤生冷而作泻，水谷不分证也。茯苓、苍术燥土行水，以分水谷；吴萸温水脏之寒，济泌别汁也。

（二）茯苓清肺饮

茯苓　麦冬各四钱　泽泻　橘皮　花粉各三钱　五味子　细辛　杏仁　甘草　白术　桂心各二钱

上十一味，以水两碗，煎至大半碗，顿服，滓再服。

治肺燥咳喘，气短舌干，渴不欲饮，服温肺药益燥者。

此脾络湿热，传于肺络，水精不布，肺胀证也。麦、橘、栝根、杏仁清泻脾络之热；草、术燥脾湿，滋胃液；五味敛胀；君茯苓佐泽、桂、细辛化金水之气，利气定喘也。按：此方每用治老者燥喘如神。

黄注：人之生也，火胎于坎而水不寒；水孕于离而火不炎。水火相交，爰生温气。水位乎中，是以性湿。以土生于火，土之湿实化于水，水火互根，是以无病。土湿不运，升降倒行，水不下陷而寒生，火金上逆而热作。百病之乘，莫不以此。是以仲景尝教以少阴之负趺阳者为顺，水胜为逆。古之圣人，燥土而利水；后之庸工，滋水而伐土，何相违也。茯苓泄水燥土，冲和淡荡，百病皆宜，至为良药。

【经解】

《素问·缪刺论》："邪客于足少阴之络，令人卒心痛，暴胀，胸胁支满。"王冰注曰：以其络支别者，并正经从肾上贯肝膈，走于心包也。《素问·骨空论》："冲脉者，起于气街，并少阴之（经）脉，名曰太冲。"故少阴病，多挟太冲。卫阳一虚，水逆即作，水气停留，多生眩悸。茯苓渗少阴之大络，以通肾气；肺为肾母，肾气通，则肺气下降。《本经》所以主心下悸，胸胁逆满也。

五脏之志，忧伤肺，怒伤肝，思伤脾，恐伤肾。（《素问·阴阳应象大论》）以五脏虚而各以志见也。肝病在筋，发为惊骇。由肾水失其合化，则肾不滋肝，肝不荣心，神魂所以无主也。《素问·上古天真论》："今时之人（不然也，以酒为浆），以妄为常，（醉以入房，以）欲竭其精。"故精竭而五志各病也。又曰："恚嗔"者，怒也。由思而恨，恨而怒也。茯苓通金水之气，滋木生火以培土，使水土合德，五志皆宁。《本经》所以主忧恚惊邪恐悸也。

《灵枢·经脉》："足少阴之脉，……贯脊属肾络膀胱。""其支者，从肺出络心。"膀胱脉病，头身痛，咳逆寒热。太阳之邪，传入少阴，结于心下，寒多则痛。此桂枝去桂加苓术汤治心下满痛；茯苓杏仁甘草汤治胸痹。《本经》所以主心下结痛，寒热烦满咳逆也。

《素问·热论》："伤寒四日，太阴受之，太阴脉布胃（中），络（于）嗌，故腹满而嗌干；五日少阴受之，少阴脉贯肾，络（于）肺，系舌本，故口燥舌干而渴。"五苓散主治消渴，以茯苓燥湿行水，开太阴以利少阴之枢。《本经》所以主烦渴，口焦舌干也。

《素问·水热穴论》："肾者，至阴也；至阴者，盛水也。肺者，太阴也。……其本在肾，其末在肺，皆积水也。"启玄子注：肾主下焦，膀胱为腑，主其分注关窍二阴，肾气化则二阴通。故五苓、肾气汤（丸）治小便不利，助肾气之化。《本经》所以主利小便也。

【闲按】

经方茯苓主治：如消渴，水逆，头眩身瞤，脐上心下悸动，小便不利，皆少阴证也；如气上冲，胸胁满，目眩，胃反、消渴，水逆，皆少阴兼厥阴、冲脉证也；如气短塞，肢沉痛，身重腹满，皆少阴兼太阴证也；如脉紧、脉浮数，烦躁热渴，吐涎、颠眩、腹痛、自利，筋惕肉动，皆手足少阴，兼手足太阴、厥阴、足膀胱证也。以足太阴之脉，交出于厥阴之前，厥阴之脉，交出于太阴之后。肾脉络膀胱上贯肝膈，从肺出络心，故是动则生以上诸疾。《灵枢·经脉》篇云："盛则泻之，虚则补之，……不盛不虚，以经取之。"茯苓行肾气，以滋肝清肺苏脾者，皆由利小便以经取之。故甘淡之性，非寒非热，补虚而不助邪，主在一经，兼治四脏也。《素问·水热穴论》："肾者水脏也。其本在肾，其末在肺，皆积水也。"《素问·经脉别论》："脾气散精，上归于肺，通调水道，下输膀胱。"启玄子曰：金气通于肾。故茯苓之治水，能令水精四布，五经并行。此《本经》列之上品，安神养魂也。

又按：《素问·刺法论》："肾有久病者，可以寅时面向南，净神不乱思，闭气不息七遍，以引颈咽气顺之，如咽甚硬物，如此七遍后，饵舌下津令无数。"缘此水生于肾精，肾脉同胃下行渗诸阴，出膀胱；同脾上行灌诸阳，出舌下，其穴名曰廉泉。《本经》言安神养魂。以水行则滋木；涩咽则济火。故仙方有单饵茯苓法；以其行水生津，为取坎填离家不饥延年品也。

猪　苓

【药释】

〔本经〕中品。气味甘，平，无毒。主痎疟，_{寒水结于肝脏之部。}解毒蛊疰不祥，<small>风木合湿而生虫；水血合结而成蛊。</small>利水道。<small>猪苓汤证。</small>久服，轻身耐老。<small>无毒之效。</small>

〔药性〕解伤寒温疫大热，发汗，主肿胀，满腹急痛。

〔元素〕治渴除湿，去心中懊恼。

〔好古〕泻膀胱。

〔纲目〕开腠理，治淋、肿、脚气，白浊，带下，妊娠子淋，胎肿，小便不利。

【经证证药】

一、主治

（一）猪苓汤

猪苓<small>去皮</small>　茯苓　泽泻　阿胶　滑石<small>碎，各一两</small>

上五味，以水四升，先煮四味，取二升，去滓，纳阿胶烊消，温服七合，日三服。

（1）治阳明若脉浮发热，渴欲饮水，小便不利者。（223）

表邪未经汗解，故脉浮；若在汗后，阳明燥结，不宜利水。太阳之邪，传于阳明，故发热，渴饮，小便不利也。方君猪苓，佐泽、滑清阳明之热，行太阳之水；茯苓以渗湿；阿胶以滋液也。按224条曰：阳明病，汗出多而渴者，不可与猪苓汤。以胃中燥，不宜复利小便也。此太阳篇，胃中干，烦躁不眠证也。太阳篇又曰：大下之后复发汗，小便不利者，亡津液故也，勿治之，小便利自愈。此则经验录柴苓加阿胶、甘草证也。附识之。

（2）治少阴病，咳而下利谵语者。（284）

以火劫强责少阴汗，小便必难，火邪结于卫分、膀胱、血室之间，水气不渗入，上干肺气，肺为大肠之脏，故咳而下利；血室之热，上入于胃，故谵语，而小便不利也。猪苓汤入少阴、冲、任，泻膀胱血室之热，利水止咳、利也。

（3）治消渴脉浮发热，渴欲饮（水），小便不利者。（《金匮·消渴小便不利淋病》篇）

此太阳之邪，传入阳明，故脉浮发热；阳明燥热，肾液不滋，肝气不泄，故渴饮而小便不利也。猪苓汤滋木行水，清阳明之热，泻太阳之邪也。

（二）猪苓散

猪苓　茯苓　白术各等份

上三味，杵为散，饮服方寸匕，日三服。

治呕吐而病在膈上，后思水者解，急与之。思水者。（《金匮·呕吐哕》篇）

此当未吐思水也。以支饮阻膈，脾不升液，故思水。若先与水，则旧饮未去，新饮复增。法宜用猪苓散，培土行水，以下饮邪，饮下则津生而渴止矣。按：胃气不降，饮在膈上，故呕吐。吐耗胃液，故思水。与之水，以滋胃则解也。惟久患水饮，饮水不效，愈以助吐。由脾湿不运，故与此散，助脾土之转输，以利水。与此节文义较合。

二、佐治

五苓散：治烦躁消渴。以猪苓兼泻血分之湿也。茯苓泽泻汤，以甘草易猪苓者，以其泄胃液，而不滋脾精。即《伤寒·阳明》篇："汗多而渴，不可与之"义也。

黄注：猪苓渗利泻水，较之茯苓更捷。但水之为性，非土木条达不能独行。猪苓散之利水，有白术燥湿也；猪苓汤之利水，有阿胶清风木也；五苓散有术，桂燥土达木也；八味有桂枝达木，地黄清风也。若专求利，猪、泽难奏奇功耳。

【经解】

《素问·疟论》："帝（曰：夫）问病温疟与寒疟，（而皆安舍?）舍于何脏？岐伯曰：（温疟者，得之）冬（中于风，）月寒气藏于骨髓（之中），至春（则）阳气大发……或有所用力，邪气与汗皆出，此病藏于肾也。"《金匮·疟病》："疟结为癥瘕，名曰疟母。"痎疟者，水血相搏，或由痰气所结。疟母之类也。猪苓行肾气以疏木。《本经》所以主治痎疟也。

《素问·气交变大论》："岁木不及，……寒雨害物，虫食甘黄。"王冰注曰：太阳居土湿之位，寒湿相合，故寒雨害物，（少于成实）。金行伐木，假途于土，子居母内，虫之象也，故甘物黄物，虫蛊食之。猪苓行水以泻金，以金气太过，实则泻子，使水气大行，则木荣而土燥，虫邪无所附以生。《本经》所以主解毒蛊疰不祥也。

【闲按】

经方猪苓主治阳明脉浮热渴，小便不利；少阴咳利谵语；太阴饮逆；厥阴消渴。《本经》主厥阴痎疟，蛊毒，利膀胱水道。缘水为木母，母病则子伤也，虽肝主疏泄，肾主闭藏，而肾为胃关，以膀胱为腑，主其分注关窍二阴。故肾气病则肝气亦郁也。《素问·五常政大论》："水不及曰涸流"，"长气宣布，蛰虫不藏，……其病癃闭，邪伤肾也"。"木不及曰委和"，"其气敛，其用聚，其动缜戾拘缓，其发惊骇，其藏肝，……其甘虫，邪伤肝也"。此痎疟蛊疰，消渴癃闭所生也。猪苓结于枫下，感雷雨之气，得土而滋生，故能伐肾邪，以泄肝郁。五苓散之用桂枝，猪苓汤之佐阿胶，所以行水兼滋木也。使水行木滋，则身重之病除，自不知老病之所至也。

泽　泻

【药释】

〔本经〕上品。根，气味甘，寒，无毒。主风寒湿痹，乳难，风邪客于寒水之经，胃之大络。养五脏，五脏资生于肾精，水行精固，土木金火，皆得所养。益气力，肥健，消水。燥土行水之功。又泽泻汤证。久服，耳目聪明，不饥，延年，水道通而精藏。能滋木而济火。轻身，面生光，能行水上。

〔别录〕补虚损五劳，除五脏痞满，起阴气，止泄精、消渴、淋沥，逐膀胱、三焦停水。

〔药性〕主肾虚精自出，治五淋，利膀胱热，宣通水道。

〔大明〕主头眩耳虚鸣，筋骨挛缩，通小肠，止尿血，主难产，补女人血海，令人有子。

〔元素〕入肾经，去旧水，养新水，利小便，消肿胀，渗泄止渴。

〔东垣〕去浮肿留垢，心下水痞。

〔纲目〕渗湿热，行痰饮，止呕吐泻痢，疝痛脚气。

【经证证药】

一、主治

（一）泽术麋衔散

泽泻　术各十分　麋衔五分

共为散，合以三指撮为后饭。

治（有）病身热解堕，汗出如浴，恶风少气，……名曰酒风。（《素问·病能论》）

白术味苦温平，《本经》凡味甘，尝之甘少而苦多。主治大风止汗；麋衔味苦寒平，主治风湿筋痿；泽泻味甘寒平，主治风湿益气。由此功用，方故先之。饭后药先，谓之后饭。

按：《素问·风论》曰："饮酒中风，则为漏风。"启玄子注：极饮者，阳气盛而腠理疏，玄府开发，阳盛则筋痿弱，故身体解惰也。腠理疏则风内攻，玄府发则气外泄，故汗出如浴也。风气外薄肤，腠理开汗多内虚，瘅热熏肺，故恶风少气也。

（二）泽泻汤

泽泻五两　白术二两

上二味，以水二升，煮取一升，分温再服。

治心下有支饮，其人苦冒眩者。（《金匮·痰饮》篇）

本论师曰："……咳逆倚息，（短气）不得卧，其形如肿，谓之支饮。"此则由土湿不能制水，支饮上犯清阳之位，故神气昏冒而眩晕耳。白术燥土湿；泽泻泻水饮，导之入胃，自膀胱而泄也。

二、佐治

1. 牡蛎泽泻散：治太阳病瘥后，腰以下有水气者。猪苓汤治热渴饮水，小便不利者。皆少阴之邪，结于下焦。佐二苓、泽、牡以利水道也。

2. 五苓散：治脉浮数，烦躁消渴，小便不利。

3. 肾气丸：治虚劳腰痛，少腹拘急，小便不利；及妇人转胞，男子消渴。以寒水泣而不行，风木郁而不泄，由卫阳不根于肾阴，肝为肾之子，腰为肾府，故生消渴，拘急证也。泽泻与桂、附、茯苓通太阴、少阴之大络，泻膀胱之湿痹也。

4. 当归芍药散：治妊娠腹中疞痛。以胎阻卫阳，水气不通，血气乃滞，故腹中疞痛。归、芎、芍药疏肝滋血；非佐以泽、术、茯苓以燥土行水，不能逐湿而止痛。此《金匮》治血滞腹痛圣法也。神而明之，泛应曲当，功效靡穷也。

黄注：泽泻咸寒燥利，走水府而开癃闭，较之二苓更为迅速。

【经解】

《素问·痹论》："其风气胜者为行痹，寒气胜者为痛痹，湿气胜者为着痹也。"脏腑各有合痹，"脾痹者，四肢解堕，发为咳呕汁"。"胞痹者，少腹膀胱按之内痛，若沃以汤，涩于小便，上为清涕"。缘风气与太阳俱入，太阳寒水，太阴湿土，易着而痹也。此经方治支饮，小便不利。《本经》所以主风寒湿痹也。

《素问·平人气象论》："胃之大络（名）曰虚里。贯膈络肺，出于左乳下。"脾气散精，上归于肺，化而赤者为血；白者为乳。湿痹大络，乳难以生。泽泻泻阴阳大络之湿。《本经》所以主乳难也。

《素问·玉机真脏论》："五脏者，皆禀气于胃。"《素问·太阴阳明论》："太阴者，三阴也。""脏腑各因其经而受气于阳明，太阴湿胜，则脾（故）不为胃行其津液，四肢不（得）禀水谷气，（日以益衰，）阴道不利，筋骨肌肉无气以生，故不用焉！"泽泻泻太阴之湿，以通少阴之气，以利阴道。《本经》所以主养五脏，益气力，肥健消水也。

【闲按】

《素问·阴阳应象大论》云：东方生风，风生木，在脏为肝，在窍为目；肝生筋，筋生心，肝主目也。中央生湿，湿生土，在脏为脾，在窍为口；脾生肉，肉生肺，脾主口也。北方生寒，寒生水，在脏为肾，在窍为耳；肾生骨髓，髓生肝，故肾主耳也。水生木，然肾水之气养骨髓已，乃生肝木，五脏同之。经方泽泻主治酒风，支饮眩冒；佐治消渴，转胞，少腹拘急，小便不利。皆水行地上，不以滋精，风木郁而不泄证也。《本经》主肥健，消水，久服耳目聪明。以泽泻能泻土中之水，行肾气以养髓生肝，故《别录》与《药性》以为补虚，起阴气，止泄精也。

又按：经验录服泽泻、二苓，治淋沥甚效。但服后必泄离室之精，而后泄止，不可不知。

滑 石

【药释】

〔本经〕上品。气味甘，寒，无毒。主身热泄澼，女子乳难，癃闭，手足太阳合邪热结。利小便，荡胃中积聚寒热，大小肠皆属于胃，通其寒痹热搏，则小便自利。益精气，久服轻身耐饥延年。性寒泻热，气滑利水，质润宜燥之效。

〔别录〕通九窍六腑津液，去留结，止渴，令人利中。

〔震亨〕燥湿，分水道，实大肠，化食毒，行积滞，逐凝血，解燥渴，补脾胃，降心火，偏主石淋为要药。

〔纲目〕疗黄疸水肿脚气，吐血衄血，金疮血出，诸疮肿毒。

【经证证药】

一、主治

滑石白鱼散

滑石二分　乱发二分，烧　白鱼二分

上三味，杵为散，饮服半钱匕，日三服。

治小便不利。（《金匮·消渴》篇）

此手足太阴湿热相搏证也。蒲灰散主热在膀胱，小便不利。若膀胱与小肠合邪，则热兼血分，故君滑石以利湿热；佐发灰、白鱼利血分之水也。

二、佐治

1. 百合滑石代赭汤：治百合病下后者。以下后中气失运，湿热搏于下焦，胃燥而气逆也。百合滑石散治百合病变发热者。蒲灰散治消渴病，小便不利；又治皮水发厥者。皆以胞移热于膀胱也。

2. 猪苓汤：治脉浮发热，渴欲饮水，小便不利者；又治少阴咳而呕渴，心烦不眠者。以少阴之气，不行于腑，膀胱与小肠合热，故烦渴小便不利。皆用滑石清泻手足太阳湿热也。

附：刘河间益元散

滑石水飞六两　粉甘草一两

二味为末，每服三钱，蜜水调下，实热用新汲水。

刘氏云：解中暑，伤寒，疫疠，饥饱劳损，忧愁思虑，惊恐怨怒，传染并汗后遗热、劳复等证。（《伤寒直格》）

《灵枢·五癃津液别》："天暑衣厚则腠理开（，故）汗出；（寒留于分肉之间，聚沫则为痛），天寒则腠理闭，气湿不行，（水）下流于膀胱，（则）为溺（与气）。"溺与汗一也。故暑月感寒，卫闭成暍、热伤元气，但能利其小便，则湿热除，而元气复也。河间此法，深得伤寒清利之奥妙。故此方虽简，而效用甚广也。

【经验录】

滑石芍药汤

飞滑石五钱　杭芍药五钱　花粉　土苓各三钱　发灰　甘草各二钱

六味，水一碗半，煎至半碗，顿服，滓再服。

治淋家便肿窍涩，痛不得溺，溺则小腹弦急，并石淋、血淋。

湿气结于膀胱，则溺涩、便肿；热气郁于肾肝，则弦急淋痛。滑石、花粉清小肠膀胱之热，以消肿；芍药、土苓、发灰伐肾疏肝，以止痛。此方屡用，取效最灵。

【经解】

《素问·热论》："巨阳者，……为诸阳之主气也。人之伤于寒也，则为（病）热病"，"阳明主肉，……故身热，目疼而鼻干，不得卧也。""八日阳明病衰，则身热（少）愈"，"脾热（病）者，……腹满泄"。《灵枢·邪气脏腑病形》："脾脉……涩（甚）为肠癀，（微涩为内癀，多）下脓血。"以太阳之邪，入胃化热，传于脾，阴阳之络，湿热相搏，故血液不分，水谷俱下，而胃络不通。滑石气清质重，性寒而滑，合于巨阳之气，故能泻脾胃之热，而下出也。此《本经》所以主身热泄澼乳难也。

《素问·气厥论》："胞移热与膀胱，则癃溺血。"王冰注曰：膀胱为津液之腑，胞为受纳之司，故热入膀胱，胞中外热，阴络内溢，故不得小便而溺血也。滑石清胞络以泻膀胱之热。《本经》所以主癃闭利小便也。

《灵枢·本输》："大肠属上，小肠属下，足阳明胃脉也，大肠小肠皆属于胃，是足阳明也。"滑石入胃，直走小肠，下回肠，济泌别汁，通寒热结闭，泻于水腑。《本经》所以主利肠胃积聚寒热也。

【闲按】

滑石《本经》主益精气，轻身耐饥延年者，皆利小便之效也。盖肾为牝脏，受五脏六腑之精而藏之。《素问·六节藏象论》："肾者，……精之处也。"以膀胱为腑，膀胱经属巨阳，为诸阳主气。外伤风寒则病热。启玄子曰：寒毒薄于皮肤，阳气不得散发而内怫结，故病热也。热盛则伤少阴之络，而肾气不行，身热、澼、癃之证所由作，而精气竭矣。《灵枢·五癃津液别》："水谷（入于口，）输于肠胃，（其）液别为五"，"肾为之主（外）"。"五谷之津液和合（而）为膏者，内渗（入）于骨空，补益脑髓，而下流于阴股。"此精液所生，而气之所益也。"阴阳不和，……则（阴阳气道不通，四海闭塞，）三焦不泻，津液不化，水谷并行肠胃之中，别于回肠，留于下焦，不得渗膀胱，则下焦胀（，）而水溢（则为水胀）。"滑石气味甘寒，性滑而利，质重而润，故能泻三焦热结，别回肠而渗膀胱；尤宜于湿热相搏，黄疸、淋沥、癃闭之证。盖能使阴阳气道通利，则水行土燥，木滋金清，取坎填离，自可轻身延年也。

戎 盐

【药释】

〔本经〕下品。以多食助湿，伤血也。气味咸，寒，无毒。主明目目痛，生木之功。益气，坚肌骨，去毒蛊。泻水之效。

〔别录〕心腹痛，溺血吐血，齿舌血出。小病则验，大病不灵。

〔大明〕助水脏，益精气，除五脏癥结，心腹积聚，痛疮疥癣。

〔纲目〕解芫青、斑蝥毒。

【经证证药】

佐治

茯苓戎盐汤：治小便不利者。以脾湿肾燥，肾恶燥，故小便不利也。润下作咸，戎盐润肾燥以泻热；佐苓、术以渗中土之湿也。

按：《金匮》治消渴，小便不利，用栝楼瞿麦丸。小便不利者，一用蒲灰散，治在膀胱；再滑石白鱼散，治在膀胱兼血胞。此方治在泻肾也。

【经验录】

戎盐揩齿洗眼法

戎盐末三钱

每早揩齿后，噙水浸眼久久良。

《药性论》云：空心揩齿，吐水洗目，夜见小字。

齿者，骨之余，生于肾。《素问·上古天真论》：女子三七，男子三八，肾气平均，真牙生是也。咸生肾，故能坚齿。肾生肝，故能明目也。

【经解】

寒生水，水生咸，咸生肾，肾生骨髓，髓生肝，肝主目（《素问·阴阳应象大论》）。盖肾为水脏，故宜咸，咸所以能益肾精也。精不足者，补之以味，肾燥由精不足也。戎盐能润肾燥。《本经》所以主明目坚肌骨也。

《灵枢·邪气脏腑病形》："脾脉……微滑为虫毒蚘蝎腹热。"以热湿结脾，则肾精燥，肝木病，而虫生也。戎盐泻脾热，益精滋木。《本经》所以主去毒蛊也。

【闲按】

《素问·五脏生成》："肾之合骨也，（其荣发也，）其主脾也。是故多食咸，则脉凝泣而变色。"《素问·阴阳应象大论》所谓"咸伤血"也。《素问·脏气法时论》："肾欲坚，急食苦以坚之，用苦补之，咸泻之。"由肾气不平，非湿则燥。湿则精随湿淫，为淋沥失精之证，非苦燥不能坚之。燥则精不生骨，为骨痿、溺血、癥疽之证，非咸润不能耎之。王冰注曰：耎，湿土制也，故用泻之。味之咸者，无如盐。而戎盐气味醇咸，性质坚润，尤加美于寻常咸卤之食盐，故能益肾水，以补骨髓；又能助土湿，以泻肾燥也。若脾湿而无肾燥、齿黑之证，则伤血变色而凝脉，是以所以戒多食也。

卷 八

茵陈蒿

【药释】

〔本经〕上品。茎叶气味苦，平，微寒，无毒。主风湿寒热邪气，风寒热邪着于湿也。热结黄疸。太阴、少阴水土火合化之邪。久服轻身益气耐老，面白悦长年。清金燥土利水之效。

〔别录〕治通身发黄，小便不利，经方茵陈汤主治。除头热，去伏瘕。利水之功。

〔藏器〕通关节，去滞热，伤寒用之。

〔大明〕石茵陈治天行时疾热狂，头痛头旋，风眼痛，瘴疟。女人癥瘕，并闪损乏绝。

附：青蒿

〔本经〕下品。叶、茎、根、子气味苦，寒，无毒。主治疥瘙痂痒恶疮，杀虱，治留热在骨节间，明目。

〔藏器〕鬼气尸疰伏连，妇人血气，腹内满，及冷热久利。

【经证证药】

主治

（一）茵陈蒿汤

茵陈蒿六两　栀子擘，十四枚　大黄去皮，二两

上三味，以水一斗二升，先煮茵陈，减六升；纳二味，煮取三升，去滓，分温三服。小便当利，尿如皂荚汁状，色正赤，一宿腹减，黄从小便去也。

（1）阳明病，发热、汗出者，此为热越，不能发黄也。但头汗出，身无汗，剂颈而还，小便不利，渴引水浆者，此为瘀热在里，身必发黄。（236）

脾主为胃行津液，酒入于胃，阴气虚，阳气入，聚于脾中不得散，热伤于身，内热而溺赤也。（《素问·厥论》）卫气之慓悍与酒同，卫邪入于阳明，传之太阴，结于膀胱，故小便不利，瘀热发黄也。栀子清君相之火，以达水源；大黄泄脾胃之热，以下阳气；君茵陈燥湿土而通水腑也。三服后，瘀热自小便出，故有溺赤腹减之效。

（2）治伤寒七八日，身黄如橘子色，小便不利，腹微满者。（260）

脾热病者，腹满，膀胱移热于小肠、膈肠者，不便。茵陈蒿汤泄脾，利小肠、膈肠之热，自膀胱而下也。

（3）治谷疸之为病，寒热不食，食即头眩，心胸不安，久久发黄者。（《金匮·黄疸》篇）

本论曰："风寒相搏，（食谷即眩，）谷气不消，胃中苦浊，（浊气下流，小便不通，阴被其寒，）热流膀胱，身体尽黄，名曰谷疸。"以水气不行，故食则头眩。胃浊不降，故心胸不安。脾湿合热，故久则发黄。茵陈汤涤胃清脾，泄热利湿也。

（二）茵陈五苓散

茵陈蒿末十分　五苓散五分

上二味和，先食饮方寸匕，日三服。

治黄疸病。（《金匮·黄疸》篇）

本论曰："（然）黄家所得，从湿得之，……渴欲饮水，小便不利者，皆发黄。""诸病黄家，但利其小便。"此黄疸之金科玉律，而茵陈五苓为治诸黄之主方也。神而明之，变而通之，惟此方泛应曲当，奏效最灵也。

【经验录】

茵陈柴苓汤

茵陈三钱　柴胡　黄芩　半夏各三钱　白术　茯苓各三钱　桂枝　猪

苓　泽泻各二钱　干姜三钱

十味，以水两碗，煎至半碗，顿服，滓再服。若渴者，去半夏加花粉；兼嗽者，加麦冬、五味子。

治面黄肌瘦，肢体困倦，默不欲食，头眩气短，口苦便黄等症。

此湿着之病也。五苓治太阴之湿，利太阳之水；柴胡降少阳之逆，清三焦之热；君以茵陈，清肺金，通肾气，以泄湿行水。故此方常服，有祛病延年之神功；以之疗疾，著轻身益气之灵效。

【经解】

《素问·痹论》："（其）风气胜者为行痹，寒气胜者为痛痹，湿气胜者为着痹（也）。""其寒者，阳气少，阴气多，与病相益，故寒也。其热者，阳气多，阴气少，病气胜，阳遭阴，故（为痹）热也。"《素问·风论》："其寒也（则）衰食饮，其热也（则）消肌肉，故使人怢栗而不能食，名曰寒热。"以风邪由太阳寒水之经，入着于太阴湿土之分，所谓风湿相搏也。茵陈蒿汤，治发热汗出，小便不利，食即吐，湿热发黄。《本经》所以主治风湿寒热邪气也。

《金匮·黄疸》篇："痹非中风，四肢苦烦，脾色必黄，瘀热以行。跌阳脉紧而数，数则为热，热则消谷，紧则为寒，食即为满。尺脉浮为伤肾，跌阳脉紧为伤脾。风寒相搏，食谷即眩，水不行也。（胃中苦浊，）浊气下流，小便不通，阴被其寒，热流膀胱，身体尽黄。"以水土合湿，膀胱热结，为茵陈汤主治之证。《本经》所以主热结黄疸，轻身益气也。

【闲按】

茵陈，《本经》主久服轻身益气，面白长年者，燥土生金益水之功也。《素问·宣明五气》："肾藏志。"王冰注曰：肾受五脏六腑之精，元气之本，生成之根，为胃之关。《素问·示从容论》："怯然少气者，是水道不行，形气消索也。"故水道不行，寒邪化热，着于太阴之湿，而热结黄疸，头汗便癃之证所由生也。茵陈味苦，能燥脾土，气寒能清肺热，而秉二阴一阳之生气，尤能利少阴少阳之转输，以燥脾湿。《素问·经脉别论》："脾气散精，上归于肺，通调水道，下输膀胱，水精四布，五经并行。"惟茵陈具此功能，故为上品养命之药。

防 己

【药释】

〔本经〕中品。气味辛，平，无毒。主风寒温疟，冬伤于风，寒邪藏肾，发为温疟。热气诸痫，足太阳、手少阴合病。除邪，利大小便。肾主关窍二阴，邪自二阴而出也。

〔别录〕疗水肿、风肿，去膀胱热，伤寒寒热邪气，中风手脚挛急，通腠理，利九窍，止泄，散痈肿恶结，诸㾴疥癣虫疮。

〔药性〕治湿风，口面㖞斜，手足拘痛，散留痰，主肺气喘嗽。木防己：治男子肢节中风，毒风不语，主散结气壅肿，温疟，风水肿，治膀胱。

〔元素〕疗胸中以下至足湿热肿盛，泄脚气，行十二经。

藏器曰：治风用木防己，治水用汉防己。

【经证证药】

主治

（一）木防己汤

木防己三两　石膏十二枚，鸡子大　桂枝二两　人参四两

上四味，以水六升，煮取二升，分温再服。

治膈间支饮，其人喘满，心下痞坚，面色黧黑，其脉沉紧，得之数十日，医吐下之不愈者。（《金匮·痰饮》篇）

肾主水，其色黑。肾气不行，由肺金不降，故喘满而痞也。肾冲则胃逆，而又误于吐下，伤败脾精，故脉沉而面黑也。石膏以镇胃逆；人参以补脾虚；桂枝佐防己行肾气，通卫阳，以泄支饮也。

（二）木防己去石膏加茯苓芒硝汤

木防己　桂枝各二两　芒硝三合　人参　茯苓各四两

上五味，以水六升，煮取二升，去滓，纳芒硝，再微煎，分温再服，微利则愈。

治服木防己汤，虚者即愈，实者三日复发，复与前汤不愈者。（《金匮·痰饮》篇）

前方治肾与冲脉挟胃逆以作痞。服之不愈者，以胃有燥结，非虚逆也。胃之上口，正当心下，故喘满坚痞。水邪侮土，故面黑脉沉也。以邪结阴络，胃家实，故以芒硝易石膏；以湿淫太阴，故加茯苓佐防、桂，以燥湿利水也。

（三）防己黄芪汤

防己一两　甘草半两，炒　白术七钱半　黄芪一两一分，去芦

上剉麻豆大，每抄五钱匕，生姜四片，大枣一枚，水盏半，煎八分，去滓温服，良久再服。喘者加麻黄半两，胃中不知者，加芍药三分。气上冲者，加桂枝三分。下有陈寒者，加细辛三分。服后当如虫行皮中，从腰下如冰，后坐被上，又以一被绕腰下，温令微汗，瘥。

（1）治风湿脉浮，身重汗出恶风者。（《金匮·痉湿暍》篇）

此因反汗而为湿淫也。汗出则腠理开，反汗则湿复郁于皮肤。肺主皮毛，故脉浮。脾主肌肉故身重。风伤卫，湿伤营，故汗出恶风。白术燥太阴之湿；甘草培太阴之土；君防己，佐黄芪，助卫阳以行水泄湿也。

（2）治风水脉浮，身重汗出恶风者。（《金匮·水气》篇）

水土合湿，证同风湿。故治用原方，重在行水以泄风湿也。

（四）防己地黄汤

防己一分　桂枝三分　防风三分　甘草一分

上四味，以酒一杯，渍之一宿，绞取汁；生地黄二斤㕮咀，蒸之如斗米饭久；以铜器盛其汁，更绞地黄汁，和分再服。

陈注：驱风至宝丹从此悟出。

治病如狂状，妄行，独语不休，无寒热，其脉浮者。（《金匮·中风》篇）

《素问·调经论》："血并于阴，气并于阳，（故）为惊狂。"《素问·脉解》："阳尽在上，而阴气从下，下虚上实，（故）为狂癫疾（也）。"《素问·阳明脉解》："阳盛则使人妄言骂詈。"风为阳邪，上先受之，故脉浮。风邪由腑传脏，故无热。阳气并于上，太阳寒水不行，阳明失下行之道，故狂状妄行。胃浊蒸心，神智迷乱，故独语不休。方重用生地，壮水之主，以胜上并之阳，即以润燥济虚；防风通卫；桂枝

行营；甘草和中；同佐防己导上并之阳邪，自水腑而泄也。此滋阴泄阳，行水驱风圣法也。

陈注：中风以少阴为主，此节言风并手少阴之证。曰病如狂状妄行，独语不休者，以手少阴心火阳邪并之，其见证无非动象。曰无热者，以热归于内，外反无热，即桂二婢一汤证，外无大热之例也。曰其脉浮者，风火属阳之本象也。此解得当。

（五）己椒苈黄丸

防己　椒目　葶苈熬　大黄各一两

上四味，末之，蜜丸如梧子大，先食饮服一丸，日三服。稍增。口中有津液。渴者加芒硝半两。

治腹满口舌干燥，此肠间有水气也。（《金匮·痰饮》篇）

水气者，下出膀胱，上生廉泉，水气不行，故津液不滋，口舌干燥也。湿淫于太阴，故腹满而肠间水气不行也。葶苈、大黄泻肠胃之水；椒目、防己通金水之气，利膀胱之道也。

（六）防己茯苓汤

防己三两　黄芪三两　桂枝三两　茯苓六两　甘草二两

上五味，以水六升，煮取二升，分温三服。

治皮水（为病，）四肢肿，水气在皮肤中，四肢聂聂动者。（《金匮·水气》篇）

本论曰："皮水（其）脉（亦）浮，外证胕肿，按之没指，不恶风，（其）腹如鼓，不渴，当发其汗。"此之外证不着腹胀。以阳生于四肢，卫气虚，故肢肿。肺气不敛，故水在皮肤。因卫气之冲荡而聂聂动也。茯苓、甘草培土渗湿；黄芪、桂枝益阳行卫；同佐防己通肾气以消水肿也。

【经解】

《素问·疟论》："温疟者，得之冬中于风寒，气藏于骨髓之中，至春则阳气大发，（邪气不能自出，）因遇大暑，脑髓烁，肌肉消，腠理发泄，（或有所用力，邪气与汗皆出。此）病藏于肾，其气（先）从内（出之于）发外也。"防己伐肾邪以行水，故经方用治水饮面色鳌黑。

《本经》所以主风寒温疟也。

《素问·大奇论》："心脉满大，痫瘛筋挛。肝脉小急，痫瘛筋挛。……有所惊骇。"《素问·风论》："风气与太阳俱入，行诸脉俞"，"腠理开则洒然寒，闭则热而闷"。太阳之邪，传入少阴，寒邪化热，耗伤精液，水涸木燥，而惊痫生。防己能行水，以滋木济火。故经方用治中风狂妄。《本经》所以主热气诸痫也。

《灵枢·根结》："少阴为枢，……枢折则脉有所结而不通。（不通者）取之少阴。"以肾为胃关，开窍二阴。防己通利肾气，故经方用治腹满口燥，水气肢肿。《本经》所以主利大小便也。

【闲按】

防己，经方主治喘满痧，面黧黑，身重汗出，中风狂妄，腹满口燥，皮水肢肿，皆《本经》主利二便之功也。《素问·水热穴论》："肾者，至阴也；至阴者，盛水也。肺者，太阴也。……（故）其本在肾，其末在肺，皆积水也。……故肾（者）牝脏也。"为"胃之关（也），而生水液，关门不利，故聚水而（从其类）为胕肿也"。防己味苦气辛性寒，泄经络之湿，逐脏腑之水，能助金水气化，分注二阴，通利关窍，故风寒暑热之邪，合于湿而为病，惟防己能分利之。尤为行肾气之要药。

冬葵子

【药释】

〔本经〕上品。气味甘，寒，滑，无毒。主五脏六腑寒热羸瘦，助脏腑行气化也。五癃，利小便。经方主治之证。久服坚骨长肌肉，轻身延年。

【经证证药】

主治

葵子茯苓散

葵子一斤　茯苓三两

上二味，杵为散，饮服方寸匕，日三服，小便利则愈。

治妊娠有水气，身重，小便不利，洒浙恶寒，起即头眩。（《金匮·妇人妊娠》篇）

水气合于土湿，故身重。肾气虚弱，故便不利。卫阳不通于太阳之经，故恶寒。水气上逆，故头眩。是由胎阻阴阳气道所生病者，茯苓渗阴湿，葵子行阳水也。

按：《别录》以下诸本草，多言葵子滑胎，附子堕胎，桃仁破血损胎，为时医金科玉律。治妊病者，群相戒，虽名医不免焉。而经方用葵子利胎阻；用附子治胎胀；用桃仁治胎漏，何其神效而无虑也。《素问·六元正纪大论》："黄帝问曰：妇人重身，毒之何如？岐伯曰：有故无殒，亦无殒也。"然三药在仲祖亦慎用之。观其必用茯苓，以燥湿升脾，使脾气健，则温脏、行水、利血之品，自不为患也。

附：《千金》葵子猪脂丸

葵子为末，猪脂和丸梧子大，每服五十丸。

经验录：用治衰老羸瘦之人，关格胀满，大小便不通者，服此良效。

《灵枢·营卫生会》："老者之气血衰，其肌肉枯，气道涩。"风湿下袭，往致关格，得葵子之滑，猪脂之润，自然应效也。

【经解】

《素问·疟论》：病藏于肾，其气从内外出，脑髓烁，肌肉消，阳盛则热，阳衰则寒。《素问·太阴阳明论》："（今）脾（病）不（能）为胃行（其）津液，四肢不得禀水谷气，气日以衰，脉道不利，筋骨肌肉皆无气以生。"葵子通肾气以泄脾湿。《本经》所以主脏腑寒热羸瘦，坚骨长肌肉也。

《素问·标本病传论》：胃病胀满，传于肾，小便闭；膀胱水腑，传于脾土，身体重；膀胱病，小便闭，自归于脏，小腹胀。《素问·气厥论》："胞移热于膀胱，则癃溺血。膀胱移热于小肠，膈肠则不便，（上为口糜。）"冬葵子味甘培土，气寒泄热，性滑利水。故经方用治妊娠水气。《本经》所以主五癃、利小便也。

【闲按】

《灵枢·五癃津液别》："（故）三焦出气，以温肌肉，充皮肤，为其津；（其）流而不行者为液。……（水）下（留）于膀胱，则为溺与气。""阴阳气道不通，（四海闭塞，）三焦不泻，津液不化，水谷并行肠胃之中，……不得渗膀胱。"此水气身重，便癃，头眩，寒热羸瘦之证所生也。葵子味甘、气寒、性滑，入脾泄湿，直达膀胱，通利肾气，故久服有坚骨、长肌肉之效。凡《本经》上品，称轻身延年者，皆能以渗湿利水，以山泽气通，则阴阳交济。道家取坎填离之法，亦不外此。黄注：泄湿燥土，滑利经脉之壅塞。良然。

泽 漆

【药释】

〔本经〕下品。茎叶，气味苦，微寒，无毒。主治皮肤热，大腹水气，四肢面目浮肿，石水生于肾气不行。丈夫阴气不足。肾气也。

〔别录〕利大小肠，明目轻身。

〔苏恭〕主蛊毒。

〔大明〕止疟疾，消痰退热。

【经证证药】

主治

泽漆汤

半夏半升 紫参五两，一作紫苑 泽漆三斤以东流水五斗，煮取一斗五升 生姜五两 白前五两 甘草 黄芩 人参 桂枝各三两

上九味，㕮咀，纳泽漆汁中煮取五升，温服五合，至夜尽。

咳而脉浮者，厚朴麻黄汤主之。脉沉者，泽漆汤主之。（《金匮·肺痿》篇。）

卫闭则脉浮，故宜麻黄开卫阳；营遏则脉沉，故宜泽漆行营阴。咳而肺萎，则久咳。聚于肺胃，关于肾也。咳嗽烦冤者，肾气之逆是也。肾脉自沉也，方中姜、夏、参、草以理胃；紫参、白前以理肺，芩清相

火；桂和营卫；君泽漆通金水之气，除咳逆起沉脉也。

【经解】

《金匮·水气》篇："病有风水，有皮水，有正水，有石水，有黄汗……石水其脉自沉，外证腹满不喘。""肾水者，其腹大，脐肿，腰痛，不得溺，阴下湿如牛鼻上汗。其足逆冷，面反瘦。"《素问·水热穴论》："肾，水脏也，其末在肺。泽漆清肺利肾。故经方治咳而脉沉。《本经》所以主皮肤热，大腹水气，四肢面目浮肿也。"

《素问·示从容论》："夫脉浮而弦者，是肾气不足也；沉而石者，是肾气内著也；怯然少气者，是水道不行，形气消索也。"《金匮·黄疸》篇："尺脉浮为伤肾。"《金匮·水气》篇："石水其脉自沉。"泽漆起内着之肾气以行水，《本经》所以主丈夫阴气不足也。

【闲按】

《素问·水热穴论》："肾者，至阴也；至阴者，盛水也。肺者，太阴也，……（故）其本在肾，其末在肺，皆积水也。"肾所以能聚水者，胃之关也。"关门不利，……故上下溢于皮肤，（故）为胕肿。"《金匮》区别五水，要其本末，不离乎肺肾。泽漆味苦气寒，能清肺家湿热，而起肾气之湿着，故主方兼治咳逆，其于胕肿之病，能合本末而并治焉。

紫　参

【药释】

〔本经〕中品。根，气味苦、辛，寒，无毒。主心腹积聚，寒热邪气，脏腑之邪结。通九窍，利大小便。

【经证证药】

一、主治

紫参汤

紫参半斤　甘草三两

上二味，以水五升，先煮紫参取二升，纳甘草煮取一升半，分温三服。

治下利肺痛者。（《金匮·呕吐哕》篇）

大肠者，肺之腑。《素问·咳论》："肺咳不已，（则）大肠受之；（大肠咳状，）咳而遗矢。"腑邪入脏，肺虚气结，故下利而肺痛也。紫参补肺虚而通气结；佐以甘草，培土生金，缓急止痛。先煮紫参者，不令甘缓之味加于通利之药也。

二、佐治

《金匮》泽漆汤：治咳而脉沉者。以肾气逆，肺气不降，故咳而脉沉也。紫参通金水之气，下逆止咳也。

【经解】

《难经·五十五难》："积者，阴气也；聚者，阳气也。""（故）积者，五脏所生；聚者，六腑所成也。"《难经·五十六难》："心之积名曰伏梁，起齐上，……上至心下"，"脾之积名曰痞气，在胃脘"。启玄子曰：阳虚则外寒，阴虚则内热，阳盛则外热，阴盛则内寒。心阳主胸，脾阴主腹。紫参入胃，能开心脾之腑，故经方用治下利肺痛。《本经》所以主治心腹积聚，寒热邪气也。

《素问·生气通天论》："阴不胜其阳，则脉流薄疾，（并乃狂，）阳不胜其阴，则五脏气争，九窍不通。"王冰注曰：九窍内属于脏，外设为官，合前后阴而为九也。紫参苦寒迅利，能平脏气之争，故经方佐治咳逆。《本经》所以主通九窍，利大小便也。

【闲按】

《素问·阴阳应象大论》："心主舌"，"在窍为舌"。舌非通窍，寄于咽也。"肾主耳"，"在窍为耳"。耳为心窍，肾系在心也。此在五官舌属心、耳属肾也。《素问·金匮真言论》："南方赤色，入通于心，开窍于耳。""北方黑色，入通于肾，开窍于二阴。"此心肾同属少阴，南火北水，窍交通也。启玄子曰：肾主下焦，膀胱为腑，主其分注关窍二阴。肾气化，则二阴通；二阴闭，则胃填满。此咳逆脉沉，下利肺痛，邪积窍塞之证所由生也。紫参味苦性寒，能清金以敛肺，降火以泻心；肺敛则气通，心降则血调。故又治吐衄，疗疮痈，行瘀下利，开胸膈积聚，散腹胁坚满也。

白 前

【药释】

〔别录〕中品。根，气味甘，微温，无毒。主胸胁逆气，咳嗽上气，呼吸欲绝。

〔大明〕主一切气，肺气烦闷，奔豚肾气。

〔纲目〕降气下痰。

【经证证药】

佐治

《金匮》泽漆汤：治咳而脉沉者。以金水之气不能通利，故咳而脉沉也。白前降肺气，以下肾气之逆也。

【闲按】

白前，经方用治咳而脉沉。是肺气不降，肾气逆也。《别录》主治胸胁逆满，是肺气不降，肝气逆也。《素问·咳论》："肺咳之状，咳而喘息有音。"王冰注曰：肺藏气而应息也。"肝咳之状，咳则两胁下痛。"王冰注曰：肝脉上贯膈布胁肋也。《灵枢·经脉》：肺所生病者，气喘胸满；肝所生病者，胸满呕逆。《唐·本草》以白前为嗽药；濒湖云：白前色白而味微辛甘，手太阴药也，长于降气，肺气壅实而有痰者宜之。《素问·咳论》：五脏久嗽，聚于胃，关于肺。惟能温肺开胃，故称嗽药。黄注：所谓呼吸壅塞之证，得之清道立通，宜入补中之剂，并用乃效也。

甘 遂

【药释】

〔本经〕下品。根，气味苦，寒，有毒。主治大腹疝瘕，腹满，面目浮肿，风水、石水之证。留饮宿食，疏涤肠胃。破癥坚积聚，利水谷道。能下水分之血，自膀胱而出。

〔别录〕下五水，散膀胱留热，皮中痞，热气肿满。

〔药性〕能泻十二种水疾，治心腹坚满，下水、去痰水，主皮肤浮肿。

〔纲目〕泻肾经及隧道水湿，脚气，阴囊肿坠，痰迷癫痫，噎膈痞塞。

【经证证药】

一、主治

甘遂半夏汤

甘遂大者，三枚　半夏十二枚，以水一升煮取半升，去滓　芍药五枚　甘草如指大一枚，炙，一本作无。

上四味，以水二升，煮取半升，去滓，以蜜半升，和药汁煎取八合，顿服之。

病者脉伏，其人欲自利，利反快，虽利，心下续坚满，此为留饮欲去故也。（《金匮·痰饮》篇）

肾气不行，饮留肺家，肺气蔽，故脉伏。水气溢于肠胃，不能渗入膀胱，故欲利。大肠为肺之腑，传导之官，留饮一泄，故利反快。病根在肺，故虽利而心下续坚满也。方君甘遂，破痰饮之积滞；半夏降肺气以开胃之关；芍药疏肝郁以行肾气；甘草反甘遂，两药冲激，去邪务尽也；和白蜜以安中养胃，润关键以利转输。此以自利知留饮欲去，以心下续满知病根未除。故用导水峻剂，因其势而利导之也。

二、佐治

1. 大黄甘遂汤：治妇人少腹满，如敦状，小便微难而不渴。此为水与血结在血室，故少腹胀满也。甘遂、大黄破癥瘕，而下血分之水也。

2. 大陷胸丸：治结胸证下之则和。以金水气膈，故令结胸。甘遂、杏、苈通肺结而行气分之水也。

3. 十枣汤：治太阳表解，里未和，呕利痞满，胁痛短气。以寒水之气，由经腑而入脏，脏气逆，腑气不行，故胸胁逆，短气。甘遂、芫、戟荡涤肠胃，通脏气以行里水也。

【经解】

《金匮·水气》篇："石水其脉自沉，外证腹满不喘。"肝水、脾水、肾水，外证其腹皆大。"里水者，一身面目黄肿。"又曰："少阳脉卑，少阴脉细，男子则小便不利，妇人则经水不通，经为血，血不利则为水。"水血结为疝瘕。甘遂入血分，能泄肝、脾、肾、里水之积。故经方用治水血之结。《本经》所以主大腹疝瘕，腹满，破癥坚积聚也。

《金匮·痰饮》篇："胸中有留饮，其人短气而渴。""水在肺，吐涎沫。""水在脾，少气身重。""水在肝，胁下支满。""水在肾，心下悸。"《金匮·腹满》篇："寸口脉浮而大，按之反涩，……（故知）有宿食"，"脉数而滑者实也"。甘遂开胃关，能化宿积为水，故经方用治留饮痞满。《本经》所以主留饮宿食，利水谷道也。

【闲按】

《灵枢·百病始生》："积（之始生，）得寒乃生。""厥气生足悗，悗生胫寒，胫寒则血脉凝泣，（血脉凝泣则）寒气上入于肠胃（，入于肠胃）则䐜胀，（䐜胀则）肠外之汁沫（迫聚不得散，）日以成积。卒（然多食）遇饮食（则肠满，）起居不节，（用力过度，）则络脉伤。阳络伤则血外溢（，血外溢则）为衄血；阴络伤则血内溢（，血内溢则）为后血；肠胃之络伤，则血溢于肠外。肠外有寒汁沫与血相搏，（则）并合凝聚不得散而积成矣。"此《本经》与经方主治各证之本原也。甘遂味甘、微苦，气寒、微温，泄肠胃内积滞，化肠胃外汁沫。故水血相搏之证，久而成积，非此甘寒毒烈之品不能治也。《灵枢·百病始生》又云："岐伯答曰：察其所痛，以知其应，有余不足，当补则补，当泻则泻。"此为邪气有余，正气不足，当泻之峻品也。

大 戟

【药释】

〔本经〕下品。根，气味苦，寒，有小毒。主蛊毒，置百虫于皿中，食尽九十九虫者为蛊。十二水，《金匮》治水有十二。腹满急痛，积聚，皆水气不行之证。中风皮肤疼痛，吐逆。

〔别录〕主颈腋痈肿，头痛，发汗，利大小肠。

〔药性〕下恶血癖块，腹内雷鸣，通月水，堕胎孕。

【经证证药】

佐治

《金匮》十枣汤：治悬饮内痛脉沉弦者；又治咳家，其脉弦，为有水者。以饮留于肺肝之分，故内痛而脉弦。大戟所以行水饮也。

陈无择《三因方》以大戟、芫、遂为末，枣肉和丸，变通峻泻为疏瀹之法，多称平善。然不如汤法取效捷而除恶尽也。

【经验录】

治寸白虫，借用赤石脂丸加木通，少佐红大戟，神效。以是知《内经》邪伤肝。启玄子"金居土中"，以刑木为无上妙法。

【经解】

《说文》：蛊，腹中虫也。《易》：巽下艮上，蛊木居土下，朽腐之象也。《素问·五常政大论》：木不及曰"委和"，"委和之纪，……其病支废，痈肿疮疡，其甘虫，邪伤肝也。"以木腐土下而虫生也。启玄子曰：金刑木，木未出土，金居土中而刑之，虫之象也。大戟清金行水，泄土疏木。《本经》所以主蛊毒也。

《金匮·水气》篇：水有风水、皮水、正水、石水、黄汗、里水、肺胀及五脏之水，《本经》所以主十二水也。《金匮》十枣汤治悬饮内痛。《本经》所以主悬饮急痛也。

《灵枢·上膈》："食饮不节，寒温不时，则寒汁流于肠中，（流于肠中）则虫寒（，虫寒则）积聚，守于下管，（则肠胃充郭，）卫气不荣，邪气居之。""积聚（以）已留，……（即）而痛深，（其痈在外者，）（则）痈外（而）痛浮，痈上皮热。"大戟泻水腑之邪，以行卫气而通癥结。《本经》所以主蛊毒积聚也。

【闲按】

《金匮·痰饮》篇："咳家其脉弦，为有水。"弦，肝郁之脉也。《金匮·水气》篇："肝水者，其腹大不能自转侧，胁下（腹）痛。"以肾主水，而肝不疏泄，聚而为患也。《伤寒论》："太阳中风，下利、呕逆，表解者，乃可攻之。……（若）心下痞硬满，引胁下痛，（干呕、）短气（，汗出不恶寒者，此表解里未和也，）者，十枣汤主之。"（152）

大戟为十枣汤重药，太阳寒水不行而入里，水气滞留，惟大戟能疏肝脏以泄水腑，故水行而呕逆、气短、痛痞皆除也。

又按：李濒湖云：大戟味苦涩，浸水色青绿，肝胆之药。故百祥膏用之治嗽，而能吐青绿水。洁古云：火盛则水亏，泻风火所以救肾扶脾。此大戟所以为救急之神药。

芫 花

【药释】

〔本经〕下品。气味辛，温，有小毒。主咳逆上气，喉鸣喘，悬饮主治之证。咽肿短气，短气当在喘下。蛊毒，鬼疟，疝瘕，皆肝郁之证。痈肿，杀虫鱼。

〔别录〕消胸中痰水，喜唾，水肿，五水在五脏皮肤及腰痛，下寒毒、肉毒。根：疗疥疮。可用毒鱼。

〔药性〕治心腹胀满，去水气，利五脏寒痰，涕唾如胶者，主通利血脉，治恶疮风湿痹，一切毒风，四肢挛急，不能行步。能泻水肿胀满。

〔纲目〕治水饮痰澼，胁下痛。

【经证证药】

佐治

十枣汤：治呕逆、痞满、悬饮、胁痛、下利。以肝郁肾积，水精失布，停滞为病也。芫花清金以泄水也。

李濒湖云：芫花、大戟、甘遂之性，逐水泄湿，能直达水饮窠囊隐僻之处。但可徐徐用之，取效甚捷。不可过剂，泄人真元也。陈言《三因方》以十枣汤药为末，用枣肉和丸，以治水气喘急浮肿之证。盖善变通者也。

莞 花

【药释】

〔本经〕下品。气味苦，寒，有毒。主伤寒温疟，下十二水，破积聚大坚癥瘕，荡涤肠胃中留癖饮食寒热邪气，利水道。

〔别录〕疗痰饮咳嗽。

〔药性〕治咳逆上气，喉中肿满，疰气蛊毒，痃癖气块。

时珍曰：荛花，盖亦芫花之类，气味主治大略相近。

【经证证药】

加治

《伤寒》小青龙汤：治胸中有水气。若微利者，去麻黄加荛花，鸡子大，熬，令赤。以水结下焦则微利，利水即所以止利也。

【经解】

《素问·咳论》："五脏六腑皆令人咳。""此皆聚于胃，关于肺，使人多涕唾而面浮肿气逆也。"《素问·逆调论》："阳明逆，不得从其道，故不得卧也。"《金匮·痰饮》篇：胸中有留饮，其人短气；咳逆倚息，谓之支饮；咳唾引痛，谓之悬饮。《别录》芫花消膈中痰水。《本经》所以主咳逆上气短气也。

《素问·太阴阳明论》："阳者，天气也。（主外；）阴者，地气也。（主内）""（故）喉主天气，咽主地气。"阳受风邪，则身热不时卧，上为喘呼；阴受湿气，则膹满闭塞。《素问·阴阳别论》："一阴一阳结，谓之喉痹。"芫花开肺胃之逆，清心宫以通三焦。《本经》所以主喉喘咽肿也。

《灵枢·邪气脏腑病形》："脾脉……微滑为虫毒蛕蝎（腹热）。"《灵枢·厥病》："肠中有虫瘕及蛟蛕，……肿聚，往来上下行，痛有休止，腹热喜渴涎出者，是蛟蛕也。"《素问·本病论》：木不及之年，厥阴司天，肝虚也；有白尸鬼见之，令人暴亡也。盖疟结为瘕，木腐生虫，皆肝郁脾陷，水气不行所生病也。芫花泻金土以疏木行水。《本经》所以主虫毒鬼疟疝瘕痈肿也。

《素问·疟论》："温疟者，得之冬中于风寒，气藏于骨髓之中，至春则阳气大发，邪气不得自出，（因遇大暑）则脑髓烁，肌肉消，腠理发泄，（或有所用力，）邪气与汗皆出。此病藏于肾，其气先从内出之于外也。"荛花能下十二水，破坚荡澼，以利水道。故小青龙加治微利。《本经》所以主温疟留饮也。

【闲按】

《本经》莞花，一名去水甘遂。治留饮利水。大戟、莞花皆主十二水。十枣汤为导水峻剂；然《金匮》用治痰饮，不用治水气者何也？《伤寒论》云：太阳中风，下利呕逆，表解者，乃可攻之，宜十枣汤。《金匮·水气》篇云：水气在腰以上者，当由汗解；以下当从小便去之。此十枣汤首莞花，所以治悬饮也。青龙加莞花，所以治微利也。盖水气之积，其本在肾，其末在肺。而四药有毒，《本经》列之下品，可用攻成积有形之水；不可妄施于寒滞无形之气。故肺主卫主表，肾主卫主里。水气在里当泄肾府，在表当解肌腠。能解十枣汤不治水气，小青龙治微利加莞花须去麻黄，可谓善用四药矣。

射 干

【药释】

〔本经〕下品。根，气味苦，平，有毒。主咳逆上气，喉痹咽痛，_{开肺胃逆结}。不得消息，散结气，腹中邪逆，食饮大热。

〔别录〕疗老血在心脾间，咳唾，言语气臭，散胸中热气。

〔药性〕治疰气，消瘀血，通女人月闭。

〔大明〕消痰，破癥结，胸膈满，腹胀，气喘，疝癖，开胃下食，消肿毒，镇肝明目。

〔震亨〕利积痰疝毒，消结核。

〔纲目〕降实火，利大肠，治疟母。

【经证证药】

一、主治

射干麻黄汤

射干十三枚（一法三两）　麻黄四两　生姜四两　细辛　紫菀　款冬花各三两　五味子半升　大枣七枚　半夏_{大者洗}，八枚（一法半升）

上九味，以水一斗二升，先煮麻黄两沸，去上沫，纳诸药煮取三升，分温三服。

治咳而上气，喉中水鸡声者。(《金匮·肺痿》篇)

此肺痿成肺胀证也。肺系九节，上通喉咙，六叶在前，两耳在后，中有二十四孔，行诸脏之气，以通声音。风寒内结，痰壅气管，肺叶举而不降，故咳逆而喉中作声也。方君射干，同姜、夏以降肺胃之逆，而通管窍；佐麻黄，同紫菀、五味散肺结，以敛金消胀；大枣杀药毒以润燥；细辛入少阴通天地之气也。

二、佐治

鳖甲煎丸：治疟母。以少阳转枢不灵，癥瘕结于脏腑。乌扇即射干也降肺金以破痰结也。

李濒湖曰：射干能降火，故古方治喉痹咽痛为要药。《千金》治喉痹有乌翣膏。《金匮玉函方》治咳而上气，喉中作水鸡声，有射干麻黄汤。又治疟母鳖甲煎丸，亦用乌扇烧过。皆取其降厥阴相火也。

【经解】

《灵枢·经脉》：肺手太阴之脉，动则喘咳上气。大肠手阳明之脉，动则颈肿；是主津液所生病者，为喉痹。足少阴肾主所生病者，口热舌干，咽肿。此肺不下降天气，肾不上通地气，心主与三焦之火发，而肺金烁，肾水涸也。射干苦、毒，能降肺逆，开胃结，利庚金以救辛金而行癸水。《本经》所以主下逆气，通咽喉也。

【闲按】

《素问·逆调论》："人身……非常热也。""阴气少而阳气盛，故热而烦满也。""足三阳下行，今逆而上行，故息有音也。"胃为水谷之海，失下行之序，则逆结大热之证作。寒热搏结，窍管壅塞。肺脉络大肠，还循胃口，胃脉络脾，脾与肾脉挟舌本，是喉痹则咽必痛也。射干味苦，平，性毒烈，最能泻肠胃热结，降肺气以通肾水。诸家又主治散胸热，通月闭，去胃痛，消痰破积，皆清金下水之功也。疟母多结肝胆之部，金气行则木气疏，故又兼治疟母。

紫 菀

【药释】

〔本经〕中品。根，气味苦，温，无毒。主咳逆上气，凡《本经》首主，皆肺家专药。**胸中寒热结气，**肺主胸膺，司寒热气。**去蛊毒，**木伏土中，金居母内，以取木蛊之象也。出启玄子注。**痿蹶，安五脏。**肺为脏长，阳明热则肺叶焦，痿蹶之原也。

〔别录〕疗咳唾脓血，止喘悸，五劳体虚，补不足，小儿惊痫。

〔大明〕调中，消痰止渴，润肌肤，添骨髓。

〔好古〕益肺气，主息贲。

【经证证药】

佐治

射干麻黄汤：治咳逆上气。紫菀温肺散结，清降肺逆也。

【经解】

《素问·咳论》："肺寒则内外合邪，（因而客之，）则为肺咳。"《素问·刺热》："肺热病者，先淅然（厥，起毫毛，）恶风寒，舌上黄，（身热，）热争则喘咳，痛走胸膺背，不得太息。"王冰注曰：肺居膈上，气主胸膺，在变动为咳。又藏气而主呼吸，背为胸之府，故喘咳不得息也。紫菀苦能降气，温能开结。《本经》所以主上气、结气也。

《素问·痿论》："岐伯曰：肺者，脏之长也，为心之盖也。有所失亡，（所求不得，）则（发）肺鸣，鸣则肺热叶焦，（故曰：）五脏因肺热叶焦，发为痿躄。""阴阳总宗筋之会，会于气冲，而阳明为之长，……故阳明虚，则宗筋纵，带脉不引，故足痿不用也。"紫菀下肺气，开胃结，以行五脏之气。《本经》所以主痿蹶，安五脏也。

【闲按】

《素问·评热病论》："阴虚者阳必凑之，故少气时热而汗出也。""不能正偃者，胃中不和也。正偃则咳甚，上迫肺也。""身重难以行者，胃脉在足也。""今气上迫肺，心气不得下通，（故）则月事不来也。"故肺为五脏之长，其气随胃阳以下行，肺气不降，则肝气不疏，咳逆壅塞，兼以胃热乘太阴之湿，则肺痈、脓血、虚劳、痿蹶、上实下虚诸症生焉。紫菀温能开结，苦能降气，而湿润之质，尤宜于久嗽之家。《卫生易简方》治肺伤咳嗽，只服一味，颇著奇功。

款冬花

【药释】

〔本经〕中品。气味辛，温，无毒。主咳逆上气善喘，喉痹，诸惊痫，_{木燥生火，火炎烁金之证}。寒热邪气。_{胸肺结邪。}

〔别录〕主消渴，喘息呼吸。

〔药性〕疗肺气心促急，热乏劳咳，连连不绝，涕唾稠黏。治肺痿肺痈，吐脓血。

〔大明〕润心肺，益五脏，除烦消痰，清肝明目，及中风等疾。

【经证证药】

佐治

射干麻黄汤：治咳而喉中水鸡声者。以寒热结于肺家，闭塞管窍。款冬利肺窍开喉痹也。

【经解】

《素问·大奇论》："二阴急为痫厥，二阳急为惊。"二阴，少阴也。二阳，阳明也。《素问·阴阳类论》：三阳一阴，太阳脉盛，一阴不能止，内乱五脏，外为惊骇。三阳足太阳之气，一阴足厥阴之气。王冰注曰：盛阳燔木，狂热乱脏，肝主惊骇故也。《素问·大奇论》："心脉满大，痫瘛筋挛。"王冰注曰：肝气下流，热气内薄，筋干血涸，故痫瘛也。此水涸木燥，火焰金烁之证象也。冬花生于冰霜之中，可以伏炎热；具辛温之性味，可以救辛金；金清则火降。《本经》所以主诸惊痫寒热邪气也。

【闲按】

抱朴子《至理篇》：款冬、紫菀可以治咳逆，则两药治咳，久著灵功矣。《素问·脏气法时论》："肺病者，喘咳逆气。"《素问·痿论》："肺者，脏之长（也），（为）心之盖（也）。"《素问·逆调论》："肝一阳也，心二阳也，肾孤脏也，一水不能胜二火。"此风寒极于寒水之经，郁而化热，则水涸木燥，火焰金烁，咳逆、惊痫、瘛纵之证生。积寒发于阴分，卫阳内陷，则喉痹、肺痈、燥渴之病作。惟冬花值隆冬之际，冰凌盈谷，灿而敷华，而又得金之辛味，木之温性，斯能清流金之火，以滋水源。凡肺咳者，有虚实寒热，而尤宜于热证。特非产于冰谷者，不可耳。

王不留行

【药释】

〔本经〕上品。苗、籽，气味苦，平，无毒。主金疮，止血逐痛《金匮》主治之证。出刺，除风痹内寒，久服轻身耐老增寿。

〔别录〕止心烦鼻衄，痈疽恶疮，瘘乳，疏通筋脉之功。妇人难产。

〔药性〕治风毒，通血脉。殊有功效。

〔元素〕下乳汁。

【经证证药】

主治

王不留行散

王不留行十分，八月八日采　蒴藋细叶十分，七月七日采　桑东南根白皮十分，三月三日采　甘草十八分　川椒三分，除目及闭口，去汗　黄芩二分干姜二分　芍药二分　厚朴二分

上九味，桑根皮以上三味烧灰存性，勿令灰过，各别杵筛，合治之为散，服方寸匕，小疮即粉之，大疮但服之，产后亦可服。如风寒，桑东根勿取之，前三物皆阴干百日。

治病金疮。(《金匮·疮痈》篇)

本论曰："寸口脉浮微而涩，法当亡血，若汗出，设不汗者云何？答曰：若身有疮，被刀斧所伤，亡血故也。"《伤寒论》疮家失血忌汗，此圣法也。故《灵枢·营卫生会》曰：夺血者无汗。然汗不出，则所陷之卫气不行，而营血亦无附丽以流通。此王不留行散之所以统治金疮，以行水气者，行卫和营也。陈注：王不留行疾引脉络之血，不使其湍激于伤处；桑皮泄肌肉之风水；蒴叶释名接骨草，渗筋骨之风水。三者烧灰去邪止血也。三味皆清金利水之品，烧灰存性，兼有培土疏木之功。故培土则佐草、朴、姜；疏木则佐芩、芍；温通水脏则佐川椒也。

【闲按】

《灵枢·痈疽》："中焦出气如露，上注溪谷，而渗孙脉，津液和调，变化而赤为血……故经脉流行不止，与天地同变，与地合纪。（故）天宿失度，（日月薄蚀，）地经失纪，水道流溢，（草萱不成，五谷不殖，）径路不通，……不通则卫气归之，不得复反（故）而生痈肿。"盖人身温气，蒸而为水，随卫气以行，气停则水滞，水滞则血凝。此经方治血所以先行水也。《本经》《别录》王不留行下乳、催胎、止血、逐痛、出刺、消肿，皆利气行水之功也。

蒴藋

【药释】

〔别录〕下品。气味酸、温、有毒。主治风瘙隐疹，身痒湿痹，可作浴汤。

〔大明〕浴痈癞风痹。

【经证证药】

佐治

王不留行散：治金疮。以金亡血，卫气陷遏。蒴藋灰行水通卫也。

【经解】

《素问·生气通天论》："汗出见湿，乃生痤疿。"王冰注曰：阳气发泄，寒水制之。热怫内余，郁于皮里，甚为痤疖风隐痹疮也。又云："劳汗当风，寒薄为皶，郁乃痤。"以脂液凝于玄府。皶，俗名粉刺。痤，赤色，内蕴脓血，大小如酸枣。皆风湿淫于肌肤，反汗郁热之所生。即《别录》蒴藋主治之病源也。

【闲按】

蒴藋，《本经》不详主治，而金疮治法，《内经》亦无明文。故《金匮》王不留行散特著采时，制法。此亦可以证《本经》之最古，而后人未尝妄增也。《灵枢·痈疽》："寒邪客于经络之中则血泣，血泣则不通，不通则卫气归之，不得而复反，故痈肿。寒气化为热，热盛则腐肉。"金疮为刀斧卒伤。气泄血亡，血亡则营虚，营虚则卫陷内，而燥结外，则痈肿。血化为脓，久则肉腐筋烂。骨炼髓销，内连五脏，而同恶疽；外泛肌肉，而同隐疹，当与气血留注，营伤卫闭之证同也，王不留性质流利，蒴藋叶酸温有毒，一能疏通经络之滞，行水气以调血，一能温散肌肉之毒结，燥湿淫以除风。《金匮》仍用烧灰存性，俾疏通气之性，化而奏清金利水、培土疏木之功，此圣人制药之神法也。又蒴藋佐礬石汤浴隐疹，脚痛。王不留同山甲、麦冬、竹茹下乳汁俱效。明经络病原者，消息用之，亦佳品也。

桑

【药释】

桑根白皮

〔本经〕中品。气味甘，寒，无毒。主伤中，五劳六极，羸瘦，崩中脉绝，补虚益气。清金救肺之功。

〔别录〕去肺中水气，唾血，热渴，水肿，腹满胪胀，利水道，去寸白，可以缝金疮。

〔药性〕治肺气喘满，水气浮肿，虚劳客热头痛，内补不足。

桑枝

〔苏颂〕气味苦，平。主治遍体风痒干燥，水气脚气风气，四肢拘挛，上气眼运，肺气咳嗽，消食，利小便。久服轻身，聪明耳目，令人光泽。疗口干及痈疽后渴，用嫩条细切一升，熬香煎饮，亦无禁忌。久服，终身不患偏风。

【经证证药】

佐治

王不留行散：治金疮病。《金匮》取东南阴湿之地桑根白皮，烧灰存性，存性可以敛疮口，烧灰可以生金利水也。

【经解】

《素问·宣明五气》："五劳所伤，久视伤血。劳于心也；久卧伤气，劳于肺也；久坐伤肉，劳于脾也；久立伤骨，劳于肾也；久行伤筋，劳于肝也。"《金匮·虚劳》篇："五劳虚极，羸瘦腹满，不能饮食，食伤、忧伤、饮伤、房室伤、饥伤、劳伤、经络营卫气血伤。"皆五劳也。《灵枢·决气》："六气者，有余不足，气之多少，脑髓之虚实，血脉之清浊，何以知之。岐伯曰：精脱者，耳聋；气脱者，目不明；津脱者，腠理开，汗大泄；液脱者，骨属屈伸不利，色夭，脑髓消，胫酸，耳数鸣；血脱者，色白，夭然不泽，其脉空虚。"皆六极也。此《本经》主治伤中劳极，羸瘦，崩中之病原也。

【闲按】

《灵枢·根结》："少阴为枢，……枢折则脉有所结而不通，不通者取之少阴。"《灵枢·动输》："经脉十二，而手太阴、足少阴、阳明独动不休，……胃为五脏六腑之海，其清气上注于肺，肺气从太阴而行之，（其行也，以息往来，故人一呼脉再动，一吸脉亦再动，呼吸不已，故动而不止。）"《素问·通评虚实论》："气虚者，肺虚也；气逆者，足寒也。"故肺司卫气，朝百脉，为心之盖，肾之母。故五劳极于肾，而百病合于肺也。桑根白皮经方用之必取东南入土者，以木质而得金土相生之气，而其气味甘寒，尤能培土清金，益生水之原。故可以补虚益气，续脉绝，敛疮口也。

梓白皮

【药释】

〔本经〕下品。气味苦，寒，无毒。主治热毒，去三虫。

〔别录〕疗目中疾，主吐逆胃反。小儿热疮，身头热烦，蚀疮，煎汤浴之，并捣傅。

〔大明〕煎汤洗小儿壮热，一切疮疥，皮肤瘙痒。

〔纲目〕治瘟病复感寒邪，变为胃睆，煮汁饮之。

【经证证药】

佐治

麻黄连翘赤小豆汤：治太阴发黄。梓白皮泻膀胱之热，降胆逆而泻湿也。

【经解】

《素问·刺热》："肝热病者，小便先黄，腹痛（多卧），身热。"

"肺热病者……舌上黄，身热。"《素问·评热病论》："小便黄者，少腹中有热也。"梓皮《金匮》佐治发黄，《别录》主疗目疾。盖清相火以救辛金。《本经》所以主治热毒也。

【闲按】

《灵枢·邪气脏腑病形》："脾脉……微清为虫毒蛕蝎腹热。"《脉经》曰：三滑者，阳脉也。主四肢困疲，小便赤涩，盖湿热相搏之脉，虫之所由生也。启玄子曰：木未出土，金行伐之。假途于土，故邪伤木而生虫。梓皮之苦寒能泄湿热，使热随湿泄，则土燥金清，木疏水行，三虫自无附以生也。故为湿热相搏之要药。

卷 九

栝 楼

【药释】

〔本经〕中品。根，气味苦，寒，无毒。主消渴，经方所加治各证。清金泻热。身热，烦满大热，泻汗后太阴、阳明燥热如神。以能清金滋水也。补虚安中，续绝伤。热结大络，血脉不续，则中不安，而气虚逆也。

〔别录〕除肠胃中痼热，八疸身面黄，皆太阴、阳明之证。唇干口燥，清少阴之热。短气，少阴与肺为本末。止小便利，通月水。

〔日华〕治热狂时疾，通小肠，消肿毒，大肠为肺腑，小肠为心腑。惟泻腑热，斯消脏毒。乳痈发背，痔漏疮疖，排脓生肌长肉，消扑损瘀血。《大明》所主，皆着灵功，可以补《本经》未及。

栝楼实《本经》并于根。

〔别录〕气味苦，寒，无毒。时珍曰：味甘不苦。主治胸痹，栝楼薤白、小陷胸汤证。悦泽人面。《别录》本经方，补《本经》未备。

〔大明〕子：炒用，补虚劳口干，润心肺，治吐血，肠风泻血，赤白痢，手面皱。

〔纲目〕润肺燥，降火，治咳嗽，涤痰结，利咽喉、止消渴，利大肠，消痈肿疮毒。

时珍曰：栝楼古方全用；后世乃分子、瓤各用。

【经证证药】

一、主治

（一）栝楼桂枝汤

栝楼根二两　桂枝三两　芍药三两　甘草二两　生姜三两　大枣十二枚

上六味，以水九升，煮取三升，分温三服，取微汗。汗不出，食顷，啜热粥发之。

治太阳病，其证备，身体强，几几然，脉反沉迟，此为痉病。（《金匮·痉湿暍》篇）

本论曰："太阳病，发汗太多，因致痉。"又曰："（夫）风病下之则痉。"其证身热足寒，颈项强急，面目赤，头摇口噤，背反张也。今汗下伤其津液，经脉枯燥，风邪由经而入腧。五脏之腧，皆出于背。《灵枢·百病始生》：太阴之邪，内著膂筋，故体强背几几也。熏汗失治，血气凝涩，故身热而脉反沉迟也。桂枝汤治中风汗出；君栝根以清金滋水，润土生木，泻经输之热结，通于胃之大络也。

按：此药当移次于葛根之下，俾检药证，可以类及之。

（二）栝楼牡蛎散

栝楼根　牡蛎熬，等份

上为细末，饮服方寸匕，日三服。

治百合病渴不瘥者。（《金匮·百合病》篇）

水谷入胃，输精于肺。百合病久，肺胃虚热，津液消耗，故渴而不瘥。栝楼、牡蛎润土清金，行水止渴也。

（三）栝楼瞿麦丸

栝楼根二两　茯苓　薯蓣各三两　附子一枚，炮　瞿麦一两

上五味，末之，炼蜜丸梧子大，饮服三丸，日三服，不知，增至七八丸，以小便利，腹中温为知。

治小便不利（者），有水气，其人（苦）渴者。（《金匮·消渴》篇）

此阳衰土湿，小便不利之寒证也。下焦寒则气化不行；中焦湿则津液不滋，故水气内停，渴而不便也。栝楼、薯蓣清金滋土以生液；瞿麦、苓、附温寒逐湿以行水也。

二、加治

1. 小青龙汤：治伤寒内有水气。若渴者，去半夏加栝根三两。

2. 小柴胡汤：治少阳伤寒。若渴者，去半夏，加人参、栝根。

皆以胃热传脾。半夏能降肺胃之气，栝根能清肺胃之燥也。

黄注：栝根凉肃润泽，清金止渴，清轻而不败脾，清肺之药，最为上品；又有通达凝瘀、清利湿热之长，是善于栝根之用者。

栝楼实

一、主治

（一）栝楼薤白白酒汤

栝楼实一枚，捣　薤白半斤　白酒七升

上三味，同煮取二升，分温再服。

治胸痹（之）病，喘息咳唾，胸背痛，短气，寸口脉沉而迟，关上小紧数。（《金匮·胸痹》篇）

《灵枢·邪客》："（故）宗气积于胸中，（出于喉咙，以）贯心脉，而行呼吸（焉）。"寒气痹胸，则浊瘀肺窍，故喘息咳唾。背为胸之府，寒痹于胸，故胸痛彻背也。胸中为气海，寒邪布薄，故气短也；肺朝百脉，出于气口。肺为寒痹，故寸口脉沉迟也。邪聚于心下胃上，故关上小紧数也。栝实清金以利宗气；薤白温中以散寒气；和以白酒，先入胃之大络，通结行脉，佐栝、薤以止痛也。

（二）栝楼薤白半夏汤

栝楼实一枚，捣　薤白三两　半夏半升　白酒一斗

上四味，同煮，取四升，温服一升，日三服。

治胸痹不得卧，心痛彻背者。（《金匮·胸痹》篇）

《素问·逆调论》："不得卧而息有音者，是阳明之逆也。"故加半夏以降之。

（三）小陷胸汤　本黄氏，主栝实

黄连一两　半夏半升，洗　栝楼实大者一枚

上三味，以水六升，先煮栝楼，取三升，去滓，内诸病，煮取二升，去滓，分温三服。

（1）治（小）结胸病，正在心下，按之则痛，脉浮滑者。（138）

（2）治心下结痛，气喘闷者。（《金镜内台方议》）

《伤寒论》131条云："病发于阳，（而）反下之，热入因作结胸。"以胃之大络，正在心下，下伤大络，故心下按之则痛。《素问·平人气象论》："脉滑浮（而疾者，谓之）为新病。"以太阳之病，而反下之，阳陷于阴，故脉浮滑。初作小结胸，异于大结胸之脉浮数动，痛不可按也。以胸中为心主宫城，邪气内侵，故用黄连以清心宫；半夏以降胃浊；重用栝实，荡涤胸中瘀浊，清利大络痛结也。

徐灵胎云：大承气下燥屎；大陷胸下蓄水；小陷胸下黄涎。涎者，轻于蓄水，而未成水者也。

二、佐治

1. 枳栝薤桂汤：治心中痞气结胸，胸满，胁下逆抢心。桂枝降胁下之逆；枳、朴开心中之痞；栝实、薤白通胸痹也。

2. 小柴胡汤：治胸中烦而不呕者，加栝实一枚。以胃络之邪，上干心君而作烦。栝实泻大络之热燥，而除烦也。

3. 小陷胸汤：治心下结痛，气喘闷者。以大络热邪上干心君。栝实泻大络，以清宗气也。

【经验录】

栝楼通结汤

栝楼根、实各三钱　芍药三钱　郁李仁　肉苁蓉各三钱　杏仁二钱
当归三钱　炮附子二钱　元明粉三钱　桃仁钱半　炙草二钱

十一味，水两碗，煎至大半碗，顿服，滓再服。

治少阴燥结，烦渴，少腹胀痛，脉弦紧。异承气、麻仁证者。

吾需次陕中，初秋卧竹席纳凉，醒则筋转而腹胀痛，烦躁不宁。初服小承气，继服调胃承气，愈烦躁而痛，结不可微开；又用蜜胆导法，亦不应，已窘于法。张舟舲先生来视，曰：此少阴燥结，由肾虚得之，不可强下，遂出此方。药下咽即觉下部气通，而烦躁顿宁；再三服之，遂停前服枳、朴、大黄，药滓随燥结而下。缘初服调胃承气，不应，又捣小承气末冲服之也。后以此方治老者燥结，殊稳而灵应。舟舲常为长

官诊疾，人信其方之审慎、无误也，于此可见。然此方虽全用润药，而制法亦精。

【经解】

《素问·气厥论》："心移热于肺，传为膈消。"王冰注曰：心肺间，中有斜膈膜，膈下连横膈，心热入肺，久久传化为膈热，消渴而多饮也。《金匮》暨《伤寒论·厥阴病》篇曰："厥阴之为病，消渴。"以病生于手足少阴，传之手足太阴，而极于厥阴也。花粉能泻脾胃大络，以清金而滋土。故经方用治渴证。《本经》所以主消渴也。

《素问·热论》：阳明病衰，身热愈；太阴病衰，腹满减；少、厥阴病衰，渴止、不满。《素问·逆调论》："阴气少而阳气盛，故热而烦满也。"盖热伤胃液，传之于脾，脾不布精，则肾液竭而肝筋枯，心火无所济，大热所由生也。栝楼根泻大络之热，清金滋液。《本经》所以主身热烦满大热也。

《素问·平人气象论》："胃之大络，（名曰虚里。）贯膈络肺，（脉）为宗气所生（也）。"宗气者，十二经脉之宗主也。邪客大络，则邪实而气虚，血脉因之不通。栝楼根苦寒清润，泻大络之热，通燥结以滋液。《本经》所以主补虚安中续绝伤也。

《金匮·胸痹》："夫脉（当取太过不及），阳微阴弦，即胸痹而痛，（所以然者，）责其（极）虚也。""胸痹之病，喘息咳唾，胸背痛，短气。"《素问·金匮真言论》："背为阳，阳中之阳，心也；（背为阳，）阳中之阴，肺也。"肺主宗气，宗气积于胸中，贯心脉而行呼吸。出于脾胃之络，脾不升清，胃不降浊，阴阳相干，浊气结于胸中，斯以胸痹。栝楼实润大络之燥结，下肺胃之瘀浊。《金匮》用治胸痹；《伤寒》用治结胸。《别录》所以主胸痹也。

【闲按】

经方主治：栝根证柔痉而渴；栝实证胸痹而烦。烦、渴二证，皆生于热。《素问·热论》："人之伤于寒也，则为病热。"以巨阳寒水之经，感于寒而不得散发，内怫结而化热。巨阳之里为少阴，少阴之上，热气治之，热盛则精竭，土不滋液，金不生水，木燥火灼，痉热、烦躁、消渴之证所由生也。胃之大络曰虚里，贯膈络肺，宗气之所生也。宗气积于胸中，贯心脉而行呼吸，其根结在于少阴，卫阳代少阴行气，伤寒失治，卫阳下陷，浊阴上干，此胸痹、结胸、烦闷、中虚之证所由生也。栝根苦寒润泽；栝实苦甘多脂，皆具清金滋土之功。而栝实能涤肺络之浊；栝根能泻胃络之热。《素问·厥论》："脾主为胃行其津液（者也），阴气虚则阳气入。"此胃热传脾，津液所亡，而栝根之治消渴，泻大热，较之栝实为用更广也。

龙 骨

【药释】

〔本经〕上品。气味甘，平，无毒。主治心腹鬼疰，精物老魅，心主血，腹藏脏，血分所结之邪。咳逆，泄痢脓血，敛肺涩肠。女子漏下，癥瘕坚结，化水行血。小儿热气惊痫。生水滋木济火。救逆汤证。

〔别录〕疗心腹烦满，恚怒，伏气在心下，不得喘息，肠痈内疽，阴蚀，四肢痿枯，夜卧自惊，汗出止汗，缩小便，尿血，养精神，定魂魄，安五脏。白龙骨：主多寐泄精，小便泄精。

〔药性〕逐邪气，安心神，止夜梦鬼交，虚而多梦纷云，止冷痢及下脓血，女子崩中带下。

〔大明〕怀孕漏胎，止肠风下血，鼻洪吐血，止泻痢渴疾，健脾涩肠胃。

〔纲目〕益肾镇惊，止阴疟，收湿气脱肛，生肌敛疮。

附：龙齿

〔本经〕气味涩，凉，无毒。主小儿、大人惊痫，癫疾狂走，心下结气，不能喘息，诸痉。《素问·调经论》：血并于阴，气并于阳，为惊狂。小儿五惊、十二痫。

〔别录〕小儿惊痫身热不可近，大人骨间寒热，杀蛊毒。

〔药性〕镇心，安魂魄。

〔大明〕治烦闷、热狂、鬼魅。

【经证证药】

加治、佐治

1.《伤寒》柴胡加龙骨牡蛎汤：治伤寒误下，胸满烦惊，谵语，小便不利，身重不可转侧。以少阳误下，邪结于膀胱血胞，土木俱燥，心液不滋，故烦惊，谵语也。

2. 救逆汤：治伤寒因火劫亡阳、惊狂，起卧不安者。以火逼卫阳，内伤心液，水火离根，营阴下脱，卫阳上越，燥结阳明，故惊狂不安也。

3. 桂甘龙牡汤：治伤寒火逆下后，因烧针烦躁者。以下后复烧针，取汗，阴陷于下，阳亢于上，水火不交，故生烦躁也。

皆用龙骨收敛飞越之心阳，下根于至阴；佐以牡蛎，下水府之邪结，以滋木济火，敛神魂而定烦惊也。

4. 桂枝龙骨牡蛎汤：治失精家，少腹弦急，阴头寒，目眩发落，脉虚芤。缘肾者，藏精之处也，其华在发，其充在骨，肾在精，精生髓，髓生肝，肝生筋，筋生心，故肾精既失，则目眩发落。精不生血，血不荣筋，故少腹弦急、脉虚芤也。龙骨、牡蛎上敛心阳，下固肾阴，交济水火，所以啬神而摄精也。

【经验录】

龙牡柴苓汤

龙骨　牡蛎各三钱　柴胡　桂枝各三钱　白术　茯苓各三钱　猪苓泽泻各三钱　黄芩　花粉各三钱　党参　芍药各三钱　粉草二钱　生姜三钱大枣四枚、擘

十五味，水两碗，煎至半碗顿服，滓再服。

治伤寒失治，烦躁不宁，身痛不可转侧，却不知痛处，小便短赤，脉微而数，无大热者。近又治阴阳毒发斑后，惊恐见神鬼。一服即安。

此汗下失宜，水不济火证也。柴桂汤以解身痛，即调营卫，以解其不知痛处。君龙牡，佐五苓，交济水火，俾水行脉通，故能一服而便长、烦止，再剂而脉平病解。此从经方合化而出。故治伤寒坏证，即著灵功也。

李濒湖云：涩可去脱。故成无己云：龙骨能收敛浮越之正气，固大肠而镇惊；又主带脉为病。

【经解】

《素问·八正神明论》："血气者，人之神。"神者，心所主。故肝藏血，心行之。鬼疰之邪，生于血分，上扰心神，而为病也。《伤寒》145 条云："妇人伤寒，（发热，）经水适来，昼日明了，暮则谵语，如见鬼状（者，此）为热入血室。"龙骨敛肺生金，下启肾阴之气，通于心阳。故经方用治烦惊、谵语。《本经》所以主治心腹鬼疰，精魅也。

《素问·咳论》："肺咳不已，（则）大肠受之；大肠咳状，咳而遗矢。"以金气通于肾，肾不为胃关也。《灵枢·经脉》篇云：肾所生病者，为肠澼。龙骨敛金生水，通心肾而涩胃肠。《本经》所以主咳逆，泄痢脓血也。

《素问·评热病论》："胞脉者，属心而络于胞中。今气上迫肺，心气不得下通，（故）则月事不来（也）。"此癥瘕漏下之原也。龙骨降敛肺气，收摄心阳，下根于肾阴。《本经》所以主癥瘕漏下也。

《素问·调经论》："血并于阴，气并于阳，故为惊狂；此桂、柴龙牡证。血并于阳，气并于阴，（乃）为（灵）热中。""血（之与）气并走于上（，则）为大厥。此惊痫最险之证。"小儿气血方生，营卫一伤，心肺俱病，故心不能主营，肺不能主卫也。龙骨敛心通营，敛肺降卫。《本经》所以主热气惊痫也。

【闲按】

《素问·大奇论》："心脉（满）浮大，（痫瘛筋挛）肝脉小急，则痫瘛筋挛，……惊骇。"心、肝、肾小急，皆为瘕；小缓小搏沉，为肠澼、下血。又曰：二阴急为痫厥，二阳急为惊，少阳阳明之脉也。（《素问·大奇论》）故龙骨经方治惊狂、谵语。《本经》主惊痫泄痢。以其敛心肺，平肝固肾也。其它主治如带浊、崩漏、吐衄、亡血、鬼疰，皆肝所生病者；失精梦交，皆肾所生病者；遗泄、疮伤、脱肛，皆心肺所生病者。黄注：龙骨蛰藏闭塞之性，保摄精神，安惊悸而敛疏泄。盖水火既济，则金木制化，收敛神魂，所以龙之为灵也。

牡 蛎

【药释】

〔本经〕上品。气味咸，平，微寒，无毒。主伤寒寒热，寒水之气，泣而不行，合少阳木气而发。温疟洒洒，胆部之邪。惊恚怒气，肝生之邪。除拘缓鼠瘘，邪结于少阳之脉。女子带下赤白。化膀胱、血室之结。久服，强骨节。

〔别录〕除留热在关节营卫，虚热去来不定，烦满心痛气结。止汗伤寒误青龙，温粉扑之证。止渴，除老血，疗泄精，桂枝龙牡证。涩大小肠，止大小便，治喉痹咳嗽，心胁下痞热。

〔藏器〕粉身，止大人、小儿盗汗。同麻黄根、蛇床子、干姜为粉，去阴汗。

〔药性〕主女子崩中，止盗汗，除风热，止痛，治温疟，鬼交精出。

〔李珣〕男子虚劳，补肾安神，去烦热，小儿惊痫。

〔好古〕去胁下坚满，柴胡加治之证。瘰疬，一切疮肿。为消瘰疬圣药。

〔纲目〕化痰软坚，清热除湿，止心脾气痛，痢下赤白浊，消疝瘕积块，瘿疾结核。

【经证证药】

一、主治

（一）牡蛎泽泻散

牡蛎熬　泽泻　蜀漆暖水洗去腥　葶苈子熬　商陆根熬　海藻洗去咸栝楼根各等份

上七味，异捣，下筛为散，更于臼中治之，白饮和服方寸匕，日三服，小便利，止后服。

治大病瘥后，从腰以下有水气者。（395）

大病新瘥，卫阳失其慓悍，脾胃虚弱，不能散布水精，通调水道。故腰以下微积水气。栝根清金；泽泻沁脾；蜀漆引胆部之水；海藻、商陆引四溢之水；葶苈导胸胁之水；君牡蛎以疏肝散结，通三焦膀胱，下宿水，归溪壑也。

（二）牡蛎汤

牡蛎四两，熬　麻黄去节，四两　甘草二两　蜀漆三两

上四味，以水八升，先煮蜀漆、麻黄，去上沫，得六升，纳诸药煮取二升，温服一升。若吐，则勿更服。

治牡疟寒多者。（《金匮·疟病》篇，附《外台》方）

寒湿之邪，结于少阳之部，卫气不能外达，鼓搏而生战栗，是名牡疟。麻黄佐牡蛎，以发散卫阳，即以清金敛肺；蜀漆佐牡蛎，以破疟痰，即以导水气而化痰湿；和以甘草，以保中而平水土也。方由蜀漆散、牡蛎泽泻汤化出；特佐麻黄、甘草，具有卓识。可以补经方矣。

二、加治、佐治

1. 柴胡汤：治少阳胁下痞硬，去大枣加牡蛎。

2. 柴胡桂姜汤：治少阳汗、下后、胸胁满绪，小便不利。以甲木逆郁，三焦气化不以下行，故为痞结。牡蛎化结，以行水也。

3. 《金匮》栝楼牡蛎散：治百合病，渴不瘥者。以虚热客于肺胃，耗伤津液。栝楼清热而止渴；牡蛎敛脏以滋津也。

4. 白术散：主妊娠养胎。以胎元资生于土，而资始于水火。牡蛎行水济火；佐白术、芎、椒燥土滋木，化血胞之阻滞也。

5. 桂枝龙牡汤：治失精家，少腹弦急，阴头寒。以肾不藏精，精不养筋，故腹急而阴寒。龙骨、牡蛎涩精固肾，行水滋木也。

6. 桂甘龙牡汤：治火逆下之烦躁者。

7. 救逆汤：治火劫亡阳，惊狂、不安者。以心阳上越，肾水下竭，水火离根，阴阳各并，故烦躁惊狂。龙骨、牡蛎上敛心液，以济君火，下固肾阴，以启水源，心肾交，则烦惊定矣。

【经验录】

少阳消瘰汤、丸

牡蛎醋炙，四钱　元参三钱　川尖贝三钱　柴胡三钱　花粉　黄芩各三

钱　生口芪二钱　甘草一钱

八味，水两碗，煎至半碗，顿服、滓再服。以十剂作一料，蜜丸。食前服三钱，日三。

治男女瘰疬，颔肿。

初起作汤服；久则汤、丸兼服，日必见功。卫气陷于少阳之络，初时结为粉核，久则营气滞留，作脓血而破矣。《内经》所谓"马刀侠瘿"，甚不易治，治须翻视目中红脉，不贯瞳人可也。此方本程钟龄氏所拟消瘰丸加味。初虞世云：瘰疬不拘已未破，以牡蛎四两，元参三两，甘草一两，食后服，其效如神。瘰疬丸内加贝母，更得清金制化之义，所以用之彻效。今又本《灵枢·经脉》篇，加参经方小柴胡汤，清手足少阳脉，以通结行经。果能服之，日见功效。其结核未破者，依方十剂作一料，服未竟剂，而结核散。化结，乃牡蛎之功也。

【经解】

《灵枢·寒热》篇："寒热瘰疬在于颈腋者，（皆何气使生？岐伯曰：此）皆鼠瘘寒热之毒（气也），留于脉而不去（者也）。"《灵枢·经脉》："腋下肿，马刀侠瘿"，"是少阳主骨所生病者"牡蛎能化少阳经脉之毒，故经方治少阳胸胁痞结。《本经》所以主寒热，除拘缓鼠瘘也。

《素问·疟论》："温疟者，得之冬中于风寒，气藏于骨髓之中，（至春则）得阳气而……腠理发泄。"足阳明之疟，令人先寒洒淅，久乃热。阳明为少阳之表，少阳主骨所生病。牡蛎化甲木结气，下生于壬水。《本经》所以主温疟洒洒也。

《素问·阴阳应象大论》："肾生骨髓，髓生肝"，"肝生筋，筋生心，……在志为怒"，其病发为惊骇。《素问·五脏生成》："诸筋者，皆属于节。"王冰注曰：筋气之坚结者，皆络于骨节之间。《素问·宣明五气》："久行伤筋"是也。牡蛎涩肾滋精，行水而荣肝筋。《本经》所以主惊恚怒气，强骨节也。

《难经·二十九难》："任（之）脉为病，其内苦结，男子（为）七疝，女子（为）瘕聚。带（之）脉为病，腹满（，腰）溶溶若坐水中。"以任脉系于带，水血相搏，不以时下故也。洁古云：仲景大病瘥后，腰以下有水气，牡蛎泽泻散主之。《本经》所以主带下赤白也。

《素问·本病论》"人或恚怒，气逆上而不下，即伤肝也。……又遇疾走恐惧，汗出于肝，……又遇木不及年，""有此之虚，神光不聚，"牡蛎能化水血之邪结，敛金脏以摄魄，滋水精以养魂。《本经》所以主杀邪鬼延年也。

【闲按】

三阳之脉皆下行，而少阳为之枢。经方牡蛎主治：曰腰下水气，曰胸胁痞硬，小便不利，曰胎阻，曰失精。皆少阳枢气不下通于膀胱、血胞也。盖任脉起于中极之下，上至毛际，循腹里，上关元，为血胞。膀胱脉从腰中下挟脊贯臀，为水府。少阳之脉合缺盆，下胸中，贯膈络肝属胆，循胁里下带挟任，合太阳而下也。故少阳气逆，则二阳之阳，转枢不灵，水血因之凝滞，上结于手足少阳之脉，则为鼠瘘；下结于任带之脉，则为癥瘕；其凝泣于本经者则为痞硬、满结、便涩、胎阻、漏下、精亡之症。《灵枢·经脉》篇：足少阳脉动，则心胁痛，不能转侧，是为阳厥，是主骨所生病，自头角目锐眦而下，肿痛，腋下肿，马刀侠瘿，汗出振寒，疟，胸胁肋及诸节皆痛也。以胆与肝络，又兼见惊恚邪病。牡蛎为海水之沫凝结而成，故能化水邪所结。其质则滑，为一阳所生，故能通少阳脉络，化一阳骨所生病。其味咸软坚，气平生肾益精，故又能行血分之水。允为却病延年，上品养命之药。

白 鱼

【药释】

〔开宝〕肉，气味甘，平，无毒。主治开胃下食，滑石白鱼散证。令人肥健。

时珍曰：白鱼比他药似可食，亦能热中发疮，所谓补肝明目，调五脏，理十二经络者，恐亦溢美之词，（未足多信。）当以《开宝》注为正。

【经证证药】

佐治

《金匮》滑石白鱼散：治小便不利。以膀胱与胞相联，湿热所结，失其气化。白鱼同发灰佐滑石兼行血分之水，以其味甘性滑而气腥也。

【经释】

《灵枢·营卫生会》："（故）水谷者，常并居于胃中，成糟粕，而俱下于大肠，而成下焦，（渗而俱下，）济必别汁，循下焦而渗入膀胱（焉）。"下焦失其气化，膀胱移热与胞，则淋沥癃闭之症生，白鱼生于水，而性滑利。故经方用以利小便，其通淋行水，异于草木之品者，兼可行血分之水也。《本经》未载。以经方佐治，与《开宝本草》同，故录之。

文　蛤

【药释】

〔本经〕上品。气味咸，平，无毒。主恶疮蚀，五痔。营陷、卫陷内伤之证。

〔别录〕咳逆胸痹，腰痛胁急，鼠瘘，大孔出血，女人崩中漏下。

〔纲目〕能止烦渴，利小便，化痰软坚，治口鼻中蚀疳。

成无己云：文蛤之咸走肾，以胜水气。

【经证证药】

一、主治

（一）文蛤散

文蛤五两

上一味为散，以沸汤和一方寸匕服，汤用五合。

（1）病在阳，应以汗解之，反以冷水潠之，若灌之，其热被劫不得去，弥更益烦，肉上粟起意欲饮水，反不渴者（141）。

此陶隐居所谓仲景之方，善以意消息者也。《本经》文蛤主治恶疮。此用治渴不欲饮，疮在外而渴在内，要皆卫气之为病也。盖寒伤卫气，郁热将发，以冷水潠灌，寒闭皮毛，故烦渴弥甚。寒水之气，不得外散，故肉上粟起。卫闭营郁，水气不行，故欲饮不渴。文蛤散以沸汤和服，文蛤以行太阳寒水，沸汤以行卫气也。

（2）治渴欲饮水不止者。（《金匮·消渴》篇）

此亦卫气外闭，营热内生，肺精不布。故渴饮不止。文蛤清金利水。能润燥以救肺也。

陈注：此与真消渴证相隔霄壤，亦与文蛤散证不同。以《金匮》所谓消渴证也。按：《素问·气厥论》："心移热于肺，传为膈消。"此非消渴，何以饮水不止也？盖心主营，肺主卫、营卫初伤，心肺之病将生，故渴饮不止。先以沸汤饮此散，以行水而开卫，使营热随卫气而外泄，则渴饮俱止。亦善治者治皮毛法也。按：陈注合治脏而言也。

（二）《金匮》文蛤汤

文蛤五两　麻黄　甘草　生姜各三两　石膏五两　杏仁五十个　大枣十二枚

上七味，以水六升，煮取二升，温服一升，汗出即愈。

治吐后渴欲饮水而贪饮者。兼主微风脉紧、头痛。（《金匮·呕吐哕》篇）

风为阳邪，水为阴邪，风水相搏，则生湿热。吐后湿去热生，故渴而贪饮。初由风寒客于寒水之经，故脉紧、头痛。盖卫阳外闭，营阴内蒸，肺金失其气化也。文蛤、石膏清金利水，以导湿热；姜、枣、甘草宣胃阳以滋脾液；麻黄、杏仁散肺邪以通营卫。此为越婢汤中加杏、君蛤，重在清金利水也。

【经解】

《灵枢·痈疽》："寒邪客于经络之中则血泣，血泣则不通，不通则卫气归之，不得复反，故痈肿。寒气化为热，热胜则肉腐，（肉腐则）为脓。"《金匮》文蛤汤用石膏、麻黄，以泄卫行营。《本经》所以主治恶疮蚀也。

《素问·阴阳应象大论》："风气通于肝也。"王冰注曰：风薄则热起，热盛则水干，水干则肾气不荣，精乃亡。《素问·生气通天论》："风客淫气，精乃亡，邪伤肝也。因而饱食，经脉横解，肠澼为痔。"文蛤清金利水，生精荣肝。《本经》所以主五痔也。

【闲按】

文蛤经方主治渴而贪饮。《本经》主治恶疮五痔。盖消渴生于肺肝，而其本在肾。肾脉直者，贯肝膈入肺中，支者从肺出络心，注胸中。肾主下焦，为卫阳所出。风伤卫，则卫闭而热生，热盛则水干精亡，此消渴之证所生也。卫出下焦，行太阳之表。《素问·生气通天论》："（是故）阳因而上，卫外者也。""陷脉为瘘，（留连肉腠），……营气不从，逆于肉理，乃生痈肿。"此恶疮所生，亦由卫气之外结也。肺主卫，而精气通于肾。文蛤气味咸平，能清金利水，入肾益精，故内治消渴五痔，而外平恶疮也。

又按：黄氏云：文蛤咸寒，清金利水，解渴除烦，化痰止嗽，软坚消癖，是其所长。兼医痔瘘，鼻口疳蚀，便溺血脱之证，煅粉研细用。

铅　丹

【药释】

〔本经〕下品。气味辛，微寒，无毒。主治吐逆胃反，惊痫癫疾，除热下气，_{气并于胃阳，柴胡汤加治之症。}炼化还成九光，久服通神明。_{张注：铅丹下品，不堪久服。}

〔别录〕止小便，除毒热脐挛，金疮血溢。

〔药性〕惊悸狂走，消渴。煎膏用，止痛生肌。

〔大明〕镇心安神，止吐血及嗽，傅疮长肉，及汤火疮，染须。

〔纲目〕坠痰杀虫，去怯除忤恶，止痢明目。

【经证证药】

佐治

柴胡加龙牡汤：治胸胁满，烦惊，小便不利。铅两半，降逆而镇惊也。

【经解】

《素问·阳明脉解》："足阳明之脉病……闻木音则惕然而惊者，土恶木也。""岐伯曰：阳明厥则喘而惋热"，"热盛于身，（故）则弃衣而走（也）。""阳盛则（使人）妄言骂詈，不避亲疏。"故经方柴胡证，于胸满烦惊加铅，以其寒重之性，镇胃逆而下丹田。此《本经》所以主胃反惊痫除热下气也。

【闲按】

《素问·调经论》："血并于阴，气并于阳，故为惊狂；血并于阳，气并于阴，（乃）则为炅中。""血（之与）气并走于上，则为大厥。"胃为多气多血之经，为燥为热化，热化着火炎金灼，木枯而惊作也。《素问·逆调论》："足三阳者下行……胃者，六腑之海，其气亦下行。阳明逆，不得从其道，故不得卧（也）。"此浊气干心，累反惊癫，上热下厥之证所由生也。铅丹气味辛寒，其质则沉重降敛，入胃镇逆，重坠之性，直达丹田而下膀胱。故炼成九光，能清金降火，安魄定神也，其他主治疮疡瞖膜，煎膏能止痛生肌，辄见灵效，亦金火水制化之妙用也。

蜀　漆

【药释】

〔本经〕下品。气味辛，平，有毒。主治疟及咳逆寒热，蜀漆散证。腹中癥疟母之属坚痞结，积聚邪气，蛊毒鬼疰。透发阴结，土木不及所生之邪。

〔别录〕疗胸中邪结气，吐去之。

〔药性〕治瘴、鬼疟多时不瘥，温疟寒热，下肥气。

〔元素〕破血，洗去腥，与苦酸同用，导胆邪。

附：常山

〔本经〕下品。气味苦，寒，有毒。主伤寒寒热，热发温疟鬼毒，胸中痰结吐逆。

〔别录〕疗鬼蛊往来，水胀，洒洒恶寒，鼠瘘。

〔药性〕治诸疟，吐痰涎，治项下瘤瘿。

【经证证药】

一、主治

蜀漆散

蜀漆洗去腥　　云母烧二日夜　　龙骨等份

上三味，杵为散，未发前以浆水服半钱。温疟加蜀漆半分，临发时服一钱匕。一方云母作云实。

治疟多寒者，名曰牡疟。（《金匮·疟病》篇）

寒邪客于少阳之部，阻遏卫阳不得外达，阳气内陷于脏，清气不升，化为痰浊，上干于心。心肝为牡脏，故曰牡疟。阳生之会，肾气将发。心阳不能透越，而作寒战。阳愈衰而寒愈盛，故多寒。蜀漆能发心经之阳，开胆胃之结，通营卫之气，云母生于土，能升地气为云，化湿痰以升清；龙骨敛脏，交通心肾，化痰结通水道也。

二、加治

（一）桂枝加蜀漆龙牡救逆汤：治伤寒以火劫亡阳，惊狂起卧不安者。以心为火脏，复加火迫，心液耗伤，真阳飞越，故惊狂不安也。龙、牡交济水火，蜀漆宣通心阳也。

（二）牡蛎泽泻散：治大病后，腰以下有水气。以上焦阳虚，水精不布，故水气不行，蜀漆通阳散结也。

【经解】

《素问·疟论》："三阳俱虚，则阴气盛，阴气盛则骨寒而痛，寒生于内，故中外皆寒。阳盛则外热，阴虚则内热，外内皆热，则喘而渴。"经方治牡疟多寒者，所谓阳明虚，则寒慄鼓颔也。蜀漆宣发阳明之气，上启心阳。《本经》所以主疟，咳逆，寒热也。

《金匮·疟病》篇："病疟，以月一日发，当以十五日愈；设不瘥者……师曰：此结为癥瘕，名曰疟母，当急治之。"以少阳枢折，不能转输，水血相搏，积而为癥，蜀漆通阳散结。《本经》所以主腹中癥坚痞结，积聚邪气之也。

【闲按】

蜀漆治疟，《本经》与经方同主之。《素问·刺疟》篇，五脏六腑皆客疟邪，要其所藏在少阴，所发在少阳。盖少阴为阴枢，上火下水；少阳为阳枢，表阳里阴。故疟无不寒热者。贼风虚邪之中人也，入腑而阳枢不转；入脏而阴枢不运，此痎疟、疟母、癥瘕、积痞所生也。少阴、少阳枢不转运，则水木之气，皆从君相之火，热化而水涸木萎，此渴欲饮水，小便不利所生也。《素问·五常政大论》："木不及曰委和，其甘虫，其主飞蠹；水不及曰涸流，蛰虫不藏，其病癃闭是也。蜀漆辛平，能通心肾之阳，宣肝胆之郁，而腥毒之性，尤宜于血分，故兼治木蠹之诸疾。"

云 母

【药释】

〔本经〕上品。气味甘，平，无毒。主身（皮）痹死肌，脾痹之证，中风寒热，如在车船上，肝气通风也。除邪气，安五脏，益子精，明目，久服轻身延年。益子精之效。

〔别录〕下气坚肌，续绝补中，疗五劳七伤，虚损少气，止痢，久服悦泽不老，耐寒暑，志高神仙。

〔药性〕主下痢肠澼，补肾冷。

宗奭曰：古虽有服炼法，今人服者至少，谨之至也。惟合云母膏，治一切痈毒疮等，方见《和剂局方》。

【经证证药】

佐治

《金匮》蜀漆散：治牡疟。以肾精不足滋肝生心，故为牡疟。云母交济水火，生津益木也。

陈注：云母在土中，蒸地气上升为云，故能入阴分逐邪出外。然邪留心之宫城，恐逐邪涌吐，内乱神明，故以龙骨镇心安神，则吐法转为和法。方中云母无真者，此证借用桂枝去芍加蜀漆龙牡救逆汤。如神。

【经解】

《素问·痹论》："痹之所生，以至阴遇此者为肌痹。"故"淫气肌绝，痹聚在脾。"《本经》所以主身痹死肌也。

《素问·阴阳应象大论》："风气通于肝也。""风薄则热起，腠理开则洒然寒。"(《素问·风论》)《素问·五常政大论》："木不及曰委和，其病摇动注恐。"《本经》所以主中风寒热，如在车船上也。

《灵枢·经脉》：肾脉贯肝络心；脾脉上膈注心中。云母上镇心阳，下滋肾精；下启水气，上济心神。是以仙家饵服。《本经》所以主安脏益精，明目延年也。

【闲按】

经方云母佐蜀漆，以治牡疟。疟病藏于肾，而发于肝胆。云母生地中，而能启泉下水气，兴云雨以润草木。取以入少阴之脏，交济水火，决渎蒸雾，自能益子精，而生木济火也。《素问·生气通天论》："风客淫气，精乃亡，邪伤肝也。"故惟精气生，斯以木气长，而清金滋土，五脏俱安也。

薯蓣

【药释】

〔本经〕上品。根，气味甘，温、平，无毒。主伤中，补虚，除寒热邪气，肺虚也。补中，益气力，长肌肉，是脾所主者。强阴。久服，耳目聪明，轻身不饥延年。

〔别录〕主头面游风，头风眼眩，下气，止腰痛，治虚劳羸瘦，充五脏，除烦热，强阴。

〔药性〕补五劳七伤，去冷风，镇心神，安魂魄，补心气不足，开达心孔，多记事。

〔纲目〕益肾气，健脾胃，止泄痢，化痰涎，润皮毛。

【经证证药】

一、主治

（一）薯蓣丸

薯蓣三十分　当归　桂枝　麹　干地黄　豆黄卷各十分　甘草二十八分　人参七分　川芎　芍药　白术　麦门冬　杏仁各六分　柴胡　桔梗

茯苓各五分　阿胶七分　干姜三分　白蔹二分　防风六分　大枣百枚，为膏

上二十一味，末之，炼蜜和丸如弹子大，空腹酒服一丸，一百丸为剂。

治虚劳诸不足，风气百疾。（《金匮·虚劳》篇）

黄注：虚劳之病，率在厥阴。厥阴风木，泄而不敛，百病皆生。肺主降敛，薯蓣敛肺而保精；麦冬清金而宁神；桔、杏破壅而降逆，皆所以助辛金之收敛也。肝主升发，归、胶滋肝而养血；地、芍润木而清风；芎、桂疏郁而升陷，此所以辅乙木之升发也。升降金木，职在中气，大枣补己土之精；人参补戊土之气；苓、术、甘草培土而泻湿；神曲、干姜消滞而驱寒，此所以理中而运升降之轴也。贼伤中气，是惟木邪，柴胡、白蔹泻火而疏甲木；黄卷、防风燥湿而达乙木，木静风息，则虚劳百疾瘳矣。此解与药性方旨足相发明。故录之，以资考镜。此《素问·至真要大论》所谓复方方制之大者也。以营卫久伤，而成虚劳，挟有风气，不可名状，非复方大剂不能合治也。于于桂枝汤以干姜易生姜，加防风、豆卷除营分风气也；于柴胡汤去半夏之燥，黄芩之寒，以麹、杏、白蔹清泻肺胆胃之燥逆也；于理中汤加桔梗、茯苓，温驱太阴之湿寒也；于炙甘草汤去生姜之辛散，麻仁之滑润，通大络之经脉也；虚劳则血不足，故于胶艾汤去艾叶、清酒之辛散，重在滋木养血也；血生于精，精生于脾，故君以薯蓣，制以蜂蜜，使诸药佐除邪气，治伤中。即《本经》所以主补中、益气、强阴、长肌肉也。

二、佐治

肾气丸：治转胞不得溺。以胞系了戾，由水土气虚。山药、茯苓启阴气，以燥湿行水也。

黄注：《素问·生气通天论》"阴平阳秘，精神乃治；阴阳离决，精气乃绝。"四时之气，木火司生长；金水司收藏。人于秋冬之时，行收藏之政，宝涩精神，以秘阳根，是谓圣人。下之于蛰藏之时，偏多损失，坎阳不秘，木郁生风；木火行疏泄之令，金水无封闭之权。此惊悸、吐衄、崩带、淋遗之病，无不成于乙木之不谧，始于辛金之失敛。究之，总缘于土败。盖坎中之阳，为诸阳之根。坎阳走泄，久而癸水增寒，己土湿旺，脾不升，胃不降，此木陷金逆，所由来也。法当温燥中

脘，左达乙木，右敛辛金。薯蓣善入肺胃，而敛精神。补脾生金，味甘不敛也。辅以调养土木之品，实虚劳百病良药。

【经解】

《素问·通评虚实论》："邪气盛则实，精气夺则虚。……气虚者，肺虚也；气逆者，足寒也。""所谓重实者，（言）大热病，气热，脉满也。"肺主卫气，朝百脉，司寒热。薯蓣培中土以生金，金行制节，而卫气通。《本经》所以主伤中补虚，除寒热气也。

《素问·痿论》："脾主身之肌肉。"《素问·五脏生成篇》："脾之合肉也，（其荣唇也，）其主肝也。"《素问·阴阳应象大论》："脾生肉，肉生肺。"薯蓣甘温生脾，滋土精以养肺，肺得所养，则水精生而肝荣。《本经》所以主长肌肉强阴也。

【闲按】

《素问·太阴阳明论》："足太阴者，三阴也，其脉贯胃、属脾、络嗌，故太阴为之行气于三阴。……腑府各因其经而受气于阳明。"《素问·厥论》："脾主为胃行（其）津液（者也）。阴气虚则阳气入，（阳气）入则胃不和，（胃不和则）精气竭。"阴道不利，筋骨肌肉无气以生，此伤中虚羸、风气百疾所由生也。薯蓣经方治虚劳不足。《本经》主强阴，补中、益气也。《正理论》曰：水入于经，其血乃成，惟甘温补脾之品能之。

瞿 麦

【药释】

〔本经〕中品。气味苦，寒，无毒。主关格诸癃结，小便不通、出刺，决痈肿，利卫气也。明目去翳，破胎堕子，下闭血。利膀胱血胞也。

〔别录〕养肾气，逐膀胱邪逆，止霍乱，长毛发。

〔药性〕主五淋。

〔大明〕治月经不通，破血块，排脓。

【经证证药】

佐治

1. 《金匮》栝楼瞿麦丸：治小便不利，渴者。以水寒土湿，津气不布，故小便不利而渴。蓣、栝、熟附温燥水土；瞿麦、茯苓通小肠利膀胱也。

2. 鳖甲煎丸：治疟母。以血胞与膀胱毗连。桂、苇、硝、瞿皆渗脾导湿，通膀胱利血胞，以化行水气之结也。

【经解】

《灵枢·脉度》："阴气（太）盛，则阳气不（能）荣（也），故曰关。阳气（太）盛，则阴气（弗能）不荣（也），故曰格。阴阳俱盛，不得相荣，故曰关格。"《素问·气厥论》："胞移热于膀胱，则癃溺血。"以卫出下焦，膀胱受邪，卫闭则营热，故水血相搏，而不利也。瞿麦开癃利结，以通卫阳。《本经》所以主关格也。

《灵枢·玉版》："阴气不足，阳气有余，营气不行，乃发（为）痈（疽）肿阴阳不通，两热相搏，乃化为脓。"《素问·评热病论》："月事不来者，胞脉闭也。胞脉（者，）属心（而）络（于）胞（中）。（今气上迫）肺气逆，心气不（得）下（通），故（月事）血不（来）下（也）。"盖心主营，肺主卫，卫气不行，营血亦郁。瞿麦入小肠血胞，通利膀胱，有通行营卫之力。《本经》所以主出刺，决痈去翳，开闭也。

【闲按】

《灵枢·营卫生会》："卫出（于）下焦。""下焦者，别回肠，注于膀胱而渗入焉。"《素问·上古天真论》："女子……二七（而）天癸至，任脉通，太冲脉盛。"启玄子云：冲为血海，任主胞胎。膀胱为孤府，并居壬癸之间，为卫气之所出。故卫气失常则关格、癃结、痈肿、血闭之证生。瞿麦经方治小便不利。《本经》主关格癃闭，其能出刺决痈，则敛卫行气之力固重也。卫气行，则水血俱下，以其性悍急也。《别录》主养肾气，肾气通于卫也。

薤 白

【药释】

〔本经〕气味辛，苦，温，滑，无毒。按：西北产者，其味甘而气平。主金疮疮败。温肺行气也。轻身，不饥耐老。

〔别录〕中品。归于骨，除寒热，去水气，温中散结。作羹食，利病人。诸疮中风寒水气肿痛，捣涂之。

〔日华〕煮食，耐寒，调中补不足，止久痢冷泻，肥健人。

〔李杲〕治泄痢下重，四逆散加治证。下焦气滞。

〔千金〕心病宜食之。本《本经》其味苦也。利产妇。

〔纲目〕温补，助阳道。

【经证证药】

佐治

1.《金匮》栝楼薤白白酒汤：治胸痹，胸背痛短气者。以阴寒结于大络，阻碍宗气出入，故胸背痛而气短也。薤白佐栝楼，温降肺胃之邪结，以利宗气也。

2.《伤寒》四逆散：治少阴四逆，泄利下重者。以大肠为肺之府，肺气寒滞，故大肠不利。煮薤白纳散服之，以温利肺气，而行大肠滞结也。

【经解】

《灵枢·痈疽》："（夫）血脉营卫，周流不休，（上应星宿，下应经数。）寒（邪）客于经络之中，则血（泣，血泣则）不通，（不通则）卫气归之，不得复反，故痈肿。寒（气）化为热，热盛则腐肉（，肉腐则）为脓，（脓）不泻则烂筋（，筋烂则）伤骨。……经脉败漏也。"金疮之伤营卫，其邪甚于寒，故失治则经脉败漏。肺主卫而恶寒。薤白能温肺行卫。《本经》所以主金疮疮败也。

【闲按】

《难经·三十五难》："（经言）心营、肺卫，通行阳气。""小肠者，心之腑；大肠者，肺之腑。"故阳气微则胸痹而疮败；阳气陷则肠澼而下重。薤白产于西北者，味甘气平，色白质润。温利肺气，启发心阳，有行卫调营之力；故又能断痢安胎，消咽肿，下骨鲠；和以蜂蜜、则性反而气烈，故敷汤火疡甚速也。

白　酒

【药释】

〔纲目〕释名火酒，烧酒。气味辛，甘，大热，有大毒。主消冷积寒气，燥湿痰，开郁结，止水泄，治霍乱，疟疾，噎膈，心腹冷痛，阴毒欲死，杀虫辟瘴，利小便，坚大便，洗赤目肿痛，有效。

时珍曰：烧酒，纯阳毒物也，面有细花者为真。与火同性，得火即燃。按：今人通呼烧酒为白酒。以色之清白异于水酒也。气味辛甘，性温，饮之者，热随辛散而不留湿，故足贵也。经方用治胸痹，殆非此酒，不足胜任。故黄注谓走气分。

【经证证药】

佐治

《金匮》栝楼薤白白酒汤：治胸背痛，寸口脉沉迟。以肺朝百脉，出于寸口，寒气痹胸，故寸脉沉迟，而胸背彻痛也。白酒入胃，即通大络，上温肺络，开痹解痛也。

【经解】

《素问·厥论》："酒入于胃，则络脉满而经脉虚。""（夫）酒气盛而慓悍，肾气有衰，阳气独盛，故手足为之热（也）。""脾主为胃行其津液（者也），阴气虚则阳气入，""四肢者，诸阳之本（也），阳盛则四肢实"。故通胃之大络，以行脉，惟白酒能之。

《灵枢·营卫生会》："人饮酒（，酒亦）入胃，谷未熟而小便独先下（何也？）者，岐伯答曰：酒者熟谷之（液）精也，其气慓悍以清，故后谷而入，先谷而液出焉。"白酒为蘖酿谷精，蒸化之液，清悍之性，与卫阳合，故能助卫气之行也。

【闲按】

《素问·至真要大论》：气味"辛甘发散为阳。"白酒辛甘，特具发散之性，故开痹止痛，通络行脉，立着奇功，非他酒所及也。以卫主皮毛，合于慓悍之气，故人饮酒肤赤。以阳脉生于足五指之表，阴脉聚于足心，故人饮酒足先热。以前阴为宗筋之会，太阴阳明之合，故人饮酒恣欲。惟善饮者，适可而止，自能行通脉络，活益精血，驻颜养性，却病延年。若过其量，则阴虚阳入，始则神昏体堕，久致精竭血亡。此古昔圣贤深戒也。

又按：经验录服炙甘草汤、当归四逆辈，俱用白酒通脉厥。更捷。

海 藻

【药释】

〔本经〕中品。气味苦、咸、寒，无毒。主瘿瘤气，颈下核，破散结气，足少阳主骨所生病者。痈肿癥瘕坚气，肝、任脉病。腹中上下雷鸣，水气凌心之证。下十二水肿。

〔药性〕辟百邪鬼魅，治气急心下满，疗疝气下坠，疼痛卵肿，去腹中幽幽作声。

【经证证药】

佐治

《伤寒》牡蛎泽泻散：治大病瘥后，腰下有水气。以汗下之后，阴阳俱虚，饮食入胃，不能蒸化，故聚于下部而为水气。海藻佐牡蛎，化结泻水也。

【经解】

《灵枢·经脉》："（胆）足少阳之脉，（起于目锐眦，上抵头角，）下耳后，循颈行手少阳之前，……下颈合缺盆以下胸中，贯膈络肝属胆……是主骨所生病者，（头痛）颔痛，（目锐眦痛）缺盆中肿痛，腋下肿，马刀侠瘿。"《灵枢·寒热》："（寒热瘰疬在于颈腋者，皆何气使生？岐伯曰：此皆）所谓鼠瘘寒热之毒（气也），留于少阳之脉而不去也。"海藻软坚涌泄。《本经》所以主瘿瘤结气，颈下症坚也。

《素问·气交变大论》："岁火不及，寒迺大行，……民病胸中痛，胁支满。……寒中，肠鸣（泄注）；"岁水太过，（寒气流行，）邪害心火。民病身热烦心，躁悸，……甚则腹大胫肿，……病反腹满，肠鸣溏泄，食不化。"海藻泻水，平其太过。《本经》所以主腹中雷鸣，下十二水肿也。

商 陆

【药释】

〔本经〕下品。根，气味辛，平，有毒。主水胀疝瘕，痹，金令不行，任带为病。熨除痈肿。

〔别录〕疗胸中邪气，水肿，痿痹，腹满洪直，疏五脏，散水气。

〔药性〕泻十种水病。喉痹不通，薄切醋炒，涂喉外，良。

〔大明〕通大小肠，泻蛊毒，堕胎，泻肿毒，敷恶疮。

【经证证药】

佐治

《伤寒》牡蛎泽泻散：治腰以下有水气。以膀胱之水，蒸化于三焦，病后阳虚，气化不行，而水气下结。水在下焦，兼于阴分，当从小便去之。商陆、海藻佐牡蛎泻阴水也。

【经解】

《难经·二十九难》："任（之）脉为病，其内苦结，男子为七疝，女子为瘕聚。带（之）脉为病，腹满，腰溶溶若坐水中。"《素问·水热穴论》："肾者，胃之关也，关门不利，故聚水（而从其类也）。"卫阳失化则水肿。商陆熨除痈肿，能行卫气之滞留，以通任、带。《本经》所以主水肿疝瘕痹也。

《素问·本病论》："人久坐湿地，强力入水即伤肾"，肾为水脏。商陆能泻水脏之邪。《本经》所以主杀鬼精物也。

葶苈子

【药释】

〔本经〕下品。气味辛，寒，无毒。主癥瘕积聚结气，饮食寒热，肺胃胆气之逆结也。破坚逐邪，通利水道。

〔别录〕下膀胱水，伏留热气，皮间邪水上出，面目浮肿，身暴中风热痱痒，利小腹。久服令人虚。

【经证证药】

一、主治

葶苈大枣泻肺汤

葶苈熬令黄色，捣丸如弹子大　大枣十二枚

上先以水三升，煮枣取二升，去枣纳葶苈，煮取一升，顿服。

(1) 治肺痈喘不得卧。(《金匮·肺痿》篇)

本论曰："肺痿之病，(从何得之？师曰，)或从汗出，或从呕吐，或从消渴，小便利数，或从便难，又被快药下利，重亡津液，(故)得之。……脉数而虚者为肺痿，数实者为肺痈。"《素问·逆调论》："咳逆不得卧(而息有音)者，(是)阳明之逆也。""(夫起居如故而)息有音者，(此)肺之络脉逆(也)。"以络脉满而肺窍塞，阳明之气不降，故喘不得卧也。葶苈苦寒，泻肺络以通阳明之络；佐以大枣滋津液也。

(2) 治支饮不得息者。(《金匮·痰饮》篇)

《金匮要略》："咳逆倚息，短气不得卧，其形如肿，谓之支饮。"泻肺汤泻肺胃之络结，以涤浊瘀也。

(3)《千金》治肺痈胸满胀，一身面目浮肿，鼻塞清涕出，不闻香臭酸辛，咳逆上气，喘鸣迫塞。三日一剂，可至三四剂，此先服小青龙一剂乃进。

先以小青龙温散寒饮，以消肺痈；后间服泻肺汤，荡涤瘀浊，以清肺络。佑此次第，颇能见效。此古人应用经方之妙。

二、佐治

1. 牡蛎泽泻散：治腰以下有水气。以肺气既虚，不能行水，葶苈敛降肺气，以导水也。

2. 大陷胸丸：治太阳误下，因作结胸。以寒水之邪，因下入里，胃气虚逆，瘀浊填胸。胸者，肺之廓。以背为府，故状如柔痉。硝、黄以下胃气之逆；葶苈、杏仁泻肺络利窍管，荡结胸瘀浊也。

陈注：大黄之泻，从中焦始；葶苈之泻，从下焦始。故承气用大黄；陷胸用葶苈。按：以经方主治，则海藻、商陆，又所谓泻下焦之水也。

【经解】

《素问·咳论》："其寒饮食入胃，从肺脉上至于肺则肺寒。"《素问·刺热论》："肺热病(者)，……舌上黄，身热。"王冰注：肺脉起中焦，下络大肠，循胃口。肺热入胃，胃热上升，故舌黄身热。葶苈能泻肺络之热，下通胃络。《本经》所以主饮食寒热也。

《素问·阴阳离合论》：少阳为三阳之枢；少阴为三阴之枢。枢折则脏府积聚而成结。《金匮·五脏》篇："师曰：积者脏病也，终不移；聚者府病也，发作有时。"《素问·痿论》："肺者，脏之长（也），为心之盖（也）。"散布水精，以行卫气。葶苈清肺金，以利膀胱之水。《本经》所以主积聚结气也。

【闲按】

上三药，经方与《本经》所主，皆利水也。海藻利水，兼少阳、阳维，故散颈核瘿瘤；商陆治水，兼厥阴、任、带，故除肿痹疝瘕；葶苈治水，兼手太阴、足阳明，故行积聚结气，饮食寒热。而经方用治肺病，喘不得卧，其主皆泻水峻品也。《素问·水热穴论》：肾之聚水而生病者，胃之关也，关门不利，故聚水也。水聚则胸痹，肺胀，喘呼，胕肿，疝瘕，癃闭之证生焉。海藻下气水，而软坚化痞，尤为所长。商陆治水气肿胀，犹能外熨。葶苈决停痰宿水，尤能破凝结而通大络。惟《金匮·禁忌》篇，商陆以水服杀人；葶苈敷头疮，药气入脑杀人。其毒烈之用，又不可不审也。

白　蔹

【药释】

〔本经〕下品。根，气味苦，平，无毒。主痈肿疽疮，散结气，止痛，除热，目中赤，肝不疏泄之证。小儿惊痫，温疟，女子阴中肿痛，是皆肝胆所生之证。带下赤白，任带之病。

〔别录〕杀火毒。

【经证证药】

佐治

《金匮》薯蓣丸：治虚劳风气。白蔹散结气，疏肝息风也。

【经解】

《脉经》曰：寸口脉来，紧细实长至关者，任脉也。动苦少腹绕脐，下引横骨，阴中切痛。《难经·二十九难》云：带脉主腰腹纵，溶溶如坐水中。妇人里急后重，瘕疝，月事不调，赤白带下。白薇散肝胆之郁结，以通任带。《本经》所以主温疟，阴肿，带下也。

【闲按】

奇经八脉，带脉起于季胁，厥阴之章门穴足厥、少阴之会，在季胁骨端，肘尖尽处。同足少阳，循带脉围身一周。任脉同足厥阴，太、少阴，行腹里，会关元。脐下三寸，小肠之募，三阴，任脉之会。故木郁不疏，而任、带同病也。《素问·大奇论》："肝壅，两胠满，卧则惊，不得小便……肝脉鹜暴，有所惊骇，""肝脉大急（沉，皆）为疝，……二阴急为痫厥；二阳急为惊。"二阴少阴，二阳阳明。皆水不生木，木反克土。此结气惊痫、目赤、热痛、温疟、阴肿之证所生也。宋·寇宗奭《衍义》曰："白薇服饵方少用，惟敛疮方多用之，故以名。经方用治虚劳风气，以风气通于肝也。痫疝为营卫之陷，惟其能散血中之风。故《本经》首主之。

大豆黄卷

【药释】

〔本经〕中品。气味甘，平，无毒。主湿痹，筋挛膝痛。

〔别录〕五脏不足，胃气结积，益气止痛，去黑皯，润肌肤皮毛。

〔孟诜〕破妇人恶血。

〔千金〕宜肾。

〔纲目〕除胃中积热，消水病胀满。

【经证证药】

佐治

《金匮》薯蓣丸：治虚劳风气。豆卷十分滋精荣肝，行水和血也。

【经解】

《灵枢·经筋》篇："足少阳之筋……（其）病小指次指支转筋，引膝外转筋，膝痛不可屈伸，腘筋急，前引髀，后引尻。"《素问·生气通天论》：因于湿者，大筋软短为拘。豆卷以滋血舒筋。《本经》所以主筋挛膝痛也。

【闲按】

《素问·痹论》:"湿气胜者为着痹(也)。""筋痹不已,复感于邪,内舍于肝。"淫气乏竭,肝主生筋。《素问·五脏生成》:"诸筋者,皆属于节。"王冰注曰:"以筋之坚结,皆络于骨节之间也。少阳主骨生病,湿淫则枢转不灵,湿痹着于八豀,而湿痹筋挛,骨节膝痛之病生焉。豆卷得木气萌蘖之生,故能滋荣肝血,宣发胆气,以行水荣筋也,《别录》《千金》又主破血结气,亦疏木助泄之功。盖水木生发之气相感也。

白 及

【药释】

〔本经〕下品。根,气味苦,平,无毒。主痈肿恶疮败疽,<small>心营、肺</small><small>卫所生病者</small>。伤阴死肌,胃中邪气,贼风鬼击,痱缓不收。

〔别录〕除白癣疥虫。

〔药性〕治结热不消,阴下痿,面上䵟疱,令人肌滑。

〔李杲〕止肺血。

【闲按】

白及味苦质沾濡,而性收敛,气涩而酸,故能敛肺止血;跌打汤火,金疮必需之药。《唐·本草》苏恭曰:今医治风及金疮,多与白蔹相需而用。按:经方未用,故省释。

神 曲

【药释】

〔药性〕气味甘、辛,温,无毒。主化水谷宿食,癥结积滞,健脾暖胃。

〔元素〕养胃气,治赤白痢。

〔纲目〕消食下气,除痰逆霍乱,泄痢胀满,诸痰,其功与麹同。闪挫腰痛者,煅过淬酒温服有效。妇人产后欲回乳者,炒研,酒服二钱,日二即止,甚验。

【经证证药】

佐治

《金匮》薯蓣丸：治虚劳不足。神曲十分，佐理中，消谷和中也。

【闲按】

《灵枢·大惑论》："人之善饥而不嗜食者，（何气使然？岐伯曰：）精气并于脾，热气留于胃，胃热则消谷（，消谷故）善饥。胃气逆上，则胃脘寒，故不嗜食也。"《素问·厥论》："脾主为胃行（其）津液（者也），阴气寒则阳气入，阳气入则胃不和。"此理中汤治霍乱而外，腹满宿食之证，不宜于承气，而宜于神曲者，以神曲为温酿谷精，蒸变而成。其味甘性温宜脾，其气辛性散宜胃，故薯蓣丸用佐理中所不及。后贤因之，为消食下气之主治。

卷 十

附 子

【药释】

〔本经〕下品。气味辛，温，有大毒。辛温为百药之长。主风寒咳逆邪气，水气之积，其本在肾，其末在肺。所生病者，真武、麻辛附加姜味证。温中，寒湿踒躄，拘挛膝痛，不能行步，附子汤、桂芍知母汤证，又桂甘麻辛附证。破癥坚积聚血瘕，金疮。

〔别录〕腰脊风寒，腰为肾府，附子汤证。脚疼冷弱，少阴脉在足心。心腹冷痛，少阴脉入腹络心。霍乱转筋，下痢赤白，桃花汤证。强阴，以上三证，经方所谓温里宜四逆辈也。坚肌骨，又堕胎，附子汤治胎胀，以《本经》不戒堕胎也。为百药长。可补《本经》。

〔好古〕督脉为病，脊强而厥。

〔纲目〕治三阴伤寒，阴毒寒疝，中寒中风，痰厥气厥，柔痉癫痫，小儿慢惊，风湿麻痹，肿满脚气，头风，肾厥头痛，暴泻脱阳，久痢脾泄，寒疟瘴气，久病呕哕，反胃噎膈，痈疽不敛，久漏冷疮。合葱涕，塞耳治聋。

【经证证药】

一、主治

（一）附子汤

附子炮，去皮，破八片，二枚　茯苓三两　人参二两　白术四两　芍药三两

上五味，以水八升，煮取三升，去滓，温服一升，日三服。

（1）治少阴病，得之一二日，口中和，其背恶寒者。(304)

太阳之上，寒气治之，中见少阴。其经行身之背，背为肾之府，肾以膀胱为表。表邪初传，寒水泣结于肾府，故背恶寒。寒邪未传他脏，故口中和。参、术建中土之气，以胜水邪，不使乘虚而入；芍药以行营；君附子温水散寒，同茯苓走膀胱，泻太阳入里之邪也。

（2）治少阴病，身体痛，手足寒，骨节痛，脉沉者。（305）

少阴之上，热气治之，中见太阳。君火阳微，从中气而化寒，则水胜而土负。阳生四肢，脉生中土，阳气既微，水阴必盛，故脉沉而肢寒。卫不行营，经脉涩滞，故身体骨节皆痛。附子汤温培水土，助卫阳以行营阴，故能散寒、回厥、止痛也。

（3）治妇人妊娠六七月，脉弦发热，其胎愈胀，腹痛恶寒者，少腹如扇，所以然者，子脏开故也，当（以附子汤）温其脏。（《金匮·妇人妊娠》篇）

冲为血海，任系胎胞，皆资生于肾气。太阳风寒，乘虚入肾，故脉弦而发热恶寒也。寒痹微阳，肾气不通，闭则腹痛胎胀。卫不外固，肾不内藏，冲、任失主，故少腹如扇，子脏不闭。参、术升滋土气；芍药固敛营气；附子、茯苓通卫阳、启膀胱之气化，使水行阳生，子脏自合也。

（二）附子粳米汤

附子一枚，炮　半夏半升　甘草一两　大枣一枚　粳米半升

上五味，以水八升，煮米熟，汤成，去滓，温服一升，日三服。

治腹中寒气，雷鸣切痛，胸胁逆满，呕吐者。（《金匮·腹满》篇）

《素问·气交变大论》：水气太过，火不及，寒乃大行。阳气不化，上中下寒，民病咳喘、心痛、胸胁支满、痛引腰背、寒中肠鸣、泄注腹痛。此本方主证所由来也。其兼呕吐者，以少阴寒水不行，挟冲脉而上入胃络。故用半夏通胃络以降逆；粳米、枣、甘培土气以平水；君附子启少阴水中之阳，上通君火，温寒结而泻水邪也。

（三）附子泻心汤

大黄二两　黄连一两　黄芩一两　附子一枚，炮，去皮破，别煮取汁。

上四味，切三味，以麻沸汤二升渍之，须臾绞去滓，内附子汁，分

温再服。

治心下痞，而复恶寒、汗出者。(155)

太阳寒水之邪，以误下而陷于少阴，故恶寒而汗出。君相之火，不能下济，故结于心下而为痞。大黄泻胃逆，以通痞塞；芩、连清君相之火以下行；附子启坎中之阳以上升，使水火交济，则水行而痞塞解矣。

（四）头风摩散

大附子一枚，炮　盐等份

上二味为散，沐了，以方寸匕，已摩疢上，令药力行。

治头风。(《金匮·中风历节》篇)

头为诸阳之会。阳气虚，贼风乘之人，客于风府各穴，药力不能上达，所谓偏头风也。大附子辛温大毒，佐以食盐，入肌渗骨，驱风散寒；亦服桂枝汤，头痛不解，刺风池、风府法也。

二、加治、佐治

1. **四逆汤**：治下利清谷，三阴厥逆，恶寒、脉沉而微者。

2. **通脉四逆汤**：治少阴病，下利清谷，里寒外热，手足厥热，脉微欲绝，身不寒而面赤者。

3. **白通汤**：治少阴病下利脉微者。以脉始于肾，会于冲脉为脉海，从阴出阳，由下而上，上主于心。阳气下陷，水胜火负，而无所制化，故下利清谷，而脉微欲绝也。附子通阴中之阳，温散寒水之结，以通经脉也。

4. **麻黄附子细辛汤**：治少阴病始得之，反发热、脉沉者。

5. **麻黄附子甘草汤**：治少阴病得之一二日，无里证者。以肾主藏精，不宜大汗；惟少阴伤寒，寒痹下焦，卫阳不通，水气不行，故见脉沉而发热。附子温肾行水，以通卫阳也。

6. **甘草附子汤**：治太阳风湿相搏，骨节烦疼，掣痛，不得屈伸，汗出短气，小便不利者。以汗泄水中之阳，水脏寒闭，风木失滋，故风湿著于经络而生掣痛也。

7. **《伤寒》桂枝附子汤**：治太阳风湿相搏，身疼烦，不能转侧，不呕不渴，脉浮虚而涩者。以风寒结于太阳，水精不布，血液不滋，风木枯燥，故身痛而烦。甲木不下根于壬火，而己土合寒而为湿，故不能转侧，不呕不渴。以无汗出气短之证，故于前方去白术。以脉涩为胃液不滋，故于前方增姜、枣。以身痛相同，故以桂、附温水散寒通经络，以驱风湿也。

8. 桂枝去桂加术汤：治前证大便硬，小便自利者。以三焦气化，水行风去，而湿仍留，留于经络，故去桂加术以燥湿；仍用附子温水脏，以散经络之湿也。

9. 桂枝加附子汤：治太阳发汗恶风，遂漏不止，小便难，四肢微急，难以屈伸。以卫出下焦，化水气而固表，表阳汗出，卫气大虚，是以漏汗而便难。此《内经》所谓漏风也。寒水凝结，燥木克土，是以拘挛，屈伸为难。桂枝汤行水滋木，通营和卫，加附子温散寒水之结，启卫阳，以固表生水也。

10. 干姜附子汤：治太阳下后复发汗，昼日烦躁不得眠，夜安静，不渴不呕，无表证，脉沉微，无大热者。以下后复汗，坎阳失根。卫气日行于阳，夜行于阴，营行脉中，不交于卫阳，故脉沉而昼躁不宁也。干姜、附子启水土之阳，以交于营阴也。

11. 茯苓四逆汤：治太阳汗下后，病不解，烦躁者。以汗伤心液，寒水下结，君火上亢，故生烦躁。参、姜、草以理中滋液；苓、附通阳散寒，行水济火也。

12. 《金匮》大黄附子汤：治胁下偏痛，脉弦紧者。以寒结少阴，水不滋木，木郁不舒，故脉弦偏痛。大黄下郁止痛；附子、细辛温水散寒。此经方温、泻、利合法也。

13. 薏苡附子散：治胸痹缓急者。以水饮结胸，其末在肺，其本在肾，肾气不通，故胸痹缓急。附子温肾气，导寒水，开胸痹也。

14. 薏苡附子败酱散：治肠痈，身甲错，腹皮急，按之濡如肿状者。以卫行肠外，寒湿结闭，营血归之，化热为痈，故身甲错，而皮肤急也。其证异于积聚，故按之如濡。附子散寒湿以通卫，温经络以行营也。

15. 《金匮》黄土汤：治先便后血为远血，兼吐衄者。以中焦取汁，变化而为血，血由膈络下渗于血海，少阴之脉通于冲、任，寒结大络，则冲、任脉涩，络血不能归海，故后谷滋而下也。附子温少阴之大络，以通冲、任也。

16.《金匮》肾气丸：治消渴、转胞不得溺；又治吸气短促。以坎阳虚耗，水精不足滋木，故消渴。肾气不通于冲、任、膀胱，故转胞失溺。肾主纳气，微饮停于肺家，金气不通肾阴，故吸气短促。附子温水生木，燥阴驱湿也。

17. 栝楼瞿麦丸：治小便不利，内有水气。以水寒土湿，卫气失运，故水停而小便不利。附子助卫阳之行也。

18. 竹叶汤：治产后中风，发热面赤，喘而头痛者。《正理论》曰：谷入于胃，脉道乃行，水入于经，其血乃成。产后血气大虚。一中风邪，则孤阳上越，故发热面赤而头痛。附子温水行血以息风也。

19. 小青龙汤：治水气，若噎者，去麻黄加附子一枚。《灵枢·口问》：人之噫者，寒气从下而上散，出于胃为噫。故去麻黄之表散，加附子以温下寒也。

20. 四逆散：治少阴四逆腹中痛者，加附子一枚。以少阴之脉，从肾贯肝，肾寒则肝失温气，寒痹于厥阴。《素问·痹论》："寒气胜者为痛痹。"附子温水滋木，以散痹痛也。

21. 真武汤：治太阳发汗，病不解，发热，心下悸，头眩，身𥆧动。以阳衰土败，寒水上凌，故身头眩动也。又治少阴腹痛，小便不利，四肢沉重，自下利者。以寒水侮土，脾陷作利，故四肢沉重也。附子生水土之阳，温散下寒以行水也。若呕者，去附子，加生姜。以肾水不足以润下，肾恶燥，其脉通于太冲，不足渗诸阴，挟胃阳以作逆。附子大温，能助阳邪，辛燥，不宜肾燥也。此附子为少阴圣药，惟肾燥而胃逆者，所以去之也。

22. 理中丸：治腹满肾痹者，善胀，去术加附子。启下焦之阳，温散痹满也。

【经验录】

附子粳米苓泽汤

附子炮，三钱　半夏　粳米各三钱　白术四钱　芍药　茯苓各三钱　潞参三钱　黄芩　泽泻各三钱　大枣四枚　生姜　甘草各钱半水二碗，煎至大半碗，顿服，滓再服。

治泻利不渴，肠鸣腹痛，足厥背恶寒，脉微沉而弦者。

此亦少阴阳微，寒水内结之证。老人阳衰者，多得之。甚不易治。惟此方服之，一剂而安。方合附子汤、附子粳米汤为一。以泻利湿多，故加泽泻；以泻利腹痛，故不去芍药；以水气之不行，由胆气之不泄，故加黄芩。加黄芩者，亦大黄附子变通法也。

陈注：仲景用附子之温有二法：杂于芩、芍、草、地、泽泻中，如冬日之可爱，补虚法也；佐以姜、桂、麻、辛之雄，如夏日之可畏，救阳法也。用附子之辛有三法：桂附、术附、甘附汤，辛燥以驱风湿也；附子汤、芍甘附子汤，辛润以补水脏也；若白通、通脉加尿、胆，则取西方秋收之义，保复元阳，有大封大固之妙矣。

黄注：水根在离，故丙火下降而化壬水；火根在坎，故癸水上升而化丁火。癸水化火，阴升而化阳也。是以丁癸同经。而手少阴以君火主令，丙火化水，阳降而化阴也。是以壬丙共气。而足太阳以寒水司权，阴阳交济，水火互根，此下之所以不寒，上之所以不热也。人之死也，死于火土两败，而水胜也。是以附子、真武、四逆诸方，悉火土双补。仲景先师之意，后世庸工不解也。附子沉重下行，走太阴而暖脾土，入少阴而温肾水，肾水温则君火归根，上热自清。补益阳根之药，无以易此。

【经解】

《素问·水热穴论》："肾者，至阴也。至阴者，盛水也。肺者，太阴也……其本在肾，其末在肺，皆积水也。"《素问·咳论》："皮毛者，肺之合也；皮毛先受邪气，邪气以从其合也。"故肺主卫，邪伤卫，则肺金不降，寒水泣而不行，而作寒饮咳逆。附子温肾气，以通寒水之结，此麻辛姜味真武汤证。《本经》所以主风寒咳逆邪气也。

《素问·痿论》："五脏使人痿者，……（故）肺热叶焦，则皮毛虚弱急薄，著则生痿躄也。"王冰注曰：躄谓挛躄，足不得伸以行也。《素问·痿论》又曰："心气热，则下脉厥而上，上则下脉虚，虚则生脉痿，枢折挈胫纵而不任地也。"附子启坎水之阳，济离火之炎，回下厥以通脉痿，故甘草附子汤，治骨节掣痛不得屈伸。《本经》所以主寒湿痿躄，拘挛膝痛不能行步也。

《素问·生气通天论》："阴者，藏精而起亟也；阳者，卫外而为固也。""因于寒，（欲如运枢，）起居（如）惊，神气（乃）浮。……因于湿，（首如裹；湿热不攘，）大筋缦短，小筋弛长，缦短为拘，弛长为痿。"诸筋者，皆属于节，膝为八溪之巨。附子燥湿散寒，为诸药长。故经方用治中风历节。《本经》所以主寒湿拘挛膝痛也。

《金匮·五脏风寒积聚》："师曰：积者脏病（也），终不移；聚者腑病（也），发作有时，展转痛移。"《难经·二十九难》："任之为病，其内苦结，男子为七疝，女子为瘕聚。"以冲、任二脉通于肾，癥瘕为水血相搏，由少阴大络失温，冲、任涩滞，肾为阴枢，寒则不转。附子温阴络以行水，水行而血化。故经方桂麻辛附，治坚积如盘。《本经》所以主破癥坚积聚也。

【闲按】

《素问·宣明五气篇》："肾藏志。"王冰注曰：肾藏五脏六腑之精，为元气之本，生成之根，胃之关也。《灵枢·逆顺肥瘦》："足三阴之脉（从足走腹）皆上行。黄帝曰：少阴独下行（何也）者，（夫）以冲脉者（五）脏（六）腑之海（也）……其上者，并少阴之脉，出于颃颡，渗诸阳，灌诸精；其下者，注少阴之大络……并少阴之经，渗三阴；其前者，伏行出跗属，下循跗入大指间，渗肌络而温肌肉。故别络结而跗上不动，不动则厥，厥则寒矣。"此少阴水精，不挟冲脉上渗诸阳，以济君火，而肢厥、脉微、腹痛、背寒、肠鸣、痞、利、烦躁不宁之证所生也。《灵枢·经脉》：肾足少阴之脉，贯脊属肾络膀胱，其直者，贯肝膈入肺中，从肺出，络心注胸中，是动则唾血、喝喘、气不足、骨厥。是主肾所生病者，嗌干、心烦、漏风、挛拘、痿躄、骨节烦疼、汗出短气、小便不利，又经方诸证所生也。经方附子主治、佐治凡二十八证，皆生于少阴之大络。以少阴上火下水，而肾又主下焦为胃关，主其分注关窍二阴，故肾气温和则阴枢灵运，三阴与冲、任、跻、维之脉皆通，下焦水气蒸升，上焦火气下降，土燥金清，水行木滋，一阳来复。回天之力，惟附子独具此神功也。

乌 头

【药释】

〔本经〕下品。气味辛，温，有大毒。主中风恶风，洗洗出汗，除寒湿痹，咳逆上气，破积聚寒热。其汁煎之名射罔，杀禽兽。

〔别录〕消胸中痰冷，食不下，心腹冷疾，脐间痛，肩胛痛，不可俯仰，目中痛，不可久视。又堕胎。

〔药性〕主恶风憎寒，冷痰包心，肠腹疠痛，痃癖气块，齿痛，益阳事，强志。

〔纲目〕治头风喉痹，痈肿疔毒。

附：乌喙

〔别录〕气味辛，微温，有大毒。主治风湿，丈夫肾湿阴囊痒，寒热历节，掣引腰痛，不能行步，痈肿脓结。又堕胎。

〔药性〕男子肾气衰弱，阴汗，瘰疬岁月不消。

〔纲目〕主大风顽痹。

【经证证药】

主治

（一）乌头汤

麻黄　芍药　黄芪各三两　甘草炙　川乌五枚，㕮咀，以蜜三升，煎取一升，即出乌头。

上五味，㕮咀四味，以水三升，煮取一升，去滓，纳蜜煎中，更煎之，服七合，不知，尽服之。

（1）治病历节不可屈伸，疼痛。

（2）治脚气疼痛，不可屈伸。（俱见《金匮·中风历节》篇）

本证论曰："营气不通，卫不独行，营卫俱微，三焦无所御，四属断绝，身体羸瘦，独足肿大，黄汗出，胫冷，假令发热，便为历节也。"故历节者，湿气流注于关节，由营卫三焦失其运化，四肢不得秉气于水谷，湿益寒增，故疼痛不可屈伸也。三阴之脉，起于足，下焦阳微，寒结阴络，营气不通，而为脚气。甘草，芍药培土疏木，缓急定痛；麻黄、黄芪行营益卫，逐湿散风；君乌头以蜜煎制其毒烈，入水脏温通阴络，透关节，逐寒湿痹痛也。

（二）乌头赤石脂丸

蜀椒一两，一法二分　乌头一分，炮　附子半两，炮，一法一分　干姜一两，一法一分　赤石脂一两，一法二分

上五味，末之，蜜丸如梧子大，先食服一丸，日三服，不知，稍加服。

治心痛彻背，背痛彻心。（《金匮·胸痹》篇）

此水胜火负，危险证也。少阴君火，为阳中之太阳，下交癸水，蒸为云雨，滋溉脏腑。足少阴之脉，贯肝膈，从肺出络心，注胸中，其经行身之背。膻中为心主宫城，背为胸之府。寒邪起于足少阴，循胸之府，侵逼宫城。太阳阳微，君火离根，是以胸背彻痛也。方中乌、附并用，以生坎中之阳，上济君火；佐以蜀椒、石脂，温镇寒逆以行水，重在下通肾络，上启心阳；惟干姜一味，温湿土以资转输，俾水温气化，君相归根，痹痛自解也。诸家注多遗却少阴，未免臆解。

（三）乌头桂枝汤

乌头五枚

上一味，以蜜二斤，煎减半，去滓，以桂枝汤五合解之，令得一升后，初服二合，不知，即服三合，又不知，复加至五合。其知者如醉状，得吐者为中病。

治寒疝，腹中痛，逆冷，手足不仁，若身疼痛，灸刺诸药不能治者。（《金匮·腹满寒疝》篇）

此经言肾虚，则寒动于中证也。太阳寒邪，入于少阴，肾水凝泣，肝木失滋，郁克脾土，故腹痛而逆冷。卫气留于腹中，蓄积而不行，故身疼痛，手足不仁。桂枝汤温经行卫，散太阳寒水之气；乌头温水土以滋木，驱寒结而止痛也。此证卫阳外闭，阴络内结，非乌头以解少阴络寒，桂枝不能独奏其功也。或偏于攻里，又不能治身痛不仁也。此温里解外法也。

（四）大乌头煎

乌头大者五枚，熬，去皮，不㕮咀

上以水三升，煮取一升，去滓，纳蜜二升，煎令水气尽，取二升，强人服七合，弱人服五合。不瘥，明日更服，不可一日再服。

治寒疝绕脐痛，若发则白津为痛迫冷汗也出，手足厥冷，其脉沉紧者。（《金匮·腹满寒疝》篇）

本论曰："腹痛，脉弦而紧，弦则卫气不行，即恶寒；紧则不欲食，邪正相搏，即为寒疝。"以肾主下焦，卫阳所出。少阴寒结，则卫气不行，营血亦郁，肝藏血，故脉沉而紧。肾藏五液，咸不生肾，故发则白津出。阳生四肢，归根脾土，下焦结寒，则中焦失温，故手足厥冷。寒结于少阴之络，则冲任俱病，故绕脐作痛。大乌头煎，破阴寒积聚；煎以蜜，润燥缓急，和乌头毒烈之性，入少阴大络，温通冲任，除疝止痛也。

陈注：白津者，汗出淡而不咸。及未睡泄漏之精，大便白，痰如脂者。

（五）赤丸

茯苓四两　半夏四两，洗，一方用桂　乌头二两，炮　细辛一两《千金》作人参

上四味，末之，纳真朱为色，炼蜜丸如麻子大，先食酒饮下三丸，日再夜一服，不知，稍增之，以知为度。

治寒气厥逆。（《金匮·腹满寒疝》篇）

阳生于四肢，四肢秉气于脾胃，而水之温气，实维阳根。水寒则三焦火衰，寒水上冲，中土失镇，厥逆生焉。乌头、细辛温水散寒；茯苓、半夏健脾理胃，镇逆行水；朱砂为赤丸，引君火以归根也。

【经验录】

乌喙二陈汤

生乌喙三钱　茯苓　半夏各三钱　陈皮　甘草各三钱

五味水煎顿服，服后涌吐痰浊，去乌喙，以真武调理。

治寒痰结胸，喘息不得卧，关上脉沉，尺中紧，手足寒，面肿。

《纲目》有乌头尖为末，茶服半盏，吐风痰癫痫之法。此方为李九峰为吾侄治痰结，服后吐痰浊两碗，病若失。然当初吐之时，象甚危险，不如青龙、真武法之良也。

【闲按】

乌头经方主治：如历节痛，脉沉紧，肢厥拘挛，胸痹腹痛，与附子略同。惟乌头汤兼治脚气，以乌头辛窜之性，烈于附子，合于卫气之慓悍，故助以黄芪、芍、甘，宣通血痹，而下足心。张元素《珍珠囊》论乌头主治半身不遂，即《内经》偏枯证。为卫气之行不周也。《灵枢·刺节真邪》："虚邪之中人也，（洒淅动形，）起毫毛而发腠理。其入深，内搏于骨，则为骨痹。搏于筋，则为筋挛。搏于脉中，则为血（闭不通）痹……与卫气相搏……卫气不行，则为不仁。（虚邪偏客于身半，其入深，）内居营卫，营卫稍衰，则真气去，邪气独留，发为偏枯。其邪气浅者，脉偏痛。"此诸风、风痹、血痹，半身不遂之病原。元素之说，本于经方。而其所谓半身不遂者，即《内经》偏枯也。惟《灵枢·热病》："偏枯，身偏不用而痛，言不变，志不乱，病在分腠之间。"又与半身不遂少异。要之，卫闭则不仁，营闭则不用，病有新久浅深，其为偏枯一也。惟在分腠之间，可用乌头汤变通治之也。

天　雄

【药释】

〔本经〕下品。气味辛，温，有大毒。主大风，寒湿痹，历节痛，拘挛缓急，破积聚邪气，金疮，强筋骨，轻身健行。

〔别录〕疗头面风去来疼痛，心腹结积，关节痛，不能行步，除骨间痛，长阴气，强志，令人武勇，力作不倦。又堕胎。

〔药性〕治风痰冷痹，软脚毒风，能止气喘促急，杀禽虫毒。

〔大明〕治一切风，一切气，助阳道，暖水脏，补腰膝，益精明目，通九窍，利皮肤，调血脉，四肢不遂，下胸膈水，破痃癖癥结，排脓止痛，续骨消瘀血，背脊伛偻，霍乱转筋，发汗，止阴汗。炮含，治喉痹。

【经证证药】

主治

天雄散

天雄三两，炮　白术八两　桂枝六两　龙骨三两

上四味，杵为散，酒服半钱匕，日三服，不知，稍增之。

治（夫）失精（家），少腹弦急，阴头寒，目眩发落。《（金匮·血痹虚劳》篇）

此补桂枝龙牡汤证方也。精生于水谷，故以白术滋脾胃；卫出于下焦，故以桂枝通卫阳；肾为胃关，关门不闭，故以龙骨固肾阴；少阴水精，随经脉贯肝络心，注目入脑，故君天雄温生水精，以奏回阳摄阴之功。

【经解】

《金匮·中风历节》篇："夫风之为病，当半身不遂，或但臂不遂者，此为痹。""少阴脉浮而弱，弱则血不足，浮则为风，风血相搏，即历节疼痛如掣。（盛人）脉涩小，短气自汗出，历节疼，不可屈伸。"此经论少阴证也。《素问·痹论》："（其）风气胜者为行痹；寒气胜者为痛痹；湿气胜者为着痹也。""肾痹者，（善胀，）尻以代踵，脊以代头。"是拘挛之象，痹之急者。天雄温肾以散寒，行湿驱风，与乌、附同功；而雄强之性，兼益肾志而补水精。此即《金匮》方论。以证《本经》。得所以主治大风，寒湿痹，历节痛，拘挛缓急也。

【闲按】

《素问·上古天真论》："肾者主水，受五脏六腑之精而藏之，故五脏盛，乃能泻。"泻而不藏，则为失精亡血，虚劳里急，风气百疾所由生也。《难经·二十八难》注云：阴跷者，足少阴之别脉；冲脉者，十二经之海也。冲脉下至于足，上至于头，通受十二经之气血。《灵枢·五音五味》："冲脉、任脉，皆起于胞中，上循背里，为经络之海。"启玄子曰：足少阴肾脉与冲脉合而盛大，故曰太冲。跷脉为病，阳缓而阴急；冲脉为病，逆气里急；任脉为病，结疝瘕聚。以三脉会于少阴，少

阴之大络，寒结而不相通也。故附子治肢厥脉绝，下利清谷，重在温肾行水。天雄治失精里急，重在温肾滋精。乌头治寒疝脚气，半身不遂，重在温肾通痹。三药一本所生，故《本经》与经方主治略同。以乌头之辛窜，能入分腠，合于卫气慓悍之急。故经论曰：灸刺诸药，不能治者，乌头桂枝汤主之。然以治偏风则可矣，若温通肾经，总不如附子生于本根，特具辛温醇厚之气，沉重下行，为用广而无偏弊也。

蜀 椒

【药释】

椒红

〔本经〕下品。气味辛，温，有毒。主邪气咳逆，温中，肺寒合于脾湿。逐骨节皮肤死肌，寒湿痹痛，下气。肾寒合于脾、肺。久服头不白，轻身增年。行水益精，行血生水之效。

〔别录〕除六腑寒冷，伤寒，温疟，大风汗不出，心腹留饮宿食，肠澼下痢，泄精，女子字乳余疾，散风邪瘕结，水肿黄疸，鬼疰蛊毒，杀虫、鱼毒。久服开腠理，通血脉，坚齿发，明目，调关节，耐寒暑，可作膏药。

〔药性〕治头风下泪，腰脚不遂，虚损留结，破血，下诸石水，治咳嗽，腹内冷痛，除齿痛。

〔大明〕破癥结开胸，治天行时气，产后宿血，壮阳，疗阴汗，暖腰膝，缩小便，止呕逆。

〔纲目〕散寒除湿，解郁结，消宿食，通三焦，温脾胃，补右肾命门，杀蛔虫，止泄泻。

椒目

〔苏恭〕气味苦，寒，无毒。主水腹胀满，利小便。已椒苈黄证。

〔药性〕治十二种水气，及肾虚耳卒鸣聋，膀胱急。

〔震亨〕止气喘。

时珍曰：椒目下达，能行渗道，不行谷道，所以能下水燥湿、定喘消蛊也。

宗奭曰：椒目能行水，又治水蛊也。

【经证证药】

一、蜀椒佐治

1. 《金匮》升麻鳖甲汤：治阳毒发斑。以卫阳受寒，表邪复郁，热蒸营血，挟君相之火以上逆。故面赤咽痛，斑如锦纹也。蜀椒、雄黄镇逆开郁以解毒也。

2. 大建中汤：治心胸中大寒痛，呕不能饮食，腹中满，上冲皮起，见头足，上下痛不可触近者。以寒水侮土，上凌君火，寒气结中，故痛满而呕逆也。蜀椒通心肾之阳，温下焦以开寒结也。

3. 乌头赤石脂丸：治心痛彻背，背痛彻心者。以阴寒起于少阴，为督、冲、任脉之会。督脉起下俞，入脊里，以纲诸阳；任脉起中极，上关元；冲脉起气冲，挟脉至胸中。肾寒则三脉挟而逆行，结于膻中，膻中为心主宫城，故心痛彻胸背也。蜀椒佐乌头，温通少阴大络，驱寒邪自上而下，出于膀胱也。

4. 白术散：主妊娠养胎。以卫出下焦，胎气阻隔，则卫阳虚，卫阳虚则湿寒生。蜀椒、牡蛎温膀胱胞络，驱寒泻湿也。

5. 王不留行散：治病金疮。以金疮大耗气血。蜀椒、不留益卫气以行水活血也。

6. 《伤寒》乌梅丸：治厥阴蛔厥。以土湿木郁，由于脏寒，脏寒则蛔虫生。蜀椒、附子、桂、辛通阳泻湿，温水脏以逐寒。此李时珍注能行水，故治水蛊也。

二、椒目佐治

《金匮》己椒苈黄丸：治腹满口舌干燥，肠间有水气。以脾肾之脉，上连舌本，散舌下。土湿水寒，故水气不行，而腹胀口燥也。椒目、防己温土散寒，导肠间积水，下渗膀胱也。按：冲脉起于气街，并足少阴之脉，挟脐上行。风寒袭于上，则由督脉入太阳、少阴；因寒湿生下，则由少阴入冲脉，而上手少阴、太阳。蜀椒、椒目皆辛温降逆，而椒目微苦，尤能直入水分穴，济泌别汁。故经方用佐附、辛、苈、己，以治水也。凡虫之生，皆由木郁，木郁由水不行而土湿。故《灵枢·邪气脏腑病形》云："脾脉微滑为虫毒蛕蝎（腹热）也。"椒之杀虫，以其疏木而不助相火；行水而温燥己土。是养正除邪之药也。

【经解】

《素问·咳论》："脾咳之状，（咳则）右胁下痛，阴阴引肩背，（甚则不可以动，）动则咳剧。肾咳之状，咳则腰背相引而痛，甚则咳涎。""脾咳不已，（则）胃受之，（胃咳之状，）咳而呕。""（此皆）凡咳聚于胃，关于肺，使人（多涕唾而面浮肿）气逆也。"蜀椒温脾理胃，以上散肺寒，煖肾行水，以下降留饮。《本经》所以主邪气咳逆温中也。

《素问·痹论》："（故）骨痹不已，（复感于邪，）内舍于肾。""肌痹不已，（复感于邪，）内舍于脾；皮痹不已，（复感于邪，）内舍于肺。""肺痹者，烦满喘（而）呕。""肾痹者，善胀，尻以代踵，脊以代头。脾痹者，四支解堕，发咳呕汁，上为大塞。"蜀椒温土生金；以利水养精。《本经》所以主逐骨节皮肤死肌，寒湿痹痛下气也。

【闲按】

经方蜀椒佐治，如心中寒，胸背彻痛，阳毒发斑，胎阻，金疮，蛔厥，三焦之病也。《本经》久服头不白，增年者，重在能温下焦也。肾主下焦。《素问·六节藏象论》："肾者，主蛰，封藏之本，精之处也；其华在发，其充在骨，为阴中之少阴，（通于冬气。）"王冰注曰：脑者，髓之海。肾主骨髓。发者，脑之所养。故华在发、充在骨也。盖肾为三阴之枢，胃之关，肺之本，君火之根。《素问·六微旨大论》："少阴之上，热气治之，中见太阳。"故椒之辛温，在温通肾络，以行太阳之寒水。心为阳中之太阳，寒水不结，则阳光下照。故水行土燥，脾气散精，上归于肺，通调水道，五经并行也。

蜂 蜜

【药释】

〔本经〕上品。气味甘，平，无毒。主心腹邪气，诸惊痫痓，寒之泣，脾精不滋。安五脏诸不足，益气补中，止痛，甘润补脾之功。解毒，除众病，和百药。久服，强志轻身，不饥不老，延年神仙。极赞益脾滋精也。

〔别录〕养脾气，除心烦，食饮不下，止肠澼，肌中疼痛，口疮、明耳目。

〔药性〕治卒心痛及赤白痢，水作蜜浆，顿服一碗止；或以姜汁同蜜各一合，水和顿服。常服，面如花红。

〔藏器〕牙齿疳䘌，唇口疮，目肤赤障，杀虫。

〔孟诜〕治心腹血刺痛，及赤白痢，同生地黄汁各一匙服，即下。

时珍曰：其入药之功有五：清热也，补中也，解毒也，润燥也，止痛也。生则性凉，故能清热；熟则性温，故能补中；甘而和平，故能解毒；柔而濡泽，故能润燥；缓可以去急，故能止心腹、肌肉、疮疡之痛；和可以致中，故能调和百药，而与甘草同功。张仲景治阳明结燥，大便不通，蜜煎导法，诚千古神方也。

【经证证药】

一、主治

蜜煎导方

食蜜七合

上一味，于铜器内微火煎，当须凝如饴状，搅之勿令焦著，欲可丸，并手捻作挺，令头锐，大如指，长二寸许。当热时即作，冷则硬。以纳谷道中，以手急抱，欲大便时乃去之。

治阳明病，自汗出，若发汗，小便自利者，此为津液内竭，虽硬不可攻之：当须自欲大便者。(233)

此以津液内竭，故大肠燥结。证轻于胆汁导法者，以燥屎不在胃家，而结于大肠之下，直肠之上。蜜挺润直肠而导之下也。

二、佐治

1. 大陷胸丸：治结胸证，项强如柔痉状。以表寒误下，邪结胸膈，经络枯燥，故项强如痉。

2. 《金匮》乌头汤：治历节痛，又治脚气痛不可屈伸。以三焦失司，四属断绝，故足胫冷而历节痛也。白蜜和药缓中，润筋络除痹痛也。

3. 大乌头煎：治寒疝绕脐痛，手足冷，脉沉紧者。以卫气寒滞，阴寒内结，卫出下焦，故绕脐作痛。白蜜制乌头辛烈，缓急痛也。

4. 甘遂半夏汤：治留饮虽利，心下续坚满。以留饮欲去，决渎不通，故续生坚满。白蜜制甘遂之毒，以利决渎也。

5. 大半夏汤：治胃反呕吐者。以胃主纳谷，其脉下行，肾为胃关，其脉上行而下。关门不利，反合冲脉以作逆，故胃反。白蜜滋液生津，利润关阑也。

6. 甘草粉蜜汤：治厥阴蛔厥，吐涎心痛，发作有时，毒药不止者。以风木郁遏，湿土被克，故虫生而作痛。白蜜和甘草以安中止痛；和白粉以解毒杀虫也。

露蜂房

【药释】

〔本经〕中品。气味苦，平，有毒。主惊痫瘛疭，寒热邪气，癫疾……肠痔。火熬之良。

【经证证药】

佐治

《金匮》鳖甲煎丸：治疟母。以水血结于肝胆之部，故为疟母。蜂窠偕诸药化血行水也。

【经验录】

蜂窠蜡矾膏

地蜂窠拆为片　生白矾为末灌之

二味，炭火上炙焦黄色，研细。蜜蜡熔化入陈醋，和药末为膏，敷癣上，三次，即脱厚甲，痛痒顿止。

治头生癣疮，厚如重苔，痛痒不可忍者。

头为诸阳之首。脑为髓海。阳气微弱，热湿传于髓海，或栉沐风雨，湿毒上注而生。初吾母患此疾，医不能治，阅《寿世保元》，得此方，依法治之良效。今忆录于经证之后。又按《圣惠方》，治头上疮癣，露蜂房研末，蜡猪脂和涂之效云。

【经解】

《素问·厥论》："巨阳之厥，则肿首头重，足不能行，发为眴仆。"

眴仆者,《千金》所谓暴病,卒然倒仆,口眼相引,手足搐搦也。

《素问·气厥论》:"肺移热于肾,传为柔痓。"此湿蒸为热,有汗之痓也。《千金》云:温病热入肾中为痓;小儿五脏痫热,热盛为痓。缘胃为燥土,从火化热,乘阴虚入脾,则津液不荣心肝而为病也。白蜜入胃走脾,能清胃热以滋脾液,泻心火而缓肝急。《本经》所以主心腹邪气,诸惊痫痓也。

《素问·玉机真藏论》:"五脏者,皆禀气于胃;胃者,五脏之本也。"《素问·太阴阳明论》:"足太阴者,三阴也……脏腑各因其经而受气于阳明,故为胃行其津液。"胃热乘阴虚入脾,则津液不行。蜂蜜清脾胃之热,补土生金,润肝肾之燥,缓急止痛。《本经》所以主安五脏不足,益气补中,止痛,解毒,和药也。故大乌头煎治心痛,与乌头相济为用也。

《灵枢·邪气脏腑病形》:"心脾脉急甚为瘛疭……脾脉微滑为虫毒蛕蝎(腹热)。涩甚为肠癀;微涩为内癀,多下脓血。肾脉急(甚)为(骨)癫疾。"《金匮》以蜂窠佐治疟母。《本经》主治瘛疭,癫疾,蛊毒。参以脉证,皆心、肾、脾所生病也。

【闲按】

白蜜经方主治:如便燥,胃反,心下坚,腹满寒疝。利润关阑也。如结胸,柔痓,历节疼痛,舒润经筋也。如蛔厥心痛,清解郁热也。《本经》久服强志轻身,则补脾益肾之功多也。盖肾主藏志,志生于五脏之精,精生于水谷,水谷入胃,散精于脾,然后归于五脏,而藏于肾。故脾湿合热,则水涸木枯,火炎金流,而燥结闭涩,痛急虫蠚之证生焉。非清凉滋润之品,不能调之无弊也。《灵枢·邪气脏腑病形》:"阴阳形气俱不足,勿取以针,而调以甘药也。"白蜜为蜜蜂采百花之精英,酝酿而成甘,性味甘润,气质浓郁,入胃走脾,滋土精而缓中止痛,润燥补虚,调和诸药,克奏相济之功。非他药所可及也。

五色石脂(禹余粮、太一余粮)

【药释】

〔本经〕上品。气味,五种石脂并甘,平。主黄疸,泄痢肠澼脓血，阴蚀下血赤白，是脾、肾脉之所生病者。邪气痈肿，疽痔恶疮，精亡筋解之证。头疡疥瘙。卫阳失陷。久服补髓益气，肥健不饥，轻身延年。补益脾、肾之效。五石脂各随五色，补五脏。

〔大明〕治泄痢，血崩带下，吐血衄血，涩精淋沥，除烦，疗惊悸，壮筋骨，补虚损。久服悦色，治疮疥痔漏，排脓。

青石脂

〔别录〕气味酸，平，无毒。主养肝胆气，明目（疗黄疸泄痢肠澼，女子带下百病，及疽痔恶疮。）久服补髓益气，不饥延年。

黄石脂

〔别录〕气味苦，平，无毒。主养脾气，安五脏，调中，（大人、小儿泄痢肠澼下脓血，）去白虫（除黄疸痈疽虫。久服轻身延年）。

黑石脂

〔别录〕气味咸，平，无毒。主养肾气，强阴，主阴蚀疮，（止肠澼泄痢，）疗口疮（咽痛。久服益气，不饥延年）。

白石脂

〔别录〕气味酸，平，无毒。主养肺气，厚肠，（补骨髓，）疗五脏惊悸不足，心下烦，（止腹痛下水，小肠澼热溏，便脓血，女子崩中漏下赤白沃，排痈疽疮痔。久服安心不饥，轻身延年。）

〔药性〕涩大肠。

赤石脂

〔别录〕气味甘、酸、辛，大温，无毒。主养心气，明目益精，疗腹痛肠澼，下痢赤白，（小便利，及痈疽疮痔，）女子崩中漏下，产难胞衣不出。（久服补髓好颜色，益智不饥，轻身延年。）

〔药性〕补五脏虚乏。

〔纲目〕补心血，生肌肉，厚肠胃，除水湿，收脱肛。

禹余粮

〔本经〕上品。气味甘，寒，无毒。主咳逆寒热烦满，下痢赤白，血闭癥瘕，大热。炼饵食之，不饥轻身延年。

〔别录〕疗小腹痛结烦疼。

〔大明〕治邪气及骨节疼，四肢不仁。痔瘘等疾。久服耐寒暑。

〔纲目〕催生，固大肠。

〔药性〕主崩中。

太一余粮

〔本经〕上品。气味甘，平，无毒。主咳逆上气，癥瘕血闭漏下，除邪气，肢节不利。久服耐寒暑不饥，轻身飞行千里，神仙。

〔别录〕治大饱绝力身重。

〔雷敩〕益脾，安脏气。

〔弘景〕定六腑，镇五脏。

【经证证药】

一、赤石脂主治

（一）桃花汤

赤石脂一斤，一半全用，一半筛末　干姜一两　粳米一升

上三味，以水七升，煮米令熟，去滓。温服七合，纳赤石脂末方寸匕，日三服。若一服愈，余勿服。

治少阴病，下利便脓血者。（306）

治少阴病，二三日至四五日，腹痛，小便不利，下利不止，便脓血者。（307）

少阴从君火热化，则寒水不行，故腹痛，小便不利。水气注于太阴之络，血不归经，流于大肠，腐化为脓，水血相搏，木气不疏，故腹痛而便脓血。水谷入胃，以传于肺，化赤为血，血利则孙脉先满，乃注络脉，络脉皆盈，乃注于经。今脾络湿热，复传于肺，大肠为肺之府，故下利而便脓血也。干姜燥脾络之湿，而温血归经；粳米滋胃液以生金利

水；石脂燥脾湿直下回肠，分血利水，水利则肾络通，脓血止矣。故此方治血痢如神。

（二）赤石脂禹余粮汤

赤石脂一斤，碎　太一禹余粮一斤，碎

上二味，以水六升，煮取二升，去滓，分温三服。

治伤寒服汤药，下利不止，心下痞硬，服泻心汤已，复以他药下之，利不止；医以理中与之，利益甚。理中者，理中焦，此利在下焦，赤石脂禹余粮汤主之。复不止者，当利其小便。（159）

此因痞误下，阳气不升，下元脱泄也。石脂、余粮涩汤固脱，镇引心阳，以归根也。《灵枢·营卫生会》：下焦济泌别汁，出回肠，渗膀胱。故水谷之滓分出焉。柯韵伯云：中宫元气既虚，不能固下焦脂膏之脱，故大肠不固，责在胃；关门不闭，责在脾。此理中应治而不效，非此重涩之药，不能入回肠，泄水固脱也。

二、禹余粮主治

禹余粮丸方本阙

治汗家，重发汗，必恍惚心乱，小便已，阴头疼者。（88）

肾主五液，入心为汗，故过汗则心君失养，恍惚心乱也。卫出下焦，重汗亡液，肝木失滋，疏泄不利，故小便已，而阴头痛也。禹余粮甘、平，收涩，能敛脏滋液，泌精定神。俾坎水续生，乙木潜滋，故主之。

三、赤石脂佐治

乌头赤石脂丸：治胸痛彻背，背痛彻胸者。以少阳寒水，上侮君火，故脏腑皆痛也。赤石脂佐乌头，上启心阳，下镇水逆也。

四、禹余粮佐治

赤石脂禹余粮汤：治大肠陷在下焦者。以肾为胃关，阳明不阖，胃关不闭，故利在下焦，石脂、余粮渗回肠，敛大肠，固胃关也。

【经解】

《灵枢·经脉》：肾脉动，咳唾有血，是主肾所生病者，烦心心痛，黄疸肠澼。《素问·气厥论》："肾移热于脾，传为（虚，）肠澼（死），不可治；胞移热于膀胱，则为癃溺血。"经方赤石脂佐乌头，治心痛。桃花汤治少阴脓血。《本经》所以主黄疸，泄痢，肠澼，下脓血也。

《素问·生气通天论》："俞气化薄，传为善畏，及为惊骇；营气不从，逆于肉理，乃生痈肿。""风客淫气，精乃亡，邪伤肝也。因而饱食，筋脉横解，肠澼为痔。""汗出见湿，乃生痤疿。"痱为风瘾，疥类也。皆肾气合脾，卫阳不行，寒水之病也。《灵枢·经脉》：太阳之脉，上额交巅，其直者，从巅入络脑。太阳之经，卫气所行。启玄子曰：卫阳上泄，寒水制之，热怫内余，郁于皮里，甚为痤疖，微作痱疮。石脂渗回肠，泌别汁，利太阳寒水之气。《本经》所以主恶疮，头疡，疥瘙也。

《灵枢·根结》："太阴为开，厥阴为合，少阴为枢。（故）开折则仓廪无所输膈洞，膈洞者取之足太阴……枢折则脉有所结而不通，不通者取之足少阴。"下利者，脾络失陷，不能注精于肺，为开折也。血闭者，肾络湿结，不能通与冲、任、带，故为枢折也。禹余粮色黄味甘，质重气平，入渗脾肾两大络，敛脏生津，通湿热之搏结。《本经》所以主下利脓血，血闭癥瘕也。

【闲按】

《伤寒论》：心下痞，服泻心汤已，复下之，利不止，与理中汤，益甚者，利在下焦，赤石脂禹余粮汤主之。以其敛脏滋液，通络泄湿，沉重之质，利用下焦也。肾主下焦，足少阴之脉，为二阴。《素问·阴阳类论》："二阴至肺，其气归膀胱，外连脾胃。""脾络为三阴，三阴者，六经之所主也。"故脾络湿，则肾气注于脾，而不通于冲、任。下焦为水府、血海，主济泌别汁。肾络不通，则肠澼下利脓血，癥瘕，胃反，肛脱，痈疽，痔漏诸证所丛生也。二药渗脾络，直达肾络，上敛肺胃，下通冲、任、带水血湿热之结，故为治下焦下利脓血之圣药。

吴茱萸

【药释】

〔本经〕中品。气味辛，温，有小毒。主温中下气，止痛，寒结于脾肺之络。**除湿血痹**，寒结于脾肾之络。**逐风邪，开腠理，咳逆寒热。**肺主卫所生病。

〔别录〕利五脏，去痰冷逆气，饮食不消，心腹诸冷绞痛，中恶，心腹痛。

〔药性〕治霍乱转筋，胃中冷气，吐泻腹痛，产后心痛，治遍身瘤痹刺痛，腰脚软弱，利大肠壅气，肠风痔疾，杀三虫。

〔藏器〕杀恶虫毒，牙齿虫䘌，鬼魅疰气。

〔大明〕下产后余血，治肾气、脚气水肿，通关节，起阳健脾。

〔孟诜〕主痢，止泻，厚肠胃，肥健人。

〔好古〕治痞满塞胸，咽膈不通，润肝燥脾。

〔纲目〕开郁化滞，治吞酸，厥阴痰涎头痛，阴毒腹痛，疝气，血痢，喉舌口疮。

【经证证药】

一、主治

（一）吴茱萸汤

吴茱萸一升，洗　人参三两　生姜六两，切　大枣十二枚，擘

上四味，以水七升，煮取二升，去滓，温服七合。日三服。

（1）治食谷欲呕者，属阳明也，（吴茱萸汤主之。）得汤反剧者，属上焦也。（243）

《素问·逆调论》："阳明（者，胃）之脉（也）……其气亦下行，"今逆而上行，由冲脉之不降也，故食谷欲呕。阳明中见太阴，上焦出胃口后，服汤之后，土湿未散，上脘先热，故得汤反剧。反剧者，示以勿疑。须候温药入阴络下行，而后逆止。故萸、姜降胃逆；参、枣滋脾液；而主名吴茱萸者，以其温阴络，而降冲逆也。

（2）治少阴病，吐利，手足逆冷，烦躁欲死者。（309）

少阴寒气，合于太阴之湿，冲脉逆而不降，故吐利肢厥也。脾、肾上系于心，寒结于少阴之络，肾水不能滋木生火，故烦躁欲死。吴茱萸温脾肾之络，下冲逆以回厥；人参、姜、枣补中滋液，降胃反以除烦躁也。

（3）治干呕吐涎沫，头痛者。（378）

厥阴之脉，连目系出额，与督脉会于巅。督脉寒结，则肾水不滋肝木，故阴寒上逆，干呕头痛。脾气湿寒则吐涎沫也。病在阳明，故只吐涎沫。吴茱萸汤温水土而降冲逆也。

（4）治呕而胸满者。（《金匮·呕吐哕》篇）

足太阴脉动，食则呕。手太阴为病，上气心胸满。吴茱萸汤，温手足太阴之络，以下冲脉之逆也。

（二）温经汤 此方借治目疾，其效胜于万种眼科

吴茱萸三两　当归　川芎　芍药各二两　人参　桂枝　阿胶　牡丹皮去心　生姜　甘草各二两　半夏半升　麦门冬一升，去心

上十二味，以水一斗，煮取三升，分温三服。亦主妇人少腹寒，久不受胎，兼取崩中去血，或月水来过多，或至期不来。

治妇人病带下，瘀血在少腹，其证唇口干燥。（原文见《金匮·妇人杂病》篇）

冲脉、任脉，起于胞中，为经脉血海。胞络系于肾；冲、任系于带脉。带脉起足厥阴之章门穴。带脉为病，腹满、带下赤白。任脉为病，结疝瘕聚。冲脉为病，气逆里急。胞与膀胱，并于少腹，故带下、瘀血在少腹也。冲、任循腹上行，会于咽喉，别络唇口，故其证口唇干燥也。以三脉皆起于胞，胞系于肾，属于心，由肾气不通之为病。故方君吴茱萸汤，温太阴、少阴大络，上通肺络，以行心脉，下通任、带，以分水血；佐以桂枝人参汤，上启心阳，中滋脾液，下利膀胱，以调营卫；合麦门冬汤清理胃之大络，降灼金之炎火，以滋液通脉；用胶艾汤，以丹皮之辛寒，易地黄之甘寒，艾叶之苦温，清肝燥，入血胞，行瘀也。

按：《素问·评热病论》："月事不来者，胞脉闭也。胞脉者，属心而络于胞中。今气上迫肺，心气不得下通，故月事不来也。"《素问·奇病论》："胞络者，系于肾。少阴之脉，贯肾系舌本。"故肾气虚寒，带下漏血。温经汤温经滋液，养肝荣心。故月事不来，或月水过多，可统治之。仲圣名此方为温经，统十二经、十五络而温之也。以取用广而收效良多，故历来名医有著。第注家囿于药味，不按经方离合，求病原

于《灵》《素》，故终不免臆解。

附：孙氏仁存方

吴茱萸三钱

泡过，入水煎汁，入盐少许，口服。

治多年脾泄。

注曰：老人多此，谓之水土同化。吴茱萸能暖膀胱，水道既清，大肠自固。他药虽热，不能分解清浊也。按：此经验之论，简而明也。

二、加治

《伤寒》当归四逆加吴茱萸汤：治厥阴手足厥寒，脉细欲绝；内有久寒者。内寒者，五脏皆寒也。五脏，心系于肺，肝脾肾系于心。三脏为寒所痹，故厥寒脉细也。乙木性温，藏营血而孕君火。辛金恶寒，主卫气而通心脉。寒伤营卫，气滞血涩，故用当归四逆，温行营卫；加入吴茱萸，温阴络阳络，开肝脾肾痹，所以散寒结而通经脉也。

【经验录】

吴萸理中五苓汤

吴茱萸　潞参各三钱　干姜　生姜各三钱　白术四钱　苍术二钱　桂枝　甘草各二钱　茯苓　泽泻各三钱　猪苓二钱　枣四枚　吐多者，去术。

十二味，水两碗，煎至半碗，顿服。滓再服。治霍乱呕利，腹痛肢厥，并治下利清谷，五更泻痢，服药不止者。

吴茱萸理中汤，并治呕利霍乱，而不能泻湿行水；五苓散治呕渴水泻，而不能温脾胃之大络。合三阳以温经泻水，而吴萸尤有济泌别汁之长，故此方应效如神。

【经解】

《素问·举痛论》："经脉流行不止，（环周不休。）寒气入经而稽迟，（泣而不行，）客于脉外则血少，客于脉中则气不通，（故）卒然而痛。""寒气客于冲脉，冲脉起于关元，随腹直上，寒气客则脉不通，脉不通则气因之，故喘动应手矣。寒气客于背俞之脉，则脉泣，脉泣则血虚，血虚则痛，其俞注于心，故相引而痛。（按之则热气至，）热气止则痛止矣。"督、冲、任之脉，会于少阴。吴萸温经散寒，能温太阴之络，以通少阴奇经。故经方用治三阴呕厥头痛。《本经》所以主温中下气止痛也。

《素问·痹论》：痹者，重感于风寒湿之气也。其汗多而濡者，阳气少，阴气盛，湿淫也。内含于肾，痹在于骨，重在于脉，则血凝而不流。《金匮·血痹》："问曰：血痹病从何得之？师曰：（夫尊荣人）骨弱肌肤盛，重因疲劳汗出，卧不时动摇，加被微风，遂得之。"吴萸下温肾络，故《伤寒》用治少阴厥逆，厥阴呕痛。少阴主骨，厥阴藏血。《本经》所以主除湿血痹也。

《素问·风论》："风者，善行而数变，腠理开则洒然寒，闭则热而闷，（其寒也则衰食饮，其热也则消肌肉，故）使人怢栗而不能食，名曰寒热。""肺风之状，（多汗恶风，色皏然白，）时咳短气。""其在腠理为泄风，泄风者，身体尽痛，""腠者，三焦通会元真之处；理者，皮肤、脏腑之文理也。"吴萸入中焦，温脾胃大络，由大络出胃口之后，通上焦，温肺络，以通皮肤。循下脘入下焦，温少阴之大络，行冲任，以通脏腑。此温经汤证治。《本经》所以主逐风邪，开腠理，咳逆寒热也。

【闲按】

《素问·阴阳类论》："二阴至肺，其气归膀胱，外连脾胃。"脾与胃又以膜相连，主为胃行津液，以滋肝养心。心主血脉。《素问·奇病论》："胞络者，系于肾，少阴之脉，贯肾系舌本，"《素问·举痛论》：寒气客于肠胃之间，膜原之下。血不得下，小络急引故痛。盖由肾络之寒与脾络合湿，冲任涩滞，膀胱血海，水血停留。故头痛、肢厥、烦躁、呕逆、胸满、肠澼、癥瘕、带下诸证丛生也。吴萸气味辛温而苦，入胃降逆，煖土温金，以行水滋木，生中焦、下焦之温气，以通营卫。驱脾络、肾络之湿寒，以行水血，温经而和用金木，不动君相之火逆。诚虚寒之圣药，温经之仙丹也。

卷十一

当 归

【药释】

〔本经〕中品。根，气味甘，温，无毒。主咳逆上气，久咳津液化浊，不能生血。温疟寒热洗洗在皮肤中，疟结于肝肾，发于脾肺。妇人漏下绝子，胞有瘀血，温经、归芍汤证。诸恶疮疡金疮。滋营血以行卫气。煮汁饮之。单品主治，不假佐使，尤奏成功。

〔别录〕温中止痛，除客血内塞，中风痉、汗不出，湿痹，中恶，客气虚冷，补五脏，生肌肉。全属温脾之功。

〔药性〕止呕逆，虚劳寒热，下痢腹痛，齿痛，女人沥血腰痛，崩中，补诸不足。

〔大明〕治一切风，一切血，补一切劳，破恶血，养新血，及主癥癖，肠胃冷。

〔好古〕主痿癖嗜卧，足下热而痛。冲脉为病，气逆里急。带脉为病，腹满，腰溶溶如坐水中。

〔纲目〕治头痛，心腹诸痛，润肠胃筋骨皮肤，治痈疽，排脓止痛，和血补血。

【经证证药】

一、主治

（一）当归四逆汤

当归三两　桂枝三两，去皮　芍药三两　细辛三两　甘草二两，炙　通草二两　大枣二十五枚，擘

上七味，以水八升，煮取三升，去滓，温服一升，日三服。

治手足厥寒，脉细欲绝者。（351）

（二）当归四逆加吴萸生姜汤

当归三两　芍药三两　甘草二两炙　通草二两　桂枝三两，去皮　细辛三两　生姜半斤，切　吴萸二升　大枣二十五枚，擘

上九味，以水六升，清酒六升和，煮取五升，去滓，温分五服。一方水酒各四升。

治若其人内有久寒者。（352）

寒客于足少阴之络，与脾土合湿，四肢不得禀气，故手足厥寒。水寒土湿，乙木失温，不生君火，故脉细欲绝。桂枝汤行三焦温气，以调营卫；细辛、通草温通肾络，以行寒水；君以当归，重加大枣，滋脾精，养心通脉也。以脉为血府，通脉所以温血也。

若其人内有久寒，必兼见呕逆，故加吴萸、生姜，温脾降胃，暖下焦，济泌别汁，以泻寒结也。脉细欲绝者，极细谓之微。微者，薄也，属气虚；细者，小也，属血虚。营行脉中，血虚则实中者少，故小。卫行脉外，阳气虚则外怯，故脉薄。此少阴用通脉四逆补气；此用当归四逆补血。《医宗金鉴》集注曰：厥阴为三阴之尽，阴尽阳生。若受邪，则阴阳之气不相顺接，故脉细而厥也。然相火寄居于厥阴之脏，经虽寒而脏不寒，故先厥者，后必发热。伤寒初起，见手足厥冷，脉细欲绝，皆不得遽认为虚寒而用姜、附也。当归四逆所以加吴萸，不加附子者，以吴萸苦温，温足之三阴，而不助相火为逆也。

按：《灵枢·经脉》篇：胆足少阳之脉，下大迎，合手少阳三焦，络手厥阴心包，手厥阴、少阳，同属相火，甲木所生也。肝足厥阴之脉，与手少阴心脉，连系目系，而肝系又系于心，心为君火，乙木所孕也。《金鉴》注：吴萸温阴经不助相火，经验有得。肝寓相火非是。

又按：《素问·阴阳应象大论》："酸生肝，肝生筋，筋生心。"此又乙木生丁火之证也。并识之。

（三）当归芍药散

当归三两　芍药一斤　茯苓四两　白术四两　泽泻半斤　川芎半斤一作三两

上六味，杵为散，取方寸匕，酒和，日三服。

治妇人怀娠，腹中疠痛。(《金匮·妇人妊娠》篇)

下元虚寒，胎气阻遏，水不滋木，木郁克土，失其疏泄之性，故腹中疠痛。君当归温脾络以滋肝；川芎散肝郁以升脾；芍药疏肝木以止痛；术、苓、泽燥湿而行水也。此方治诸内痛，如神。

（四）当归贝母苦参丸

当归　贝母　苦参各四两

上三味，末之，炼蜜丸如小豆大，饮服三丸，加至十丸。

治妊娠小便难，饮食如故。(《金匮·妇人妊娠》篇)

膀胱为州都之官，津液藏焉。而通调水道，司于肺金、泄于肝木。金木之气，不通于三焦，三焦为决渎之官，故小便难。君当归温金滋木；苦参、贝母敛金利水，行肝郁而泻脾湿也。

（五）当归散

当归　黄芩　川芎　芍药各一斤　白术半斤

上五味，杵为散，酒饮服方寸匕，日再服。妊娠常服即易产，胎无疾苦，产后百病悉主之。

主妊娠养胎，易产。(《金匮·妇人妊娠》篇)

肝藏血，心行之。故肝主血海，其体木而用火。火旺水亏，则胎失所养。君当归温脾络以滋液；芎、术建中燥湿；芍药疏肝；黄芩清血胞之热，以养血。血液归于血室，故胎前产后咸宜之。后医以白术、黄芩为安胎圣药，盖本诸此。

（六）当归生姜羊肉汤

当归三两　生姜五两　羊肉一斤

上三味，以水八升，煮取三升，温服七合，日三服。若寒多者，加生姜成一斤；痛多而呕者，加橘皮二两，白术一两。加生姜者，亦加水五升，煮取三升二合服之。

（1）治寒疝，腹中痛及胁痛里急者。(《金匮·腹满》篇)

寒结脾络，胃液不能滋木，腹胁为肝脾之部，故作痛。肝燥，故里急。生姜、羊肉温脾滋肝，生姜宣通大络也。痛多而呕者，脾虚胃逆也，故加术以补脾；加姜、橘以降胃逆也。

（2）治产后腹中疠痛，（当归生姜羊肉汤主之），并（治腹中寒疝，）虚劳不足。（《金匮·妇人产后》篇）。

产后，血去肝燥，寒气乘虚而客之，则气血凝泣，故以当归温通血分之滞；生姜温通气分之寒；羊肉味厚，气腥温，补虚生血，胜于草木。孙真人云：止痛利产妇，气血滋生，痛急自止。此方治胁腹里急诸证。甚神。而产妇服之，尤良。

附：《千金》内补当归建中汤

当归四两　桂枝三两　芍药六两　生姜三两　甘草二两　大枣十二枚

上六味，以水一斗，煮取三升，分温三服，一日令尽。若大虚，加饴糖六两，汤成纳之，于火上暖令饴消，若去血过多，崩伤内衄不止，加地黄六两，阿胶二两，合八味，汤成纳阿胶，若无当归，以川芎代之，若无生姜，以干姜代之。

治妇人产后虚赢不足，腹中刺痛不止，吸吸少气，或苦少腹中急（，摩）痛引腰背，不能食饮。产后一月，（日得）服四五剂为善，令人强壮（宜）。（《金匮·妇人产后》篇附方）

恶漏未尽，故刺痛。水气滞留，故少气。腰为肾府，肾气不通于冲任，故痛引腰背。以瘀血未尽，故君当归温脾络，以滋肝行血；桂枝汤以理气行水；倍芍药以疏肝止痛；加饴糖、大枣建中缓急，滋生脾精也。证中不能食，有不宜补者，多属肝虚胆逆，相火不能归根，为小柴胡黄芩汤证。至须辨也。

二、佐治

1. 《金匮》赤小豆当归散：治狐惑脓成脉数；又治先便后血。以脾肾之络，寒湿相搏，气血滞而化脓血。当归温经通络；赤豆渗湿行气血也。

2. 胶艾汤：治妊娠下血腹痛。以胎胞阻遏，冲任不升，故下血腹痛。

3. 薯蓣丸：治虚劳风气。以风气通于肝也。

4. 温经汤：治瘀血在少腹，腹痛里急，带下。以肝木不疏，血积胞室也。

皆以当归温脾通络，滋肝行血也。

5. 奔豚汤：治气上冲。以冲任不降，由木燥火炎。当归润风木之燥也。

【经验录】

（一）当归芍药加桂附硝黄汤

当归 川芎各三钱 芍药五钱 白术 茯苓各四钱 泽泻三钱 桂枝三钱 附子二钱 大黄酒浸，二钱 芒硝二钱，另调

上十味，以水一碗，煎至少半碗，顿服，滓再服。

治寒由下部入少阴，腹痛，小便短赤，或心下痛引少腹拘急，口舌干燥，脉沉而弦紧者。

此伤寒少阴病，自利清水，色纯青，心下痛，大承气急下之危证也。故脉沉为少阴寒水之结，而弦紧兼厥阴风木之燥，故依经方加减合治，药下咽效通神也。

（二）当归桂枝汤

当归 川芎各三钱 黄芩 白术各三钱 桂枝 芍药各三钱 生姜半夏各二钱 大枣四枚，擘

上九味，以水一碗半，煎至小半碗，顿服，滓再服。

治妊娠胎阻，思食而呕，身困乏，不可名状者。

此《素问·腹中论》所谓"身有病，而无邪脉也"。此方统治效。

（三）当归芍药柴胡汤

当归 川芎各三钱 茯苓 白术各四钱 芍药 甘草各二钱 党参柴胡各三钱 半夏二钱 黄芩三钱 炙草 生姜各二钱

上十二味，以水两碗，煎至半碗，顿服。若大便难者，加花粉三钱。

《金匮·妇人产后》篇："师曰：新产血虚，多汗出，喜中风，故令病

痉；亡血复汗，寒多，故令郁冒；亡津液胃燥，故大便难……孤阳上出，故头汗出。所以（产妇喜汗出）然者，亡阴血虚，阳气独盛，故当汗出，阴阳乃复。大便坚，呕不能食，小柴胡汤主之"。此方加入当归芍药散，以疏肝滋血之亡，然非燥土行水。则血愈滋而湿愈增，故重取术、苓以成功。所以治产后郁冒各证之原也。

黄注：火为阳而水为阴，水中之气，是为阳根。阳根左升，生乙木而化丁火，火降而阳清，则神发焉。神旺于火，实胎于木，木处阳升之半，神之初胎，是谓之魂。《内经》：血者，神气也。魂藏于肝，而舍于血。《素问·八正神明论》：血气者，人之神。神者，心之主。说本此。肝以风木生于癸水，肾生骨髓，髓生肝。癸水温升而化血脉，血者，木之精液，而魂之体魄也。温气亏，根本失养，郁生风燥；精液耗，根本落，此肝病所由来也。当归养血以清风燥，辛温之性，又与木气相宜，故可以回逆冷而起细微之脉。凡木郁风动之症，无不宜之。但颇助土湿，败脾胃而滑大便，故仲景用之，多土木兼医。后之庸工，但知助阴不知伐阳，所以大误也。

【经解】

《素问·咳论》："久咳不已，（则）三焦受之，（三焦咳状，咳而腹满，不欲食饮。此皆）聚于胃，关于肺，使人多涕唾而面浮肿，气逆也。"王冰注曰：中焦所受气者，蒸津液，化其精微，上注于肺脉，乃化而为血。久咳则血液热耗，津为痰浊。当归味苦，入胃降浊，滋脾精以生血。《本经》所以主咳逆上气也。

《素问·疟论》："温疟者，得之冬中于风（寒），寒气藏于骨髓（之中）……脑髓烁，肌肉消，腠理发泄。"《素问·刺疟篇》："足阳明之疟，（令人）先寒洒淅（洒淅），（寒甚）久乃热。""足太阴之疟……多寒热（汗出）。""肺疟者，（令人心寒，）寒甚则热，热间善惊。"脾主肌肉，肺主皮毛。当归滋脾液，温肺气，以行营血。《本经》所以主温疟寒热，洒淅在皮肤中也。

《素问·上古天真论》："女子……二七（而）天癸至，任脉通，太冲脉盛，月事以时下，故有子。"冲任之脉起于胞中，属于心。《难经·三十九难》：胞脉系于右肾命门。寒则气上迫于肺，心气不下通，而经闭。肝喜温，寒气下结于肾，则肝气不能通心，而漏下。当归甘温降逆，辛润滋肝。《本经》所以主妇人漏下绝子也。

《素问·风论》："风气与太阳俱入，行诸脉俞，散于分肉之间，与卫气相干，（其道不利），故使肌肉愤膜而有疡。"《素问·生气通天论》："营气不从，逆于肉理，乃生痈肿。"金疮为营卫俱伤之病。心主营，肺主卫。当归温脾滋液，从脾络上温肺络，以化血养心，而行营卫。《本经》所以主诸恶疮疡金疮也。

【闲按】

当归经方主治，为肢厥脉细，内寒腹痛，血痛，胎产诸证。《素问·举痛论》："寒气客于背俞之脉，则血脉凝泣，（脉泣则）而血虚，（血虚则痛，）其俞注于心，故相引而痛……寒气客于厥阴之脉，（厥阴之）其脉（者），络阴（器，）系（于）肝，寒（气）客（于）脉中，则血泣脉急，（故）胁肋（与）少腹相引痛矣。"《素问·五脏生成篇》："诸血者，皆属于心，……（故人卧血）归藏于肝，肝受血而能视，足受血而能步，（掌受血而能握，指受血而能摄。）卧（出）而风吹之，血凝于肤者为痹，（凝于）脉者为泣，（凝于）足者为厥。"缘脾主为胃行津液，上注肺脉，化赤为血，风寒伤于营卫，玄府闭塞，由腑入脏，此肢寒脉细，胁痛里急、便难溺涩、经闭血脱，奔豚吐蛔、寒疝温疟、疮疡诸证所由生也。当归味苦，能温下肺气，以降心火，性温能滋升脾液，以救肝燥；而辛香滋润之质，又与木气相宜，可以息风而养血，故为风木枯燥之圣药，尤宜与柴桂相并用。

川 芎

【药释】

〔本经〕上品。根，气味辛，温，无毒。主中风入脑头痛，寒痹筋挛缓急，金疮，足太阳、厥阴、手少阴风证。妇人血闭无子。温行营血，通心肝之气。

〔别录〕除脑中冷动，面上游风去来，目泪出，《内经》目风眼寒之证。多涕唾，忽忽如醉，诸寒冷气，心腹坚痛，经方主治之证。中恶，卒急肿痛，胁风痛，温升肝木之功。温中内寒。

〔药性〕治腰脚软弱，半身不遂，主胞衣不出，治腹内冷痛。

〔大明〕治一切风，一切气，一切劳损，一切血。补五劳，壮筋骨，调众脉，破癥结宿血，养新血，吐血鼻血溺血，脑痈发背，瘰疬瘿赘，痔瘘疮疥，长肉排脓，消瘀血。

〔好古〕搜肝气，补肝血，润肝燥，补风虚。

〔纲目〕燥湿，止泻痢，行气开郁。

〔苏颂〕蜜和大丸，夜服，治风痰殊效。

〔弘景〕齿根出血者，含之多瘥。

【经证证药】

佐治

1.《金匮》胶艾汤：治妇人半产漏下，腹中痛。以胎元虚寒，血室有瘀，碍冲任之升，而脾湿不举，故漏下而腹痛也。

2. 当归散：主妇人胎前。以胎生于血，土湿则血滞，火炎则血耗，故胎前病生也。

3. 白术散：主妇人养胎。以水寒土湿，胎元失养也。

4. 当归芍药散：治腹中疞痛。以水寒土湿，木郁作痛也。

5. 温经汤：主带下唇口干燥。以寒气留经，肝不疏泄，故胞有瘀血也。

川芎温升肝脾，当归温降心肺，皆相需为用。以温经滋肝也。

6. 奔豚汤：治奔豚气上冲。以少阴水气不行，肝木失滋，挟冲任而作逆，结为奔豚也。

7. 薯蓣丸：治虚劳风气百疾。以风气通于肝也。

皆用川芎同当归，温大络而润风木也。

8. 酸枣仁汤：治虚劳虚烦不得眠。以卫气夜入于阴则寐，寐则血归于肝。心肝俱虚，营阴外越，卫阳不入，故虚烦而失眠。甘、知、茯苓泻湿以通卫；枣仁、川芎敛神魂以滋阴，阴滋阳通，则睡至矣。按，经验录此方加竹茹、枳实、黄连，治烦躁失眠如神。

【经验录】

川芎散

川芎三分　细辛　木香各二分

上三味为末，白酒冲服，不能服散者，酒浸后蜜丸服。

治胁下刺痛，暨肝气痛。

曩吾患胁下刺痛，服大黄附子汤不效，有头工言：服川芎、木香末，试服略效；后加细辛，服数剂而愈。以辛、芎通肾肝之气也。

【经解】

《素问·风论》："风气循风府而上，则为脑风；风入系头，则为目风眼寒。"王冰注曰：风府穴入项发际一寸，大筋肉宛宛中，督脉阳维之会。风府而上则脑户也。督脉足太阳之会。太阳之脉，起目内眦。心肝之脉，系于目系。风寒从足太阳之脉，交巅入脑，入系于头，则目风眼寒也。心主营，肝藏血。风寒伤卫，寒闭营遏，而头目痛。川芎行营以和血。《本经》所以主中风入脑头痛也。

《素问·痹论》："筋痹不已，复感于（邪）寒，内舍于肝。""肝痹者，夜卧则惊，（多饮数小便，）上为引如怀上引少腹，如怀妊之状。"《灵枢·经筋》："足太阳（之）筋……（其）病，（小指支，跟肿痛）腘挛，脊反折，项颈急……""足阳明（之）筋病……（颊筋有）寒则急引颊移口，（有）口热则筋弛纵缓，不胜收（故僻）。""足厥阴之筋……结于阴器，络诸筋。"故曰肝主筋也。风气通于肝。川芎温脾以疏肝，行血以荣筋。《本经》所以主寒痹筋挛缓急，金疮也。

《素问·生气通天论》："女子……二七天癸至，任脉通，太冲脉盛，月事以时下，故有子。"冲任之脉起胞中。《素问·评热病论》："胞脉者，属心而络于胞中。今气上迫肺，心气不得下通，故月事不来也。"川芎升肝脾之温气，上通于心君，肝藏血，心行之，以下通于冲任。《本经》所以主妇人血闭，无子也。

【闲按】

《素问·金匮真言论》："东方青色，入通于肝，开窍于目，藏精于肝。"王冰注曰：木精之气，其神魂，阳升之方，以目为用。《素问·

五脏生成篇》:"诸血者，皆属于心……归于肝，故肝受血而能视，阳升之华。"肝气失温，则血液不以上奉心君，于是头痛目眩，寒痹筋挛，半产崩带，胸胁腹痛，痈疽疮疡，诸血证所由生也。川芎辛烈升发，善达肝郁，而升脾陷，故止疼痛，而收脱泄，凡手经之病，足经不能统治者，如顶背肩胁，佐以通经之药，无不奏效，故为肝气郁陷之圣药。

牡 丹

【药释】

〔本经〕中品。根皮，气味辛，寒，无毒。主寒热，中风瘛疭，痉，惊痫邪气，除癥坚瘀血留舍肠胃，风生于督脉，通于肝气。血留者心气不能下通。经方主治之证。安五脏，疗痈疮。心为脏主，肺为脏长。清凉辛散之功用也。

〔别录〕除时气头痛，客热五劳，劳气头腰痛，风噤，癫疾。

〔吴普〕久服轻身益寿。

〔药性〕治冷气，散诸痛，女子经脉不通，血沥腰疼。

〔大明〕通关腠血脉，排脓，经方主治。消扑损瘀血，续筋骨，除风痹，落胎下胞，产后一切冷热血气。

〔元素〕治神志不足、无汗骨蒸，衄血吐血。

〔纲目〕和血生血凉血，治血中伏火，除烦热。

【经证证药】

佐治

1. 金匮肾气丸：治消渴小便不利。以肾热耗精，木火失滋，故消渴。肝木枯燥，故小便淋涩也。

2. 鳖甲煎丸：治疟结为癥，名曰疟母。疟舍于肝，由风木不疏，邪结于胁下，故为疟母也。

3. 桂枝茯苓丸：治妊娠漏下。以妇人宿有癥病，胎动在脐上，癥不去故漏下也。

4. 温经汤：治妇人带下。以寒气客于经脉，故瘀癥带下也。

5. 大黄牡丹汤：治痈肿，少腹肿痞。以卫气内陷，营气热蒸，乙木不疏，血滞大肠，而为肠痈也。

皆重用丹皮之辛寒，清散经络之热结也。

【经解】

《素问·风论》："风者，善行而数变，腠理开则洒然寒，闭则热而闷……（故）使人怢栗而不能食，名曰寒热。"丹皮清心肝营分之热，以辛散热气之结。《本经》所以主寒热中风也。

《灵枢·邪气脏腑病形》：心脾脉急甚者为瘛疭；肺脉急甚为癫疾；脾脉大甚为击扑；而肝病又生惊骇。肝肺系于背，为督脉之行。《脉经》曰：督脉直上直下，大人癫病，小儿风痫。以督脉受邪，府热传脏，极于心肝而为热。丹皮清脾络以泻心肝之热。《本经》所以主瘛疭惊痫邪气也。

又曰，心脉涩为血溢、维厥；脾脉涩，脓血在肠胃之外。盖小肠者，心之主；胃者，脾之腑；肝者，冲任血海之主；心者，五脏诸血之主。《素问·阴阳应象大论》：肝生筋，筋生心，心生血。故心移热于脾，则湿热相搏，脾液不足养心，心血不足荣肝，肝燥而血病也。丹皮辛寒，行血分之热结，上清君火。《本经》所以主除癥坚瘀血，留舍肠胃，安五脏，疗痈疮也。

【闲按】

丹皮，经方主治：如消渴，痎疟，癥漏带下，痈肿，疮疡，与《本经》同主诸血也。《素问·五脏生成》："诸血者，皆属于心……故人卧血归于肝。"启玄子注：肝藏血，心行之，人动则血运诸经，静则血归肝脏，肝主血海故也。然血不自生。《正理论》曰：谷入于胃，脉道乃行；水入于经，其血乃成。《本经》言寒热，中风，故卫闭营遏，而热生。热伤血液。此消渴、癥瘕、瘛疭、惊痫、留血疮痈之所生也。丹皮性寒凉，既能理血清气，泄郁热而散风燥；而气味辛散，尤能沁脾清心，化瘀血而破宿癥。凡骨蒸劳热，瘀滞之证，用之最灵也。

阿 胶

【药释】

〔本经〕上品。气味甘，平，无毒。主心腹内崩，心脾脉涩，阑折之证。劳极洒洒如疟状，腰痛，肾精耗伤之证。腹痛，四肢酸疼，脾精失布之证。女子下血，安胎。冲为血海，任为血胞，通于心肾滋于肝也。久服轻身益气。滋脾益肾之功。

〔别录〕丈夫小腹痛，虚劳羸瘦，阴气不足，脚酸不能久立，养肝气。

〔药性〕主坚筋骨，益气止痢。

〔纲目〕疗吐血衄血，血淋尿血，肠风下痢。女人血痛血枯，经水不调，无子，崩中带下，胎前产后诸疾。男女一切风病，骨节疼痛，水气浮肿，虚劳咳嗽喘急，肺痿吐脓血，及痈疽肿毒。和血滋阴，除风润燥，化痰清肺，利小便，调大肠，圣药也。

藏器曰：诸胶皆主风、止泄、补虚，而驴皮主风为最。

附：鹿角胶

〔本经〕上品。气味甘，平，无毒。主伤中劳绝，腰痛羸瘦，补中益气。妇人血闭无子，止痛安胎。久服，轻身延年。

〔别录〕疗吐血下血，崩中不止，四肢酸疼，多汗淋露，折跌伤损。

〔药性〕男子肾脏气，气弱劳损，吐血。妇人服之，令有子，安胎去冷，治漏下赤白。

〔纲目〕炙捣酒服，补虚劳，长肌益髓，令人肥健，悦颜色；又治劳嗽，尿精尿血，疮疡肿毒。

附：黄明胶

〔纲目〕气味甘，平，无毒。主治吐血，衄血，下血，血淋下痢，妊妇胎动血下，风湿走注疼痛，打扑伤损，汤火灼疮，一切痈疽肿毒，活血止痛，润燥，利大小肠。

【经证证药】

一、主治

（一）芎归胶艾汤

川芎　阿胶　甘草各二两　艾叶　当归各三两　芍药四两　干地黄六两

上七味，以水五升，清酒三升，合煮取三升，去滓，纳胶令消尽，温服一升，日三服，不瘥更作。

治妇人有漏下者；有半产后（因）续下血（都不绝）者；有妊娠下血者，假令妊娠腹中痛为胞阻者。（《金匮·妇人妊娠》篇）

胞有瘀血，故漏下；肝虚胞热，故续下；胞络属于心，系于肾，胎阻肾气，风木燥热，故下血而腹痛也。四物和以甘草，培土气以助中焦之变化；重用地、芍清泄肝木以止痛；君胶佐艾，润肝燥，通肾气，益新血，止漏下也。和以清酒，取入络脉之速，以温经和血也。

（二）胶姜汤：方缺

陈注：即二味煎服。

黄注：应加姜、枣、桂枝、甘草

按：陈注是也。不必加。

治妇人陷经漏下，黑不（解）止。（《金匮·妇人杂病》篇）

脾湿下陷，肝燥不升，瘀血在胞，故陷经漏下。胞系于肾，郁积既久，从肾气化黑，故黑不解也。阿胶润风木之燥；干姜温水土之寒；脾温则土燥，肾温则水行，肝润则血生，而浊黑自化也。朱丹溪云：经淡为水，紫为热，黑为热极。按：非久瘀，则色不黑，久瘀为阴络不通。非干姜不可以温通阴络；非阿胶不可生新血也。

二、佐治

1. 《伤寒》黄连阿胶汤：治少阴病，心中烦不得卧。以热耗心液，肾从胃燥，故心烦不得卧也。

2. 炙甘草汤：治伤寒脉结代。以血液耗伤，经络虚涩，脏气不通，故脉见结代也。

3. 猪苓汤：治渴饮，小便不利。以汗伤胃液，阳明燥化，故渴饮不便也。

4. 薯蓣丸：治虚劳风气百疾。以虚劳之人，失精亡血，故肝燥而生风也。

5. 黄土汤：治先便后血。以脾湿下陷，血不归肝，谷精所化，随泽而下，故后血也。

6. **鳖甲煎丸**：治疟结为瘕。以肝木不疏，郁结而为疟母也。

7. **温经汤**：治带下。

8. **大黄甘遂汤**：下瘀血。

皆用阿胶滋生血液，息风而润燥也。

9. **白头翁汤**：治产后下痢虚极者，加甘草、阿胶主之。以产后下血，肝虚而燥，非阿胶滋润之品，不能润燥而补虚也。

【经解】

《素问·脉要精微论》：心脉急为心疝。岐伯曰：心为牡脏，小肠为之使，少腹当有形也。《灵枢·邪气脏腑病形》：脾脉大为疝气，腹里大，血在肠胃之外。《灵枢·根结》："脾太阴为开……（故）开折（仓廪无所输）则膈洞。"是内崩之原也。阿胶甘平走脾，滋脾液养心。经方用于下血亡精之家。《本经》所以主心腹内崩也。

《素问·刺疟篇》："肾疟者，令人洒洒然，腰脊痛宛转，大便难，目眴眴然，手足寒。"以虚劳生于肾也。《素问·逆调论》：肾孤脏也，太阳气衰，肾脂枯不长。故肾不生髓，髓不生肝也。阿胶滋脾精，益肾脂，以生肝血。《本经》所以主劳极洒洒，如疟，腰痛也。

《灵枢·经脉》：脾脉动，腹胀，身体皆重，是主脾所生病者，体不能动摇，心下急痛。脾主四肢，为胃升清，脾土湿陷，则清气在下，而为肝泄。阿胶滋脾精以润风木。《本经》所以主腹痛肢酸，下血，安胎也。

【闲按】

阿胶，经方主治：陷经下血，脉结便燥，癥瘕腹痛，虚劳疟母，风气百疾，及少阴心烦消渴。《本经》久服轻身益气，是宜用于失精亡血之后。《素问·五运行大论》：肾生骨髓，髓生肝，其化为营。肝生筋，筋生心，心生血，血生脾，其变炎烁。肝主血海，肾系血胞。少阴精烁，则厥阴筋枯，君火上炎，湿土下陷，腹痛里急，瘀结带漏崩衄，而后风燥怫郁之证生焉。阿胶甘淡和平，能益脾肾滋精液。气质腥润黏濡，最润风木之枯燥。《素问·宣明五气》："肝恶风"惟润燥可以息风；"肾恶燥"能息风方可润燥也。知息风润燥，则阿胶之用思过半矣。

黄注：乙木生于癸水，而长于己土。水温土燥，则木达而血升；水寒土湿，则木郁而血陷。风木之性，专于疏泄，泄而未遂，则梗涩不行；泄而太过，则注倾而下。阿胶息风润燥，养血滋阴，惟其性滋润凝滞，最败脾胃而滑大肠；阳衰土湿，饮食不消，胀满溏滑之家，甚不相宜。不得已而用，当辅以姜、桂、茯苓之类。

羊 肉

【药释】

〔别录〕中品。气味苦，甘，大热，无毒。主缓中，字乳余疾，滋脾液，益胃络。及头脑大风汗出，虚劳寒冷，是肝肾所生病。补中益气，安心止惊。滋胃、益肝、养心之效。

〔千金〕主缓中止痛，利产妇。补经方主治之证。

〔孟诜〕治风眩瘦病，经验录：甚着灵功。丈夫五劳七伤，小儿惊痫。病后补法。

〔大明〕开胃肥健。

【经证证药】

佐治

《金匮》当归生姜羊肉汤：治寒疝，腹中痛及胁痛里急者。以足厥阴之脉，自少腹走两胁，寒气客之，其血凝涩而作痛。肝主筋，故里急也。又治产后腹中疞痛。以产后血虚，络脉不通，故时时疞痛也。羊肉汤暖脾温肝，滋液生血，散寒止痛也。《素问·阴阳应象大论》王冰注云：腠理者，渗泄之门，清阳可以发散；五脏者，包藏之所，浊阴可以走之。姜走阳，肉走阴，此制方之义也。

【经验录】

羊肉生姜黄芪汤

羖羊肉一斤　生姜片二两　黄芪一两　胡椒三钱　葱白少许

五味用水三斤，入肉与姜、芪同煮。令香，先去肉料饮汤，日三服。戒瓜果。

治伤寒失血，或大汗后，虚羸少气，肌肉消瘦，肢厥内寒。腹痛便溏，服药即吐者。

伤寒发汗未彻，大衄后，手足寒，医以四君、四物等服之，初灵效，后则恶闻药气，强服则吐。思以食料治之，因便溏肌瘦，故于当归生姜羊肉汤中，以芪易归，初亦有单煮芪、肉服之者，以芪味甘淡，少药气也。以此配合，一服后卧小时，腹中痛止，觉皮肤如虫行；再三服之，而气强身爽。可知经方变通，取效无穷也。

黄注：虚劳不足，无不由肝脾之阳虚。羊肉醇浓温厚，暖肝脾而助生长，缓迫急而止疼痛，方补元气之剂也。

【经解】

《灵枢·决气》："中焦受气取汁，变化而赤，是谓血。""五谷之津液和合而为膏。"《素问·平人气象论》："胃之大络，（名曰虚里，）贯膈络肺，"乳出于大络，而化于膏血。缘女子任脉通，太冲脉盛，月事以时下，则有子。冲任起于胞中，并胃大络，上布于胸，从火化赤而归经；从金化白而成乳。妊娠则血归胞养胎。字乳则胞脉入肺化乳。羊肉腥甘走脾，生大络之血脉，注于肺络。故经方用治虚劳寒疝，产后虚痛。《别录》所以主字乳余疾也。

《素问·风论》："首风（之状）者，头面多汗恶风，（当先风一日则病）甚则头痛，不可以出（内）。"王冰注曰：头者诸阳之会，阳气外合于风，故汗出而痛也。羊肉滋血以补营，营复则泄止。《别录》所以主头脑大风汗出也。

《金匮·血痹虚劳》篇："（男子）脉虚沉弦，（无寒热，）短气，里急，小便不利，面色白，时目瞑兼衄，少腹满，此为劳（使之然）。劳之为病，（其脉浮大，手足烦，春夏剧，秋冬瘥，）阴寒精自出，酸削不能行。（男子脉浮弱而涩，为无子，）精气清冷。"以脾肾湿寒，肝血不温也。羊肉腥甘能温脾肝，滋肾精。《别录》所以主虚劳寒冷，补中益气也。

《素问·脉解篇》："足阳明之脉病，（恶人与火，）闻木音则惕然而惊者。"以液不养心，肝病惊骇，木燥克土也。《灵枢·经脉》："（是主）脾所生病者，（舌体痛，体不能动摇，）食不下，烦心"羊肉腥甘补脾，滋津液以荣肝养心。《别录》所以主安心止惊也。

【闲按】

《素问·金匮真言论》："南方赤色，入通于心，开窍于耳，藏精于心，（故病在五脏。）其味苦，（其类火，）其畜羊。"王冰注曰：以羊为畜，言其未也。以火土同王也。《素问·五常政大论》：金不及曰从革，其畜鸡羊。王冰注曰：金从火土化也。此精血乳汁，所由化生，而羊肉所以补益心肺脾胃也。经方用治虚劳寒疝，腹胁诸痛者，《素问·举痛论》："寒气客于厥阴之脉，（厥阴之）其脉（者，）络阴（器，）系（于）肝，寒（气）客（于）脉中，则血（泣）少而脉泣急，故胁肋与少腹相引痛矣。"惟羊肉性味腥温，气质浓厚，所以为失精亡血后，虚寒内痛，血肉治病之良品也。

葱 白

【药释】

〔本经〕气味辛，平。叶：温。根须：平。无毒。最反蜂蜜。作汤，治伤寒寒热，出汗中风，面目肿。经方四逆汤，面赤者，加葱九茎。

〔别录〕中品。伤寒骨肉痛，喉痹不通，安胎，归目益目睛，除肝中邪气，安中利五脏，杀百药毒。根，治伤寒头痛。

〔大明〕主天行时疾，头痛热狂，霍乱转筋，及奔豚气、脚气，心腹痛，目眩及止心迷闷。

〔孟诜〕通关节，止衄血，利大小便。

〔李杲〕治阳明下痢，下血。

〔纲目〕除风湿，身痛麻痹，虫积心痛，止大人阳脱，阴毒腹痛，小儿盘肠内钓，妇人妊娠溺血，通奶汁，散乳痈，利耳鸣，涂猘犬伤，制蚯蚓毒。

弘景曰：葱有寒热，白冷青热，伤寒汤中不得用青也。

【经证证药】

一、主治

（一）白通汤

葱白四茎　干姜一两　附子一枚，生、去皮，破八片上三味，以水三升，煮取一升，去滓，分温再服。

治少阴病，下利者。（314）

经云：少阴之为病，脉微细，但欲寐也（281）。又云：少阴病（得之）二三日，……（以二三日）无里证者，（故）可微（发）汗（也）（302）。

此寒邪入少阴之里，水气不行，故下利也。姜、附温水土之寒；君葱白通少阴天水之气也。

（二）白通加猪胆汁汤

葱白四茎　干姜一两　附子一枚，生，去皮，破八片　人尿五合　猪胆汁一合

上五味，以水三升，煮取一升，去滓，纳胆汁、人尿，和令相得，分温再服。若无胆，亦可用。

治（少阴病，）下利，脉微者，与白通汤。（利不止，）厥逆无脉，干呕，烦者，（白通加猪胆汁汤主之。服）得汤脉暴出者死，微续者生。（315）

冲为脉海，肾气主之。阴寒结于少阴之络，冲脉上而不下，故药不反阴，入胃即吐，所谓阴盛拒阳也。加入胆、尿以为之使，以苦咸下降之性，引阳药入阴络，同气相求之义也。服汤后，脉暴出者死，是脾胃心主之脉，离根而出也；微续者生，是肾络温通，一阳将生也。

陈注：脉之生原，始于肾，所以然者，肾主脉海也。由下而上，阴而阳，肾藏阳不升，白通汤既启下焦之阳，而利竟不止，反厥无脉，阴逆而干呕。阳散而烦，以阴寒极盛，遽投热药，而拒格耳，所以然者，冲脉下降之道也。故加胆、尿，降君火以归根于水也。此得真解。

二、佐治

1. 通脉四逆汤：治下利手足厥，脉微欲绝；若面赤者，加葱九茎。以心阳上越，故面赤。附子启下焦之阳以上达；葱白导心阳以归根也。

2. 旋覆花汤：治肝著蹈胸；及妇人半产漏下。以肾气不通，任带为病，故肝着漏下。加葱十四茎，通少阴上下之气，浚任带之原也。

【经解】

《素问·风论》："风之伤人也，（或为寒热，）或为热中，或为寒中

……（风气）与太阳俱入，行诸脉俞，""膝理开则洒然寒，闭则热而闷，（其寒也则衰食饮，其热也则消肌肉，故）使人惵栗而不能食，名曰寒热。"葱白通督脉肾脉，利太阳寒痹之气。《本经》所以主伤寒寒热中风也。

《素问·咳论》："久咳不已……此皆聚于胃，关于肺，使人多涕唾，而面浮肿气逆也。"肺朝百脉，而通心气。葱白利心肺之窍，通阴阳之络，以发散少阴寒结，故经方用治脉绝，面赤。《本经》所以主面目浮肿，能出汗也。

【闲按】

葱白，经方主治少阴下利脉绝；及肝着面赤。《灵枢·根结》："少阴为枢，……枢折则脉有所结而不通，不通者取之少阴。"故经方主治，皆取其能交通心肾，而有通利太阳督脉之功。《素问·骨空论》："督脉（者，）起于少腹（以下骨中央）……与巨阳中络者，合足少阴（上股内后廉，）贯脊属肾，与太阳起于目内眦，上额，交巅上，入络脑。（还出别）下项（，循肩膊内，）侠脊（抵腰中）。"王冰曰：督脉、任、冲脉，一原而三歧也。《经络流注图经》以任脉行背者，谓之督脉，自少腹直上者谓之任脉，是则以腹背阴阳异名耳。所以谓之冲脉者，以其气上冲也。所以谓之督脉者，以其督领经脉之海也。此经方于脉微肢厥，孤阳上越之急证，通脉四逆所不能起者，加葱以生之也。

艾

【药释】

〔别录〕中品。叶，气味苦，微温，无毒。主灸百病。可作煎，止下痢吐血，下部䘌疮，妇人漏血，胶艾汤证。利阴气，生肌肉，辟风寒，使人有子。作煎勿令见风。吐血，侧柏叶汤证，《本经》失载，故《别录》补之。

〔弘景〕捣汁服，止伤血，杀蛔虫。

〔苏恭〕主下血衄血，脓血痢，水煮及丸散任用。

〔药性〕止崩血，安胎，止腹痛，止赤白痢及五脏痔下血。苦酒作煎，治癣甚良。捣汁饮，治心腹一切冷气。

〔大明〕治带下，止霍乱转筋，痢后寒热。

〔好古〕治带脉为病，腹胀满，腰溶溶如坐水中。

〔纲目〕温中逐冷除湿。

【经证证药】

佐治

1. 《金匮》芎归胶艾汤：治妊娠下血腹痛。以胞有瘀血，胎气阻之，故漏下腹痛也。

2. 柏叶汤：治吐血不止，以冲为血海，随肾脉上渗诸阳，下渗诸阴。肾气不通，故随冲脉逆出也。艾叶温行血海，通阴络以止血也。

黄注：血生于肝，敛于肺，升于脾，降于胃，行于经络而统于中气。中气旺则肝脾左升，而不下泄；肺胃右降，而不上溢。中气衰败，则肺胃逆升，而上流于口鼻；肝脾郁陷，而下脱于便溺。盖血以阴质而含阳气，其性温暖而孕育君火也。按：此以理论之，血生中焦，藏于肝，《内经》可训也。

【闲按】

艾叶，经方用治下血吐血者，温血胞，通心肾之气也。《灵枢·五音五味》："岐伯曰：冲脉、任脉，皆起于胞中，上循背里，为经络之海。其浮而外者，循腹（右）上行，会于咽喉。"《素问·奇病论》："胞络者，系于肾，少阴之脉，贯（肾系）舌本"。《素问·评热病论》："胞脉者，属心而络于胞中。"故血藏于肝，而交济水火，生血之源在于脾。火土不能合化，则水寒土湿，脉络不通，而血不归藏，从冲脉上出而为吐衄；从任脉下泄而为崩漏。寒客于厥阴之脉，则积滞而生腹胁诸痛也。艾叶味苦而气香，能温散胞中之寒，而利手足少阴脉络之滞，故吐衄与崩带皆医也。

地　黄

【药释】

干地黄

〔本经〕上品。气味甘，寒，无毒。主折跌绝筋，女子伤中，逐血痹，填骨髓，长肌肉。清热滋液，薯蓣，肾气丸证治。作汤，除寒热积聚，除痹。大黄䗪虫丸证治。久服轻身不老，清燥滋精润肝之效。生者尤良。后世制熟者，不中用也。

〔别录〕主男子五劳七伤，薯蓣丸证治。女子伤中，胞漏下血，胶艾汤证治。破恶血，溺血，利大小肠，去胃中宿食，饱力断绝，补五脏内伤不足，通血脉，益气力，利耳目。

〔大明〕助心胆气，强筋骨长志，安魂定魄，治惊悸劳劣，心肺损，吐血鼻衄，妇人崩中血（运）晕。

〔药性〕主产后腹痛。

〔元素〕凉血生血，补肾水真阴，除皮肤燥，去诸湿热。

〔好古〕主心病，掌中热痛，痹气痿蹶，嗜卧，足下热而痛。治齿痛唾血。

生地黄

〔别录〕气味大寒。主治妇人崩中血不止，及产后血上薄心闷绝。伤身胎动下血，胎不落，堕坠踠折，瘀血留血，鼻衄吐血，皆捣汁饮之。

〔药性〕解诸热，通月水，利水道。捣贴心腹，能消瘀血。

熟地黄

〔纲目〕气味甘，微苦，微温，无毒。主填骨髓，长肌肉，生精血，补五脏内伤不足，通血脉，利耳目，黑须发，男子五劳七伤，女子伤中胞漏，经候不调，胎产百病。

〔元素〕补血气，滋肾水，益真阴，去脐腹急痛，病后胫股酸痛。

【经证证药】

一、主治

（一）八味肾气丸

干地黄八两　薯蓣四两　山茱萸四两　泽泻三两　茯苓三两　牡丹皮三两　桂枝　附子炮，各一两

上八味，末之，炼蜜和丸梧子大，酒下十五丸，加至二十五丸，日

再服。

（1）治虚劳腰痛，少腹拘急，小便不利者。（《金匮·虚劳》篇）。

腰为肾府，肾司开阖，主骨髓，为作强之官。虚劳之人，脏腑精气，无所归于肾，肾不作强，故腰痛。肾与膀胱表里，膀胱与血胞并列脐下。肝燥不能疏泄，故少腹拘急。肾气不通于膀胱，故小便不利也。桂、附、山萸生坎阳以通肾气；薯蓣、苓、泽燥土湿以利水道；丹皮清肝热以降火气；地黄滋精益血，填骨髓，以壮水之主也。

（2）治妇人病，（饮食如故，）烦热不得卧……（此名）转胞，不得溺者（也）。（《金匮·妇人杂病》篇）

经论：问妇人饮食如故，烦热不得卧。反倚息何也？师曰：此名转胞，不得溺。以胞系了戾致此病，当利小便则愈。盖胎胞、膀胱俱悬空之府，全由肾气相通。少阴之气虚，不能化行水气，故胞转而溺艰。肾气丸壮阴生阳，培土滋木，安胞系，利膀胱，以行水也。

（3）治（夫）短气有微饮者，当从小便去之。（《金匮·痰饮》篇）

《难经·四难》云："呼出心与肺，吸入肾与肝。"《素问·水热穴论》："（故）其本在肾，其末在肺，皆积水也。"肾主纳气，水气填之，故吸气短。肺气通于肾，主通调水道。饮留于肺家，故当从小便去之。此苓桂术甘汤治呼气短；肾气丸治吸气短，皆通调水道，本末兼医，是无上圣神妙法也。

（4）治男子消渴，小便反多者。（《金匮·消渴》篇）

《素问·气厥论》：肺消者，饮一溲二，膈消者，消渴而多饮也。以少阴主枢，厥阴主阖。少阴精气消耗，厥阴泄而不升，火从上炎，不从中化。故消渴，小便反多也。肾气丸培土滋木，益精固肾，启坎阳以交离阴。所以行中、下焦之气化，而清肺家之移热也。按：《素问·气厥论》：饮一溲二，死不治。本论：饮一斗，小便亦一斗，肾气丸主之。经验录治饮一溲一甚灵。

陈注：提出男子，指房劳伤肾言，为下消立法。以肾气丸为主治。

尤在泾云：方中桂附，以起肾中颓坠之气，而使上行心肺之分。不然则滋阴润燥之品，但益下趋之势而已。训至饮一溲二，而小便不臭，此肾败而土气下泄，更为浮在溺面如脂者，此肾败而精不禁也。皆为不治。经验录，地黄生、熟并重用，倍附、桂，加知母，治妇人久消渴甚神效。陈注专治男子，却不尽然，惟尤注从《素问》为论，从经验立言，故录之。

二、佐治

1.《金匮》芎归胶艾汤：治胎阻漏血。以胞室有瘀，乙木疏泄，故不时下血也。

2. 黄土汤：治先便后血。以热移小肠，阴络寒痹，血不归经，故先便后血也。

3.《伤寒》炙甘草汤：治脉结代，心动悸。以心主脉，脉为血府，血生中焦，上奉心君。血液枯涩，故脉见结代也。

此皆肝不藏血之证。地黄清脾热、滋肝血，以行心脉也。

4.《金匮》百合地黄汤：治百合初病。以肺朝百脉，肺金不能生水精，故病久而成百合也。

5. 薯蓣丸：治虚劳风气。以虚劳之人，失精亡血，肝木燥而风气生也。此皆精血不足之证。地黄滋血液，以清燥益精也。

【经验录】

养阴清肺汤

大生地一两　元参八钱　麦冬六钱　芍药四钱　丹皮　贝母四钱　南薄荷一钱　甘草二钱

初起加葛根四钱，桑叶三钱，桂枝三钱；兼乳蛾，加半夏、桔梗、石膏。治白喉肿痛，依方日服三剂，全生保命。

《素问·阴阳别论》："一阴一阳结，谓之喉痹。"王冰注曰：一阴心主之脉，一阳三焦之脉，其脉并络咽，故热气内结，而为痹也。惟近来有时疫白喉一症，或兼喉痹。以其肿象言之。而饮水不下，按：须兼服麦门冬汤方效。其初起，满白，最为危险，治法稍失，即不可救。以邪气由太阳入少阴。《素问，热论》：所谓两感于寒者，必不免于死也。此之两感，兼疫疠之气，故尤甚。以病生于手足少阴，热伤津液，尤戒妄汗。此方载之白喉忌表书，方中重用生地，佐以元参壮水之主，以济炎上之火；麦、贝、草、薄清大络之热，以救肺金；丹、芍疏肝，以降心火。统手足太阴、少阴、厥阴而兼医，而药品配合之纯，深得经方炙甘草、肾气丸之精义，所以救生神效。时称仙方，足补圣经所未备也。

黄注：地黄滋润寒凉，最滑大便，火旺土燥者宜之。伤寒阳明病，腑燥便结，多服地黄浓汁，滋肾滑肠，胜用承气，鲜者尤捷。故百合地黄汤，以之泻脏腑之瘀浊，其力几同大黄。温疫疹病之家，营郁内热，大用生地，壮其里阴，继以表药发之，使血热外达。皮肤斑生，亦为要物，血热不得透泄，以致经络郁热，而生痂癞，是为癞风。用生地于表散之中，清经热以达皮毛，亦为良品。水旺土湿者，切不可服。

【经解】

《素问·太阴阳明论》："脾者土也，治中央。""（故太阴）为之行气于三阴……脏腑各因其经而受气于阳明。"阳明燥热，乘阴虚而入脾，脾病不能为胃行其津液，四肢不得秉气于水谷，气日益衰，阴道不利，筋骨肌肉，无气以生。地黄润胃燥，清脾热。故经方用治烦热短气。《本经》所以主伤中，长肌肉也。

《金匮要略》："（问曰：）血痹之病从何得之？师曰：（夫）尊荣人，骨弱肌肤盛，重因（疲）劳汗（出），卧不时动摇，加被微风遂得之。"此所谓形乐志苦，思虑忧恐，既伤脾肾，重感风寒，而为痹也。地黄滋脾液，以益肾精，故《金匮》用治虚劳。《本经》所以主逐血痹，填骨髓也。

《难经·五十五难》："积者，阴气也；聚者，阳气也。（故）阴沉而伏，阳浮而动……故积者，五脏所生；聚者，六腑所成（也）。"《金匮·五脏风寒积聚》篇："积者脏病（也），终不移；聚者腑病（也），发作有时，辗转痛移，为可治；荣（气）者，饮食之气，胁下痛。"又曰："心中寒者，（其人苦病心如啖蒜状，剧者心痛彻背，背痛彻心，譬如蛊注，）其脉浮（者）自吐（乃）愈。""脾中风者，翕翕（发）热（，形）如醉人，腹中烦（重，皮目䀈䀈）而短气。"地黄甘寒下泻，故经方用治五劳，内有干血。《本经》作汤，所以除寒热积聚，除痹也。

《灵枢·玉版》："病（之生时，）有喜怒不测，饮食不节，（阴气不足），阳气有余，营气不行，（乃）发为痈疽。阴（阳）道不通，两热相搏，乃化为脓。"《灵枢·痈疽》篇："脓不泻则烂筋，筋烂则伤骨，骨伤则髓消。"《素问·痿论》："心主营，主身之血脉，肝主身之筋膜。"皆滋润于肾精。地黄清脾热，以资肾精，益肝血以利营行。故《伤寒》用治脉结代。《本经》所以主疗折跌筋绝，久服轻身不老也。

【闲按】

《素问·经脉别论》："阳并于上，四脉争张，气归于肾。"王冰注曰：心脾肝肺，四脏争张，由肾气不足，故阳亦并于上也。此火炎、金烁、土热、木燥，经方因之，以肾气名丸。所以治血痹、筋痿、骨弱、肌瘦、虚劳、烦热、消渴多便、亡精失血、血干、精竭之证也。《素问·上古天真论》："肾者主水，受五脏六腑之精而藏之。"王冰注云：脏腑精气，淫溢而渗灌于肾，故肾为藏精髓，都会关司之所。五脏衰，筋骨解堕，由天癸尽。《本经》久服轻身不老，以其益天癸，壮筋骨，而起五脏之衰也。盖地黄甘寒滋润，能降上炎之火，清燥热之土，益虚耗之精，润枯槁之木，使并上之阳，下交于阴。所以生者尤良也。若脾湿胃寒，火衰木泄，妄资补益，是盲医耳！食之所为，不足辨已。

山茱萸

【药释】

〔本经〕中品。气味酸，平，无毒。主心下邪气寒热，脾之部络。温中，逐寒湿痹，去三虫。肝脾之病。久服轻身。固肾滋精。

〔别录〕肠胃风邪，寒热疝瘕，头风，风气去来，鼻塞目黄，耳聋面疱，温中下气，出汗，强阴益精，安五脏，通九窍，止小便利。久服，明目强力长年。

〔药性〕治脑骨痛，疗耳鸣，补肾气，兴阳道，坚阴茎，添精髓，止老人尿不节，治面上疮，能发汗，止月水不定。

〔大明〕暖腰膝，助水脏，除一切风，逐一切气，破癥结，治酒皶。

〔元素〕温肝。

【经证证药】

佐治

金匮肾气丸：治（男子）消渴，小便反多。以肝气疏泄，肾气下脱，君火上炎，故消渴，小便反多也。山茱萸敛肝泄，以固肾脱也。

黄注：山萸酸涩敛固，助壬癸蛰藏之令，收摄精液以秘阳根，八味中之要药。以消渴之证，木能疏泄，水不蛰藏，精尿俱下，阳根失敛也。

【经解】

《灵枢·经脉》："脾所生病者，（舌本痛，体不能动摇，）食不下，烦心，心下急痛。"《素问·风论》："其寒也，则衰饮食（饮）；其热也，则消肌肉，（故）使人快栗而不能食，名曰寒热。"以寒温之邪，合于太阴。而脾病正当心下。山茱萸酸能敛肺，温可滋脾。《本经》所以主心下邪气寒热也。

《素问·痹论》："寒气胜者为痛痹；湿气胜者为着痹（也）。""脾痹者，四肢解堕，发咳呕汁，上为大塞。"《素问·太阴阳明论》："脾者土也，治中央，"山萸酸敛脾脏，温通脾络，络通则津液流注，着痹失所根据。《本经》所以主温中，逐寒湿痹也。

《灵枢·上膈》："喜怒不适，食饮不节，（寒温不时），则寒汁流于肠中，（流于肠中）则虫寒，虫寒则积聚（，守）于下管，（则肠胃充郭），卫气不荣，邪气居之。人食则虫上（食）。"下寒上热，则出上膈，而为心下病。下寒则为蛊胀。《灵枢·邪气脏腑病形》篇："脾脉……微滑为虫毒蛕蝎（腹热）。长蛔、寸白、蛊为三虫。"以脾土湿寒，肝木失泄，营气流注，卫气不通，而虫繁生也。此为虫生之原，前人未道。山萸温敛肝脾，滋津液以化寒湿之著。故经方用治虚劳血痹，便多便癃。《本经》所以主去三虫，久服轻身延年也。

【闲按】

五味入胃，酸先走肝。《素问·生气通天论》："味过于酸，肝气以津，脾气乃绝。"以脾主津液，肝先生之，木强则土负也。《灵枢·五味论》："五味入（于）口（也）……酸走筋，多食之，令人癃。……少俞（答）曰：酸入于胃，其气涩以收，上之两焦，弗能出入也，不出即留于胃中，胃中和温，则下注膀胱，膀胱之胞薄以懦，得酸则缩绻，故约而不通。"凡消渴、膈洞、泄遗之证，皆缘太阴开而厥阴不阖，少阴失其闭藏之职。此肾气丸之用山萸，以治消渴亡精，胞系了戾，小便反多也。惟性温和而酸中含甘，故入胃走脾，能滋液以益精，异乎纯酸之味，走筋缩胞而绝脾也。故又兼治转胞不得溺之证。

通 草

【药释】

〔本经〕中品。气味辛，平，无毒。主除脾胃寒热，风湿相搏。通利九窍血脉关节，阴盛阳弱，当归四逆证。令人不忘，去恶虫。下水泄湿之效。

〔别录〕疗脾疸，常欲眠，心烦哕，出音声，治耳聋，散痈肿诸结不消，及金疮恶疮，鼠瘘踒折，齆鼻息肉，堕胎，去三虫。以上主治，经验良效。

〔药性〕治五淋，利小便，开关格，治人多睡，主水肿浮大。

〔孟诜〕利诸经脉寒热不通之气。

〔士良〕理风热，小便数急疼，小腹虚满，宜煎汤并葱食之，有效。

〔大明〕安心除烦，止渴退热，明耳目，治鼻塞，通小肠，下水，破积聚血块，排脓，治疮疖，止痛，催生下胞，女人血闭。月候不匀，天行时疾，头痛目眩，羸劣乳结，及下乳。

〔藏器〕利大小便，令人心宽，下气。

〔东垣〕通经利窍，导小肠火。

【经证证药】

佐治

当归四逆汤：治肢厥脉细欲绝者。以太阳寒水之气，客于经络，阻营卫之行，故肢厥脉绝也。木通佐归、桂和清酒，通络而行水开结也。

【经验录】

木通附子治蛊汤

木通三钱　生附子　炮附子　蜀椒　干姜　赤石脂各等份

治蛊瘕。神效。

【经解】

《素问·生气通天论》："因于露风，乃生寒热。"王冰注曰：风气外侵，阳气内阻，风阳相搏，寒热由生。《素问·风论》：脾风不嗜食，胃风饮食不下，使人怢栗而不能食，名曰寒热。木通泄脾湿以通阳；行水以驱风。《本经》所以主除脾胃寒热也。

《素问·生气通天论》："阴者，藏精而起亟也；阳者，卫外而为固也。阴不胜其阳，则脉流薄急，（并乃狂）；阳不胜其阴，则五脏气争，九窍不通。"《素问·阴阳类论》："阴气客游于心，脘下空窍，堤闭塞不通。"阴阳者，属于营卫。营出中焦；卫出下焦。下焦别回肠，注膀胱。木通通金水之气，下输膀胱，利卫阳，以行营阴，故经方用治脉绝。《本经》所以主通利九窍、血脉关节也。

《灵枢·邪气脏府病形》："脾脉……微滑为虫毒蚘蝎（腹热）。"《素问·脉要精微论》："脉滑者，阴气有余也。"此水血相搏，而虫所由生。木通行水以利血。《本经》所以主去恶虫也。

《素问·调经论》："血并于下，气并于上，乱而喜忘。"《素问·宣明五气》："脾藏意。"记而不忘者也。肾冲之脉，上灌诸阳；下渗诸阴。上而不下，则气上并，由湿土之不运也。木通渗脾湿，下肾气。《本经》所以主令人不忘也。

【闲按】

《素问·逆调论》："肝一阳也，心二阳也。肾孤脏也，太阳气衰，肾脂枯不长，一水不（能）胜二火"。此骨痹、节挛、便癃、经闭、肢厥、脉绝、黄胆、淋沥、利之证所丛生也。木通气味辛平，能散经络血气之结，而通利之性，尤疏利壅塞，开通水道，助卫阳之下行，以利营阴。故经方用治通脉，以救厥逆也。

卷十二

大 黄

【药释】

〔本经〕下品。根，气味苦，寒，无毒。主下瘀血、血闭，寒热，破癥瘕积聚，_{冲、任为病。下瘀血汤、桃仁承气等证。}留饮宿食，荡涤肠胃，推陈致新，_{特具奇功。}通利水谷，调中化食，_{诸承气证治。}安和五脏，_{五脏秉气于胃也。}

〔别录〕平胃下气，除痰实，肠间结热，心腹胀满，女子寒血闭胀，诸老血留结。

〔药性〕通女子经候，利水肿，破痰实，利大小肠，贴热肿毒，小儿寒热时疾，烦热，蚀脓。

〔大明〕通宣一切气，调血脉，利关节，泄壅滞、水气，温瘴热疟。

〔元素〕泻诸实热不通，除下焦湿热，消宿食，泻心下痞满，_{泻心证。}

〔纲目〕主治下痢赤白，里急腹痛，小便淋沥，实热燥结，潮热谵语，黄疸，诸火疮。

【经证证药】

一、主治

（一）大承气汤

大黄酒洗，四两　厚朴炙，去皮，半斤　枳实炙，五枚　芒硝三合

上四味，以水一斗，先煮二物，取五升，去滓；纳大黄，更煮取二升，去滓；纳芒硝，更上微火一、二沸，分温再服。得下，余勿服。

（1）治阳明病，（脉迟，）虽汗出不恶寒（者），其身必重，短气，腹满而喘，有潮热者，此外欲解，可攻里也。手足濈然汗出者，此大便已硬也。（208）

太阴湿土，从阳明化燥。太阴主开，阳明生热，故汗出、腹满、身重也。阳明燥结，肺无降路，故喘而时发潮热也。手足濈然，表气已通，热由内发，故可攻里也。此所谓阳胜阴负，汗之则死，下之则生证也。故方君大黄，涤荡肠胃，承接亢阳之气；臣枳、朴清脾家湿热之搏；佐芒硝润燥而化结也。

（2）治阳明病，发热，汗多者，急下之。（253）

《素问·评热病论》："汗出辄复热，而脉躁急，不为汗衰，……病名阴阳交，交者死也。"故曰急下之。以脉不与汗相应，不胜其病也。此所谓承垂绝之阳气，归根于阴，以下济将竭之水精，而承气所以得名也。

（3）治发汗不解，腹满痛者，急下之。（254）

阳明燥热，乘虚入脾，不急下，津液将亡也。

（4）治阳明病，谵语（有）潮热，（反）不能食者，胃中（必）有燥屎（五六枚）也；（若）能食者，但硬耳。（215）

胃阳燥结，浊气熏心，故作谵语，宜下之。

（5）治阳明少阳合病，必下利，其脉不负者，为顺也，负者，失也。互相克贼，名为负也。脉滑而数者，有宿食也。当下之。（256）

阳明脉大，少阳弦，弦大相并，则滑而数，则宿食停滞，下之以泻土木之郁热也。

（6）治寸口脉浮而大，按之反涩，尺中亦微而涩，故知有宿食也。（《金匮·腹满寒疝》篇）

宿食停滞，阻隔上下之气，故尺寸俱啬，以上节证之，关中当滑数也。

（7）治伤寒六七日，目中不了了，睛不和，无表里证，大便难，身微热者，此为实也。急下之。（252）

肾水竭则肝木燥，心液失滋，胃热未已，故大便难。心、肝脉系于目系，肾精注于睛，精液将枯，故目睛不和，生机将亡，故急下以救之。

（8）治伤寒若吐、若下后不解，不大便五六日，上至十余日，日晡所发潮热，不恶寒，独语如见鬼状；若剧者，发则不识人，循衣摸床，惕而不安，微喘直视，脉弦者生，涩者死。微者，但发热谵语者。（212）

此目睛不和之剧证也。阳脱于上，故微喘；阴脱于下，故直视。脉弦者，阴根未绝，故可生；涩者，精血已亡，故将死。不言急下者，有不及治之实。下之所以承接阴阳，保存精液也。

（9）治少阴病，得之二三日，口燥咽干者，急下之。（320）

少阴上火下水，《素问·逆调论》："肝，一阳也；心，二阳也。"太阳气衰，肾脂枯而不长，一水不能胜二火。心、肝、肾之脉，均挟咽系舌，故见燥干。急下之，交济水火也。

（10）治少阴病，自利清水，色纯青，心下必痛，口干燥者，（可）急下之。（321）

少阴为枢，枢折则厥阴不阖，故自利。肝色青，陷而下泄，故色纯青。木泄则燥，燥则克土，心下为脾之部，故必痛。肾水下竭，心火上炎，故口干燥也。急下之，以引火归根也。

（11）治少阴病，六七日，腹胀、不大便者，急下之。（322）

肾恶燥。少阴燥结，与湿土合热，故腹胀不便。《素问·气厥论》："肾移热于脾，传为虚，肠澼死，不可治。"王冰注曰：土不制水也。不便未为大虚，故急下之。

（12）治痉为病—本痉字上有刚字，胸满口噤，卧不着席，脚挛急，必齘齿者。（《金匮·痉湿暍》篇）

太阳之邪，内合阳明，而作刚痉。膀胱与胆胃俱逆，故胸满。手足阳明之脉，环上下齿，闭而不能下行，故噤口齘齿。热灼胃液，肾燥肝枯，其脉皆系于背，背为太阳经输，督脉之海，故卧不着席脚挛急也。此危急存亡之证，他药仓卒不能奏效，所以下亢阳之气，降胆胃之逆，通三阳下行之道也。

陈注：大黄泻阳明之燥，救其津液；清少阴之热，复其元阳。大有起死回生之神妙。按：此证为伤寒失治之痉证。本论曰：太阳病，发汗太多，因致痉是也。又曰：痉病若发其汗，其脉如蛇。故惟有大承气泻之一法。若太阳初证，欲作刚痉，此无汗便少，正葛根汤取汗证，万不可误服承气，反生变证也。故经验录治此证，多本葛根汤法，治之于早也。

（13）治妇人产后，郁冒病解，能食，七八日更发热者，此为胃实者。（《金匮·妇人产后》篇）

（14）治产后七八日，无太阳证，少腹坚痛，此恶露不尽，不大便，烦躁发热，切脉微实，再倍发热，日晡时烦躁者，不食，食则谵语，至夜即愈者。（《金匮·妇人产后》篇）

产后血室虚，邪由膀胱乘虚而入，故少腹坚痛。膀胱胞热，移于阳明。《灵枢·营卫生会》曰："日西而阳衰"。阳衰则邪盛乘戊，戊土旺而为病，故日晡发热烦躁也。以大承气下其燥结，所谓有故无殒也。

（15）治腹满不减，减不足言，当下之，（254）

腹满而减属虚，减不足言则实也。故宜下。

（16）治下利三部脉皆平，按之心下坚者。（《金匮·呕吐哕下利》篇）

（17）治下利脉迟而滑者，实也，利未欲止，急下之。（出处同上条）

（18）治下利脉反滑者，当有所去，下乃愈。（出处同上条）

（19）治下利已瘥，至其年月日时复发者，以病不尽故也，当下之。（出处同上条）

凡下利脉滑，心下坚满，皆脾家湿热，合阳明燥气，留结肠胃。至瘥后复发，则湿热之搏结更弥，非大承气不能涤荡肠胃，澄清脏腑，下浊瘀宿积也。

（二）小承气汤

大黄酒洗，四两　厚朴去皮，炙，二两枳实大者，炙，三枚

上三味，以水四升，煮取一升二合，去滓，分温二服。初服汤当更衣，不尔者尽饮之；若更衣者，勿服之。

（1）治阳明病，脉迟身重，大承气证中，热不潮，腹大满不通者。（原文见208条）

胃热与脾湿合，故腹大满而不通。脉迟身重属太阴，故但热而不潮。小承气泻湿热之气，以通脾胃之结也。

（2）治阳明病，不大便六七日，少与小承气，腹中转矢气，此有燥屎，乃可攻。不矢气者，此初头硬，攻之必胀满不能食，欲饮水则哕。复发热，大便硬而少。此以小承气汤利之也。恐胃气虚，故试利之，慎大泄也。（原文见209条）

（3）治下利谵语者，有燥屎也。（《金匮·呕吐哕下利》篇）

燥屎积于肠中，阻隔胃浊下降之路，故见下利。浊气熏心，故谵语。此较下利脉迟而滑实结急下之证轻，故宜小承气。

（三）大陷胸汤

大黄去皮，六两　芒硝一升　甘遂一钱七

上三味，以水六升，先煮大黄，取二升，去滓；纳芒硝，煮一两沸；纳甘遂末，温服一升，得快利，止后服。

治太阳病误下……动数变迟，膈内拒痛一云头痛即弦。胃中空虚，客气动膈，短气躁烦，心中懊憹，阳气内陷，心下因硬，则为结胸者。（134）

下伤胃络，脾精不布，故脉数变迟。心主营，肺主卫，卫阳内陷，营行亦郁，故膈内拒痛。胃中空虚，阳明不降，故客气动膈。膈上为心肺，主呼气；膈下为肝肾，主吸气。客气动膈，心肾不交，故气短；少阴上火下水，水不济火，故烦躁懊憹；太阳卫气不行于下焦，君火不能归根，故心下硬，为大结胸也。方君大黄，降胃中虚逆，以泻胸中大热；合芒硝以荡涤瘀浊；佐甘遂排决寒水之结气也。

陈亮师云：身之膈，以遮上下。膈能拒邪，则邪但留于胸中，不能拒邪，则邪留胸而及胃。胸胃俱病，乃成结胸。如胸有邪，而胃未受邪，则为胸胁满之半里证。如胃受邪，而胸不留，则为胃家实之阳明病，皆非结胸也。此辩甚晰，可为审证之法。

（四）大陷胸丸

大黄半斤　葶苈子熬，半升　芒硝半升　杏仁去皮尖，熬黑，半升

上四味，捣筛二味，纳杏仁、芒硝，合研如脂，和散。取如弹九一枚，别捣甘遂末一钱匕、白蜜二合、水二升，煮取一升，温顿服之，一宿乃下；如不下，更服，取下为效。禁如药法。

治结胸（者）病，项亦强，如柔痉状，下之则和者。（131）

本论曰："病发于阳，而反下之，热入因作结胸；病发于阴，而反下之，—作汗出因作痞也。所以成结胸者，以下之太早故也。"盖太阳寒水之经，邪盛则卫闭而水不行。肺主卫气，当从汗解，下之太早，卫气慓悍之急，不以下行外泄，内逆而合于胸肺，故成结胸。火炎金烁，水液不生，脾肾俱燥，肝筋不荣，背为胸府，督脉亦病，故状如柔痉。硝、黄上泻心胸之热结，下涤肠胃之燥逆；佐葶苈、杏仁以清肺行卫；甘遂、白蜜润导留滞之水气，廓清余邪也。必合丸而煮服者，以病入已深，药性甚峻，利在缓攻，以浚病源也。

（五）大黄黄连泻心汤

大黄二两　黄连一两

上二味，以麻沸汤二升渍之，须臾绞去滓。分温再服。

治伤寒下后，复发汗，心下痞，按之濡，其脉关上浮者。（154）

汗下失宜，表里俱虚，脾液不升，心火不降，故结于心下而为痞。阴阳气并竭，非有实结，故按之濡。水土之气，不济金火，故脉关上浮。大黄泻胃逆以消痞；黄连降心火以交水。其不煮服而用麻沸汤渍绞者，以邪盛正虚，下邪恐伤正也。

（六）大黄附子汤

大黄三两　附子三两　细辛二两

上三味，以水五升，煮取二升，分温三服，若强人，煮取二升半，分温三服。服后如人行四五里，进一服。

治胁下偏痛，发热，其脉紧弦，此寒也。以温药下之。（《金匮·腹满》篇）

肾水寒结，肝木失滋，故发标热。肝脉布胁肋，木气郁遏，故痛在胁下，而脉弦紧也。细辛通少阴之络；附子温肾水之寒；大黄泻肝郁，而除痹痛也。按：此方治胁下积痛甚神。

（七）大黄硝石汤

大黄　黄柏　硝石各四两　栀子十五枚

上四味，以水六升，煮取二升，去滓，纳硝，更煮，取一升，顿服。

治黄疸，腹满，小便不利而赤，自汗出，此为表和里实，当下之。（《金匮·黄疸》篇）

经曰：黄家从湿得之。此湿热结于手足太阴，脾不布精，故腹满。肺不通调，故小便不利。瘀热在里，故便赤。自汗出，故知表和里实，当下之也。大黄、硝石泻里实；栀、柏清湿热，自小肠膀胱而下也。

（八）大黄甘草汤

大黄二两　甘草一两

上二味，以水三升，煮取一升，分温再服。

治食已即吐者。（《金匮·呕吐哕》篇）

此胃热之证，不宜姜、夏者，以胃中有热；食入则两热相冲，而即吐也。生甘草以固胃气；大黄以下热逆也。

（九）大黄甘遂汤

大黄四两　甘遂　阿胶各二两

上三味，以水三升，煮取一升，顿服之，其血当下。

治妇人少腹满如敦状，小便微难而不渴，生后者，此为水与血俱结在血室也。（《金匮·妇人杂病》篇）

血胞与膀胱，并居脐下。水气滞，则血气不行。《灵枢·五变》所谓"（肠胃之间，寒温不次，）邪气稍至，稸积留止，大聚乃起也。"此少腹如敦，水血所以聚结也。大黄破血痹；甘遂攻水积；阿胶滋肝生血，以安血室也。

（十）大黄䗪虫丸

大黄十分，蒸　黄芩二两　甘草三两　桃仁一升　杏仁一升　芍药四两　干地黄十两　干漆一两　虻虫一升　水蛭百枚　蛴螬一升　䗪虫半升

上十二味，末之，炼蜜和丸，小豆大，酒饮服五丸，日三服。

治五劳虚极，羸瘦，腹满，不能饮食。食伤，忧伤，饮伤，房室伤，饥伤，劳伤，经络营卫气伤。内有干血，肌肤甲错，两目黯黑。缓

中补虚者。(《金匮·血痹虚劳》篇)

气血筋骨肉劳伤，为五劳。脾土虚败，为腹满不能食。六伤者，为伤于内。营卫伤者，为伤于外。内外两伤，久成虚劳。脾液不升，肾精不滋，肝木枯燥，而血以热干。脾主肌肤，故甲错。肾肝主目睛，故目黯。医所谓干血劳是也。方论缓中补虚，故君大黄以通胃络之燥结；黄芩清三焦之热化；甘草培土以奏缓中之功；芍药、地黄滋肝血以补虚；桃、杏仁润风木以清燥；干漆、虻、蛭、蛴、蟅同佐二黄，入血室，破瘀瘕，化干血，以生新血。盖中土失其运化，脏腑气血俱啬，必去其腐瘀，而后可复其生机。和丸服之，亦缓中补虚一定之法也。

尤注：此世所称干血劳之良治也。兼入琼玉膏补润之剂尤妙。王晋三云：《金匮》血痹虚劳九条，初为汗出当风，血凝于肤，痹而未至于干。后六条诸虚不足，亦未至于极。此干血虚极者，由内伤而血瘀，瘀而成干也。方君大黄，从胃络中宣瘀润燥；佐黄芩、杏仁、清肺润心；桃仁、生地补肝滋肾；干漆性急飞窜，破关节、脾胃之瘀；虻虫性升入阳；水蛭性下入阴；蟅去两胁之血；蟅通络血，却有神功，故方名标出之；芍、草扶脾胃，解药毒，缓中补虚也。

(十一) 抵当汤、丸

抵当汤：

水蛭熬　虻虫去翅足，熬，各三十个　桃仁去皮尖，二十个　大黄酒洗，三两

上四味，以水五升，煮取三升，去滓，温服一升，不下更服。

抵当丸：

水蛭二十个，熬　虻虫二十个，去翅足，熬　桃仁二十个，去皮尖　大黄三两

上四味捣，分为四丸。以水一升，煮一丸，取七合服之。晬时，当下血；若不下者，更服。

(1) 治太阳病，六七日表证仍在，脉微而沉，反不结胸；其人发狂者，以热在下焦，少腹当硬满，小便自利者，下血乃愈。所以然者，以太阳随经，瘀热在里故也。抵当汤主之。(124)

(2) 治太阳病，身黄、脉沉结、少腹硬、小便不利者，为无血也；

小便自利。其人如狂者，血证谛也，抵当汤主之。(125)

(3) 治伤寒有热，少腹满，应小便不利，今反利者，为有血也，当下之，不可余药，宜抵当丸。(126)

胞为血海，居膀胱之外，少腹之间。《素问·气厥论》："胞移热于膀胱，则癃溺血。"桃核承气证也。此以小便自利，知为膀胱移热于胞，故曰太阳随经，瘀热在里也。以冲、任、督脉俱起胞中，督脉行身之背，太阳之经，邪由督而入任，结于下焦。冲、任挟胃脉上行，阳明失下行之道，阳明脉病惊狂不安，故其人发狂也。方君大黄，泻膀胱血室之热结，导阳明以下行；佐桃仁、虻、蛭，入血室以润燥行瘀也。

陈注：桃仁承气证，乃太阳肌腠之邪，从背脊下结膀胱。此为瘀热在里，乃太阳肤表之邪，从胸中下结少腹也，故彼轻而此重。

（十二）下瘀血汤

大黄二两　桃仁二十枚　**䗪虫**二十枚，熬，去足

上三味，末之，炼蜜和为四丸，以酒一升，煎一丸，取八合，顿服之，新血下如豚肝。

治产妇腹痛，法当以枳实芍药散，假令不愈者，此为腹中有瘀血着脐下，宜下瘀血汤主之。亦主经水不利。(《金匮·妇人产后》篇)

枳实芍药散，疏泄土木之郁，为治腹痛大法。此以瘀血在胞，阻滞三阳下行之气，故服枳芍散而腹痛不解也。方以䗪虫、桃仁通血室，润肝燥；佐大黄以下瘀除痛也。

（十三）大黄牡丹汤

大黄四两　杜丹一两　桃仁五十个　瓜子半升　芒硝三合

上五味，以水六升，煮取一升，去滓，纳芒硝，再煎沸，顿服之，有脓当下，如无脓，当下血。

治肠痈（者，）少腹肿痞，按之（即）痛如淋，小便自调，时时发热，自汗出，复恶寒。其脉迟紧者，如弦之象，而不细。脓未成，可下之，当有血；脉洪数者，脓已成，不可下也，大黄牡丹汤主之。(《金匮·疮痈》篇)

《灵枢·痈疽》："血泣（则）不通，（不通则）卫气归之，不得复反，

故痛肿。寒气化（为）热，热胜（则）肉腐，（肉腐）则为脓。"血壅气滞，故脉见迟紧，脓未成；血热气行，脉见数洪，脓已成。已成则不宜下而宜排也。瓜仁润燥；丹、桃和血；硝、黄涤荡热结，而行气血之滞留也。

王晋三注：肠痈者，肺气结于大肠之头，位近于下，故重用硝、黄，开大肠之结；桃仁、丹皮下败血；瓜仁一味，清肺润肠也。

（十四）风引汤

大黄　干姜　龙骨各四两　桂枝三两　甘草　牡蛎各二两　寒水石　滑石　赤石脂　白石脂　紫石英　石膏各六两

上十二味，杵，粗筛，以韦囊盛之。取三指撮，井花水三升，煮三沸，温服一升。

治大人风引，少小惊痫瘛疭，日数十发，医所不疗除热方。

巢氏云：脚气宜风引汤。喻嘉言云：本文有正气引邪，喝僻不遂语。故方名风引。《灵枢·邪气脏腑病形》：心脉急则瘛疭，胃脉动则惊惕，肝为病则惊骇。《金匮》：寸口脉动而弱，动即为惊，弱即为痫。本方下注曰：除热瘫痫。盖痱证也。《灵枢·热病》：痱之为病，先起于阳，后入于阴，人迎躁者，取之阳。人迎，胃脉也。故求方药证治之原，即《素问·调经论》所谓"血之与气，并走于上，则为大厥"也。故方君大黄，佐以石膏、五石，以重镇上并之气血，桂、甘、龙、牡以疏通经络之风邪；干姜一味，温脾保中，所以善诸寒凉石药之后也。此言方之善也。

徐忠可云：风邪内进，则火热内生，五脏尤甚。进归入心，故以桂、甘、龙、牡通阳气，安心、肾为君。然厥阴风木，与少阳相火同居，火发必风生，热侮脾土，故脾气不行，聚液成痰，流注四末，因成瘫痪，故用大黄涤风火湿热之邪为臣；用干姜之止而不行者，以补之为反佐；又取滑、膏清金以伐木；石脂厚土以除湿；寒水石以滋肾阴；紫石以补心虚为使。故大人、小儿风引惊痫，皆主之。何后世以石药过多而不用，反用脑、麝以散气，花蛇以增恶毒，何耶！

二、佐治

1. 桃仁承气汤：治热结膀胱，少腹急，其人如狂，血自下者。以膀胱为太阳经府、胞之室，胞为血海，居膀胱之外，太阳寒水从相火化热，传于血室，位当小腹。冲、任之会。水气不行，血脉并乱，故拘急发狂。方君桃仁，佐以硝、黄、桂、甘，下血分之邪热，缓急结也。

2. 调胃承气汤：治汗后恶热谵言，心烦满脉浮者。以邪入阳明，汗伤胃液，胃脉络脾，脾脉注心，故烦满谵语。方君甘草，佐以承气，调和胃燥，泻烦满热逆也。

3. 桂枝加大黄汤：治太阳误下，腹满实痛，属太阴者。以下伤胃液，热传于脾，脾精不布，肝燥失滋，故郁满而痛。大黄佐桂枝汤，双解表里之邪结也。

4. 苓甘味姜辛夏杏加大黄汤：治痰饮水去呕止，面热如醉者。以阳明之脉，挟鼻络目，诸阳之会在于面，阳明热逆，故面热如醉，加大黄以泻胃热也。

5. 枳实栀豉汤：治劳复有宿食者。加大黄助胃阳以消陈宿也。

6. 厚朴大黄汤：治支饮胸满者。即小承气汤重加大黄，以泻水积也。

【经验录】

（一）二黄姜桂桃仁承气汤

大黄　地黄各三钱　桃仁　甘草各二钱　桂枝四钱　芍药二钱　干姜三钱　芒硝二钱，后下　大枣四枚，擘

九味，水二碗，煎至半碗，入硝化顿服，血下晕醒，止后服。

治跌扑损伤，风血搏结，身体皆痛，时晕迷不识人，或谵语者。

扑跌则五脏动摇，肝风内生，故用桂枝汤以除风；内损外伤，则营血流注，卫气归之，必生热成瘀，故用桃仁承以下瘀；加姜温脾胃之大络；加地黄滋肾肝之血精。故此方屡用，有回生之功。

（二）黄甘参桂白虎汤

大黄　甘草各三钱　人参　桂枝各三钱　石膏　知母各三钱　干姜生姜各二钱　橘皮三钱

九味，以水两碗，煎至半碗，顿服，滓再煎服。

治饥渴思食，食已即吐，喜饮而燥渴不解，大便涩，小便赤者。

此较大黄甘草证，而增饮水、燥渴、便涩，惟其二便共结，所以未至胃反，然亦将变消渴，服此方二剂，痊愈。

【经解】

《素问·骨空论》：任脉为病，内结瘕聚。《素问·痿论》："冲脉者，经脉之海（也）。"亦为血海。主渗灌溪谷，与阳明合于宗筋、故冲、任俱起胞中，胞脉属心而络系肾。寒热之气，由胃而上迫肺，心气不得下通，则月事不来而为血闭。《金匮·血痹虚劳》篇："经络营卫气血俱伤，则内有干血……大黄䗪虫丸主之。"以大黄有荡涤肠胃膀胱血胞之力，故经方又主下瘀血。《本经》所以主下瘀血，血闭，寒热，破癥瘕也。

《灵枢·小针解》："（言）水谷皆入于胃，其精气上注于肺，浊溜于肠胃，（言）寒温不适，饮食不节，而病生于肠胃，（故）命曰浊气在中（也）。"《素问·痹论》："脾痹者，（四肢解堕，发咳呕汁，）上为大塞。"《素问·逆调论》："阳明者，胃脉也。（胃者，六腑之海，）其气（亦）下行。阳明逆，不得从其道，（故不得卧也。《下经》曰：）胃不和则卧不安也。"此经方承气、陷胸诸证原。《本经》所以主荡涤肠胃，留饮宿食，利水谷，调中安脏也。

【闲按】

《素问·六微旨大论》：少阳之上，火气治之；阳明之上，燥气治之；厥阴之上，风气治之；少阴之上，热气治之，惟太阳之上，寒气治之。阳明在手为燥金，在足为燥土；右足主辰月，左足主巳月，为两阳合明。故燥火与风热既合，而寒水亦从少阴火化。所谓一水不胜二火也。故《灵枢·经脉》曰：阳明脉动，为惊惕、癫狂、贲响、腹胀，是谓骭厥，是主血所生病者，淫汗、衄䶃、口喎、喉痹。其燥气合于阳明经证者，则为自汗、潮热、谵语、燥结；合于太阳经证者，则为瘀热在里，脏腑邪结，则为刚痉；合于少阳经证者，则为胆瘅、呕逆、寒热、心烦急；合于太阴经证者，则为腹满时痛、心下硬结、诸黄疸、脾家实；合于少阴经证者，则为烦躁、热渴、利水谷、色纯青；合于厥阴经证者，则为肝着、肠痈、胁下偏痛、脉弦紧。此承气、抵当、下瘀血、风引、陷胸、泻心及桂朴枳加治诸证。而《本经》所以主荡肠胃，安和五脏也。《素问·汤液醪醴论》："（平治于权衡，去宛陈莝，微动四极，温衣，缪刺其处，以复其形，）开鬼门，洁净府，（精以时服，五阳已布，）疏涤五脏。（故）精自生，（形自盛，）骨肉相保，巨气乃平。"惟大黄足当之。第上工治未病，《素问·阴阳应象大论》："（故善治者治皮毛，其次治肌肤，其次治筋脉，）其次治六腑，其次治五脏。治五脏者，半死半生也。"是大黄又为诸证失治，善后孤注之需。而《本经》所以列为下品也。

枳

【药释】

枳实

〔本经〕中品。气味苦，寒，无毒。主大风在皮肤中，如麻豆苦痒，风邪在经之证。除寒热结，止痢，长肌肉，脾气风湿。利五脏，益气轻身。

〔别录〕除胸胁痰癖，逐停水，破结实，消胀满，心下急痞痛，逆气，大柴胡证。胁风痛，安胃气，止溏泄，明目。

〔药性〕解伤寒结胸，主上气喘咳，肾内伤冷，阴痿而有气，加而用之。

〔元素〕消食，散败血，破积坚，去胃中湿热。

枳壳

〔开宝〕气味苦，酸，微寒，无毒。主治风痒麻痹，通利关节，劳气咳嗽，背膊闷倦，散留结胸膈痰滞，逐水，消胀满大肠风，安胃，止风痛。

〔药性〕治遍身风疹，肌中如麻豆恶痒，主肠风痔疾，心腹结气，两胁胀虚，关膈壅塞。

〔大明〕健脾开胃，调五脏，下气，止呕逆，消痰，治反胃霍乱泻痢，消食，破癥结、痃癖、五膈气，及肺气水肿，利大小肠，除风明目。炙热，熨痔肿。

【经证证药】

一、主治

（一）枳实栀子豉汤

枳实三枚，炙　栀子十四个，擘　豉一升，绵裹

上三味，以清浆水七升，空煮取四升；纳枳实、栀子，煮取二升；下豉，更煮五、六沸，去滓，温分再服，覆令微似汗。若有宿食者，纳大黄如博碁子五六枚，服之愈。

治大病瘥后劳复者。（393）

大病新瘥，精血不足，卒有劳伤，复生内热。栀子清热利水；豆豉和胃醒脾；君枳实下热除结也。若胃气新复，停有宿食，加大黄以助胃阳之运化。所谓有故无损，推陈致新也。

陈注：《内经》曰：多食则复，食肉则遗；若房复名女劳。华元化谓为必死。余每以大剂调入烧裈散救之。

（二）枳实薤白桂枝汤

枳实四枚　厚朴四两　薤白半斤　桂枝一两　栝楼实一枚，捣

上五味，以水五升，先煮枳实、厚朴，取二升，去滓，纳诸药，煮数沸，分温三服。

治胸痹，心中痞（气），留气结在胸，胸满，胁下逆抢心者。（《金匮·胸痹》篇）

胆脉入缺盆，下胸中，循胁里，出气街，胃之上口，当心下，气街为冲脉、肾脉所起，并阳明脉循腹上行，布胸中。肾脉下厥，则冲脉上逆，胃阳不降，故胸痹而留气结胸，胆气失下通之道，故胁下逆而抢心。方君枳实，佐以厚朴，开胃以降胆逆；薤白、枳实开胸以润木燥；桂枝通经行水，以降冲逆也。

（三）枳术汤

枳实七枚　白术二两

上二味，以水五升，煮取三升，分温三服，腹中软，即当散也。

治心下坚，大如盘，边如旋（盘）杯，水饮所作者。（《金匮·水气》篇）

水饮留滞脾家，中脘失化，着于脏腑，久则生膜成泡，胃气不能运，故坚积如盘也。惟白术能燥湿健脾；枳实能消坚下水也。若兼手太阴，足少阴阴络，着结水气不化，此谓气分，桂麻辛附证也。经验录：治心下坚，脐突，阴股肿，以二方合之，加重白术、麻黄，特著灵功，亦由病家失治者久也。

（四）枳实芍药散

枳实烧令黑，勿太过　芍药各等份

上二味，杵为散，服方寸匕，日三服，并主痈脓，以麦粥下之。

治产后腹痛，烦满不得卧。（《金匮·妇人产后》篇）

产后血虚，胃液不能滋木，故木燥克土，而腹痛。《素问·逆调论》："阳明逆，不得从其道，故不得卧（也）。"阴气少，阳气盛，故烦满。芍药清肝而止痛；枳实泻满而除烦也。并治痈脓者，以芍药行营，枳实行卫也。

二、佐治

1. 橘枳生姜汤：治胸痹，胸中气塞短气者。以金寒水冷，阴湿之气，填于胸中，阻遏宗气，故胸中气塞也。枳实开胸痹，通水道也。

2. 桂姜枳实汤：治心中痞，诸逆心悬痛者。以寒结胃络，阻心阳之下降，故痞逆悬痛。枳实下逆而除痛也。

3. 排脓散：治疮痈。以肺主卫，心行血，气血流注，故成疮而热化为脓。枳实通卫以行营也。

4. 栀子大黄汤：治酒疸，心中懊憹，热痛者。以酒气湿热慓悍，有所郁遏，积于肠胃，浊气熏心，故懊憹而热痛。枳实、大黄泻热而利湿也。

5. 栀子厚朴汤：治伤寒下后，心烦腹满，起卧不安者。以下伤胃液，心失滋养而烦；脾不布精而腹满；胃阳逆阻而起卧不安也。栀子清君火以归根；枳、朴泻热降逆除烦满也。

6. 大柴胡汤：治心下急，郁郁微烦。以胆胃俱逆，邪气攻心。枳实、大黄降胆胃之逆，除烦满、心下急也。

7. 诸承气汤：治胃家实，潮热，谵语。以邪热结于六腑，由肠胃膀胱失其传导，故大实狂妄。枳、朴、硝、黄通腑结，泻潮热，通脏腑也。

【经验录】

枳术半夏越婢汤

枳实炒黄，三钱　焦白术四钱　半夏　生姜各三钱　麻黄　石膏各四钱　大枣四枚　炙草二钱

八味，水两碗，煎至半碗；顿服。重者，日二剂，合二滓，作三服。

治肺胀，胸痹，喘逆倚息，面、肢微肿，身凉，热在上焦，寸口脉数，时吐浊唾不止者。

《金匮·肺痿》篇：肺痿之为病，咳有浊唾涎沫。又曰：上气，面浮肿，肩息，其脉浮大，不治；上喘而燥者，为肺胀，欲作风水。今见肢肿浊唾，则肺胀而痿，将成风水不治之证。因误服桂、芪，气大塞，危在顷刻。急改服越婢加半夏汤，少焉，结气随大便喷响而冲下，喘塞顿安。后加枳，重佐术，神效。盖越婢开卫，以泻脾肺之结邪；枳、夏开胸，以导胸膛之结气；重用术培土燥湿，求之手足太阴，以治本也。此证惟能服白术则可救，以术可佐麻黄以泻外，佐枳、石以清内也。

【经解】

《素问·风论》："风气与太阳俱入，行诸脉俞，散于分肉之间，与卫气相干，其道不利，故使肌肉愤䐜而有疡。"风为阳邪，伤卫多汗。《素问·生气通天论》："汗出见湿，乃生痤疿。"《金匮·历节》篇："邪气中经，则身痒而瘾疹。"以脾主肌肤，肺主皮毛，风湿着痹也。枳实泻手足太阴之风湿，以利营行。故经方用治排脓、酒疸。《本经》所以主大风在皮肤中，如麻豆苦痒也。

《灵枢·五变》："邪气伤脾胃之间，寒温不次，邪气稍至；稽积留止，（大聚乃起，）"《素问·气厥论》：肾移热于脾，为肠澼；胞移热于膀胱，则癃溺血；膀胱移热于小肠，则膈肠不便。《素问·骨空

315

论》：任脉为病，男子内结七疝，女子带下瘕聚。《伤寒论》：病有太阳阳明者，脾约是也。（179）此肠胃、膀胱、血胞之所以结，枳实寒利通畅。故经方佐治承气诸证。《本经》所以主除寒热结，止痢也。

《素问·太阴阳明论》："（故）太阴（为之）行气于三阴……脏腑各因其经而受气于阳明，故为胃行其津液。""（今）脾病不能为胃行其津液，（四肢不得禀水谷气，）则气日以衰，脉道不利，筋骨肌肉皆无气以生。"以胃邪乘虚入脾，燥湿相搏而为病也。枳实清脾热，泻胃燥。故经方用治胸痹短气，又佐诸承气。《本经》所以主长肌肉，利五脏，益气轻身也。

【闲按】

《灵枢·经脉》：太阴脉动，食则呕，胃脘痛，腹胀，善噫，身体皆重。是主脾所生病者，食不下，烦心，心下急痛，溏、瘕、泄、闭、黄疸。经方枳实主治宿食，心中痞，心下坚大腹痛，气塞，及下后心烦腹满。以脾病与之合也。枳实苦寒降泻，泻痞塞而破壅滞，化留结而除坚瘕，通结开瘀，俱奏迅利之功。故为清理手足太阴，导逆结，下通肠胃之良药也。

厚　朴

【药释】

〔本经〕中品。皮，气味苦，温，无毒。主中风伤寒，头痛，风气通于肝，肝与太阳、督脉会于巅顶，风为阳邪，伤上故也。寒热惊悸，下胃浊，清心肝。气血痹，死肌，去三虫。温湿土，清风木。

〔别录〕温中益气，消痰下气，疗霍乱及腹痛胀满，胃中冷逆及胸中呕不止，泄痢淋露，除惊，去留热心烦满，厚肠胃。

〔大明〕健脾，主反胃，霍乱转筋，冷热气，泻膀胱，泄五脏一切气，妇人产前产后腹脏不安，杀肠中虫，明耳目，调关节。

〔药性〕治积年冷气，腹内雷鸣虚吼，宿食不消，去结水，破宿血，化水谷，止吐酸水，大温胃气，治冷痛，主病人虚而尿白。

〔好古〕主肺气胀满，膨而喘咳。

【经证证药】

一、主治

（一）厚朴生姜半夏甘草人参汤

厚朴炙，去皮，半斤。　生姜半斤，切　半夏半升，洗　甘草二两，炙　人参一两

上五味，以水一斗，煮取三升，去滓，温服一升，日三服。

治太阳病，发汗后，腹胀满者。（66）

风寒表泄，汗伤胃液，湿著于脾，脾病故腹胀满也。姜、夏宣通胃络；参、草理中滋液；君厚朴开痹逐湿消胀也。

（二）厚朴麻黄汤

厚朴五两　麻黄四两　石膏如鸡子大　杏仁半升　半夏半升　干姜二两　细辛二两　小麦一升　五味子半升

上九味，以水一斗二升，先煮小麦熟，去滓，纳诸药煮取三升，温服一升，日三服。

治咳而脉浮者。（《金匮·肺痿》篇）

《素问·咳论》："久咳（不已）者，……（此皆）聚于胃，关于肺，故脉浮。"朴、夏泻手足太阴、阳明之逆；麻、杏清肺邪；石膏清胃热；姜、细、味入太阴，除湿寒止咳；煮以麦汤者，以麦为肝谷，润风木以息内风也。

（三）厚朴大黄汤

厚朴一尺　大黄六两　枳实四枚

上三味，以水五升，煮取二升，分温再服。

治支饮胸满者。（《金匮·痰饮》篇）

本论曰："咳逆倚息，气短不得卧，其形如肿，谓之支饮。"缘肺主通调水道，水入于胃，由胃脉传于肺。胃气逆，则肺气不降，故胸满，非轻药可以导泻，此方药味与小承气汤相同，但方中重用厚朴，取其温泻而宣肺，重加大黄，开阳明之阖，导水逆之泛滥也。

（四）厚朴三物汤

厚朴八两　大黄四两　枳实五枚

上三味，以水一斗二升，先煮二味，取五升，纳大黄煮取三升，温服一升，以利为度。

治痛而闭者。（《金匮·腹满》篇）

此实则可下之证。胃阳之燥热，传脾阴，脾精不足滋肝，肝郁克土，故腹痛而便闭也。大黄通肠胃之结；朴、枳疏土木之滞，而止痛。此方药味亦与小承气相同，以承气重泻阳明，故君大黄；前方重泻太阴，故黄、朴并加；此方重在开闭止痛，以痛生于寒结，故加朴、枳，减大黄，而后煮之，取其通则不痛，故曰以利为度也。

（五）厚朴七物汤

厚朴半斤　甘草　大黄各三两　大枣十枚　枳实五枚　桂枝二两　生姜五两

上七味，以水一斗，煮取四升，温服八合，日三服。呕者加半夏五合，下利去大黄，寒多者加生姜至半斤。

治病腹满，发热十日，脉浮而数，饮食如故者。（《金匮·腹满》篇）

外感风邪，十日已过，经府俱病，故脉浮而数。热伤胃液，脾热肝燥，故腹满而痛。经曰：能食者为中风。浮数，风脉也，故饮食如故。桂、甘、姜、枣除风以解经邪；朴、枳、大黄泻腹满而解腑邪也。以腹满为兼太阴证，故重加厚朴。若利者，为肠胃有寒，热重在经，故脉虽浮数，必以生姜易大黄也。按：三物证治，以下胃燥加大黄；以下胸满加厚朴、大黄；专下腹满加枳、朴也。

二、加治、佐治

1. 栀子厚朴汤：治下后心烦腹满，起卧不安者。以下伤胃液故不安；脾精不布故腹满；液不养心故心烦也。厚朴、栀子除烦泻满也。

2. 半夏厚朴汤：治咽中如有炙脔者。以风痰结于脾胃之络，其脉系上系咽喉，故若有结核。厚朴佐姜、夏，通脾胃之大络也。

3. 桂枝加厚朴杏仁汤：治太阳下之微喘者。以下伤胃气，浊逆熏肺，故微喘。朴、杏降肺胃之逆也。

4. 枳实薤白桂枝汤：治痞气留结在胸，以脾不升清，胃不降浊，上迫肺气，逆结为痞。朴、枳降肺胃之结也。

5. 王不留行散：治金疮。以营血既伤，卫气失常，故疮结作痈。朴、芍行气血之留结也。

6. 诸承气汤：治胃家实。以燥金与燥土合而化热，故肠胃浊瘀。硝、黄以下燥实；朴、枳以下气结也。皆以朴力在皮，能以利胸膈而撑肠胃也。

【经验录】

胃苓姜萸汤

厚朴三钱　苍术　陈皮　甘草各二钱　白术　茯苓各三钱　桂枝　猪苓　泽泻各二钱　吴茱萸三钱　生姜片三钱

十一味，以水两碗，煎至半碗，顿服，腹胀痛、胸满、便涩，加芍药四钱，枳实三钱。

治饮食积聚，腹满急胀，小便短涩，大便溏泄，或两便俱不利。兼胸满者，加芍药、枳实。服一剂知，二剂已。

《灵枢·经脉》：脾虚则胀，胃寒则满。《素问·至真要大论》："诸湿肿满，皆属于脾。"《素问·太阴阳明论》：饮食不节，起居不时，阴受之。入五脏，则胀满。皆由脾湿肾虚，水气不行之为病，异乎肠胃燥结，诸承气证也。惟胃苓汤治之甚效。间有不效，以脾湿肝泄，回肠之间不能分泌别汁，是卫阳失化也。加入姜、萸则无不效也。胀兼痛闭者，为肝肺之气不能疏降，加入枳、硝、芍药，便即通，痛即止也。

【经解】

《金匮·五脏风寒》篇云：肺中风者，口燥喘，身重运头冒；肺中寒，吐浊涕。心中风，发热呕吐；心中寒，痛彻背。《难经》心主营，肺主卫，风则伤卫，寒则伤营，脉见寸口。《金匮·惊悸》篇云："寸口脉动而弱，动即为惊，弱即为悸。"厚朴泻太阴、阳明之气结，通金火下降之道。故经方有厚朴麻黄汤证治。《本经》所以主中风伤寒头痛，寒热惊悸也。

《素问·痹论》:"淫气忧思,痹聚在心。""淫气肌绝,痹聚在脾。""脉痹不已,复感于邪,内舍于心;肌痹不已,复感于邪,内舍于脾。"脉为血府,脾主肌肉。厚朴通利心脾之府,故《金匮》三物、七物治脉浮数,腹满痛闭。《本经》所以主气血痹,死肌也。

《灵枢·厥病》:"肠中有虫瘕及蛟蛕,皆不可取以小针。"《灵枢·邪气脏腑病形》:"脾脉微滑为虫毒蛕蝎(腹热)。"蛕、蝎、蛟以土湿木郁所生。厚朴泻寒湿以通郁结。《本经》所以主去三虫也。

【闲按】

厚朴经方主治:胸满腹痛,肺痿心烦,气喘便闭,血结疮痈,胸中痞,咽中痹。则理脾平胃之功多。《素问·太阴阳明论》:"脾脏者,常著胃土之精也。""(故太阴)为之行气于三阴;阳明者,(表也,)五脏六腑之海也,亦为之行气于三阳。"《素问·逆调论》"胃不和则卧不安。"此《本经》与《伤寒》、《金匮》主治之证原也。凡药之苦降者,其性多寒,而厚朴味苦性温,故能通气血诸痹,尤宜于肺肝脾肾之经。此经方用佐麻黄。《本经》首主中风伤寒也。

硝 石

【药释】

〔本经〕上品。气味苦,寒、无毒。主五脏积热,肝心脾肺肾热争之病。胃胀闭,涤去蓄结饮食,推陈致新,除邪气。炼之如膏,久服轻身。

〔别录〕疗五脏十二经脉中百二十疾,暴伤寒,腹中大热,止烦满消渴,利小便,及瘘蚀疮。天地至神之物,能化七十二种石。

〔药性〕破积散坚,治腹胀,破血,主项下瘰疬,泻得根出。

〔大明〕含咽,治喉闭。

〔纲目〕治伏暑伤冷,霍乱吐利,五种淋疾,女劳黑疸,心肠疠痛,赤眼肿痛、牙痛。

附:生硝

〔开宝〕气味苦,大寒,无毒。主治风热癫痫,小儿惊邪瘛疭,风眩头痛，肺壅耳聋，口疮喉痹咽塞，牙颔肿痛，目赤热痛，多眵泪。

朴硝

〔本经〕上品。气味苦，寒，无毒。主百病，除寒热邪气，逐六腑积聚，结固留癖。能化七十二种石。炼饵服之，轻身神仙。

〔别录〕主胃中食饮热结，破留血闭绝，桃仁、下瘀诸汤证。停痰痞满，推陈致新。

〔皇甫谧〕疗热胀，养胃消谷。

〔药性〕治腹胀，大小便不通，女子月候不通。

〔大明〕主通泄五脏百病及癥结，治天行热疾，消肿毒及头痛，排脓，润毛发。

芒硝 (陶弘景曰：《神农本草经》无芒硝，只有硝石，一名芒硝。《名医别录》乃出芒硝，疗与硝石同，疑即硝石也。)

〔别录〕气味辛，苦，大寒，无毒。主治五脏积聚，久热胃闭，除邪气，破留血，腹中痰实结搏，通经脉，利大小便及月水，破五淋，推陈致新。

〔药性〕下瘰疬黄疸病，时疾壅热，能散恶血，堕胎，傅漆疮。

玄明粉

〔药性〕气味辛、甘，寒，无毒。主治心热烦躁，并五脏宿滞症结。

〔大明〕明目，退膈上虚热，消肿毒。

【经证证药】

一、主治

硝石矾石散

硝石　矾石烧，等份

上二味，为散，以大麦粥汁和服方寸匕，日三服。病随大小便去，小便正黄，大便正黑，是候也。

治黄家，日晡所发热，而反恶寒，此为女劳得之。膀胱急，少腹满，身尽黄，额上黑，足下热，因作黑疸。其腹胀如水状，大便必黑，

时溏，此女劳之病，非水也。腹满者难治。(《金匮·黄疸》篇)

肾足少阴之脉，起足小指，走足心，属肾络膀胱。其直者，贯肝入肺。肝脉过阴器抵少腹，出太阴之后。膀胱之脉，上额交巅。女劳伤肾，肾精不藏，邪传外府，故发热而反恶寒。以肾病热，兼寒水之寒，故膀胱急，少腹满，额上黑也。乙木生于癸水，水竭木枯，阳气离根，不能润下，故足下热也。肾热传脾，脾土湿热，故身黄、腹胀、大便黑黄也。肝泄五色，《难经·四十九难》："肝主色，(自入为青，入心为赤，)入脾为黄，(入肺为白，)入肾为黑。"病生于肾，传于脾，故作黑疸也。如腹满者，太阴土败，胃气不行，将不受药，故难治也。证由内生，非石品不能医，矾石能燥脾敛肺收肝，固肾滋精；硝石能化积滞为水液，通经络寒热邪结，自大小肠、膀胱而下。

徐忠可云：消解郁热，不伤脾气。矾能却水，如纸受矾，入水不渗。以大麦汁调服者，益土胜水，散郁结，解肾毒。于气血阴阳汗下等法，毫不相涉，所以为佳。

二、加治、佐治

1. 大黄硝石汤：治小便不利，里实者。以湿热蕴于脾，肝郁不泄，故腹满而便涩。硝、黄、栀子泻湿热以行水也。

2. 诸承气汤：治阳明病燥结，谵狂。以胃液耗伤，心脾俱热，面赤舌燥，邪从热化，故烦满而谵狂也。

3. 大陷胸汤：治大结胸，心下硬痛。以癸水不行，丁火不降，辛金失敛，己土搏热，故气结在胸也。

皆用硝佐黄，荡涤胸腹肠胃，开心肺下通之道也。

4. 木防己去石膏加苓硝汤：治支饮喘满，心下硬痞，面色黧黑，脉沉紧者。以肾热挟冲脉上干，肺胃不能下降，故喘满色黑。硝、木利膀胱泄肾邪也。

【经验录】

消胀通结散

朴硝二两　桂枝一两　苍术一两　茯苓　泽泻各一两　生姜二两　附子五钱　焦黄土二两

八味，共为粗筛，取一两，加白酒三杯和之，水一茶杯，煎百沸顿服，不利再服。

治外感内伤，卒然腹胀，二便不通，少腹中逆气抢心作痛，及肠胃膀胱结聚。并治马畜诸结证，服全剂，取效如神。

此按《本经》，君朴硝以化脏腑积聚瘀结，卒然暴发之急证也。佐桂、附、生姜，通卫阳，除寒热痹也。佐苍、苓、泽泻，开太阴，利少阴之枢，行水阴，除湿瘀著也。使黄土，镇中州，运四旁也。是以此方能救烦躁胀闭于束手垂绝之顷。盖用真武、五苓之法，以为陷胸、承气之治，而注重于脏结，故取效如神也。

【经解】

《素问·刺热》："肝热病者，小便先黄，腹痛（多卧，）身热。""心热病者，（先不乐，数日乃热，热争则卒心痛，）烦闷善呕，头痛面赤。""脾热病者，（先头重，）腹满，颊痛，烦心，（颜青，）欲呕。""肺热病者，先（淅然厥，起毫毛，）恶风寒，舌上黄，身热。""肾热病者，（先）腰痛骱酸，苦渴数饮，身热。"《素问·热论》："阳明主肉，其脉挟鼻，络于目，故身热，目疼而鼻干，不得卧也。"此皆经方硝石所治之证。以硝石能化脏腑肠胃之热结，使五脏邪气随阳明而下泻。《本经》所以主五脏积热也。

《灵枢·小针解》："（言）水谷皆入于胃，（其精气上注于肺，）浊（溜于）流肠胃，（言）寒温不适，饮食不节，而病生（于肠胃）。（故）命曰浊气在中也。"胃病者，腹膜胀，胃脘当心而痛，寒结于胃，上肢两胁膈咽不通。硝石化坚通结，故木防己、陷胸汤用治心下坚痞。《本经》所以主胃胀闭，蓄积饮食，推陈致新，除邪气也。

《金匮·黄疸》篇："趺阳脉紧而数，数则为热，（热则消谷，）紧则为寒，（食即为满。）尺脉浮为伤肾，趺阳脉紧为伤脾。风寒相搏，食谷即眩，谷气不消，胃中苦浊，（浊气下流，）小便不通，（阴被其寒，热流膀胱，）身体尽黄。"朴消化寒湿热积，以利传导。故经方用治黄疸、黑疸，里实便癃。《本经》所以主百病，除寒热邪气，六腑癖结也。

【闲按】

《素问·五脏别论》："脑、髓、骨、脉、胆、女子胞，（此六者，地气之所生也，皆藏于阴而象于地，故藏而不泻,）名曰奇恒之府，主藏而不泻。""（所谓）五脏者，主藏精（气）而不泻也，（故满而不能实。）""（夫）胃、大肠、小肠、三焦、膀胱，此五者，天气之所生也，其气象天，故泻而不藏，此受五脏浊气，名曰传化之腑，此不能久留，输泻者也。魄门亦为五脏使，水谷不得久藏。"《本经》硝石泻五脏积热，朴硝泻六腑聚结，泻其邪气，以保五脏、奇恒府之精液。朴硝沉浊，更可以泻传化之腑也。故经方主证如黄疸、黑疸，则由胃、膀胱泻脾、肾之邪也。心下痞痛，潮热微利，则由肠胃泻手足少阳之邪也。心痛烦躁，瘀血积水，则由六腑泻心、肝、肾、胞之邪也。经曰：炼之如膏，服之轻身延年。以五脏奇恒之府，本藏而不泻。而邪气所结，耗精伤血，非此不化也。方外丹术，海外化学，皆重需硝。《本经》能化七十二种石。亦信而有徵也。盖其软坚通结，涤荡邪秽，扫除陈瘀，通锢蔽之生机，救垂亡之性命，尤非寻常草木之品所可及也。

矾 石

【药释】

〔本经〕上品。气味酸，寒，无毒。涩、生于酸，凉先于寒。主寒热，泄痢白沃，沃，淋浊也。敛脏腑，滋津液，下瘀浊。阴蚀恶疮，矾石丸拔、毒散诸证治。目痛，收敛欲散之精光。坚骨齿。能消骨蒸齿蠹。炼饵服之，轻身不老增年。涩神固精之效。

〔别录〕除痼热在骨髓，能消耗精液。去鼻中息肉。心肺所生之病。

〔药性〕生含咽津，治急喉痹。殊有圣功，神效补经。疗鼻衄治齇鼻，敛肺逆，滋心液也。鼠漏瘰疬疥癣。

〔宗奭〕枯矾贴嵌甲，牙缝中血出如衄。

〔大明〕除风去劳，殊有经验奇功。消痰止渴，下咽立化顽痰为水而出。暖水脏，矾石丸各症。治中风失音。凡神昏气闭，即以此救之，能起死回生。和桃仁、葱汤浴，可出汗。

〔纲目〕吐下痰涎，皆出经验 饮澼，燥湿解毒追涎，止血定痛，（食）蚀恶肉，生好肉，外科亦为圣药。治痈疽疔肿恶疮，癫痫疸疾，通大小便，口齿眼目诸病，虎犬蛇蝎百虫伤。尤著奇效。

附：**绿矾**释名皂矾

〔大明〕气味酸，凉，无毒。主治喉痹虫牙口疮，恶疮疥癣。酿鲫鱼烧灰服，疗肠风泻血。

〔苏恭〕疳及诸疮。

〔纲目〕消积滞，燥脾湿，化痰涎，除胀满黄肿疟利，风眼口齿诸病。

【经证证药】

一、主治

（一）矾石丸

矾石三分，烧　杏仁一分

上二味，末之，炼蜜和丸枣核大，纳藏中，剧者再纳之。

治妇人经水闭不利，藏坚癖不止，中有干血，下白物者。（《金匮·妇人杂病》篇）

脾湿肝郁肾寒，冲任脉涩，胞中停瘀，久则水血相搏，而成坚癖，阻遏冲任下行之道。故经水不利，时滴不止也。肾寒不能化精，湿淫腐浊，下为白物，经所谓白沃也。矾石燥脾敛肝固肾，收湿淫而缩藏益精；杏仁行血利气，消坚癖而润燥行瘀。故可服可纳，服之纳之，敛脏生液，使干血、白沃无所依据而自下也。

（二）矾石汤

矾石二两

上一味，以浆水一斗五升，煎三五沸，浸脚良。

治脚气冲心。（《金匮·中风》篇）

《素问·太阴阳明论》："（故伤于风者，上先受之；）伤于湿者，下先受之。"肾脉斜入足心，阴湿之气，由足心而上结少阴之络，故下为脚气，挟冲脉以逆行，故上为冲心。本论曰：历节不可屈伸，疼痛也。矾石渗筋骨而固阴除湿，煮以浆水，助其酸以缩肉坚筋，内服乌头汤，上振心阳，下启肾阴，下冲逆以救急痛也。按：经验录矾石水煮，治阴蚀极效。

二、佐治

消矾散：治女劳黑疸。以肾精耗竭，移热于脾，精不滋木，结为黑疸。白矾佐硝石，燥脾敛肝，固肾滋精也。

附：《千金》白矾散

生白矾二两　生姜一两，连皮捣

水二升，煎取一升二合，去滓分三服，旋旋灌之，须臾，吐出痰毒，眼开风退。方可服诸汤散救治。治急中风，口闭涎上，气壅垂死者。

陈师古急救稀涎散

白矾一两　牙皂角五分

二味为末，每服一钱，温水调下。治中风痰瘀，四肢不收，气闭膈塞者。

【经验录】

明矾救生水

明矾三钱，为细末

凉水半茶杯化之，撬齿，掐缺盆灌下。小儿减半。服须臾即醒，吐出痰涎。服麻桂葛柴汤。

治伤寒中风，身热足寒，项强面赤。口禁背反张者。名曰痉病。

《灵枢·邪气脏腑病形》："邪之中人也，方乘虚时，（及新用力，若饮食汗出腠理开，而中于邪。）中于面则下阳明，中于项则下太阳，中于颊则下少阳，（其中于膺背两胁亦中其经。）"皆风邪乘虚，直中三阳。《素问·调经论》："血之与气，并走于上，则为大厥。"九窍卒闭，危在呼吸，多由伤寒变为极险之刚痉。药不及入，针不能泻，姜矾、稀涎等散，卒不及合。急以明矾研末，调以生水，撬齿掐缺盆而灌之，如发未直，指汗未如油，水必下咽，气闭即通。须臾涌吐恶痰而活，万试万灵，救危甚多。又治羊痫风二人，除根。或有畏忌不敢服者，不知上品养命也。或不及服者，是天命不可争，造化不可泄也。

附：白矾散救急方

1. 急痧奇方：雄黄、白矾、姜汁、蝉蜕。治霍乱羊毛痧，口吐涎沫，危在顷刻者。

2. 护心丸：雄黄、白矾，和蜡为丸。治疽发疔毒，陷逼心宫者。

3. 蛇蝎蠚螫，烧白矾水，乘热滴，立止毒痛。

4. 阴寒脱肿，枯矾、蛇床子，水丸纳藏。

此皆依法服治，立见功效。虽近小品，足补经方未备。

【经解】

《素问·气厥论》："肺移寒于肾，为涌水；（涌水者，按腹不坚，）水气客于大肠，（疹行则鸣）濯濯如囊裹浆，水之病也。""肾移热于脾，（传为虚）为肠澼（死）。"《素问·通评虚实论》："肠澼下白沫，（何如？岐伯曰：）脉沉则生，（脉浮则死。）"肾脉属肾络膀胱，贯肝入肺。矾石酸温，敛肺固肾。故经方用治湿淫。《本经》所以主寒热泄痢白沃也。

《灵枢·经脉》：肾脉络肝，支者络心，是动则饥不欲食，面如漆柴，起而目睅睅无所见，是为骨厥。《素问·上古天真论》：肾气平均，真牙生而长极。心主营血，肾主骨髓，开窍于前阴宗筋之会。矾石敛心肾之脏，滋心液以行营，固肾精而生筋。故经方治经水不利，干血白沃，浸脚气攻心。《本经》所以主阴蚀恶疮，目痛，坚齿骨也。

【闲按】

矾石，《本经》与经方主治，多肺、心、肾三脏证也。心为神明之主，肺为制节之官，肾主蛰藏之本。肾不藏精，则坚澼、泄痢、黑疸、白浊、湿热之病生。肺失治节，则喉痹、上塞、胃逆、痰涌、神昏之象见。矾石酸涩而清凉，清心滋液，敛肺涤瘀，固肾泻湿，故炼饵服之，可轻身增年也。《素问·脏气法时论》："心苦缓，急食酸以收之。""肺欲收，急食酸以收之。"《灵枢·五味论》："酸走筋，多食之，令人癃。""酸入于胃，其气涩以收，上之两焦，弗能出入也。不出则留于胃中，胃中和温，则下注膀胱，膀胱之胞薄以濡，得酸则缩绻，约而不通，水道不行，故癃。"惟矾石味酸气涩，质清性凉，入口生津，下咽化结，能缩脏腑而生津液，坚肌肉而涤腐败。使顽痰恶血，滞黏于肠胃窍邃之间不可破者，俄顷离其根据，上吐而下泻之。盖凡味之酸者，其性温，而矾独凉。故凡食酸而癃者，矾独以生液者，行瘀也。《本经》为上品养命之药，惟矾于仓促能奏回生之功。其他主治，除风、杀虫、止血、定痛、惊痫、喉痹、风眼、疔疽、蚀恶肉、生新肉、除骨蒸、鼻息、耳脓、崩带、脱肛、阴挺、阴蚀及外敷癣疥、蛇蝎各疮疡、拔毒止痛，特具神功。

凝水石

【药释】

〔本经〕释名白水石。中品。气味辛，寒，无毒。主身热，太阳阳明风引汤证。腹中积聚邪气，皮中如火烧，烦满，水饮之。脾肺所主之病。久服不饥。

〔别录〕释名寒水石，凌水石。除时气热盛，五脏伏热，胃中热，烦满，口渴，水肿，小腹痹。

〔药性〕压丹石毒风，解伤寒劳复。

〔纲目〕治小便白，肉痹，凉血降火，止牙疼，坚牙明目。

【经证证药】

佐治

《金匮》风引汤：治正气引邪，喎僻不遂；及小儿惊痫瘈疭，日数发；并治脚气。以膀胱移热于心肾，与阳明燥土合热，故风引瘈疭。寒水石清心泻胃，导引肾热自膀胱而下也。

【经解】

《素问·热论》："阳明主肉，其脉挟鼻，络于目，故身热，目疼而鼻干，不得卧也。"《素问·刺热篇》："脾热病者，（先）头重，（颊痛，）烦心，（颜青，欲呕，）腹满，身热。"《难经·五十六难》："脾之积名曰痞气：在胃脘，覆大如盘。"寒水石辛、寒，清脾热以行胃积。故经方用治风引。《本经》所以主身热，腹中积聚烦满也。

《素问·金匮真言论》："西方白色，入通于肺，开窍于鼻……其味辛，其类金……是以知病之在皮毛也。"《素问·疟论》："瘅疟者，肺素有热……发则阳气盛（，阳气盛）而不衰，（则病矣。）其气不及于阴，故但热而不寒。"如火之热，如风雨之不可当也。寒水石色白味辛，得西方金气，能清金以行水。故经方用治风热。《本经》所以主治皮中如火烧，水饮之也。

《素问·气厥论》："大肠移热于胃，善食而瘦，又谓之食㑊。胃移热于胆，亦曰食㑊。"王冰注曰：胃为水谷之海，其气外养肌肉，热消水谷。又烁肌肉，故善食而瘦。寒水石清胃热以泻相火。《本经》所以主久服不饥也。

【闲按】

《素问·金匮真言论》："（夫）精者，身之本也。故藏于精者，春不病温。"《素问·六节藏象论》："肾者，主蛰，封藏之本……通于冬气。"冬不藏精，春必病温。《素问·疟论》："（温疟者，得之冬中于风，）寒气藏于骨髓（之中），至春则阳气大发，（邪气不能自出，）因遇大暑，（脑髓烁，肌肉消，腠理发泄，或）有所用力，则髓烁骨消。"《灵枢·经脉》：肾脉直者，贯肝入肺；支者，从肺络心。故邪从君火之化，身热如火也。经方载风引汤，除热瘫痫。以寒水石质重性寒，味甘气平，能上导心肺之热，中泻脾胃之热，下自膀胱而出也。膀胱为肾腑，泻膀胱之热，即可以滋肾精。故《本经》列之上品也。

紫石英

【药释】

〔本经〕上品。气味甘，温，无毒。主心腹咳逆邪气，补不足，女子风寒在子宫，风引汤所以入胞也。绝孕十年无子。久服温中，轻身延年。暖脾肾，通心阳，行营血之功。

【别录】

疗上气，心腹痛，上心下少腹。寒热邪气，水火之病。结气，补心气不足，定惊悸，安魂魄，填下焦，止消渴，除胃中久寒，散痈肿，令人悦泽。

〔药性〕养肺气，治惊痫，蚀脓。

【经证证药】

佐治

风引汤：治惊痫瘛疭。以心肾不交，风邪传入阳明，故邪正相引，喝僻不遂，而生惊悸。紫石英通心阳，入胞官，镇胃逆，下走膀胱也。

【经解】

《素问·咳论》：心咳则心痛，喉中介介如梗，甚则咽肿喉痹。脾咳右胁下痛，引肩背，动则咳剧。脾脉出厥阴之前，上股内前廉入腹。《甲乙经》：任脉起于少腹会阴之分，会足太阴于下脘。任与冲不以下行，则作逆。紫石英甘温补脾，镇冲，任之逆，以下通心气。故经方治风引惊痫。《本经》所以主心腹咳逆邪气，补不足也。

《素问·上古天真论》："女子任脉通，太冲脉盛，月事以时下，故能有子。"冲、任起于胞中，《素问·评热病论》："胞脉者，属心而络于胞中，（今）气上迫肺，心气不得下通，故月事不来也。"《素问·奇病论》："胞络者，系于肾少阴之脉，（贯肾系舌本。）"《脉经》曰：横寸口边，脉丸丸者，任脉也。苦腹中有气如指，上抢心，不得俯仰拘急。此任脉之不通，所以形坏无子也。紫石英温中生血，上镇心阳，下滋天癸，以通胞室，而行任脉。《本经》所以主风寒在子宫，十年绝孕也。

【闲按】

《素问·五脏生成》："诸血（者，）皆属于心，……（故）人卧则血归于肝。"启玄子曰：肝藏血，心行之。《脉经》曰：冲为经脉之海，又曰血海。女子任脉虚，太冲脉衰，天癸竭，形坏而无子。盖胞脉属于心，胞络系于肾。天癸耗损，则木燥而火炎，惊痫瘛疭之病生。紫石英上镇飞越之心阳，下交癸水；下温枯燥之风木，旁通血海。而味甘性温，尤能益脾土之虚，以养生血之源。故《本经》列之上品，久服轻身延年也。

卷十三

黄 连

【药释】

〔本经〕上品。根，气味苦，寒，无毒。主热气，目痛眦伤泪出，明目，心肝之脉，系于目系。肠澼，肾移热于心之腑。腹痛下痢，脾移热于肝。妇人阴中肿痛。肾开窍于前阴。前阴者，宗筋所聚，太阴阳明之合。久服令人不忘。能降气血之上并也。

〔别录〕主五脏冷热，久下泄澼脓血，止消渴、大惊，除水利骨，调胃厚肠益胆，疗口疮。

〔大明〕治五劳七伤，益气，止心腹痛，惊悸烦躁，润心肺，长肉止血，天行热疾，止盗汗并疮疥。猪肚蒸为丸，治小儿疳气，杀虫。

〔藏器〕主羸瘦气急。

〔元素〕治郁热在中，烦躁恶心，兀兀欲吐，泻心火、心下痞。

〔好古〕主心病逆而盛，心积伏梁。

〔纲目〕去心窍恶血，解服药过剂烦闷及巴豆、轻粉毒。

时珍曰：黄连入手少阴心经，为治火之主药。治本脏之火，则生用之；治肝胆之实火，则以猪胆汁浸炒；治肝胆之虚火，则以醋浸炒；治上焦之火则以酒炒；治中焦之火，则以姜汁炒；治下焦之火，则以盐水或朴硝研细调水和炒；治气分湿热之火，则以茱萸汤浸炒；治血分块中伏火，则以干漆末调水炒；治食积之火，则以黄土研细调水和炒。诸法不独为之引导，盖辛热能制其苦寒，咸寒能制其燥性，在用者详酌之。

李杲曰：诸痛痒疮，皆属于火，凡诸疮宜以黄连、当归为君，甘草、黄芩为佐。凡眼暴发赤肿，痛不可忍者，宜黄连、当归以酒浸煎之。宿食不消，心下痞满者，须用黄连、枳实。

附：胡黄连

〔苏恭〕根，气味苦，平，无毒。主治补肝胆，明目，治骨蒸劳热三消，五心烦热，妇人胎蒸虚惊，冷热泄痢，五痔，厚肠胃，益颜色。浸人乳汁，点目甚良。

〔开宝〕治久痢成疳，小儿惊痫寒热不下食，霍乱下痢，伤寒咳嗽温疟，理腰肾，去阴汗。

【经证证药】

一、主治

（一）黄连汤

黄连三两　甘草三两，炙　干姜三两　桂枝三两，去皮　人参二两　半夏半升，洗　大枣十二枚，擘

上七味，以水一斗，煮取六升，去滓，温服，昼三夜二。疑非仲景方。

治伤寒，胸中有热，胃中有邪气，腹中痛，欲呕吐者。(173)

太阳寒邪，从少阴热化，故胸中有热。太阳之里为阳明，表邪入里，故胃有邪气。胃燥合热，则液不滋肝，木郁克土，故腹中痛。少阴君火，不下交于癸水，寒结在下，冲脉不降，故欲呕。方君黄连，清少阴君火热化；姜、枣、夏、参、草培土以胜阳明之邪；桂枝通阳行水，以降冲逆也。

王晋三注：此小柴胡汤变法。以连易芩，以干姜易生姜。热、呕、痛者，全由胃邪阻阴阳升降之机，故用胃药。而以桂枝载黄连，从上焦阳分泻热，不令深入太阴。按：此连、姜、桂并用，经方寒热并治之法也。

（二）黄连粉

方阙。陈注：黄连一味为粉，外敷之，甚者亦内服之。

治浸淫疮，从口起流向四肢者，可治；从四肢流来入口者，不可治。(《金匮·疮痈》篇)

阳生于四肢，从口流出，是从阴出阳，故可治。从四肢流来，是从

阳入阴，故难治。犹水肿之证，起于四肢者为逆也。按：经验录黄连一味为粉，敷浸疮，初见效，终不收功，是古方必有佐治之品，陈注一味，未当也。

（三）泻心汤

大黄二两　黄连　黄芩各一两

上三味，以水三升，煮取一升，顿服之。

（1）治心气不足，吐血衄血者。（《金匮·惊悸》篇）

中焦取汁，变化而赤为血，而属于心，心行之，肝藏之。而心液资生于肾精，热耗肾精则心气虚，虚则火炎。心恶热，热则大络之血，从冲任逆而上行，出于口鼻而为吐衄，心之合火也，其味宜苦。故君黄连以泻营热；黄芩以清三焦、小肠之相火；佐重大黄，泻胃络之逆热，导络血以下行也。

（2）妇人吐涎沫，医反下之，心下即痞，当先治其吐涎沫，小青龙汤主之。涎沫止，乃治痞，泻心汤主之。（《金匮·妇人杂病》篇）

此证下而格阳于上也。心二阳，肾一阴。下之则一阴不济二阳，中土间隔而作痞也。小青龙发阳以泻水；泻心汤消痞而善后也。

（四）黄连阿胶汤

黄连四两　黄芩二两　芍药二两　鸡子黄二枚　阿胶三两，一云三挺。

上五味，以水六升，先煮三物，取二升，去滓，纳胶烊尽，小冷，纳鸡子黄，搅令相得，温服七合，日三服。

治少阴病，得之二三日以上，心中烦，不得卧者。（303）

少阴上火下水，交济水火，藉滋中土。水从热化，则木燥土逆，火不下交，故心中烦。阳明不得从其道，故不得卧。黄连泻君火以归根；黄芩清相火以降逆；芍、胶滋润风木；鸡子黄培土精而滋心液也。

二、佐治

1. 小陷胸肠：治小结胸，正在心下，按之则痛，脉浮滑者。太阳表邪，陷于大络，表邪未清，故脉浮。大络生热，故脉滑。君火不能下降，小结于心下，故按之则痛。栝实开胸痹；半夏通胃络；黄连清君火以下行也。

2. 葛根芩连汤：治误下利不止，脉促喘而汗出者。以热邪陷于阳明，阻遏肺气，故利不止而喘促汗出也。

3. 干姜芩连人参汤：治重复吐下，寒格更逆，食入口即吐者。以脾胃重伤，热格于上，故中下虚寒，而更逆也。

4. 白头翁汤：治厥阴热利下重者。以少阴水精，从火化热，乙木郁而庚金失敛，下迫魄门，故利而后重也。

5. 乌梅丸：治蛔厥，吐蛔。以水土湿寒，肝木失温，蛔就热气，故闻食则吐。

皆用黄连清上炎之热也。

6. 半夏泻心汤：治下后心下痞而不通者。

7. 附子泻心汤：治心下痞而复恶寒汗出者。

8. 生姜泻心汤：治汗后胃不和，心下痞，干噫食臭，胁下有水气，腹中雷鸣下利者。

9. 甘草泻心汤：治风寒误下，下利完谷，腹中雷鸣，心下痞硬而满，干噫，心烦不得安，胃中虚，客气上逆者。以胃脉循腹里，挟小肠之脉下行；小肠者，手之太阳，心之腑。

皆用黄连，开太阳之腑热，清君火以下行也。

【经验录】

连胶猪苓桃花汤

黄连　黄芩　芍药　阿胶各三钱　鸡子黄一枚　飞滑石三钱　茯苓　猪苓各三钱　泽泻三钱　苍术三钱　干姜三钱　附子二钱　白米三钱　焦黄土一块　煨姜二钱

十五味，以水三碗，煎大半碗，顿服，滓再服，痛甚加芍药成四钱。

治少阴血痢，毒热结痛，烦躁口干，起卧不宁，诸药罔效者。按：少阴下痢，但欲寐。此证之寒者，外证发热大渴，此方不中与也。治以麻附细辛汤加桃花汤，再加花粉、茯苓，一服下咽，取效如神。

《灵枢·经脉》：肾病者，为咳血肠澼。以肾脉通于血胞，系于心，从心火化热，故伤寒少阴病，多下痢脓血也。方合黄连阿胶汤、猪苓汤、桃花汤为一剂，皆少阴主治，清热、利湿、疏木、降火、温培水土之品。即《内经》所谓偶方大制也。初有妇人患此证，医皆束手，服之得效。后历试男妇，血痢毒痛，立见奇功。初服之，觉腹中下行而响，或矢气，痛即止，痢顿减也。

黄注：土生于火，火旺则土燥，火衰则土湿，凡太阴之湿，皆君火之虚也。虚而不降，则炎而上升，其上愈盛，其下愈虚。故仲景先师，黄连清上诸方，多与温中暖下之药并用，此一定之法也。凡泻火清心之药，必用黄连，切当中病即止，过剂则中下寒生，上热愈盛。庸工不解，以为久服黄连，反从火化，甚可笑也。按：此说出自濒湖，引明·荆端王医案。

【经解】

《灵枢·经脉》：心脉属心，络小肠，从心系上挟咽，系目系。肝脉属肝络胆，入颃颡，上连目系。足太阳之脉，起目内眦，少阳起目外眦。《素问·五脏生成》："诸血者，皆属于心。……肝受血而能视。"《灵枢·大惑论》："五脏六腑之精气，皆上注于目（而为之精）。（精之窠为眼，）骨之精为瞳子，筋之精为黑眼，血之精为络，（其窠）气之精为白眼，肌肉之精为约束，（裹撷筋骨血气之精而与脉并为系，上属于脑，后出于项中。）"故卫阳受邪，内遏营血。肾为太阳之里，其脉从肾出络心，心主营。移热于肾，则水精不能滋木，而生眼疾。黄连泻心、肾以清肝。故经方用治心气不足，泻心烦吐衄。《本经》所以主热气目痛眦伤，泣出，明目也。

《素问·气厥论》："肾移热于脾，（传为虚，）为肠澼（死）。"《灵枢·经脉》：脾脉上膈注心中。是动食则呕，胃脘痛。脾所生病者，食不下，烦心，心下急痛，溏、瘕、泄、水闭、黄疸。以脾为湿土，与热相搏也。黄连清心燥脾，以伐肾邪。故经方用治胸胁腹痛，下痢后重。《本经》所以主肠澼、腹痛、下痢也。

《素问·厥论》："前阴者，宗筋之所聚，太阴、阳明之所合也。"王冰注曰：宗筋挟脐，下合于阴器，脾胃脉皆辅近宗筋。《素问·阴阳应象大论》："肾生骨髓，髓生肝""肝生筋，筋生心"，胞脉者，系于肾。《金匮·妇人杂病》篇：肾脉滑而数者，阴中生疮。滑数，湿热相搏之脉也。以湿淫血胞，血热而为病。黄连清热燥湿，故经方用治浸淫。《本经》所以主妇人阴中肿痛也。

《灵枢·本脏》："心高则满于肺中，悗而善忘。"《素问·调经论》："血并于下，气并于上，乱而喜忘。"《素问·四时刺逆从论》："（秋刺经脉，）血气上逆，令人善忘。"王冰曰：逆满于肺中也。《素问·诊要经终论》："秋刺春分，病不已，令人惕然欲有所为，起而忘之。"王冰注曰：刺不当，肝虚故也。是忘之为病，皆由肝虚肺满，气血并逆也。黄连清火救金，泻心清肝。故经方主治诸逆痞。《本经》所以主久服令人不忘也。

【闲按】

《灵枢·经脉》：心手少阴之脉，起于心中，下膈络小肠，其直者，从心系上肺；肝脉支者，上膈注肺；足太阴脾脉，复从胃别上膈，注心中；肾脉支者，从肺出络心。《图经》：五脏之系，系于心也。心之系二，一则入肺大叶间，一则由肺叶而下，曲折向后，并脊里细络，连贯脊髓，通于肾。故肾之水精，上以养心，肝木生君火，丁火生己土，己土生辛金，辛金生癸水，五脏之所生也。人之病也，水府之寒传于脏，则邪气内郁，郁而化热，寒水化热不以济火，于是金烁木燥，湿与热合。而胸腹热痛，惊悸吐衄，烦躁不眠，结胸，肠澼，寒格更逆，热痢下重，心热气冲，腹鸣干噫，经方主治诸证，所由生也。黄连入胃，苦先走心，上泻心而下固肾，中燥土而旁清木，五脏湿热之邪，非此不能内泄也。其他主治，恶疮浸淫，伏梁盗汗，惊痫烦热，君相二火，所生病者，莫不神效。故《本经》列之上品。以除邪而养命也。惟其性甚寒，故经方多与姜、桂、附并用，是又圣之法，经之心，不可不知者。

又按：《素问·五常政大论》："太阳司天，（寒气下临，）心气上从，……火气高明，……热气妄行，……霜不时降，则善忘。"可与前解相发明。惟《灵枢·大惑论》："黄帝曰：人之善忘者，何气使然？岐伯曰：上气不足，下气有余，肠胃实而心肺虚，虚则营卫留于下，久之不以时上，故善忘也。"是以心主血，上之血气不足也。

鸡子黄、鸡子白

【药释】

鸡子黄

〔药性〕气味甘，温，无毒。醋煮治产后虚及痢，主小儿发热。煎食，主痢，除烦热。炼过，治呕逆。和常山末为丸，竹叶汤服，治久疟。

〔日华〕炒取油，和粉，傅头疮。

〔纲目〕卒干呕者，生吞数枚，良。小便不通者，亦生吞之，数次效。补阴血，解热毒，治下痢，甚验。

时珍曰：鸡子黄，气味俱厚，阴中之阴，故能补形。昔人谓其与阿胶同功，正此意也。其治呕逆诸疮，则取其除热引虫而已。

鸡子白

〔别录〕气味甘，微寒，无毒。疗目热赤痛，除心下伏热，止烦满咳逆，小儿下泄，妇人产难，胞衣不出，并生吞之。醯渍之一宿，疗黄疸，破大烦热。

〔藏器〕产后血闭不下，取白一枚，入醋一半搅服。

〔纲目〕和赤小豆末，涂一切热毒、丹肿、腮痛神效。冬月以新生者酒渍之，密封七日取出，每夜涂面，去䵟黯皯疱，令人悦色。

宗奭曰：产后血晕，身痉直，口、目向上牵急，不知人。取鸡子一枚，去壳分清，以荆芥末二钱调服即安。甚敏捷。乌鸡子尤善。

鸡屎白

〔本经〕气味微寒，无毒。主消渴，伤寒寒热。

〔别录〕破石淋及转筋，利小便，止遗溺，灭瘢痕。

〔藏器〕治贼风、风痹，破血，和黑豆炒，浸酒服之。炒服之，亦治虫咬毒。

〔纲目〕下气，通利大小便，特具神力。治心腹鼓胀，消癥痕，疗破伤中风，小儿惊啼。下气之功。以水淋汁服，解金银毒。以醋和，涂蜈蚣、蚯蚓咬毒。

【经证证药】

一、主治

（一）鸡矢醴

鸡矢一味

汤渍服之。王冰注曰：古《本草》鸡矢并不治鼓胀，惟大利小便，微寒。今方制法当取用处汤渍服之。

治病心腹痛，旦食不能暮食，名为鼓胀。治之以鸡矢醴，一剂知，二剂已。（《素问·腹中论》）

《素问·腹中论》："帝曰：其时有复发者，何也？岐伯曰：此饮食不节，故时有病也。虽然有病且已。（时）故当病，气聚于腹也。"王冰注曰：饮食不节，则伤胃。胃脉者，循腹里而下行，故饮食不节，时有病者复，病气聚于腹中也。按：经验录治此证，以证象危在呼吸，以鸡矢醴应之，果然服后胀大消，半边犹胀，小便赤短如血，再服消减半，数日后发如经所云，改服桂姜辛麻附枳术汤，遂以延生。

（二）鸡屎白散

鸡屎白

上一味为散，取方寸匕，以水六合和，温服。

治转筋（之为）病，（其人）臂脚直，脉上下行，微弦，转筋入腹者。（《金匮·趺蹶》篇）

《灵枢·经筋》：手太阳筋病，循臂阴痛。足太阳筋病，小指跟肿。脊反折，项筋急，肩不举。足少阴筋病，足下转筋，痛痿及痉。足厥阴筋病，转筋，阴器不用。厥阴之筋，结于阴器，络诸筋，治在行水清阴气。伤寒由太阳入阴，不为热化，复由少阴传太阴、厥阴，故背脚直，脉行微弦也。三阴之脉，皆从足起，循股入腹，故转筋入腹也。鸡屎白清风泄湿，行水清阴。故取效如神也。

二、佐治

鸡子黄

1.《伤寒》黄连阿胶鸡子黄汤：治少阴病，心中烦，不得卧者。以少阴水不济火，木燥土逆。鸡子黄滋培土精，以安胃养心也。

2.《金匮》百合鸡子黄汤：治百合病，吐之后者。以吐伤胃液，鸡子黄补脾精而滋胃液也。

3.《金匮》排脓散：以脓为血热所腐化，血生中焦。鸡子黄佐枳、芍、桔梗，生胃液培气血之原也。

鸡子白

《伤寒》苦酒汤：治少阴病，咽中生疮，声音不出者。以少阴水不济火，而火反刑金。半夏开通胃络；苦酒敛心火以归根；鸡子白救肺金以出声也。按：此方神效，不可思议。以金气通于肾，姑就药性解之。

【经验录】

鸡屎散

青鸡屎五钱　白鸡屎一钱

共捣，微炒，渍一宿，煮汁服。

治蛊胀。

此证多属脾土积湿，肝木失温所生。经方乌梅丸、甘草粉蜜汤，有不容纳，服之即吐者。治初借用乌头赤石脂丸，加重木通而效。然三日不服药，则仍胀。后合鸡矢醴、屎白散服之，虫大下，亦取行水杀虫之义。而鸡善食虫，又以意消息之耳。

【闲按】

鸡子白，经方治咽伤，音不出而应，初以为苦酒、半夏之力；后历治咽未伤而失音者，三服即响应。此病孕妇多得，《素问·奇病论》："重身，九月而暗者，……胞之络脉绝也。……胞脉者，系于肾，少阴之脉，贯肾系舌本，故不能言。肾者水脏，其脉络心，上系舌本，滋廉泉之液，以济君火。火水未济，则金烁而音哑。《别录》主疗目热赤痛，清君火也；逆满、下泄，敛燥金也；产难、黄疸，通天癸也。《素问·金匮真言论》："西方色白，入通于肺。"是以具此清金利水，济火出音之功焉。

又按：浑天仪，天如鸡子，地如中黄，黄居天内，天大地小，表里为水。人之脏腑，小周天也。《素问·阴阳应象大论》："天气通于肺，地气通于嗌，风气通于肝，雷气通于心，谷气通于脾，雨气通于肾。六经为川，肠胃为海，九窍为水注之气"是也。《素问·水热穴论》："肾者，水脏也，……（故）其本在肾，其末在肺，皆积水也。"鸡子白之出音，能通天地风雷之气，得表里皆水之象焉。《素问·太阴阳明论》："脾者土也，治中央。"土者，生万物而法天地。鸡子黄之宁烦躁，能润谷气，蒸雨气，得中央山泽通气之义焉。惟此义出自圣经，未可与凡医道也。

鸡子黄，经方用治心烦，吐后脓成。功在培土理中，以滋营也。《灵枢·营卫生会》："营出中焦，此所受气者，（泌糟粕。）蒸津液，化其精微，上注于肺脉，乃化而为血。"《药性》主产后虚痢。以其补脾精；又有涩养肠胃，升收脱泄之功。《素问·金匮真言论》："中央黄色，入通于脾。"鸡子黄气味色质，宜其为补脾之上品也。

鸡矢、屎白，《素问》治鼓胀。土不制水也。《金匮》治转筋。金不制木也。《别录》主消渴、伤寒寒热、利小便。肾不行水也。盖肾窍前阴，主下焦，司二便，为胃之关，宗筋之聚，膀胱之里也。风寒湿客于少阴之大络，则关门不利，寒水不行，宗筋失养，《素问》《金匮》《别录》之证所由作也。《素问·金匮真言论》：东方青色，藏精于肝，其畜鸡。王冰注曰：巽为鸡也。《素问·五常政大论》："从革之纪，……其藏肺，……其畜鸡（羊）。"王冰注曰：象金用也。是鸡为金木之畜，而矢又为水土所传导合化于肠胃，上于胃之关，故能消胀而行水。《素问·经脉别论》："脾气散精，上归于肺，通调水道，下输膀胱。"王冰注曰：水土合化，上滋肺金，金气通于肾，故调水道，转注于下焦，膀胱气化，乃为溲矣。此鸡矢消胀行水，清阴救急，独操胜算，允称神丹也。

栀 子

【药释】

〔本经〕中品。气味苦，寒，无毒。主五内邪气，经邪入腑，腑邪传脏之证。胃中热气，胃为五脏六腑之海，故胃热熏心，则为懊侬。面赤酒疱皶鼻，白癞，赤癞，疮疡。皆胃热熏心之证。缘出中焦营热之为病也。

〔别录〕疗目热赤痛，胸心、大小肠大热，心中烦闷。心肺脏腑俱热之证。

〔药性〕去热毒风，除时疾热，解五种黄病，利五淋，通小便，解消渴，明目，主中恶，杀䗪虫毒。

〔元素〕治心烦懊侬，经方主证。不得眠，脐下血滞而小便不利。

〔震亨〕泻三焦火，清胃脘血，治热厥心痛，解热郁，行结气。

〔孟诜〕主喑哑，紫癜风。

〔纲目〕治吐血衄血，血痢下血血淋，损伤瘀血，及伤寒劳复，热厥头痛，疝气，汤火伤。

【经证证药】

一、主治

（一）栀子豉汤

栀子擘，十四个　香豉绵裹，四合

上二味，以水四升，先煮栀子，得二升半，纳豉，煮取一升半，去滓，分为二服，温进一服，得吐者，止后服。

（1）治太阳发汗、吐下后，虚烦不得眠；若剧者，必反复颠倒，心中懊侬。(76)

少阴上火下水，其交济转于中土。汗伤心液，下伤肾精，吐伤脾气，则中土虚败，火水未济。《素问·逆调论》："阳明逆，不得从其道，故不得卧也。"五脏之气，相搏其营，故昼不精、夜不瞑，虚烦之极，时见懊侬之象也。栀子引君火下交肾阴；香豉入胃醒脾，分清浊以理胃气也。

（2）治阳明（若）下之，则胃中空虚，客气动膈，心中懊侬，舌

341

上苔者。(221)

《素问·金匮真言论》："中央黄色，入通于脾，（开窍于口，藏精于脾，故）病在舌本，"《素问·刺热论》："肺热病者，……舌上黄。"胃中虚热，传脾上膈入肺，脾系于心，舌为心苗，故懊憹有苔也。栀子豉汤清宫城之热，理脾胃之热逆也。

（3）治下利后更烦，按之心下濡者，为虚烦也。（《金匮·呕吐哕下利》篇）

水气上竭，火气上炎，由下利后，胃阳虚，津液消烁之病也。

（二）栀子甘草豉汤

栀子擘，十四个　甘草炙，二两　香豉绵裹，四合

上三味，以水四升，先煮栀子、甘草，取二升半，纳豉，煮取一升半，去滓，分二服，温进一服，得吐者，止后服。

治栀子豉汤证中，若少气者。(76)

《素问·脉要精微论》："脾脉搏坚而长，其色黄，当病少气。"故加甘草入胃，甘先走脾，清脾热也。

（三）栀子生姜豉汤

栀子擘，十四个　生姜五两，切　香豉绵裹，四合

上三味，以水四升，先煮栀子，生姜，取二升半，纳豉，煮取一升半，去滓，分二服。温进一服，得吐者，止后服。

治栀子豉汤证中，若呕者。(76)

胃气虚逆，甘草助呕，故以生姜易之，以下呕逆也。

此用止呕。陈注：栀子非吐药是也。黄注：吐胸中之浊瘀，时或有之。从经解也。

（四）栀子干姜汤

栀子十四个，擘　干姜二两

上二味，以水三升半，煮取一升半，去滓，分二服，温进一服，得吐者，止后服。

治伤寒，医以丸药大下之，身热不去，微烦者。(80)

大下伤脾胃，水精不能上济君火，故身热而微烦也。栀子交济水火；干姜温化水土也。此经方寒热并用，水土合化法也。

陈注：豆豉合栀子，坎离交媾之义；干姜合栀子，火土相生之义也。

（五）栀子厚朴汤

栀子十四个，擘　　厚朴四两炙，去皮　　枳实水浸，炙，令黄，四枚

上三味，以水三升半，煮取一升半，去滓，分二服。温进一服，得吐者，止后服。

治伤寒下后，心烦，腹满，卧起不安者。（79）

《素问·逆调论》："阴气少而阳气盛，故热而烦满也""胃不和则卧不安"。由下伤脾肾，燥土虚逆，所生病也。枳实、厚朴下胃阳以开冲逆；君栀子泻君火，清胃热，固肾阴，以利水也。

（六）栀子柏皮汤

肥栀子十五个，擘　　甘草一两，炙　　黄柏二两

上三味，以水四升，煮取一升半，去滓，分温再服。

治伤寒身黄发热者。（261）

已土从水化湿，戊土从火化热，湿热相搏，黄由脾现，热自胃发。甘草培养土气；黄柏泻肠胃之湿热；栀子清君相之火，以下交于癸水也。

（七）栀子大黄汤

栀子十四枚　　大黄一两　　枳实五枚　　豉一升

上四味，以水六升，煮取三升，分温二服。

治酒黄疸，心中懊憹，或热痛者。（《金匮·黄疸》篇）

本论曰："脾色必黄，瘀热以行。""酒黄疸（必）小便不利，（其候）心中（热），足下热。"《素问·厥论》："酒入于胃，则络脉满而经脉虚。"《素问·举痛论》："寒气客于经脉（之中），与炅气相搏则脉满，（满则痛）而痛不可按也。"此懊憹热痛之证原也。心主脉，故方君栀子以清心；大黄、枳实泻大络之热结以止痛；豉养脾安胃，分清浊以理

乱气也。

二、佐治

1. 茵陈蒿汤：治阳明病，但头汗出，身无汗，剂颈而还，小便不利，瘀热在里，身必发黄者。又《金匮》治谷疸寒热不食，食则头眩，心胸不安，发黄者。

2. 大黄硝石汤：治黄疸腹中满，小便不利而赤，自汗出者。

皆由肾水不济君火，胃热合于脾湿，故瘀热着于里，身黄而便赤也，栀子清心脾脏腑之热，复由肾脏而出水府也。

黄注：栀子苦寒，清心火而除烦热，烦热既去，清气下行，则瘀浊自涌。若热在膀胱，则下清水道而开淋涩。盖厥阴乙木，内孕君火。乙木遏陷，即君火郁沦也。善医黄疸者，以此。

【经解】

《素问·灵兰秘典论》："心者，君主之官也，……（故）主明则下安，以此养生则寿。"《素问·玉机真脏论》："五脏（者，）皆禀气于胃，胃者五脏之本也；脏气（者，不能自致于手太阴，）必因于胃气，（乃至于手太阴也。）"故胃热则逆，心气不得下通。经方治虚烦懊侬，反覆颠倒，皆胃浊干心也。栀子清心泻胃。《本经》所以主五内邪气，胃中热多也。

《素问·五脏别论》："（故）五气入鼻，藏于心肺，心肺有病，而鼻为之不利也。"《素问·热论》："阳明主肉，其脉挟鼻，络于目，（故身热，目疼而鼻干，不得卧也。）"《素问·刺热》："心热病（者），……头痛面赤。"《素问·厥论》："酒入于胃，……阴气虚（则）而阳气入，（阳气入则胃不和，胃不和则精气竭，精气竭则不荣其四肢也。此人必数醉若饱以入房，）气聚于脾中（不得散），（酒气）与谷气相搏，故热盛于中（，故热）遍于身，（内热而溺赤也。）"以胃热传脾，由脾而入心肺也。栀子清心燥脾泻胃，故经方用治懊侬酒疸。身热不去。《本经》所以主酒疱皶鼻，赤白癞，疮疡也。

【闲按】

栀子经方主治，手少阴，足太阴、阳明之热，与《本经》合也。脾与胃以膜相连，而脾脉上系于心。《灵枢·本输》：大肠小肠，皆属于胃。胃脉循腹里下行。阳明之热，乘虚入脾，则湿热相搏于肠胃，肠胃为心脾之腑，则心气不能下通。心恶热，故懊憹、心痛、面赤、疮疡、虚烦之病作。脾恶湿，胃热则酒皶、身黄、满呕、不安之象见。肾恶燥，水土合热，则酒疸、便癃、溺赤之证生也。栀子味苦气寒、色赤，故能先走黄庭，清湿热之搏，下通心府，达于膀胱，清君火下降之道。《素问·评热病论》："邪之所凑，其气必虚。阴虚者阳必凑之，故少气时热（而汗出也）。小便黄者，少腹中有热也。"心为阳中之太阳，热气治之，中见太阳。故栀子尤宜于黄疸赤溺，诸阳凑之证。

淡豆豉

【药释】

〔别录〕气味苦，寒，无毒。主治伤寒头痛，阳明浊气上逆之证。寒热，瘴气恶毒，从口鼻而入者。烦躁满闷，经方懊憹诸证。虚劳喘吸，汗吐下后良药。两脚疼冷，下厥则上逆。杀六畜胎子诸毒。

〔药性〕治时疾热病发汗。熬末，能止盗汗，除烦躁，生捣为丸服。治寒热风，胸中生疮。煮服，治血痢腹痛。研涂阴茎生疮。

〔大明〕治疟疾骨蒸，中毒药蛊气，犬咬。

〔纲目〕下气调中，治伤寒温毒发斑，呕逆。

【经证证药】

佐治

1. 栀子豉汤：治伤寒汗吐下后，虚烦不眠，反覆颠倒，心中懊憹者。以汗吐下，上耗心液，下伤肾精，脾虚胃燥，乱气干心，故懊憹不宁也。又治阳明病下之，胃中虚，客气动膈，心中懊憹，舌上苔者。以胃中虚邪，由肺脉传热于胸、肺，故舌上黄苔也。

2. 栀子大黄汤：治酒疸，心中懊憹、热痛者。以湿热淫于脾胃之络，络脉满闭，故作热痛也。

皆用香豉燥脾升清，安胃降浊，滋胃液而生脾精也。

3. 瓜蒂散：治胸中痞硬，气冲咽。以太阳经邪内陷，由冲脉上干胃肺，结于胸膈，阻遏宗气，故痞硬气冲也。瓜蒂以吐瘀结；香豉敛脾安胃，以滋津液也。

黄注：香豉调中利气，泄湿行瘀，扫除败浊，宿物失援，自然涌吐，实非吐剂。肃清脏腑，甚有除旧布新之妙。

【闲按】

豆豉，经方主治，汗吐下后，心中懊憹，酒疸热痛，胸痞气冲。皆由胃中虚逆，浊气干心也。《别录》主治头痛、瘴毒、喘满脚冷、下厥上逆也。《素问·逆调论》："胃者，六腑之海，其气（亦）下行，阳明逆，不得从其道，故不得卧也。此经方、《别录》主治之证所由生也。《灵枢·阴阳清浊》："清浊相干，命曰乱气。……气之清者上注于肺，浊者下走于胃。……手太阳独受阳之浊，手太阴独受阴之清。"心为君主之官，神明之主，居肺之下，斜膈之上，以膻中为宫城，又下有横膈，以蔽胃浊。伤寒下厥，胃虚上逆，则清浊之气乱，从肺脉上熏宫城而为懊憹诸证也。黑豆生则甘辛微苦，制以成豉，又由苦臭而化香甘，其味犹苦，故入胃先走脾，能滋脾精而正胃气，分清浊以理升降；佐以涌药，则浊之在上者可越之；佐以清品，则邪之在下者，可泻之也。经方用于汗吐下后，胃阳虚逆之证，以其有驱邪养正之功焉。故豉本食料，释药者，不证之以经，为吐药，为表药，终不免臆说也。

檗 木

【药释】

〔本经〕上品。气味苦，寒，无毒。主五脏肠胃中结热，栀子柏皮证治，黄疸，肠痔，大黄硝石证治。止泄痢，白头翁证治，女子漏下赤白，阴伤蚀疮。

〔别录〕释名黄檗。疗惊气在皮间，肌肤热赤起，目热赤痛，口疮。久服通神。

〔藏器〕热疮疱起，虫疮血痢，止消渴，杀蛀虫。

〔药性〕主男子阳痿及傅茎上疮，治下血如鸡鸭肝片。

〔大明〕安心除劳，治骨蒸，洗肝明目，多泪，口干心热，杀疳虫，治蛔心痛，疥癣，蜜灸治鼻洪，肠风下血，后分急热肿痛。

〔元素〕泻膀胱相火，补肾水不足，坚肾壮骨髓，疗下焦虚，诸痿瘫痪，利下窍，除热。

〔李杲〕泻伏火，救肾水，治冲脉气逆，不渴而小便不通，诸疮痛不可忍。

〔震亨〕得知母，滋阴降火。得苍术，除湿清热，为治痿要药。得细辛，泻膀胱火，治口舌生疮。

〔纲目〕傅小儿头疮。

【经证证药】

佐治

1. 栀子柏皮汤：治伤寒身黄发热。以太阳寒水，从火化热，上合于脾，湿热相搏，故发热身黄。柏皮清脏腑以泻热结也。

2. 大黄硝石汤：治黄疸腹满，小便赤，自汗出。以表邪将解，里热瘀结，《素问·评热病论》："小便黄者，少腹中有热是也。"柏皮泻里热走膀胱也。

3. 白头翁汤：治厥阴热利下重。以厥阴挟中见之热，郁积于下，肝气不舒，故热痢而下重，黄柏泻肝郁清固肠胃也。

4. 乌梅丸：治厥阴蛔厥吐利。以厥阴为风木之藏，水寒土湿，则木郁虫生。黄柏清风木之燥，固肾精以泻湿淫也。

【经验录】

（一）柏连青蛤散

黄柏 黄连各五钱 蛤粉煅 石膏煅，各一两 青黛三钱 轻粉五钱

六味共研细末，香油和作硬膏，再调凉水，敷患处。

治浸淫疮，黄水流处，起皰成片，疮痛不可抑搔，鼻𧏾，黄水疮。

方本《医宗金鉴》青蛤散加黄连。以经方黄连粉治浸淫疮也。《金鉴》治杨梅疮，有鹅黄散，粉、膏、柏三味。此又加连、黛、蛤三味，以治浸淫诸疮。敷之即痒痛止而脓水生痂，七日以外，可以痊愈，无有灵于此散者。愈后服甘草麻黄汤，以解内蕴之毒，可除皮水之患。此药兼敷诸丹毒，亦神效。

朱震亨曰：黄柏走至阴，肾也。有泻火补阴之功，非阴中之火，不可用也。肾恶燥畏湿，燥则耗精，湿淫亡精也。火有二：君火者，人火也，心火也，可以湿伏，可以水灭，可以直折，黄连之属可以制之；相火

者，天火也，龙雷之火也，阴火也，不可以水湿制之，当从其性而伏之，惟黄柏之属可以降之。

李濒湖曰：古书言知母佐黄柏，滋阴降火，有金水相生之义。……盖黄柏能制膀胱、命门阴中之火；知母能清肺金，滋肾水之化源。故洁古、东垣、丹溪皆以为滋阴降火要药，上古所未言也。按：此可为寒邪化热之用。以求补益，则误矣。

黄坤载云：黄柏苦寒迅利，疏肝脾而泻湿热，清膀胱而排瘀浊，殊有捷效。最泻肝肾脾胃之阳。后世庸工，以此为滋阴补水之剂，著书立说，传流不息，误人多矣。黄柏清脏腑之湿热，柏皮清经络之湿热，故发热身黄用柏皮。

（二）封髓丹加龙骨地黄汤

黄柏_{盐水炒，四钱}　炙甘草一钱　缩砂仁一钱半　生地黄三钱　生龙骨三钱

五味，以水一碗，煎至小半碗，食前服，滓临卧再服，若大小便时精出不禁，再加苍术、茯苓、牡蛎各三钱，桂枝二钱，芍药三钱。

治遗精诸证。

陈修园最服此方。注云：方用黄柏为君，以其苦寒坚肾，肾坚则阴水不虞泛滥，寒能清肃龙火不至奋扬。水火交融，精自安其位也。佐以甘草以缓泻肝火，使水土合为一家。尤妙以砂仁为引导，即《内经》"肾苦燥，急食辛以润之"义也。经验录：既用此方应效，后有大小便时出精，及梦遗者。加桂、芍、地、苓、龙、牡、苍服之，数剂虚损瘁愈，盖本之《金匮》失精证，治以地、芍佐黄柏，滋肾燥清肝热也。此可以证诸家之说不可偏执一是，而黄柏之利用，亦不外乎是矣。

【经解】

《素问·热论》："人之伤于寒也，则为病热。"《素问·刺热》："肝热病者，小便先黄""脾热病者，……身热……腹（满泄）痛。""肾热病者，……（苦渴）数饮，身热。"《素问·评热病论》："小便黄者，少腹中有热也。"《灵枢·本输》："足阳明胃脉也，大肠小肠，皆属于胃。"《伤寒论》"阳明病身热自汗出，（是为）系在太阴，（太阴者，）身当

发黄"（187）。黄柏燥湿热，故经方用治身黄发热。《本经》所以主五脏肠胃结热也。

《金匮·黄疸》篇："师曰：病黄疸，……从湿得之。""脉沉，渴欲饮水，小便不利者，皆发黄。""腹满，舌萎黄，躁不得眠，属黄家。"此硝黄汤用佐柏皮。《本经》所以主黄疸也。

《素问·生气通天论》："风客淫气，精乃亡，邪伤肝也。因而饱食，筋脉横解，肠澼为痔。"《素问·气厥论》："肾移热于脾，（传为虚，）为肠澼（死）。"柏皮燥脾泻热，固肾生精。故白头翁汤用治热痢。《本经》所以主治肠痔，止泄痢也。

《素问·骨空论》："任脉为病，（男子内结七疝，女子）带下瘕聚。"王冰注曰：任脉自胞上过带脉，贯脐而上。《难经·二十九难》："带之为病，（腹满，腰溶溶若坐水中，）带下赤白。"《素问·厥论》："前阴者，宗筋之所聚。"《金匮·妇人杂病》："少阴脉滑而数者，阴中即生疮。"肝肾通于任、带，湿热相搏之为病也。黄柏燥湿清热。《本经》所以主女子漏下赤白，阴阳蚀疮也。

【闲按】

注：黄柏者，朱氏震亨有天火龙雷之说，黄氏辟之，辟后人宗朱氏之过也。盖太阳寒水之邪，从少阴中见化热，热耗肾精，则肝木热泻，纵欲内伤，精竭湿淫。肝恶风，肾恶燥。《素问·五常政大论》："肝其畏清。""肾其畏湿。"黄柏上泻肺以行清令，中燥脾驱湿淫，清令行而风邪清，湿淫去而水精生，此泻火补水之义也。《素问·逆调论》："岐伯曰：（是人者，）阴气虚而阳气盛，……逢风寒（而）则如炙如火（者）也。"此《本经》与经方主治之证所由来也。若夫人火天火，《素问·阴阳应象大论》："暴气象雷"，"雷气通于心。"心为阳中之太阳，主生阳之气，神明之机。三焦，包络为相火，所以蒸化水谷，温分肉而导引阴阳，为决渎之官，又安可伏之灭之耶？《素问·示从容论》："（夫）二火不胜三水，是以脉乱而无常也。"惟风寒湿淫痹而为病。《素问·逆调论》所谓"一水不能胜二火。"此黄柏可用之壮水主，以胜阳邪，不可用之伐生阳，而助阴邪也。故常服者，所当知戒也。

连 翘

【药释】

〔本经〕下品。气味苦，平，无毒。主寒热鼠瘘瘰疬，少阳脉结之证。痈肿恶疮，瘿瘤，结热蛊毒。清心肺，行水，消诸毒。

〔别录〕去白虫。

〔药性〕主通利五淋，小便不通，除心家客热。

〔大明〕通小肠，排脓，治疮疖，止痛，通月经。

〔李杲〕散诸经血结气聚，消肿。

〔震亨〕泻心火，除脾胃湿热，治中部血证，以为使。

〔好古〕治耳聋浑浑焞焞。是三焦所生病者。

元素曰：连翘之用有三：泻心经客热，一也；去上焦诸热，二也；为疮家圣药，三也。

杲曰：十二经疮药中不可无此，乃结者散之之义。

【经证证药】

佐治

麻黄连翘赤小豆汤：治阳明瘀热在里，身发黄者。以胃热传脾，水气不行，湿热相搏，郁而发黄。连翘清三焦之热，泻湿利水也。

【经解】

《灵枢·经脉》：小肠手太阳之脉，动则病颔肿，是主液所生病者，颊肿。胆足少阳主骨所生病者，颔痛缺盆中肿痛，腋下肿，马刀侠瘿。小肠，心之腑；胆，肝之腑也。连翘味苦性凉，清少阳之骨蒸，利小肠之邪结，导之自膀胱而下。《本经》所以主瘰疬痈肿，瘿瘤热结也。

《素问·五常政大论》："木不及曰委和（委和之纪），……其病肢废，痈肿疮疡，其甘虫，邪伤肝也。……其主飞蠹蛆雉，（乃为雷霆。）"肝与胆相络，肝胎君火，胆孕相火，母衰子旺，寒热郁结，而生蛊蛆。连翘泻湿行郁。故经方治瘀热。《本经》所以主恶疮蛊毒也。

【闲按】

连翘，《本经》与经方主治，皆手足少阴、厥阴腑证也。《灵枢·

寒热》："（寒热）瘰疬在于颈腋者，……（此）皆鼠瘘寒热之毒气
（也），留于脉而不去者也。"留而不去，则寒热之毒，传舍于脏，营
气阻滞，卫气归之，而发为痈肿，结为瘰疬。又曰："鼠瘘之本，皆在于
脏，其末上出于颈腋之间，其（浮）伏于脉中，而未内着于肌肉，而
外为脓血者，（易去也。黄帝曰：去之奈何？岐伯曰：请）从其本引其
末，可使衰去而绝其寒热。"连翘《别录》去白虫。《药性》主除心热，
利小便。小便利则卫气行，营气通。邪热脏结，可由水府而导引也。故
张（元素）、李（东垣）称为疮家圣药，不如王好古专主耳聋，为手足
少阳热结脉证。可与《本经》相发明也。叶天士引《内经》以释《本
经》，与之合也。复录叶注：岐伯曰：鼠瘘，寒热之毒气也。留于脉而
不去也。其本在于水脏。故曰：鼠，上通于心主之脉，颈腋溃烂。故
曰：瘘，鼠瘘寒热之毒气者，言鼠瘘水毒而为寒，上合心包而为热也。
令人不解《本经》，以寒热二字句逗谓连翘主治寒热，出于《神农经》，
凡伤寒、中风之寒热，一概用之。岂知风寒之寒热，起于皮肤；鼠瘘之
寒热，起于血脉，风马牛不相及也。医可不知《内经》乎？《灵枢》论
营卫气血，乃医家根本之学，浅人视为针经，良可惜也。

瓜 蒂

【药释】

〔本经〕上品。气味苦，寒，有毒。《大明》曰无毒，合于《本经》上
品药例。主大水，身面四肢浮肿，下水，杀盛毒，虫为土湿木郁所生，故能
下水，即可杀虫。咳逆上气，高者越之。及食诸果，病在胸腹中，皆吐下
之。是经方用为吐药之主。

〔好古〕得麝香、细辛，治鼻不闻香臭。

【经证证药】

主治

（一）瓜蒂散

瓜蒂一分，熬黄　赤小豆一分

上二味，分别捣筛，为散已，合治之。取一钱匕，以香豉一合，用

热汤七合煮作稀糜，去滓，取汁和散，温顿服之。不吐者，少少加；得快吐乃止。诸亡血虚家，不可与瓜蒂散。

（1）治太阳病如桂枝证，头不痛，项不强，寸脉微浮，胸中痞硬，气上冲咽喉不得息者，此为胸有寒也。当吐之。（166）

此太阳寒邪入里，大小陷胸证外，宜用吐法者。肺气通于肾，肾气上冲，肺气不降，故胸中痞硬。督脉经邪，合于冲脉，冲脉挟胃作逆，故头不痛，项不强，气冲咽不得息也。以病在膈上，故宜吐。酸苦涌泄为阴，故以瓜蒂之苦，赤豆之酸，和散以吐之。汤者香豉为粥者，恐吐伤胃气。香粥能通大络，安胃气也。此邪在上者，因而越之之法也。

（2）治厥阴病（人），手足厥冷，脉乍紧者，邪结在胸中，心下满而烦，饥不能食者，病在胸中，当须吐之。（355）

此痰厥证也。肝肾之脉，同注肺中，肺俞寒则肾水不行，化而为痰，结滞胃络，四肢不得禀气于胃，故为痰厥也。水饮结胸，肝气不舒，故脉乍紧也。膻中为心主宫城，胃气不降，宫城被逼，故心下烦满也。厥阴为病，消渴气冲，故饥不欲食也。以寒邪结于膈上，故宜吐之也。

（二）一物瓜蒂汤

瓜蒂二十个

上剉，以水一升，煮取五合，去滓，顿服。

治太阳中暍，身热疼重，而脉微弱，此以夏月伤冷水，水行皮中所致也。（《金匮·痉湿暍》篇）

肺主卫气，行于皮毛，散布水精，暑月汗出，感寒伤冷，卫气外闭，湿合太阴，故身热而疼重也。太阳中暍，肺金内敛，卫气失常，营血郁涩，营行脉中，故水行皮中，脉微弱也。瓜蒂善治皮水，故重用一物以涌吐之。

【经解】

《金匮·水气》篇："病者苦水，面目身体四肢皆肿。（小便不利，脉之，不言水，反言胸中痛，）气上冲（咽，状如炙肉，当）微（咳）喘者。（审如师言，其脉何类？）师曰：寸口脉沉而紧，（沉为水、紧为寒，）沉紧相搏，结在关元，（始时尚微，年盛不觉，）阳衰之后，营卫相干，阳损阴盛，结寒微动，肾气上冲，……小便不利，（水谷不化，）因之（面目手足）四肢浮肿也。"又曰："肺水者，其身肿，小便难，（时时鸭溏，）脾水者，（其）腹大（，四）肢（苦）重，津液不生，但苦少气，（小便难。）""皮水为病，四肢肿，（水气）病在皮肤中。"《灵枢·邪气脏腑病形》："脾脉微滑为虫毒蛕蝎腹热。"《本经》主下水、杀虫、咳逆。皆经论阳损阴盛之证。惟皮水《金匮》以防己茯苓汤主治。瓜蒂治中暍水行皮中，以肺主皮毛，居于膈上，为五脏之长。皮水泛逆，由肺气不降，故因而越之。此《本经》所以主大水、虫毒也。

《素问·太阴阳明论》："阴病者，下行极而上。"《素问·痹论》："脾痹者，四肢解堕，发咳（呕汁），上为大塞。"《素问·评热病论》：诸有水气者，胃中不和，正偃咳甚。上迫肺也。瓜蒂以苦生甘，从阴出阳，苦涌之性，为生土所化，故能涌吐浊瘀。《本经》所以主病在胸腹，皆吐下之也。

【闲按】

《本草经·例》云：上药为君，主养命应天；下药为佐，主治病应地。故药上品无毒，下品有毒。瓜蒂以毒治病，而《本经》列于上品，岂传袭之误耶？惟其性善吐瘀浊。《素问·阴阳应象大论》："（故）病因其轻而扬之，因其重而减之，……因其高（者，因）而越之。（其下者，引而竭之，）中满者，泻之于内。"知轻扬、重减、高越、内泻，则瓜蒂吐下之用尽矣。

《汪讱庵医案》：张子和治病，用吐法尤多。丹溪治许白云大吐二十余日。治小便不通，亦用吐法。一女病痀喘，教取瓜蒂七枚，为末服之，吐痰如胶，病立扫。今人惟知汗下，而吐法不用，致结塞而成坏证者多矣。按经云：亡血家不可用。以大吐亡阳，大下亡阴也。故用七枚瓜蒂，慎之也。

赤小豆

【药释】

〔本经〕中品。气味甘，酸，平，无毒。主下水肿，敛肺燥脾。排痈

353

肿脓血。下心气，行肾水。

〔别录〕主寒热，热中，消渴，止泄痢，利小便，下胀满，吐逆卒澼。

〔药性〕消热毒痈肿，散恶血，除烦满，通气，健脾胃，令人美食。捣末同鸡子白，涂一切热毒痈肿。煮汁，洗小儿黄烂疮，不过三度。

〔纲目〕辟温疫，治产难，下胞衣，通乳汁。和鲤鱼、鳢鱼、鲫鱼、黄雌鸡煮食，并能利水消肿。

【经证证药】

一、主治

（一）赤小豆当归散

赤小豆三升，浸令芽出，曝干　　当归十分

上二味，杵为散，浆水服方寸匕，日三服。

（1）治病者脉数，无热，微烦，默默但欲卧，汗出，初得之三四日，目赤如鸠眼；七八日，目四眦黑。若能食者，脓已成也。此名狐惑病。（《金匮·百合》篇）

本论曰：狐惑之为病，目不得闭。肝主五色，开窍于目，入心为赤，入肾为黑，心行血，肾行水，初病血热，故目赤。久则精伤，故目黑。若能食者，土精未败，精血化脓，肾肝已有生机。故以赤豆降心气，泻湿利水以行卫；当归滋心血，息风润木以行营也。

（2）治下血病，先血后便者，此近血也。（《金匮·惊悸》篇）

肝主血胞，胞络系肾，肾络膀胱。水气滞留，则血气不能从冲脉上渗诸阳，下注于肛门，故曰近血。当归温肝以通胞；赤豆交心肾之气，以行水也。此治血在行水，水行血归经之法也。

二、佐治

1.《伤寒》麻黄连轺赤小豆汤：治表证未解，瘀热在里，身必发黄。以太阳标热与阳明燥热，合于太阴之湿，而热瘀发黄也。赤豆佐麻、翘、燥湿利水也。

2.《金匮》瓜蒂散：治胸中痞硬，气冲咽喉，不得息。以胸中有寒，心阳不下，故结而为痞。瓜蒂、豆豉涌吐寒痰；赤豆通心气，以泻湿淫也。

【经解】

《素问·水热穴论》："肾者，胃之关也。关门不利，故聚水（而从其类也）。""（故）其本在肾，其末在肺，皆积水也。""上下溢于皮肤，故为胕肿。胕肿者，聚水而生病也。"赤豆肾谷，能通心阳，以燥湿行水。故经方用治身黄。《本经》所以主下水肿也。

《灵枢·玉版》："胃者，水谷气血之海也。……胃之所出气血者，经隧也。经隧者，五脏六腑之大络也。""阳气有余，（营）阴气不行，乃发为痈疽。阴阳不通，两热相搏，乃化为脓。""腹胀便血，（若）其脉大，时绝，是二逆也。"故肺主卫气，心主营血，心肺之气，通于肾阴。赤豆利水以行血。故经方用治成脓近血。《本经》所以主排痈肿脓血也。

【闲按】

《素问·五常政大论》："肾其畏湿，其主（二）阴，其谷豆。"《素问·金匮真言论》："北方黑色，入通于肾，开窍于二阴，……其类水……其谷豆。"王冰注曰：豆，黑色也。此豆所以象肾，能利肾气，以行水也，小豆气味甘、酸，则宜肝脾，而形园色赤，又可以通心肾之气，以行营血。《本经》与经方主治，皆在行水利血。以膀胱之脉，络于肾，肾系胞络，故肾脏上火下水；而肾之大络，通于水府血海。惟赤豆能通心肾之气，故为水血兼医之药。

藜　芦

【药释】

〔本经〕下品。气味辛，寒，有毒。主蛊毒咳逆，泄痢肠澼，头疡疥瘙恶疮，杀诸虫毒，去死肌。皆土湿木郁，卫闭荣遏之证。

〔别录〕疗哕逆，喉痹不通，鼻中息肉，马刀烂疮。不入汤用。

〔药性〕主上气，去积年脓血泄痢。

〔苏颂〕吐上膈风涎，暗风痫病，小儿齁駒痰疾。

〔宗奭〕末，治马疥癣。

【经证证药】

主治

藜芦甘草汤（原方阙）

治病人常以手指臂肿动，（此人）身体𥆧𥆧者。（《金匮·趺蹶》篇）

手之三阴，自胸走手；手之三阳，自手走头。手经郁遏，由足经失上下行之序。营卫不通，故结而为肿。脾主肌肉，浊瘀大络，阻滞宗气，脉络湿淫，故身体𥆧动。此皆由湿痰胶粘于手足太阴之络。藜芦开肺管，利脾络，涤瘀浊，通宗气；佐以甘草，以解药毒，培土养阴也。

【经解】

《素问·五常政大论》："木不及曰委和，（委和之纪），……其病支废，痈肿疮疡，其甘虫，……其主飞蠹蛆雉，木复则虫食甘黄，脾土受邪。"王冰注曰：寒湿相合，金行伐木，假途于土，子居母内，虫之象也。《说文》：蛊，腹中虫也，乘肝脾之虚，穴于膈上，卒遇藜芦辛寒之毒，则涌吐而出。《本经》所以主蛊毒恶疮，杀诸虫毒也。

《素问·咳论》："肺咳不已，（则）大肠受之，（大肠咳状，）咳而遗矢。"《素问·痹论》："淫气喘息，痹聚在肺；……淫气遗溺，痹聚在肾；……淫气肌绝，痹聚在脾。"藜芦辛寒，内清太阴之湿，行少阴之水，其性毒烈，外敷肌肤之疡，散湿结之毒。《本经》所以主咳逆、泄痢、头疡、死肌也。

【闲按】

《素问·经脉别论》："脾气散精，上归于肺，通调水道，下输膀胱。"脾湿则金寒水冷，木郁虫生，疮疡疥瘙，肠澼，肌绝之证所由生也。张隐庵注：藜芦根黄白而外黑，禀金土水之气化。土气运行，则能治虫毒。金气流通，则能治咳逆。水气流行，则能治泄痢也。此以色味释之，而合于《内经》者，惟药气入胃，六腑受胃气下行，而手三阴病，往往难达。藜芦下咽，先清手太阴之脏，荡涤顽痰留饮，故尤宜于寸脉膈上之病。《素问·生气通天论》："汗出见湿，乃生痤痱。……劳汗当风，寒薄为皶，郁乃痤。"头疡、疥瘙、蛊毒、死肌皆风湿郁结所生。自非辛散毒烈之品，不足以攻毒散结。惟藜芦能之。

皂 荚

【药释】

〔本经〕下品。气味辛、咸、温，有小毒。主风痹死肌，太阴着痹
也。邪气，风头泪出，目风也。利九窍，杀精物。助金刚之气化也。

〔大明〕通关节，除头风，消痰杀虫，治骨蒸，开胃，中风口噤。

〔别录〕疗腹胀满，消谷，除咳嗽囊结，妇人胞不落，明目益精，
可为沐药，不入汤。

〔纲目〕通肺及大肠气，治咽喉痹塞，痰气喘咳，风疠疥癣。

【经证证药】

主治

皂荚丸

皂荚八两，刮去皮，用酥炙

上一味，末之，蜜丸梧子大，以枣膏和汤服三丸，日三、夜一服。

治咳逆上气，时时吐浊，但坐不得眠。(金匮·肺痿》篇)

本论上节言："咳而上气，喉中水鸡声，射干麻黄汤主之。"此节则
言肺胀，老痰实结肺管。胃之大络，不能下通，气逆闭塞，故时时唾
浊、咳不得眠也。皂荚入喉，缩肺管以生津，使老痰胶浊，涤荡而出。
蜜丸枣服，制毒烈，以除邪养正也。

附：孙用和急救稀涎散

大皂荚肥实不蛀者，四挺，去黑皮　　白矾光明者，一两，为末

每用半钱，重者三字，温水调灌，不大呕吐，只是微稀冷涎，或吐
出一二升，用药调治，当醒，不可使大吐之。

治卒中风，昏昏如醉，形体不收，或倒或不倒，或口角流涎，不
治者。

方论：此证风涎潮于上，胸痹气不通，宜用急救稀涎散吐之。

李濒湖云：皂荚属金，入手太阴、阳明之经。金胜木，燥胜风，故

兼入足厥阴，治风木之病。其味辛而性燥，气浮而散，吹之导之，则通经方蜜煎导法，有加用皂末者。上下诸窍；服之则治风湿痰喘肿满，杀虫；涂之则散肿消毒，搜风治疮。

【经解】

《素问·痹论》："肌痹不已，复感于邪，内舍于脾。""淫气肌绝，痹聚在脾。"《素问·风论》："风气循风府而上，（则为脑风、风）入系头，则为目风眼寒。"以风气由肺俞风府而入，着于手足太阴。皂荚涤太阴湿着之瘀。故经方用治唾浊。《本经》所以主风痹、死肌、风头、泪出也。

《素问·生气通天论》："阳不胜其阴，则五脏气争，九窍不通。"闭证有阴不胜阳者，皂治阳不胜阴也。《素问·金匮真言论》："背为阳，阳中之阴，肺也。"以肺为牝脏，位处上焦，以阴居阳，为五脏之长。阴邪合于太阴，则上为大塞，伏于太阴，则结为精物。皂荚辛咸毒烈，宜入手足太阴，扫发摘伏。故经方用治肺痈。《本经》所以主利九窍，杀精物也。

【闲按】

《素问·阴阳应象大论》："燥生金，金生辛，辛生肺，……（在）其味（为）辛。""寒生水，水生咸，咸生肾，……在味为咸。"启玄子曰：金气通于肾也。肺为五脏华盖，肾司六腑关阑。故肺病则上塞，肾病则下结。皂荚气味辛咸，得金水之气化，而气温有毒，特具刚烈之性质，故能斩关通窍，利用在缩肌生津，涤垢荡瘀。凡老痰宿积，胶黏于气遂者，服之则肉固液滋，胶粘失其根据，自然吐下而出。以是为决壅通塞，开闭救急之神丹。

卷十四

旋覆花

【药释】

〔本经〕下品。气味咸，温，有小毒。主结气，经方覆花汤证。胁下满，惊悸，散肝风也。除水，去五脏间寒热，补中下气。

〔别录〕消胸上痰结，唾如胶漆，心胁痰水，膀胱留饮，风气湿痹，皮间死肉，目中眵䁾，利大肠，通血脉，益色泽。

〔药性〕主水肿，逐大腹，开胃，止呕逆不下食。

〔好古〕消坚软痞，治噫气。

【经证证药】

主治

（一）旋覆代赭汤

旋覆花三两　人参二两　生姜五两　代赭石一两　甘草三两，炙　半夏半升，洗　大枣十二枚，擘

上七味，以水一斗，煮取六升，去滓，再煎取三升，温服一升，日三服。

治伤寒（发）汗（，若）吐（若）下（，解）后，心下痞硬，噫气不除者。（161）

此伤寒解后，胃虚肝郁证也。《灵枢·口问》："寒气客于胃，厥逆从下上散，复出于胃，故为噫。"由胃虚则水精不能滋木，木郁胃逆，肺气不通于肾，故痞结而噫不除也。参、草、姜、枣滋中土，以生水液；半夏通大络以降逆；君旋覆花以散结；佐赭石以镇逆，疏木利水也。

（二）旋覆花汤

旋覆花三两　葱十四茎　新绛少许

上三味，以水三升，煮取一升，顿服之。

（1）治肝着，其人常欲蹈（其）胸（上），先未苦时，但欲饮热者。（《金匮·五脏风寒》篇）

（2）治妇人得革脉，（则）半产漏下者。（《金匮·妇人杂病》篇）

五脏风寒着于肝，则肝不疏泄，为肝着。肝脉贯膈布胁肋，其支者贯膈注肺，故肝着风寒，常欲蹈胸，以疏通之。肝居相火之位，故痛则热渴。《金匮·妇人杂病》论：虚寒相搏，名曰革脉。以血海虚寒，故漏下半产。葱白、新绛温血海以通冲任；覆花散寒结，以疏肝郁也。

【经解】

《素问·五脏生成》："白，脉之至（也，喘而浮），上虚下实，惊，有积气在胸中，（喘而虚，名）曰肺痹。（寒热，得之醉而使内也。）青，脉之至（也）长而左右弹，有积气在心下，支胠。"以肝主胠胁，其脉入心，其气上冲，心气乘肺，结而不降也。《素问·五常政大论》："其发惊骇，其脏肝。"《灵枢·邪气脏腑病形》："肝脉……，微缓为水瘕痹（也），水聚则悸作。"皆肝郁证也。覆花行水以疏木。故经方用治肝着。《本经》所以主结气胁满，惊悸除水也。

《素问·金匮真言论》："腹为阴，阴中之阳，肝也。"王冰注：肝为牝脏，位处中焦。《素问·脏气法时论》："肝欲散，急食辛以散之，用辛补之。"覆花气味咸苦辛温，具涌泄发散之功。《本经》所以主补中下气也。

【闲按】

《素问·生气通天论》："风客淫气，精乃亡，邪伤肝也。"王冰注：风薄则热起，热盛则水干，水干则肾气不荣。此肝郁而邪着，气结水停、血滞气痛、惊悸、疝瘕之证所由生也。覆花疏木之功，在乎清金利水。故震亨谓冷利大肠，为走散之药。时珍谓行水下气，为手太阴阳明之药。而经方用以治肝着者，以肝藏血，其气上行。《素问·评热病论》："胞脉（者，）属心（而络于胞中），今气上迫肺，心气不得下通，故月事不来也。"所以清降金水，以滋木者，疏木然后木得所养，则心气下通于肾，而肝着除也。此圣法用药，非寻常思议可及者。

新　绛

【药释】

〔黄坤载〕红缨紫也。气味辛、平。入肝，行血利水渗湿。

【经证证药】

佐治

《金匮》旋覆花汤：治肝着。以行瘀利水也。

【闲按】

锦灰治吐、衄、下血，血痢。新绛为染丝，当为入肝行瘀之药。

代赭石

【药释】

〔本经〕下品。气味苦，寒，无毒。主鬼疰贼风蛊毒，腹中毒邪气，女子赤沃漏下。

〔别录〕主带下百病，产难胞不出，堕胎，养血气，除五脏血脉中热，血痹血瘀。大人小儿惊气入腹，及阴痿不起。

〔大明〕安胎健脾，止反胃吐血鼻衄，月经不止，肠风痔漏，泻痢脱精，尿血遗溺，夜多小便，小儿惊痫疳疾，金疮长肉。

【经证证药】

佐治

1. 旋覆代赭汤：治汗吐下后，心下痞硬，噫气不除者。以肝气主升，胃气失降而作痞噫。赭石镇肝惊，以降胃逆也。

2. 《金匮》滑石代赭汤：治百合病下之后者。以下后水气滞逆。赭石清金以利水也。

王好古云：代赭入手少阴、足厥阴经。怯则气浮，重所以镇之。代赭之重，以镇虚逆。故仲景治噫气不除则用之。

【经解】

《素问·阴阳应象大论》："风气通于肝。"《素问·本病论》："人或恚怒，气逆上而不下，即伤肝（也）。又遇（厥阴司天，）天数不及，……（有）见白尸鬼（见之），令人暴亡（也）。"《素问·五常政大论》："委和之纪，……其甘虫，邪伤肝也。"以木从金化，自腐之象。代赭色赤质重，能泄血分之风湿，镇气分之虚逆。风寒湿除，则木荣蠹消。此《本经》所以主贼风鬼疰蛊毒也。

《素问·骨空论》："任脉为病，（男子内结七疝，女子）带下瘕聚。冲脉为病，逆气里急。"赭石入胃清血分之热，下冲任之逆。《本经》所以主赤沃漏下也。

【闲按】

《灵枢·经脉》："肾足少阴之脉，……其直者，从肾上贯肝膈，入肺中。"故肾气上通于肝，肺气下通于肾。肝气升，肺气不降则水停，水停则木郁，郁而燥则风生，郁而湿则虫生，痞逆噫气，崩衄带漏，多由肝郁而厥阴阖也。代赭苦寒，其清降风热之功，全在泻金利水。故尤宜于气血逆冲诸证。

百 合

【药释】

〔本经〕中品。根，气味甘，平，无毒。主邪气腹胀、心痛，肺心痛也。利大小便，补中益气。

〔别录〕除浮肿胪胀，痞满寒热，通身疼痛，及乳难，喉痹，止涕泪。

〔药性〕除心下急满痛，治脚气，热咳逆。

〔大明〕安心定胆益志，养五脏，治癫邪狂叫惊悸，产后血狂运，杀蛊毒气，胁痈乳痈、发背、诸疮肿。

〔孟诜〕心急黄，宜蜜蒸食之。

〔宗奭〕治百合病。

〔元素〕温肺止嗽。

【经证证药】

一、主治

（一）百合知母汤

百合七枚，擘　知母三两，切

上先以水洗百合，渍一宿，当白沫出，去其水，更以泉水二升，煎去一升，去滓；别以泉水二升煎知母，取一升，去滓；后合和，煎取一升五合，分温再服。

治百合病发汗后者。（《金匮·百合》篇）

肺朝百脉。汗后肺虚，脏腑之邪，凑集于肺，塞滞水源。百合入胃，上益肺气；知母清虚热，下导水源。陈注：益其水源，下通膀胱，使天水气合，百邪自小便出是也。

（二）百合滑石代赭汤

百合七枚，擘　滑石三两，碎，绵裹　代赭石如弹子丸大一枚，碎，绵裹

上先以水洗百合，渍一宿，当白沫出，去其水，更以泉水二升，煎取一升，去滓；别以泉水二升煎滑石、代赭，取一升，去滓；后合和重煎，取一升五合，分温服。

治百合病下之后者。（《金匮·百合》篇）

下后胃虚，虚则挟客热而上熏肺金，则水道不调。滑石佐百合通调水道；代赭兼疏肝以镇逆驱热也。

（三）百合鸡子汤

百合七枚，擘　鸡子黄一枚

上先以水洗百合，渍一宿，当白沫出，去其水，更以泉水二升，煎取一升，去滓，纳鸡子黄，搅匀，煎五分，温服。

治百合病吐之后者。（《金匮·百合》篇）

吐伤脾精，则肺虚胃燥。鸡子黄佐百合，补脾精以润胃燥，土为金母，虚则培母法也。

（四）百合地黄汤

百合七枚，擘　生地黄汁一升

上以水洗百合，渍一宿，当白沫出，去其水，更以泉水二升，煎取一升，去滓，纳地黄汁，煎取一升五合，分温再服。中病勿更服。大便当如漆。

治百合病不经吐、下、发汗，病形如初者。（《金匮·百合》篇）

肺主气，肝司血。病久则金令不行，木郁不疏。百合敛金以行气而利水；生地滋木以清热而行血，气血流通，则久瘀自当下如漆者，中病故也。中病则水自小便去；瘀由大便出也。

（五）百合滑石散

百合一两，炙　滑石二两

上为散，饮服方寸匕，日三服。当微利者，止服，热则除。

治百合病变发热者。（《金匮·百合》篇）

膀胱为太阳经腑，热邪由寒而化，第不因误下虚陷胃阳，故只用滑石佐百合，上补肺气，下通水府，以清热化也。

（六）百合洗方

上以百合一升，以水一斗渍之一宿，以洗身，洗已，食煮饼，勿以盐豉也。

治百合病一月不解，变成渴者。（《金匮·百合》篇）

皮毛者，肺之合。百合外洗，以通肺气；食煮饼以温分肉。戒咸豉，防助脾湿也。

【经解】

《灵枢·邪气脏腑病形》："邪（气）之中人（也奈何？）……高下有度（乎？岐伯曰:），身半已上（者），邪中之（也）；身半已下，湿中之（也）"。《灵枢·厥病》："厥心痛，腹胀胸满，心尤痛甚者，胃心痛也。……厥心痛，卧若徒居、心痛（间），动作痛益甚，（色不变），肺心痛也。……真心痛，手足清至节，不治。"《素问·厥论》："太阴之厥，则腹满膜胀，……食则呕，不得卧。"盖喉主天气，通于肺，肺居身半以上，外邪由毛孔气管而入内，邪由胃腑肺脉而上。百合得金土相生之化，能升降金土之气，开胃腑，下肺气，以清心宫。《本经》所以主邪气心痛腹胀也。

【闲按】

百合经方主治，清金利水之用具多，《素问·经脉别论》："脾气散精，上归于肺，通调水道，下输膀胱。"王冰注曰：金气通于肾也。百合之病，有不可以五脏六腑病形名状者，求其本源，由水谷之精，不能循肺脉以散布，金不生水而精虚，精虚则饮食起居不能如常。此本论所谓百脉一宗，悉致其病也。惟肺朝百脉，为心之盖，肾之母，五脏之长。《素问·通评虚实论》："精气夺则虚。……气虚者·肺虚也。"故病名百合。即用百合之药，以治之。《本经》百合补中益气，利小便。以其色白，味甘，气平，能升土气以生金，补金气以滋水，而清凉温润之性，尤宜于调理气分。惟须依经方法渍去白沫，重用乃效也。

苦 参

【药释】

〔本经〕中品。根，气味苦，寒，无毒。主心腹结气，癥瘕积聚，黄疸，溺有余沥，逐水，除痈肿，补中，明目止泪。皆血分湿淫之证。

〔别录〕养肝胆气，安五脏，平胃气，令人嗜食轻身，定志益精，利九窍，除伏热肠澼，止渴，醒酒，小便黄赤，疗恶疮、下部𧏾。经方主治。

〔药性〕治热毒风，皮肌烦燥生疮，赤癞眉脱，主除大热嗜睡，治腹中冷痛，中恶腹痛。

【经证证药】

一、主治

苦参汤

苦参一升

以水一斗，煎取七升，去滓，熏洗，日三。

治狐惑病，蚀于下部则咽干者。（《金匮·百合》篇）

肝主筋，前阴为宗筋所聚。邪伤厥阴，风木郁而蜃生，故蚀下部。厥阴之脉循喉咙之后，上入颃颡，故咽干。苦参清热去湿，湿去则蚀医，热清则咽润也。

二、佐治

当归苦参贝母丸：治妊妇小便难，饮食如故。以胎气阻遏，肝木不能疏泄，故小便难。苦参泻相火，以清肝利湿也。

【经解】

《难经·二十九难》："任（之）脉为病，其内苦结，男子（为）七疝，女子（为）瘕聚。""冲（之）脉为病，逆气而里急。"冲为血海，任主胞胎，以肝为血脏，郁而为病也。肝木与相火同居厥阴。苦参之苦，能清相火，以泄乙木。《本经》所以主癥瘕结气积聚也。

《素问·刺热》："肝热病者，小便先黄。"《素问·评热病论》："小便黄者，少腹中有热也。"苦参之苦，能固宗筋，以清燥血分之热。《本经》所以主黄疸，溺有余沥也。

《素问·痈疽》："寒邪客于经络（之中），则血泣（，血泣则）不通，（不通则）卫气归之，不得复反，故痈肿。寒气化（为）热，热盛则腐肉。"苦参清心降火，逐水行血。《本经》所以主痈肿也。

《素问·五脏生成》："诸血者，皆属于心，……（故）人卧则血归于肝，肝受血而能视。"王冰注曰：肝主血海故也。是以肝叶举则泪出，血气虚则目昏。苦参清风木以泻肝热。《本经》所以主明目止泪也。

【闲按】

经方以苦参治咽干，小便难。所以清心泻肝，以达冲任之源也。《素问·骨空论》："任脉（者，）起于中极之下，（以）上毛际，循腹里，上关元，至咽喉。……冲脉（者，）起于气街，并少阴之经，侠脐（上行，）至胸中（而散）。"冲、任与督三脉一源。督起少腹以下骨中央，入系阴廷孔，溺孔之端。其脉循阴器，是故癥瘕结疝，黄疸余沥，咽干便难，三脉皆病也。三脉之为病，由肾气不通，肾气不通，由肝气郁遏。盖肝气主升，肺气主降。肝升而肺不降，则心气不能下通，是又月闭，痛肿，目疾所生也。苦参味极苦，而性极寒，能降肺气，清肝热，下心火，以通冲任之原。故为血分湿热，冲任之要药。

李根白皮

【药释】

〔别录〕下品。气味大寒，无毒。主消渴，止心烦逆奔豚气。主治出经方奔豚汤。

〔吴普〕治疮。

时珍曰：其苦涩者不可食。不沉水者有毒，不可食。

【经证证药】

佐治

《金匮》奔豚汤：治奔豚，气上冲胸，腹痛，往来寒热者。《金匮·奔豚》篇："师曰：奔豚病，从少腹起，上冲咽喉，发作欲死，复还止，皆从惊恐得之。"惊则肝病，恐则肾病。肝肾俱病，则奔豚气冲。甘李根白皮，清肝疏木，泻肾邪以行水积也。

【闲按】

《素问·阴阳应象大论》："肾生骨髓，髓生肝。"此乙癸同原也。而冲任二脉，又挟肾肝之脉以上行。所以不为病者，以戊土与辛金镇降之也。戊土热燥，则辛金不降，肾水不行，肝木失滋。冲为脉海，挟乙癸上行，而不下渗溪谷，则气上冲心之证作矣。《伤寒论》："厥阴之为病，消渴，气上撞心，心中疼热。"《难经·五十六难》："肾之积名曰奔豚，发于少腹，上至心下，若豚状，（或）上（或）下无时。（久不已），令人喘逆骨痿。"奔豚以肾脉贯肝络心，故乙癸同病也。《别录》李根白皮能止消渴，下冲逆，止心烦、息奔豚者，以气味大寒，入胃清热，降辛金之气，直通乙癸之源。故经方用治奔豚；陶弘景兼治齿痛也。

铅　粉

【药释】

〔本经〕释名粉锡。下品。气味辛，寒，无毒。主伏尸毒螫，杀三虫。经方主治。

〔别录〕去鳖瘕，疗恶疮，止小便利，堕胎。

〔药性〕治积聚不消。炒焦，止小儿疳痢。

〔大明〕治痈肿瘘烂，呕逆，疗癥瘕，小儿疳气。

〔宗奭〕止泄痢，久积痢。

〔纲目〕治食复劳复，坠痰消胀，治疥癣狐臭，黑须发。

弘景曰：胡粉金色者，疗尸虫弥良。

【经证证药】

佐治

（一）《金匮》甘草粉蜜汤：治蛔虫病吐涎，心痛，发作有时，毒药不止者。以少阴湿热生虫，故吐涎心痛，虫头逐热而上也。铅粉清热燥湿，杀虫毒也。

（二）《伤寒》猪肤汤：治少阴下痢咽痛，胸满心烦者。以少阴水火不交，水气下脱，故下利火气不降，咽痛满烦也。白粉泻君火固下脱也。

（三）蛇床子散：治妇人阴中寒，以肾气下脱，湿淫生寒。和以白粉，以燥湿涩脱也。

【经解】

《灵枢·邪气脏腑病形》："脾脉……微滑为虫毒蛕蝎（腹热）。"《说文》：蛕，腹中长虫也。柳子厚骂尸虫文，脩蛕善心，短蛲穴胃。蛲，寸虫也。稽康《养生论》蝎盛则木朽。蝎，肝木郁化鳖瘕生虫也。《内经》未分三虫。经方专主蛔虫。铅粉辛寒，能降金泻火。《本经》所以主伏尸，杀三虫也。

【闲按】

铅粉经方用治咽痛阴蚀，取其寒湿下沉，镇燥少阴湿热也。其主蛔虫症者，治在吐涎心痛也。《灵枢·厥病》："腹热喜渴涎出者，是蛟蛕也。"《灵枢·口问》"胃中有热则虫动，虫动则胃缓，胃缓则廉泉开，故涎下。补足少阴。"以少阴上火下水，水寒火热，虫恶寒而喜热，故心痛涎出。铅粉为对症之药，若兼风寒湿痹，而生寸白，是又金寒水冷所致。铅粉虽杀虫要药。佐姜、附、川椒方可奏功。辛寒重镇之品，当慎用之。

雄 黄

【药释】

〔本经〕中品。气味苦，平、寒，有毒。主寒热，鼠瘘，恶疮，疽痔，死肌，杀百虫毒。

〔别录〕疗疥虫𧏾疮，目痛，鼻中息肉，及绝筋破骨，百节中大风，积聚癖气，中恶腹痛鬼疰，杀诸蛇虺毒，解藜芦毒，悦泽人面。

〔纲目〕治疟疾寒热，伏暑泄痢，饮酒成癖。惊痫，头风眩运，化腹中瘀血，杀劳虫疳虫。

甄权曰：雄黄能杀百毒，辟百邪，杀蛊毒。

附：雌黄

〔本经〕中品。气味辛，平，有毒。主恶疮，头秃，痂疥，杀毒虫虱、身痒，邪气诸毒。炼之久服，轻身增年不老。

〔纲目〕治冷痰劳嗽，血气虫积，心腹痛，癫痫，解毒。

【经证证药】

一、主治

雄黄散

雄黄

上一味为末，筒瓦二枚合之，烧向肛熏之。

治狐惑蚀于肛者。（《金匮·百合》篇）

本论曰："狐惑（之）为病，状如伤寒，默默欲眠，目不得闭，卧起不安。……恶闻食臭。""蚀于喉为惑，蚀于阴为狐。"此蚀在后阴，狐病也。肾开窍于二阴，肝木郁陷，精败水蓄，积湿生秽而生虫𧏾。雄黄烧熏燥湿解秽，解毒杀虫也。

二、佐治

《金匮》升麻鳖甲汤：治阳毒面赤发斑，咽痛吐脓血者。风寒之邪，郁于太阳，传入手足少阴，从君火化热，卫阳外闭，营阴内发，故面赤斑斑如锦纹。少阴之脉，系于咽，故咽痛。三火刑金，故吐脓血。以三阳上越，故用雄黄、蜀椒镇火逆，以启水源，导卫阳结毒，自水府而泻也。其阴毒去蜀椒、雄黄者，以坎阳下泄，君火已微，阳气内陷，不可镇泻也。

抱扑子曰：带雄黄入山林，即不畏蛇。若蛇中人，以少许敷之，登时愈。吴楚之地，暑湿郁蒸，多毒虫，及射工、沙虱之类，但以雄黄、大蒜等份，合捣一丸服之。或已中者，涂之亦良。

宗奭曰：焚之，蛇皆远去。

【经解】

《灵枢·寒热》："寒热瘰疬在于颈腋者，……（此）皆鼠瘘寒热之毒气也，留于脉而不去（者）也。"《素问·生气通天论》："邪伤肝（也），（因而饱食），筋脉横解，肠澼为痔。"心主脉；肝藏血。雄黄降君相之火，泻阳毒而伐肝邪。《本经》所以主鼠瘘恶疮疽痔也。

【闲按】

雄黄经方熏狐惑，以石汞而生烈焰，可以解阴秽也。治阳毒发斑，以金石而生寒水，可以泻热结也。《本经》炼饵，轻身神仙者，以化金生水，可以取坎填离也。抱朴子言饵法，或以蒸煮，或以硝石化为水，或以猪脂裹蒸之，于赤土下，或以松脂和之，或以三物炼之如布，白如水。服之令人长生，除百病，杀三虫。伏火者，可点铜成金，变银成金。此虽神仙黄白之术，未经尝试。然以例解毒螫，避秽，特着灵功也。

丹　砂朱砂也

【药释】

〔本经〕上品。气味甘，微寒，无毒。主身体五脏百病，心主五脏也，养精神，安魂魄，益气明目，……能化为汞。

〔药性〕镇心，主尸疰抽风。

〔纲目〕治惊痫，解胎毒、痘毒，驱邪疟，能发汗。

【经证证药】

佐治

《金匮》赤丸：治寒气厥逆。以坎离不交，心阳失根，故气厥而逆。丹砂见纯阳正色，以佐乌头、苓、辛、夏驱除阴邪，镇摄浮散之心阳，归根于肾阴，以救逆也。

【经解】

《素问·宣明五气》：“心藏神，肺藏魄，肝藏魂，脾藏意，肾藏志。”王冰注曰：肾受五脏六腑之精，元气之本，生成之根。朱砂镇心神，归根于肾精，有生水济火之功。《本经》所以主养精神，安魂魄，益气明目也。

《素问·刺法论》：人虚即神游失守，鬼神外干人。肝虚天虚，汗出于肝，魂游于上。心虚，君相二火失守，汗出于心，神魂逆上入泥丸。肾病，太阳司天失守，汗出于肾，肾神退游于黄庭。脾肺虚，皆神智上游，见有死鬼，致人暴亡，名曰死厥。朱砂镇上逆之神魂，摄不聚之精魄，外邪自弗能干。《本经》所以主杀精魅邪恶鬼，通神明也。

【闲按】

《素问·金匮真言论》：“南方赤色，入通于心，开窍于耳，藏精于心，故病在五脏。”《素问·五运行大论》：“心生血，血生脾。（其在天为热，在地为火，）在体为脉，在气为息。”肾主纳气，为生成之根。朱砂，《本经》首主五脏百病。经方厥逆，治以赤丸。以能镇离火归根于坎水，其平、甘之性，尤能入黄庭，而保智、意二神，故《本经》列为上品首味，以为通神不老之药也。抱朴子云：临沅县廖氏家世寿考，后徙去，他人居其故宅，复多寿考，疑其井水赤，掘之得古人埋丹砂数十斛。饮此水而得寿，况炼服者乎？葛仙最服膺《农经》。此段征引，以发明不老功效，信不诬也。

石 韦

【药释】

〔本经〕中品。气味苦，平，无毒。主劳热邪气，五癃闭不通，利小便水道。

〔别录〕止烦下气，通膀胱满，补五劳，安五脏，去恶风，益精气。

〔纲目〕主漏崩、金疮，清肺气。

【经证证药】

佐治

《金匮》鳖甲煎丸：治久疟疟母。膀胱之内为血胞。病久肝郁，则水血相搏，结为癥瘕，发作有时，是为疟母。石韦通利小便五癃，行血分之水也。

【经解】

《金匮·血痹》篇：劳之为病，短气里急，小便不利。《素问·评热病论》："阴虚者阳必凑之，故少气时热而汗出也。小便黄者，少腹中有热也。"《素问·刺热》："肾热病者，（先）腰痛胻酸，苦渴数饮，身热。"盖肾主骨髓，寒邪伏藏于肾，阳气化热，肾脂枯不长，或为用力所伤，则骨蒸劳热之病作。石韦利水通淋，泻太阳结邪。《本经》所以主劳热，邪气也。

【闲按】

《灵枢·五癃津液别》：水谷输于肠胃，渗入膀胱，则为溺与气。邪气内逆，则气为之闭塞而不行。《素问·气厥论》："胞移热于膀胱，则癃溺血。"王冰注：膀胱为津液之府；胞为受纳之司。胞中外热，阴络内溢，故不得小便而溺血。《金匮》石韦佐治疟母，所以行血分之水也。《本经》主五癃者，以味苦气平，能泄水中之邪，以救阴精也。《别录》特著益精气。以肾恶燥。石韦能泄热邪，有固肾之功焉。

蒲 黄

【药释】

〔本经〕上品。气味甘，平，无毒。主心腹膀胱寒热，利小便，止血，消瘀血。久服轻身益气力，延年神仙。

〔药性〕主痫血，止鼻衄吐血，治尿血泻血，利水道，通经脉，止女子崩中。

〔大明〕妇人带下，月候不匀，血气心腹痛，妊妇下血坠胎，血运血症，儿枕急痛，颠扑血闷，排脓，疮疖、游风、肿毒，下乳汁，止泄精。

〔纲目〕凉血活血，止心腹诸痛。

【经证证药】

主治

蒲灰散

蒲灰七分　滑石三分

上二味，杵为散，饮服方寸匕，日三服。

（1）治小便不利。（《金匮·消渴》篇）

胞移热于膀胱，则癃。以蒲烧灰，佐以滑石，渗湿泻热利水府也。

（2）治厥而皮水者。（《金匮·水气》篇）

本论："渴而不恶寒者（，此）为皮水，"证兼见厥逆，由肺金不以下降。蒲生于水。烧而为灰，得火化之性，能降敛金气，以通于肾也。

【闲按】

《素问·水热穴论》："肾者，胃之关也，关门不利，故聚水（而从其类也）。水上下溢于皮肤，故为跗肿。"蒲灰入太阴燥湿，走膀胱利水，特具神功。《本经》不载，而经方妙生化之用。陶隐居谓仲景用药，善以意消息者，此耳。

蛇床子

【药释】

〔本经〕上品。气味苦，平，无毒。主妇人阴中肿痛，男子阴痿湿痒，除痹气，利关节，癫痫恶疮。久服轻身。

〔别录〕温中下气，令妇人子脏热，男子阴强。久服好颜色，令人有子。

〔药性〕治男子女人虚湿痹，毒风顽痛，去男子腰疼，浴男子阴，去风冷，大益阳事。

〔大明〕暖丈夫阳气，助女人阴气，治腰胯酸痛，四肢顽痹，缩小便，去阴汗湿癣齿痛，赤白带下，小儿惊痫，扑损瘀血，煎汤浴大风身痒。

【经证证药】

主治

蛇床子散

蛇床子仁

上一味，末之，以白粉少许，和合相得，如枣大，绵裹纳之，自然温。

治妇人阴寒，温阴中坐药也。（《金匮·妇人杂病》篇）

湿寒流注于前阴，或肾气虚弱，邪由前阴入客于少阴之络，其寒在肾窍，故无掣痛挛急诸证。蛇床子温寒除痹，和以白粉，涩敛子宫，燥湿淫也。

时珍曰：蛇床乃右肾命门三焦气分之药，神农列之上品，不独补助男子，而又有益妇人，世人舍此，而求补药于毒域，岂非贱目贵耳乎。按：命门之说，《内经》无之，惟《难经·三十六难》言右肾命门，后之医家多祖之。究不如《内经》少阴之脏上火下水，免多歧也。濒湖论贵耳贱目，故附及之。

【经解】

《素问·厥论》："前阴者，宗筋之所聚，太阴、阳明之所合也。"阳气衰不能渗荣其经络，则阴气独在，太阴之湿与阳明之浊，流注于关门，着而不去，故生痿痛诸证。蛇床子启发肾脏之阳。《本经》所以主阴痿湿痒，阴中肿痛也。

《素问·痹论》：寒气胜者为痛痹；湿气胜者为着痹。骨痹不已，内舍于肾；筋痹不已，内舍于肝。《素问·五脏生成篇》："诸筋者，皆属于节。"蛇床温水行湿，能通乙癸之源。《本经》所以主除痹气，利关节也。

《难经·五十九难》："癫疾始发，意不乐，直视僵仆。"《素问·大奇论》："肝脉小急，痫瘛筋挛。"《素问·生气通天论》："阳气者，精则养神，柔则养筋。……俞气化薄，……营气不从，逆于肉理，乃生痈肿。"蛇床子滋肾以荣肝。肝主色。《本经》所以治癫痫恶疮，轻身好颜也。

【闲按】

《灵枢·动输》："冲脉者，十二经之海也，与少阴之大络，起于肾下。"故肾寒则经脉滞而不滑利，寒湿即着痹于八溪，流注于阴中，湿痒肿痛，癫痫恶疮所生也。蛇床久服能轻身好颜。以具有温肾水，滋肝木之功。水行木滋，是为上品养命之药。第兴阳强阴，欲火焚炽者，须慎服耳。

狼 牙

【药释】

〔本经〕下品。根，气味苦，寒，有毒。主邪气热气，疥瘙恶疡疮痔，去白虫。

〔药性〕治浮风瘙痒，煎汁洗恶疮。

〔大明〕杀腹脏一切虫，止赤白痢，煎服。

附：狼毒根

〔本经〕下品。根，气味辛，平，有大毒。主咳逆上气，破积聚、饮食，寒热水气，恶疮、鼠瘘、疽蚀，鬼精蛊毒，杀飞鸟走兽。

【经证证药】

主治

狼牙汤

狼牙三两

上一味，以水四升，煮取半升，以绵缠筋如茧，浸汤沥阴中，日四遍。

治少阴脉滑而数者，阴中即生疮，阴中蚀疮烂者。（《金匮·妇人杂病》篇）

陈注：若无狼牙，以狼毒代之。黄注：狼牙，川生者，佳；狼毒到处有之。

【经解】

《素问·生气通天论》：邪伤肝，肠澼为痔。《素问·五常政大论》："委和之纪，……其病肢废，痈肿疮疡，其甘虫，邪伤肝也。"缘肝主疏泄，肾主闭藏。阳气发泄，寒水制之，久则湿寒化热，怫郁而生疮疡。狼牙燥湿泄热，洗痔杀虫，具有特功。《本经》所以主邪热气也。

【闲按】

《灵枢·邪气脏腑病形》：脉滑者，为阳气盛，有热。脾脉微滑为有虫毒。肾脉滑甚为癃癀。癀，《仓颉篇》：阴病也。此可证《金匮》脉证，与《内经》吻合也。盖肝郁则肾气不行，不行则脾湿。前阴者，太阴阳明之合。故湿气流注，郁生疮痔。以狼牙之苦毒，由下部治之。效速而法良也。经验录：川狼牙草一味，洗虫痔神效。是为蜃疮必需之药。

升 麻

【药释】

〔别录〕上品。气味甘、苦，平、微寒，无毒。主解百毒，辟瘟疫瘴气邪气，蛊毒入口皆吐出。中恶腹痛，时气毒疠，头痛寒热，风肿诸毒，喉痛口疮。久服不夭，轻身长年。

〔好古〕牙根浮烂恶臭，太阳衄衄，为疮家圣药。

〔纲目〕消斑疹，行瘀血，治阳陷眩运。胸胁虚痛，久泄下痢，后重遗浊，带下崩中，血淋下血，阴痿足寒。

【经证证药】

一、主治

升麻鳖甲汤

升麻二两　当归一两　蜀椒炒，去汗，一两　甘草二两　鳖甲手指大一片，炙　雄黄半两，研

上六味，以水四升，煮取一升，顿服之，老小再服，取汗。

（1）治阳毒（之为）病，面赤斑斑如锦文，咽喉痛，吐脓血。五日可治，七日不可治。（《金匮·百合》篇）

（2）治阴毒（之为）病，面目清，身痛如被杖，咽喉痛。本方去雄黄、蜀椒主之。（《金匮·百合》篇）

阴阳疫疠之气，或由玄府，或由孔窍，入感于人，结于脏腑，郁于营卫，其结在阳明之分，为阳毒；其结在太阴之分，为阴毒。手足阳明之脉，行于面。毒邪与君火合化，故面赤斑斑如锦文。烈火刑金，故吐脓血。太阴之脉，交出厥阴之前，肝色青，开窍于目，其脉连目系上交额，故面目青。肝主筋，脾主肉，营血所藏，肢体所主，故身痛如被杖。心胃肝脾之脉，并循咽喉。邪结脏腑，毒气出入，故二毒皆有咽喉痛之证象。疫疠之气，流传最烈，经尽一周，救之不及，故五日可治，七日不可治也。升麻、甘草合甘苦以化毒气；鳖甲、当归合腥香以行恶血；雄黄、蜀椒上镇心阳，下温肾阴。其阴毒去此二味者，以心阳下陷，肾脉将脱，不宜降泻也。

二、佐治

《伤寒》麻黄升麻汤：治下后寸脉沉迟，手足厥逆，下部脉不至，咽喉不利，吐脓血，泄利不止者。以下伤脾精，肝气不升，肾气下泻，阴火刑金，故上吐脓血而下泄利也。心气不通于肾，心主脉，故下部脉不至也。肺肝脾肾之脉，并挟咽喉，心主与三焦之不下根于水，故咽喉不利也。麻黄启发水中之阳，升麻升清阳于至阴之下，上利咽，下升陷也。

东垣云：升麻发散阳明风邪，升胃中清气，引甘温之药上升，以补卫气之散，而实其表，故元气不足者，用此于阴中升阳，又缓带脉之缩急，凡胃虚伤冷郁遏阳气于脾土者，宜升麻、葛根，以升散其火郁也。

【经验录】

升麻地黄汤

升麻 地黄各三钱 石膏四钱 葛根 花粉各三钱 蜀椒 甘草各一钱

水三杯，煎至一杯，温服。滓再服。小便黄加竹叶五钱、北细辛一钱。

治牙龈肿痛，口疮，喉痛，及大便坚，小便赤者。

《直指方》治胃热齿痛，用升麻、生地二味，煎嗽咽，未得大效。此用佐升麻；臣使膏、葛、花粉、蜀椒。凡治喉肿而兼齿痛、口疮者，一服即效如桴鼓也。缘手足阳明之脉，环上下齿，而咽系于胃，舌根于脾，一阴一阳之火发，脾不升清，胃不降浊而为病也。升、葛升脾清；膏、枯降胃浊；地黄清阴火；甘草、蜀椒开胃关，解毒止痛也。

【经解】

《灵枢·邪气脏腑病形》：邪之中人，高下有度，身半以上邪中之。《素问·阴阳应象大论》："（故）邪风之至，疾如风雨。""（故）天之邪气，感则害人五脏；水谷（之）寒热，感则害（于）人六腑。"其高者，因而越之。升麻味甘苦，而性发越，经方用解阴阳二毒，以能升清阳而散瘀浊。《本经》所以主辟中恶邪气，吐蛊毒也。

《素问·刺法论》：司天未得迁正，司化失其常，三年化疫；地运不合，三年变疠。疫之与疠，上下刚柔，穷归一体。五疫之至，皆相染易，病状相似。不相染者，正气存内，气出于脑，邪不可干。升麻甘苦，得火土之正味，入手足阳明，升肝脾下陷之阳，环齿颊而上出巅顶。《本经》所以主辟瘟疫，邪疠时气诸毒也。

《素问·阴阳别论》："一阴一阳结谓之喉痹。"一阴心主之脉，一阳三焦之脉，并络于喉。邪热内结而为痹，升麻入胃清凉，其化毒破结，能升水气以救火逆。故经方用治咽喉不利。《本经》所以主喉痛也。

【闲按】

《素问·太阴阳明论》："（故）喉主天气，咽主地气。故阳受风气，阴受湿气。"天地之运气不正，化为疫疠，因阴阳所受而为毒。或由玄府而入，与风湿相搏，郁于营卫之分，则为斑疹、寒热头痛、风肿；或由空窍而入，乱脏腑清浊，结于肠胃胸膈之间，则为吐泄脓血、腹痛、口疮。惟心肺居于膈，邪秽出入，咽喉皆有不利之证象也。《灵枢·阴阳清浊》："气之大别，清者上注于肺，浊者下走于胃。胃之清气，上出于口；肺之浊气，下注于经。"故"浊而清者，上出于咽；清而浊者，则下行。"升麻辛凉升散，入手足阳明之经，分清浊相干之乱气。故凡头目口齿，治之甚灵。而其味甘苦，其性升越，尤能升清阳于至阴之下，通营阴于卫阳之中。故毒秽之气，结于胸胃者，能吐。而斑疹毒疠，崩带下脱之证，服之并效也。惟阴虚火逆者，须佐清凉重镇之药，而慎用之也。

鳖 甲

【药释】

〔本经〕中品。气味咸，平，无毒。主心腹癥瘕，坚积，主治疟母，为肝胆积邪。寒热，去痞疾、息肉，阴蚀、痔核、恶肉。

〔别录〕疗温疟，血瘕腰痛，小儿胁下坚。本经方主治。

〔药性〕主宿食，癥块痃癖，冷瘕、劳瘦，除骨热，骨节间劳热，结实壅塞，下气，治妇人漏下五色，下瘀血。

〔日华〕去血气，破癥结恶血，堕胎，消疮肿肠痈，并扑损瘀血。

〔震亨〕补阴补气。

〔纲目〕除老疟疟母，阴毒腹痛，劳复食复，以上皆本长沙治法。斑痘烦喘，小儿惊痫，妇人经脉不通，难产，产后阴脱，丈夫阴疮、石淋，敛溃痈。以上皆滋精益血养阴之功。

附：龟甲

〔本经〕上品。气味甘，平，有毒。经云："中湿者有毒，不中湿者无毒。"主漏下赤白，破癥瘕痎疟，五痔阴蚀，湿痹四肢重弱，小儿囟不合。久服，轻身不饥。

〔别录〕主惊恚气，心腹痛，不可久立，骨中寒热，伤寒劳复，或肌体寒热欲死，以作汤，良。久服，益气资智，使人能食。烧灰，治小儿头疮难燥，女子阴疮。

〔纲目〕治腰脚酸痛，补心肾，益大肠，止久痢久泄，主难产，消痈肿。烧灰，傅臁疮。

按：龟甲经方无主佐之证。后人有加味芎归汤，治难产，开交骨，催生甚灵。又虎潜丸方中，治股胫弱痛亦良。盖能益肾滋水生木，故兼有开骨破癥合囟之功。黄氏谓泻火滋阴，寒胃滑肠，不可久服。烧傅诸疮甚灵。盖有经验云。

【经证证药】

一、主治

鳖甲煎丸

鳖甲十二分，炙　乌扇三分，烧　黄芩三分　柴胡六分　鼠妇三分，熬　干姜三分　大黄三分　芍药五分　桂枝三分　葶苈一分，熬　石韦三分，去毛　厚朴三分　牡丹五分，去心　瞿麦二分　紫葳三分　半夏一分　人参一分　䗪虫五分，熬　阿胶三分，炙　蜂窠四分，炙　赤硝十二分　蜣螂六分，熬　桃仁二分

上二十三味，为末，取煅灶下灰一斗，清酒一斛五斗，浸灰，候酒尽一半，着鳖甲于中，煮令泛烂如胶漆，绞取汁，纳诸药，煎为丸，如梧子大，空心服七丸，日三服。

《千金方》用鳖甲十二片，又有海藻三分，大戟一分，䗪虫五分，无鼠妇、赤硝二味，以鳖甲煎和诸药为丸。

治（病）疟病，以月（一日发，当以十五日愈；设）不瘥者，（当月尽解；如其不瘥，当云何？师曰：此）结为癥瘕，名曰疟母，当急治之。（《金匮·疟病》篇）

风寒暑湿之邪，痹于营卫，客于肝胆之分，阴阳乘除，寒热循环，则为疟，疟邪假血和痰，坚结两胁之下，则为疟母。非一君二臣三使之方所能兼治也。方用桃仁承气，开膀胱少腹之结，以芒硝易赤硝，取其性烈而入血分也；桂枝汤去大枣，以生姜易干姜，通太阳营分之结，温土而行湿也；佐以射干、瞿麦、石韦、葶苈，驱痰行水也；小柴胡汤加紫葳、厚朴，开胆气少阳之结，转输邪逆也；君鳖甲，佐以鼠妇、阿胶、丹皮、䗪虫、蜂窠、蜣螂，行肝血冲任之结，合桃仁承气，以破癥瘕也；以灶灰和清酒煮制药丸，以利水湿行经络也。空心三服，入疟母之窠，化痰逐血，俾疟邪所结，自水血之分而下也。

王晋三注：此丸多集灵动之物，水陆飞潜咸备，恐诸虫乱神明，故取鳖甲为君守之，其泄厥阴、破疟瘕之功，非草木可比也。

二、佐治

《金匮》升麻鳖甲汤：治阴阳毒发斑。以表邪复郁，卫闭营热，发

而成斑，木燥水涸，逆火上炎，咽痛而吐脓血。鳖甲行水滋木，解毒养营也。

【经解】

《素问·生气通天论》："夏伤于暑，秋为痎疟。""魄汗未尽，形弱而气烁，穴俞以闭，发为风疟。"《素问·金匮真言论》："夏暑汗不出者，秋成风疟。"又曰："秋善病风疟。"以凉折暑，乃为是病也。由六气之淫，不由汗解，穷极于风木之脏，发而为疟，结而为母也。鳖甲煎治疟母。《本经》所以主心腹癥瘕，坚积寒热也。

《难经·五十六难》："肝之积（名）曰肥气，在左胁下，如覆杯，（有头足）。久不愈，令人发咳逆，痎疟，连岁不已。""心之积（名）曰伏梁，起脐上，至心下，大如臂，（上至心下）。久不愈，令人（病）烦心。"鳖甲水族，味咸，能伏心火归根肾水，以滋木行血，行肝脏疏泄之令。《本经》所以主积痞也。

《素问·五脏别论》："（故）五气入鼻，藏于心肺。心肺有病，（而）鼻为之不利也。"古方书鼻肒曰息菌（"菌"，音义同"蕈"），鼻不通息为病也。《素问·五常政大论》："其甘虫，邪伤肝也。""其病癃闭，邪伤肾也。"《素问·生气通天论》：邪伤肝，肠澼为痔。前阴为宗筋之聚，关窍二阴。肝木郁遏，金气不降，水气不行，而为以上各病。鳖甲清金利水，疏肝行血。《本经》所以主息肉、阴蚀、痔核、恶肉也。

【闲按】

《金匮·疟病》：一月不瘥，结为癥瘕，名疟母。即《本经》心腹癥瘕是也。《素问·疟论》：痎疟皆生于风，风中于腰脊者，气至腰脊而病。病并于阳，阳盛；并于阴，阴盛。阴盛则寒，阳盛则热。即《本经》所主之寒热也。后之论疟者，略十二经，而独重肝胆。而经方必具阴阳之用，如鳖甲煎丸是也。注此方者，以方中类多虫介，谓偏重行血。实则肝主疏泄，疟母之结，当由疏泄失职。然《疟论》温寒之疟，舍于肾脏。因风寒中伤，痹于骨髓之中，肾主藏精，精亡则肝木失滋，膀胱水府居小肠、冲任之间，水血不通，而积成矣。此癥瘕痞积、虫毒、痔蚀之证所由生也。经方以鳖甲治疟母，阴阳毒；后贤以龟甲治难产，骨痿。皆著灵功。皆滋水生木行血之功也。李濒湖云：龟甲能通督、任，鳖甲为肝经血分之药，求其所以然，龟、鳖二甲，以水族之脱壳，生于血肉之坚结，故能益精生血，行疏泄之令，一切郁积可因润而下矣。

紫 葳

【药释】

〔本经〕中品。花，气味酸，微寒，无毒。主妇人产乳余疾，崩中，癥瘕血闭，寒热羸瘦，养胎。

〔药性〕产后奔血不定，淋沥，主热风风痫，大小便不利，肠中结实。

【经证证药】

佐治

《金匮》鳖甲煎丸：治疟结。破瘀消癥也。

【经解】

《灵枢·百病始生》："阳络伤则血外溢，（血外溢则）为衄（血）。阴络伤则血内溢，（血内溢则）为后血。"《金匮·妇人妊娠病》：妇人宿有癥病，漏下不止，动在脐上者，为癥痼害。所以血不止者，其癥不去也。缘肝主血海，其气温升。失其温升，则疏散之令不行，血积而成癥瘕。崩中之证，经无明文，病由脾土下陷，乙木不升，故血大下也。紫葳酸敛肝，寒清心，心主行血，故经方佐治鳖甲煎疟母癥瘕之病。《本经》所以主崩中癥瘕，血闭养胎也。

【闲按】

《素问·上古天真论》："女子……二七（而）天癸至，任脉通，太冲脉盛，月事以时下，故有子。"《素问·评热病论》："月事不来者，胞脉闭也。胞脉（者，）属心而络（于）胞中。今气上迫肺，心气不得下通，故月事不来（也）。"此妇人癥瘕、崩漏、血闭、羸瘦、胎乳诸病所由来也。《灵枢·决气》："中焦受气取汁，变化而赤，是谓血。（何谓脉？岐伯曰：）壅遏营气，令无所避，是谓脉。"是妇人产乳余疾，皆生于中焦虚损。以谷精得金气而化乳，得火气而化血。紫葳色赤宜心，味酸宜肝，性寒而能降。金火心肺之气，通于血胞，故为行血通经之药。按：心火化血，由任通于胞；肺气化乳，由虚里通于乳。

鼠 妇

【药释】

〔本经〕下品。气味酸，温，无毒。主气癃不得小便，妇人月闭血瘕，痫、痉、寒热，利水道。

〔日华〕堕胎。

〔纲目〕治久疟寒热，风虫牙齿疼痛，小儿撮口惊风，鹅口疮，豆疮倒靥，解射工毒、蜘蛛毒，蚰蜒入耳。

【经证证药】

佐治

《金匮》鳖甲煎丸：治疟结癥瘕名曰疟母。鼠妇利水以行血也。

【经验录】

断疟仙方

鞋底板虫即鼠妇十四枚　狗蝇七枚，去头足。

二味共捣，以凉水取汁，煎水冲服。下腹中鸣，效。

治劳疟逾月不瘥，及妇人癥痕如疟。服诸草木药无效者。

《太平御览》载抱朴子治疟方：用鼠妇虫十四枚，各以糟酿之，名十四枚丸。发时水吞下便愈。葛氏《肘后方》治疟疾寒热：用鼠妇四枚，糖裹为丸。水下便断。又用鼠妇、豆豉各十四枚，捣丸，茨子大，未发前，汤服二丸；将发时，再服二丸，便止。其主治，皆本之经方鳖甲煎。此为简便良方。原方鼠妇，狗蝇各七枚，捣，水冲服。此易以捣汁，滴生水，冲服用熟水，分阴阳也。饮汁去滓，防秽呕也。服后腹中雷鸣，时许，大便利。小便长，病解。神效也。

【闲按】

《素问·气厥论》："胞移热于膀胱，则癃溺血。"王冰注：膀胱为津液之腑；胞为受纳之司。胞中外热，阴络内溢，则不得小便而溺血也。"膀胱移热于小肠，膈肠不便。""小肠移热于大肠，为虑瘕，为沉。"

"肾移热于肾，传为柔痉。"王冰注：骨痉强而不举，筋柔弱而无力也。《素问·大奇论》："心脉满大，痫瘛筋挛。"盖水血之分，受寒则结而为瘕；寒久化热，则闭而为癥。鼠妇生于湿秽之地，而得酸温曲直之性，故入肾利水，入胞行血。经方主治，与《大明》补注便癃、血闭、血瘕、痫痉、寒热。以其具有利水，堕胎之功效也。

蜣螂

【药释】

〔本经〕下品。气味咸，寒，有毒。主小儿惊痫瘛疭，腹胀寒热，大人癫疾狂易。

〔纲目〕治大小便不通，下痢赤白，脱肛，一切痔漏、疔肿，附骨疽疮，疬疡风，灸疮出血不止，鼻中息肉，小儿重舌。

【经证证药】

佐治

《金匮》鳖甲煎丸：治疟母。下大小肠膀胱血胞之邪结也。

【闲按】

《素问·大奇论》："心脉满大，（痫瘛筋挛，）肝脉小急，痫瘛筋挛。"以太阳寒邪传于厥阴，着有肝经，心火不能下温，故肝脉小急也。又云："肝脉骛暴，有所惊骇。"以阳气内薄，其脉迅急也。《素问·脉解》："阳上，尽在而阴气从下，下虚上实，故狂癫疾也。"《灵枢·经脉》：足阳明之脉，是动则病洒洒振寒，闻木音则惕然而惊，甚则登高弃衣，贲响腹胀。是主血所生病者，狂疟温淫身热。此经方佐治疟结癥瘕。而《本经》所以主惊痫瘛疭，腹胀寒热，癫疾狂易，病极于厥阴、阳明之证原也。濒湖谓为手足阳明厥阴主药是矣。不证以《素》《灵》，曷以知其为用也。

䗪虫

【药释】

〔本经〕中品。气味咸，寒，有毒。主心腹寒热洗洗，血积癥瘕，破坚，下血闭，生子大良。

〔纲目〕行产后血积，折伤瘀血，治重舌、木舌、口疮，小儿腹痛夜啼。

【经证证药】

佐治

1. 《金匮》大黄䗪虫丸：治五劳干血。

2. 鳖甲煎丸：治疟病一月不瘥，结为癥瘕，名曰疟母。

3. 下瘀血汤：治产妇腹中瘀血，着于脐下；亦主经水不利。

皆以破癥积，下坚聚也。

【经解】

《素问·刺疟》："（足）阳明之疟，令人先寒，洒淅（洒淅），（寒甚）久乃热。……（足）太阴之疟，（令人不乐，好太息，）不嗜食，多寒热（汗出）。"《灵枢·经脉》：阳明之脉循腹里，太阴之脉，出于厥阴之前，入腹中，其支者，从胃别注心。心主营，胃气阖，则脾精不布，肺气上迫，心气不得下通，疟邪所以着于厥阴肠胃之分也。鳖甲煎丸治疟病结为癥瘕。以䗪虫能破肠胃之积，行厥阴之血。《本经》所以主心腹寒热洗洗也。

【闲按】

冲为血海，任主胞胎。䗪虫冲任之药也。《素问·骨空论》：任脉起于中极之下，循腹里至咽喉。冲脉起于气冲，并足少阴之经，挟脐至胸中。任脉为病，内结七疝，女子瘕聚。冲脉为病，逆气里急。皆由膀胱之邪，内入少阴，少阴之水，不能滋肝，上生心火。冲脉上行诸阳，而不下灌诸阴。心气逆，鬲于肺胃，不能通于膀胱。此癥瘕、寒热、血闭、坚积、子宫成病也。䗪虫味咸入肾，气寒泻心，而湿生血肉之品，尤能下冲行任，通心肝血滞之原。故经方用破癥瘕，下干瘀诸血，与《本经》主治符合也。后人折伤接骨，多用土鳖烧研和药，则尤具通络生骨之功。

卷十五

桃 仁

【药释】

〔本经〕下品。气味苦、甘，平，无毒。主瘀血血闭，癥瘕邪气，杀小虫。

〔别录〕止咳逆上气，降肺金也。消心下坚硬，除卒暴出血，损伤圣药。通月水，止心腹痛。

〔元素〕治血结、血秘、血燥，通润大便，润燥金也。破蓄血。

〔纲目〕主血滞风痹，骨蒸，肝疟寒热，鬼注疼痛，产后血病。

【经证证药】

一、主治

桃仁承气汤

桃仁五十个，去皮尖　大黄四两　桂枝二两，去皮　芒硝二两　甘草二两，炙

上五味，以水七升，煮取二升半，去滓，纳芒硝，更上火微沸，下火。先食温服五合，日三服，当微利。

治太阳病不解，热结膀胱，其人如狂，血自下，下者愈。其外不解者，尚未可攻，当先解其外；外解已，但少腹急结者，（乃可）以此攻之。（106）

太阳之经，挟脊循膂属膀胱，膀胱与胞相连，悬于少腹之间。寒水之邪，从标化热，水气不行，故其人如狂。血自下者，心气通于任，故自可愈。惟膀胱者，津液之腑，膀胱热结，则津液竭而燥热入于血室。血室为冲任所起，故内结里急，冲任俱病也。方君桃仁润心脾，降肺

逆，以通冲任之原；桂枝通三焦下冲脉，以行太阳之气；甘草缓急保中；硝、黄荡涤热结，出血胞，自膀胱而下也。

二、佐治

1.《伤寒》抵当汤、丸：治太阳病，热在下焦，小腹硬满。以太阳随经，瘀热在里，为有血也。

2.《金匮》鳖甲煎丸：治疟病一月不愈，结为癥瘕，名曰疟母。以肝气不舒，邪结血分也。

3. 大黄䗪虫丸：治五劳羸瘦，内有干血。以缓中补虚行干血也。

4. 桂枝茯苓丸：治妇人宿有癥病，胎动在脐上者。以癥痼害胎。去癥漏也。

5. 下瘀血汤：治产妇腹痛，有瘀血着脐下。以经水不利，瘀血为病，去瘀以生新也。以上经方所主治，与《本经》瘀血血闭、癥瘕、邪气相符合也。

【经验录】

桃仁承气加栝根姜地汤

桃仁承气汤加栝根三钱，生地三钱，干姜二钱。水煎服。

治跌仆损伤，瘀血在肠胃膀胱，昏晕多迷，燥渴谵妄，腹胀身痛，秘结不便，服一剂取效如神。救验甚众也。

肝藏血，为风木之脏。跌仆重伤，则血亡而风生，故昏晕谵妄，险象环生也。方中桂枝倍加，不燥渴则不加花粉，不伤骨则不加生地。用以全活者甚众，胜于损伤套方多多矣。

【经解】

《素问·阴阳别论》："二阳之病发心脾，有不得隐曲，女子不月。"王冰注曰：二阳，大肠、胃脉也。肠胃病心脾受之，心受之则血不流，脾受之则味不化，是不能生血行血也。不得隐曲则忧伤肺，肺伤则血逆也。桃仁苦能泻心，甘能苏脾，而苦胜于甘，尤能降润燥金。此经方用桃仁以通经血之精义。《本经》所以主瘀血血闭也。

【闲按】

《素问·五常政大论》："审平之纪，……其气洁，其性刚，……其令燥，其藏肺，肺（其）畏热，在志为忧，……其果桃。"桃核外坚而内润，宜于燥金之脏也。《素问·阴阳应象大论》："辛伤皮毛，苦胜辛。"桃仁宜于辛散之治也。《素问·脏气法时论》："肺苦气上逆，急食苦以泻之。""脾欲缓，急食甘以缓之，用苦泻之，（甘补之。）"桃仁苦中微甘，是为手足太阴之正药。成无己、李时珍诸家，以经方用治血证，皆注为肝药。《素问·评热病论》："胞脉者，属心而络于胞中。今气上迫肺，心气不得下通，故月事不来也。"经方与《本经》同治经闭，以桃仁能合燥金湿土之化，降手足阳明，通心气于冲任，以达壬癸之源。金气降则木气疏，所以治血必润降燥金。此《别录》论桃仁主治，独得《本经》真诠，未可与见治血言厥阴者并论也。

水 蛭

【药释】

〔本经〕下品。气味咸、苦、平，有毒。主逐恶血、瘀血月闭，破血瘕积聚，无子，利水道。

〔别录〕堕胎。

【经证证药】

佐治

1. 抵当汤、丸：治太阳病，热在下焦，小腹硬满。以热耗水津，血燥停瘀也。

2. 大黄䗪虫丸：治虚劳，内有干血。以肾精耗伤，血热燥滞也。水蛭能行血分之水，而活胞中之血也。

【经解】

《素问·举痛论》："寒气客于小肠膜原之间，络血之中，血泣不得注于大经，血气稽留不得行，故宿昔而成积矣。"盖络血入胞中，当水分穴处，为小肠下口，乃膀胱上际，水液由此别回肠，随气泌渗而入，其所入皆由气化。气不化则水归大肠为泄泻；气不化则水不归膀胱，移热于小肠、膈肠，为癃闭。今以胞有癥积，太阳之气不化，而上迫肺，心气不得下通血海，故月闭而水道不利也。水蛭出于水而善蚀血，故具有行血利水之功。《本经》所以主逐瘀利水道也。

虻　虫

【药释】

〔本经〕中品。气味苦，微寒，有毒。主逐瘀血，破血积，坚痞，癥瘕，寒热，通利血脉及九窍。

【经证证药】

佐治

1. 抵当汤、丸：治伤寒有热，小腹满，小便利，为有血也。以瘀热在里，血海不通，则膀胱水气别化，胞中之瘀不行。虻虫吮血以行瘀也。

2. 大黄䗪虫丸：治五劳中有干血。以精不荣肝，血留胞室，久而成干。虻虫飞物之性，能破血积，以利血脉也。

【经解】

《素问·通评虚实论》："五脏不平，（六腑闭塞之所生也。）头痛耳鸣，九窍不利，肠胃之所生也。"《灵枢·百病始生》："厥气生足悗，（悗生胫寒，胫寒则血脉凝涩，）血脉凝涩（则寒气上入于肠胃，入于肠胃则䐜胀，䐜胀则）肠外之汁沫迫聚不得散，（日以成积。卒然多食饮则肠满，起居不节，用力过度，则络脉伤，阳络伤则血外溢，血外溢则衄血，阴络伤则血内溢，血内溢则后血，）肠胃之络伤，则血溢于肠外，（肠外有）寒汁沫与血相搏，则并合凝聚（不得散）而积成矣。"《别录》以虻虫除胸腹五脏贼血，以其为蠕动吮血之品，入于肠胃可能吸动停血。而飞物之性，又特具通络之功。《本经》所以主破癥痞，利血胞、九窍也。

蛴　螬

【药释】

〔本经〕中品。气味咸，微温，有毒。主恶血血瘀，痹气，破折，血在胁下坚满痛，月闭，目中淫肤、青翳、白膜。

〔苏颂〕取汁点喉痹，得下即开。

〔纲目〕主唇紧口疮，丹疹，破伤风疮，竹木入肉，芒物眯目。

【经证证药】

佐治

大黄䗪虫丸：治虚劳，内有干血。以腐化之性，能破滞血，行瘀积也。

【经验录】

蛴螬汁

检粪草中蛴螬，取汁敷疮，日三四次。

治赤白口疮牙疳，及齿龈蚀痛。诸药罔效，蛴螬汁频擦效。

脾湿不运，则生口疮；胃热相搏，则在疳蚀。此亦外敷治标之方，然取效甚灵也。亦由湿热化生，以气相胜耳。

【经解】

《素问·五脏生成》："（故）人卧则血归于肝，肝受血而能视，（足受血而能步，掌受血而能握，指受血而能摄。）卧出而风吹之，血凝于肤者为痹，凝于脉者为泣，（凝于足者为厥，此三者，血行而不得反其空，故为痹厥也。）"《本经》蛴螬主治血痹，目中淫肤。以其能行肝血之滞也。

【闲按】

经方抵当汤、大黄䗪虫丸，重佐水蛭、虻虫、蛴螬等蠕动之药，以下瘀血，与《本经》主治从同也。其三药之小异，曰：水蛭利水道。《素问·气厥论》："胞移热于膀胱，则癃溺血。……小肠移热于大肠，为虑瘕，为沉。"以两热相合，溢血因热而为伏瘕。水蛭能行水分之血也。虻虫利血脉九窍者，《素问·五脏别论》："心肺有病，而鼻为之不利也。"《素问·通评虚实论》："（头痛耳鸣，）九窍不利，肠胃之所生也。"虻虫性飞物，能行络外溢血，通清净之府，故可利九窍也。蛴螬利胁下血，医目病者，《素问·五脏生成》王冰注曰："肝藏血，心行之。"胞脉属心络胞中。蛴螬能疏肝以行血，通心气胞脉。任主胞，其脉环唇，故兼敷口疮、唇紧有效也。知三药之同而异，可以识经方用三药异而同矣。

苏　叶

【药释】

〔本经〕释名水苏。中品。茎叶气味辛，微温，无毒。主下气杀谷，除饮食，辟口臭，去邪毒，辟恶气。久服通神明，轻身耐老。

〔别录〕主吐血、衄血、血崩。

〔苏颂〕主诸气疾及脚肿。

〔纲目〕作生菜食，除胃间酸水。

附：紫苏

〔日华〕补中益气，治心腹胀满，止霍乱转筋，开胃下食，止脚气，通大小肠。

〔纲目〕解肌发表，散风寒，行气宽中，消痰利肺，和血，温中止痛，定喘，安胎，解鱼蟹毒，治蛇犬伤。

【经证证药】

佐治

《金匮》半夏厚朴汤：治妇人咽中如有炙脔。以三阴之脉，上系于咽，冲任之脉，会于咽喉，卒遇外感内伤，脉道阻滞，气血凝结为核，堵塞空窍，俗名梅核。苏叶辛香，能疏肝利肺，故佐夏、朴克奏奇功也。

【经验录】

鸡鸣散

苏叶三钱　吴萸三钱　槟榔七粒　桔梗五钱　木瓜一两　橘红一两
生姜五钱

七味，以水三大碗，煎至一小碗，取汁，再以水二碗，煎取一小碗，两汁相合，次日五更分三次冷服之，冬月略温亦可，天明当下黑粪愈。

治脚气第一方。不问男女皆可服。陈修园极赞此。累经试验，取效如神也。附注于后。

陈注：寒湿之气，着于下焦，《内经》湿淫足先受之是也。故用生姜、吴萸。以驱寒；橘红、槟榔以除湿；数品皆气药，故以紫苏为血中之气药，辛香更助其气，气盛则行速，取着者行之之义；又佐木瓜之酸，桔梗之苦，涌泄为阴，俾寒湿得大气之药，从微汗而解，解之不尽者，更从大便泻之，战则必胜之意也。

【经解】

《灵枢·阴阳清浊》："气之大别，清者上注于肺，浊者下走于胃，胃之清气，上出于口；肺之浊气，下注于经，内积于海。"苏叶馨香辟恶，辛温通神，能降胃浊，以清肺气。《本经》所以主下气、杀谷、辟口臭也。

【闲按】

《本经》中品。载水苏。唐以后本草多称紫苏，谓水苏不堪入药也。然经只用苏叶，其主治之证与《本经》水苏合也。《灵枢·五味》："谷始入（于）胃，其精微者，先出于胃之两焦，以溉五脏，别出两行，营卫之道。其大气之抟而不行者，积于胸中，命曰气海，出于肺，循喉咽，故呼则出，吸则入。"《本经》主杀谷，除饮食，去邪毒，通神明。经方治梅核。《别录》以次主治气血脚肿。盖以苏叶辛散之性，能扩胸腹，而破瘀塞。而芬芳之气，尤宜入气海，而分清浊，故通营达卫，为调气利血、消胀散邪必需之品。

又按：心主营，肝藏血。营气者，泌其津液，注之于脉，化以为血，以荣四末，内注脏腑，故营为血分之气，主升散，升而不散。《灵枢》所谓肝肺病，则为吐衄血风诸疾也。苏叶辛散、宜肝肺，故尤能理血分之气，发散风寒，以行瘀结，为妇人要药。

干　漆

【药释】

〔本经〕上品。气味辛，温，无毒。主绝伤、补中，续筋骨，填髓脑，安五脏，五缓六急，风寒湿痹。生漆：去长虫。久服，轻身耐老。

〔别录〕干漆：疗咳嗽，消瘀血痞结腰痛，女子疝瘕，利小肠，去蛔虫。

【经证证药】

佐治

《金匮》大黄䗪虫丸：治虚劳腹满，内有干血。以其泻肺逆而散肝郁，滋肾水而化瘀滞也。

附：《千金》补益丸

干漆　柏子仁　山茱萸　酸枣仁

四味等份为末，蜜丸梧子大，每服二七丸，温酒下，日二服。

主治五劳七伤。

按：此方未经试验，然所用药品，皆以温金滋水，生精益木。《金匮》治血痹虚劳，云缓中补虚，大黄䗪虫丸主之。此方用漆，系善于变化者，且得《本经》上品妙用也。

【经解】

《素问·生气通天论》："湿热不攘，大筋緛短，小筋弛长，緛短为拘，弛长为痿。"王冰注：湿热不攘除，则拘挛痿弱之病生。凡气通于肝，风搏则热起，热甚则水干。肾气不荣，邪伤肝，因而强力，肾气乃伤，高骨乃坏。《素问·金匮真言论》：木精不藏，病在筋；肾精不藏，病在骨。缘肾生骨髓，髓生肝，肝生筋。干漆益精髓，以生筋血。《本经》所以主绝伤，补中，续筋，填髓也。

《灵枢·经筋》：太阳筋病，项筋急；少阳筋病，腘筋急；阳明筋寒则急引颊口，热则缓纵不收；厥阴筋病，寒则阴缩，热病则纵挺不收；手太阳筋病，颈筋急；手太阴筋病，胸胁急，吐血。凡经筋之病，寒则反折筋急，热则筋弛纵不收。由四时孟仲季月风寒湿与时为痹也。《素问·五脏生成》："诸筋者，皆属于节。"王冰注曰：坚结于骨节之间也。干漆滋水生木，有续筋填髓之功。《本经》所以主五缓六急，风寒湿痹也。

【闲按】

干漆自经方用治干血劳，后之医出，多注为化坚癥、破瘀血之品。

殊不足以尽其功用。《别录》有补《本经》未及者，主疗嗽、消否，则以其温金散结，降金气以通于肾也。肺为五脏之长，金气通肾，故能安五脏，轻身耐老也。抱朴子：醇漆不粘者，服之通神、长生，或以大蟹，或以云母水，或以玉水合之服。九虫下，恶血出。葛仙服膺《农经》，必有所试而云。然则《本经》上品养命，信不诬也。

红蓝花

【药释】

〔开宝〕释名红花。花，气味辛，温，无毒。主产后血运口噤；腹内恶血不尽、绞痛，胎死腹中，并酒煮服。亦主蛊毒下血。

〔震亨〕多用破留血，少用养血。

〔纲目〕活血润燥，止痛散肿，通经。

附：番红花

〔纲目〕气味甘，平，无毒。主治心忧郁积，气闷不散，活血。久服令人心喜。又治惊悸。

【经证证药】

主治

红蓝花酒

红蓝花一两

上一味，以酒一大升，煎减半，顿服一半，未止再服。

治妇人六十二种风，及腹中血气刺痛。(《金匮·妇人杂病》篇)

肝为风木之脏，藏血以濡经络。外感内伤，入肝则皆化风，曰六十二种风，统风脏之病而言也。肝受寒热，不以疏泄，则郁而风生。血不濡经，以燥木克湿土，故腹中刺痛也。红花色红味辛气温，自可入血分，疏风木而温经络。佐以酒，入胞中、膀胱，助卫气以行营血，血行则刺痛自止也。

张隐庵云：临川先生曰：治风先治血，血行风自灭。以风乃阳邪，血为阴液，对待之治也。按：血行风灭，当指风脏而言；若贼风虚邪而属于外来之阳邪，岂有先治血之理。此语误会者更多，故略举而言。须知肝藏血，心行之，以色而论。红花入心，可行血也。

李濒湖云：血生于心包，藏于肝，属于冲任。红花汁与之同类，故能行男子血脉，通女子经水，多则行血，少则养血也。

【闲按】

经方红花治风气刺痛，主肝病而言之者。《素问·阴阳应象大论》："东方生风，风生木，木生酸，酸生肝，肝生筋，筋生心。""心生血，血生脾。"故肝藏血，心行之。红花味辛疏肝，性温色赤宜行血也。《开宝》主血运、口噤者，以心肝之脉，通于血海，合冲任而为病也。《灵枢·五音五味》："冲脉、任脉，皆起于胞中，上循背里，为经络之海。其浮而外者，循腹右上行，会于咽喉，别而络唇口。……（今）妇人（之生，有余于气，不足于血，以其）数脱血（也），冲任之脉，不荣口唇，故须不生焉。"然任脉环唇口，与男子无异也。红花能通冲任之源，故能治恶血、口噤也。其他消胕肿，下胎衣，开喉痹，苏血晕，特具疏风木、清肝魂之功。

黄　酒

【药释】

〔别录〕释名米酒。中品。气味苦、甘、辛，大热，有毒。主行药势，杀百邪恶毒气。

〔藏器〕通血脉，厚肠胃，润皮肤，散湿气，消忧发怒，宣言畅意。

〔孟诜〕养脾气，扶肝，除风下气。

【经证证药】

佐治

1. 红蓝花酒：治妇人诸风，腹中血气刺痛。以酒酸泻肝行血也。
2. 鳖甲煎丸：治疟邪结为癥瘕。以酒温络化癥也。
3. 下瘀血汤：治产妇腹痛，瘀血着脐下。用酒煮药，亦红花酒法也。

4. 大黄䗪虫丸：治虚劳干血。用酒服药，缓中补虚也。

5. 肾气丸：治胞系了戾。酒服丸，以利水气也。

6. 白术散。

7. 当归散：妊娠常用酒服以养胎也。此皆以黄酒下行，入少阴之大络，能温胞和血也。

8. 赤丸：治寒气厥逆。先食饮酒服，散寒回厥也。

9. 薯蓣丸：治虚劳风气。空心酒服，和血除痹也。

10. 土瓜根散：治经水不利，月经再见。酒服散，温经通瘀也。

11. 当归四逆加姜萸汤：治手足厥寒，脉细欲绝。

12. 炙甘草汤：治伤寒脉结代，心动悸。

皆以酒煮药，上通胃之大络，下温少阴之大络，以回四肢之阳，温通血脉之泣涩也。按：经验录此两方药用水煮将成，加白酒再煎，回厥更捷也。

附：《千金》麻黄醇酒汤

麻黄三两　　美酒五升

煮取二升，顿服尽。

治黄疸病。

麻黄以散脾络之湿热；醇酒以行肾络之着痹。用药之法，源得经方红花酒之精义。录之，以扩识解也。

【闲按】

黄酒，《本经》不载，经方用治之证，以温络血、通络脉、散寒除痹、止痛行结之功居多。《素问·举痛论》："经脉流行不止，（环周不休。）寒气入经而稽迟，（泣而不行，）客于脉外则血少，客于脉中则气不通，故卒然而痛。"黄酒辛温，所以除痹止痛也。《灵枢·营卫生会》："中焦受气，泌糟粕，蒸津液，（化其精微，）上注于肺脉，乃化而为血，（以奉生身，莫贵于此，故）独（得）行于经隧，命曰营气。"营行脉中，黄酒入胃，温通大络，所以通经复脉也。《灵枢·痈疽》："（余闻）肠胃受谷，……津液和调，变化而赤为血，血和则孙脉先满（溢），乃注于络脉，络脉皆盈，乃注于经脉。"《素问·厥论》："酒入于胃，则络脉满（而经脉虚。)"此所以温络行血也。《灵枢·五音五味》:"冲脉、任脉,皆起于胞中,(上循背里,)为经络之海。……血气盛则充肤热肉,(血独盛则淡渗皮肤,生毫毛。今)惟妇人(之生,)有余于气,不足于血。"黄酒补益血气,以其入胃下行,通少阴之大络,温血海以行经脉,所以更宜妇人血气亏滞诸证也。

又按:黄酒升扬发散之性,逊于白酒,过饮则与谷气相搏,湿热积中而溺赤。肾气衰,阳气独盛,手足为热,为酒病更甚于白酒也。《灵枢·营卫生会》:"酒者,熟谷之液也,其气悍以清,故后谷入胃,先谷而(液出焉)小便独下。"是白酒更悍于黄酒也。故黄酒性较醇良。黄氏云:白酒偏走气分,黄酒偏走血分,故妇人胎产诸方,多用黄酒云。

苦 酒

【药释】

〔别录〕米醋。气味酸、苦,温、无毒。主治消痈肿,散水气,杀邪毒。

〔扁鹊〕理诸药,消毒。

〔藏器〕治产后血运,除癥块,坚积,消食,杀恶毒,破结气,心中酸水痰饮。

〔日华〕下气除烦,治妇人心痛血气,并产后及伤损、金疮出血昏运,杀一切鱼、肉、菜毒。

〔孟诜〕醋磨青木香,止卒心痛、血气痛。浸黄柏含之,治口疮。调大黄末,除肿毒。煎生大黄服,治疣癣甚良。

〔好古〕散瘀血,治黄疸、黄汗。

【经证证药】

一、主治

苦酒汤

半夏洗,破如枣核,十四枚　鸡子一枚,去黄,纳上苦酒,着鸡子壳中

上二味,纳半夏苦酒中,以鸡子壳置刀环中,安火上,令三沸,去滓。少少含咽之;不瘥,更作三剂。

治少阳病，咽中伤、生疮、不能语言、声不出者。(312)

肾足少阴之脉，贯肝入肺挟舌本。手少阴之脉上肺挟咽。此少阴水不济火，火炎刑金，金为火刑，故咽伤而无声也。半夏降逆而通胃肾之络；鸡子白清金以发声；苦酒收心液，敛金生水以济火，而泻木也。

二、佐治

1.《金匮》芪芍桂酒汤：治黄汗身肿。以辛金失敛。苦酒敛金以固营也。

2. 乌梅丸：治消渴蛔厥。以木郁虫生，苦酒泻风木，生津止渴也。

3. 猪胆汁导方：治便结。以庚金枯燥。苦酒敛肠滋液，润燥下结也。

【经验录】

（一）陈醋汤

陈醋一盏，开水调或井花水调

冬用开水凉之，春夏用井花水即服。

治衄血不止。煎药不及，即饮醋凉水一大碗，立止。

（二）陈醋熏法

烧秤锤二枚，入陈醋起烟熏之。

治产妇血晕，并中邪昏迷，中风不语。急熏之，以清神魂。然后煎药服之，可救垂危于俄顷也。

【闲按】

肾藏五液，入心为汗。心主营，肺主卫。风伤卫，则肺金失敛。卫阳外泄，营血泄而为汗。惟肝藏血，主风木疏泄之令，在手厥阴为阴火。故心肝肺病，则咽肿舌胀，消渴、黄汗、崩衄、血晕之证象生焉。《素问·脏气法时论》："心苦缓，急食酸以收之。"苦酒收心液敛神也。"肺欲收，急食酸以收之。"苦酒收散金以定魄也。"肝欲散，急食辛以散之，（用辛补之，）酸泻之。"苦酒入肝泻木郁，以敛魂息风也。此经方所以用收之、敛之、泻之之法也。《别录》主消痈肿者，保心营也。散水气者，降肺卫也。杀邪毒者，清肝魂也。故尤具散瘀消肿、化癥结、开痰痹、平口疮、敷舌肿诸功。又收缩脏腑肌肉之效也。此合酢、酒而论其味之主用，若入药，则非醇酒不可。

又按：猪胆汁导法，大猪胆一枚，泻汁，和醋少许。不言和苦酒者，不以醋名酒也。乌梅丸以苦酒渍之，岂谓醋耶？须知经方立法，引用药名。若因俗传讹，不足为经耶。

又按：陶通明以酢为苦酒，后之医家皆本之以为醋也。唐、宋本草并因之如上所主治，惟王好古本《千金》经方，揆诸经方以苦酒名汤，当不指醋为酒也。原酒之与醋，制造不同，曲药亦异，且醉人伤筋，多食之，病亦相悬殊。经方传世，岂能因俗传讹也。惟今人呼陈黄酒为苦酒，又称为陈冲酒，又称为料酒，乘热酿之，加曲多而蓄时久，变辛甘为辛苦，而醇酸之味，实愈于醋，用于苦酒汤中，比醋效灵，是以知为陈米酒，无疑也。

乌　梅

【药释】

〔本经〕中品。酸，温、平，涩，无毒。主下气，除热烦满，安心，止肢体痛，偏枯不仁，死肌，去青黑痣，蚀恶肉。

〔别录〕去痹，利筋脉，止下痢，好唾口干。

〔弘景〕水渍汁饮，治伤寒烦热。

〔藏器〕止渴调中，去痰治疟瘴，止吐逆霍乱，除冷热痢。

〔大明〕治虚劳骨蒸，消酒毒，令人得睡。和建茶、干姜为丸服，止休息痢，大验。

〔纲目〕敛肺涩肠，止久嗽泻痢，反胃噎膈，蛔厥吐利，消肿，涌痰，杀虫，解鱼毒、马汗毒、硫黄毒。

【经证证药】

主治

乌梅丸

乌梅三百枚　细辛六两　干姜十两　黄连十六两　当归四两　附子六两，炮，去皮　蜀椒四两，出汗　桂枝去皮，六两　人参六两　黄柏六两上十味，异捣筛，合治之。以苦酒渍乌梅一宿，去核，蒸之五斗米下，饭熟，捣成泥，和药令相得。纳白中，与蜜杵二千下，丸如梧桐子大。先食，饮服十九，日三服，稍加至二十九。禁生冷、滑物、臭食等。

治伤寒脉微而厥，至七八日肤冷，其人躁，无暂安时者，此为脏厥，非蛔厥也。蛔厥者，其人当吐蛔。今病者静，而复时烦者，此为脏寒。蛔上入其膈，故烦，须臾复止；得食而呕，又烦者，蛔闻食臭出，其人常自吐蛔。蛔厥者，乌梅丸主之，又主久利。（338）

韵伯注云：厥阴病，少阳使之然也。厥阴与相火同脏，在手为阴火。火胜则水亏，故消渴，气上冲心，心中疼。热气有余，便是火。木盛生风，虫为风化。饥则胃虚，虫闻食臭而出，故饥不欲食也。

按：厥阴为阴尽之脏。风木与相火同居，而木根于水，水不滋木，则木火生，下厥上逆，故脉微而厥，躁无安时也。水寒土湿，金气乘土以刑木，故木郁而虫生也。《灵枢·上膈》：寒汁流于肠中，虫寒则聚守于下管，卫气不荣，邪气居之，故闻食臭则虫上食。下管虚，邪气胜之。卫出下焦，卫阳离根，故为蛔厥也。虫上膈，故得食而呕，心中烦疼也。方君乌梅，本木生酸，酸入肝之义，以乌梅伏其所主；连、柏清君相之火，滋肾水，泻心热，以除烦疼，先其所因也。第连、柏清阳邪不足除阴邪，故用椒、附、辛、姜以除阴邪。经谓肝欲散，辛以散之之义也。又佐参、桂、当归，以滋肝血，求其所属也。蒸之米下饭熟，资生气于谷精也。加蜜捣丸，缓以治本也。蛔得酸则静，辛则伏，苦则下，信为治虫佳剂。其又主久利者，乌梅之酸，可以泻肝，其啬又可以收脱，佐以温水燥土、行水济火滋木之品，则疏泄之令行，则脏固敛，下利自止矣。

【经解】

《素问·刺热》："肝热病者，小便先黄，（腹痛多卧，身热。热争则）狂（言及）惊，胁满痛，……气逆（则庚辛死）。""心热病者，……头痛面赤，……气逆（则壬癸死）。""脾热病者，……烦心，（颜青，）欲呕，（身）肢体热。""肺热病者，……（热争则）喘咳，……汗出而寒……，气逆（则丙丁死。）"乌梅收敛心肺，泻肝木，生脾津。《本经》所以主下气、除热、安心、止肢体痛也。

《灵枢·刺节真邪》："虚邪之中人也，洒淅动形，起毫毛而发腠理。……搏于肉，与卫气相搏，阳胜者则为热，阴胜者则为寒，寒则真气去，……腠理开，毫毛摇，气往来行，则为痒。留而不去，则痹。卫气不行，则为不仁。…（则）真气去，邪气独留，发为偏枯。"《素问·风论》："风邪散于分肉之间，与卫气相干，其道不利，故使肌肉愤䐜而有疡。"乌梅敛太阴金土，以固卫气；泻厥阴风木，以行营血。《本经》所以主偏枯不仁、死肌也。

【闲按】

《素问·生气通天论》："风客淫气，精乃亡，邪伤肝也。"肝藏血，为冲任之原。《灵枢·动输》："冲脉者，十二经之海也，与少阴之大络，起于肾下，出于气街。"《灵枢·经脉》：肾足少阴之脉，贯肝属肾络膀胱，其直者，从肾上贯肝入肺中，循喉咙，挟舌本。其支者，从肺出络心。《素问·阴阳应象大论》："肾生骨髓，髓生肝。"启玄子曰：风薄则热起，热盛则水干，水干则木燥，此厥阴之为病，所以消渴、气上冲心、心中痛热、不欲食、食则吐蛔、蛔厥、利不止者，乌梅主治之证原也。盖足之三阴皆上行，惟冲脉挟少阴之脉，上渗诸阳，下灌诸精，下注于少阴之大络，故精亡水涸。风木挟冲而上行，水不济火，故下厥上逆、咳嗽、泄利、烦满燥渴、乳痛、喉痹、痰厥、牙紧之证象所环生也。乌梅性味酸涩，最能敛缩脏气，收肺金以滋水源，敛心液以滋营血，故尤能泻肝燥、降冲逆，兼止呕、杀虫、开噤口、理转筋之效，而为厥阴主药之长。

土瓜根

【药释】

〔本经〕中品。根，气味苦，寒，无毒。主消渴内痹，瘀血月闭，寒热酸疼，益气愈聋。

〔别录〕疗诸邪气，热结鼠瘘，散痈肿、留血，妇人带下不通，下乳汁，止小便数、不禁，逐四肢骨节中水，治马骨刺人疮。

〔大明〕天行热疾，酒黄病，壮热心烦闷，热劳、排脓，消扑损瘀血，破癥癖，落胎。

〔藏器〕主蛊毒，小儿闪癖，痞满，痰疟，并取根及叶捣汁，少少服，当吐下。

〔纲目〕利大小便，治面黑面疮。

【经证证药】

主治

（一）土瓜根散

土瓜根　芍药　桂枝　䗪虫各三分

上四味，杵为散，酒服方寸匕，日三服。

治带下经水不利，少腹满痛，经一月再见者。（《金匮·妇人杂病》）

此任脉为病也。《素问·上古天真论》：女子二七任脉通，月事以时下。今任脉为病，而见带下瘕聚之证，知胞中有瘀，故前经未行，后经又至，而无所蓄。前经未行，故腹满而痛，后经无蓄，故月经再见也。土瓜根泻心肺以行血；䗪虫以破瘀；桂、芍疏肝清风以通经行血也。

（二）苦瓜根导法

土瓜根末　牙皂少许

醋和之，用竹管吹入直肠。

治阳明病，汗出，小便自利，津液内竭，大便硬者，不可攻，宜导之。（原文见233条）

直肠属于大肠，为庚金，与辛金化燥，由金气不能下通也。土瓜根苦敛润下，自后阴纳入导之，滑利通灵也。

【经解】

《伤寒论》："厥阴之为病，消渴，气上撞心。"《素问·气厥论》："心移热于肺，传为膈消。"厥阴风木与相火同居，风薄热起，两火刑金则消渴也。《素问·痹论》："筋痹不已，（复感于邪，）内舍于肝；脉痹不已，（复感于邪，）内舍于心。"冲为血海，任主血胞，肝藏血，为冲任之原。肝痹则冲脉不以下灌，而血瘀也。肺金受刑，心气不通于任而月闭也。土瓜根泻心清肝，降金气以通冲任。《本经》所以主消渴内痹，瘀血月闭也。

《灵枢·经脉》：手足少阳之脉出耳后，入耳中。《素问·六微旨大论》："少阳之上，火气治之，中见厥阴，……厥阴之上，风气治之，中见少阳。"少阳里阴而表阳，阳盛则热，阴盛则寒，寒则筋骨酸疼，热则气息短促。《素问·脏气法时论》：肝病则两胁下痛引少腹，气逆则头痛耳聋。取其经，厥阴与少阳。土瓜根泻相火，清风木。《本经》所以主酸痛、益气、耳聋也。

【闲按】

土瓜根，经方主带下，皆心、肝、冲、任之为病也。足厥阴之脉，自足而上，环阴器，抵少腹，贯肝络胆布胁肋，其经藏血，为冲、任之原。故任主血胞。《素问·骨空论》：任脉起于中极之下，上毛际，络胞中属心。心行血，肺气上迫，心气不得下通，则月事不以时下。此任脉为病，男子结疝，女子带下瘕聚，而癥瘕瘀带崩漏癃闭之证原也。土瓜根苦寒滑利，《素问·脏气法时论》："肺（苦）气上逆，急食苦以泻之。"故肺气降泻则心气通，于冲、任则月事时下，疝结瘕聚之病可除也。又主消痈肿、下乳汁、利小便、滑大肠、破黄疸、通经、下胎，皆属清金息风，苦寒润下之功也。

酸枣仁

【药释】

〔本经〕上品。气味酸，平，无毒。仁味甘气平。主心腹寒热，邪结气聚，四肢酸疼湿痹。久服，安五脏，轻身延年。

〔别录〕烦心不得眠，经方本汤主治，脐上下痛，任脉为病。血转久泄，虚汗烦渴，补中，益肝气，坚筋骨，助阴气，令人肥健。

〔药性〕主筋骨风，炒末作汤服之。

时珍曰：枣仁实味酸性收，故主肝病，寒热结气，酸痹久泄，脐下满痛之证。其仁甘而润，故熟用疗胆虚不得眠，烦渴虚汗之证；生用疗疸热好眠，皆足厥阴、少阳药也，今人专以为心家药，殊昧此理。

【经证证药】

主治

酸枣仁汤

酸枣仁二升　甘草一两　知母二两　茯苓二两　川芎二两（深师有生姜二两）

上五味，以水八升，煮酸枣仁，得六升，纳诸药，煮取三升，分温三服。

治虚劳虚烦不得眠。（《金匮·血痹》篇）

肾水不升，肝木苦燥，液不养心，故虚烦不得眠也。枣仁泻肝郁，滋脾精，以升心液；佐芎疏木以升血；甘草培土；知母、茯苓清虚热、燥土行水、生木济火也。

【经验录】

枣仁温胆汤

枣仁五钱，研　甘草二钱　川芎二钱　知母三钱　茯苓三钱　半夏三钱　陈皮三钱　枳实三钱　竹茹四钱　白酒半盏

九味以水两碗，煎至大半碗，入白酒再煎一二沸，顿服。滓再煎服，后饮酒少许。

治痫疾，胆虚心烦，彻夜不寐，心跳肉动，不可名状者。

此证甚多，此方甚效。以滋营养胃、通大络，益心血也。方中清半夏须用至五钱，用千里外流水，扬之万遍，再加秫米一两。盖《灵枢·邪客》阴虚，目不瞑，饮以半夏汤法也。

【经解】

《素问·脏气法时论》："心病者，胸中痛，胁支满。"以心少阴之脉，循胸出胁。又手厥阴，起胸中也。"脾病者，身重，善饥，肉痿，足不收（行）。……虚则腹满肠鸣。"以脾太阴之脉，从股内前廉入腹也。故脾风则肢体怠惰也。《灵枢·经脉》：脾脉上膈，注心中。酸枣仁之酸，能泻肝；其仁之甘润滋脾精而养心液。《本经》所以主心腹寒

热邪气也。《素问·痹论》:"湿气胜者为着痹(也)。""脾痹者,四肢解堕,发(咳)烦呕汁,上为大塞。""淫气乏竭,痹聚在肝。"枣仁滋生脾津,以化经络之瘀着。《本经》所以主湿痹四肢酸疼也。

【闲按】

《灵枢·营卫生会》:"壮者之气血盛,其肌肉滑,气道通,营卫之行,不失其常,故昼精而夜瞑。老者之气血衰,其肌肉枯,气道涩,五脏之气相搏,其营气衰少而卫气内伐,故昼不精,夜不瞑。"此可例虚烦不眠之证原也。《灵枢·邪客》:"阳气盛则阳跷陷,不得入于阴,阴虚,故目不瞑。"缘肾主下焦,卫阳所根,肾不藏精,肝木失滋,则木郁血燥,心君失养。而血痹虚劳、邪结气聚、筋酸骨痛、盗汗、梦惊诸证所生也。枣为脾之果,其酸足以泻肝郁而润风木;其仁甘而多脂,可以滋生脾精,以上养心液,下益水精。使精液生,风燥泄,阴血流,阳气归,瘀着自失其依据。故《本经》又赞其有安五脏、轻身延年之功。

白头翁

【药释】

〔本经〕下品。根,气味苦,温,无毒。主温疟狂狴,摘《说文》犬努张耳也。寒热、癥瘕、积聚、瘿气,逐血止痛,疗金疮。

〔别录〕鼻衄。

〔弘景〕疗毒痢。

〔药性〕止腹痛及赤毒痢,治齿痛,百骨节痛,主项下瘤疬。

〔大明〕一切风气及暖腰膝,明目消赘。

【经证证药】

主治

白头翁汤

白头翁二两　黄柏三两　黄连三两　秦皮三两

上四味,以水七升,煮取二升,去滓,温服一升;不愈,更服一升。

（1）治厥阴病，热利下重者。（371）

（2）治产后下利虚极者（《金匮·妇人产后》篇），依本方加甘草、阿胶各二两。

厥阴风木，合中土之湿，挟中见之热，上不升发清气，下不疏泄水气。合手少阳相火，搏而生热，陷于大肠。金气不通于肾，故水道不开，谷道不闭，气滞于魄门而重坠也。白头翁温疏风木以散湿热；黄连清君火；黄柏、秦皮燥湿利水以收脱也。苏颂曰：其苗有风则静，无风而摇，与赤箭、独活同也。故善治厥阴风木郁遏，能升散又能降泄，故以为君。

【经解】

《素问·疟论》："温疟者，得之冬中于风，寒气藏于骨髓（之中），至（春则）阳气大发，邪气不能自出，（因遇大暑，）脑髓烁，肌肉消，……阴虚（而）则阳盛（，阳盛则）而热（矣），衰则气复（反）入，（入则阳虚，）阳虚（则）而寒（矣），故先热而后寒，藏于肾，出于外，名曰温疟也。"《金匮》：疟病逾月不瘥者，结为癥瘕，名曰疟母。皆缘少阴之大络通于血胞，肾精不足滋肝血也。白头翁温疏甲乙二木，泻君相之火，降君气通于肾阴。《本经》所以主温疟寒热，癥瘕积聚也。

《灵枢·营卫生会》：上焦出胃上口，中焦亦并胃中，出上焦之后，下焦别回肠，注膀胱。《灵枢·经脉》：三焦、少阳之脉，出足少阳之后，入缺盆，布膻中，散落心包。故足少阳之脉主骨所生病者，马刀侠瘿，汗出振寒，壬水甲木之病也。足阳明之脉主血所生病者，狂疟、湿淫、汗出、鼽衄、大腹、膝膑肿痛，乙木戊土合病也。盖肾为胃关，胆为肝腑。白头翁能利转阴阳二枢，开胃关以通肝腑。《本经》所以主狂疟、瘿气、逐血止痛也。

【闲按】

经方、《本经》白头翁疏乙木，敛庚金，通络血，滋心养营也。《素问·生气通天论》："风客淫气，精乃亡，邪伤肝也。因而饱食，筋脉横解，肠澼为痔。"是乙木之为病也。《灵枢·寒热》："（此皆）鼠瘘（寒热）之毒（气也），留于脉而不去（者也），……其本在（于）脏，其末（上）出于颈腋之间。"足厥阴、少阳之络为病也。《灵枢·百病始生》："阳络伤则血外溢（，血外溢则）而为衄（血），阴络伤则血内溢（，血内溢则）为后血。"是以营气不通于血之为病也。《本经》又主金疮、出血。《别录》主止衄、毒痢。此白头翁特具之功能也。

秦　皮

【药释】

〔本经〕中品。气味苦，微寒，无毒。主风寒湿痹，洗洗寒气，除热，目中青翳白膜。久服，头不白，轻身。

〔别录〕疗男子少精，妇人带下，小儿痫，身热。可作洗目汤。久服，皮肤光泽，肥大有子。

〔好古〕主热痢下重，下焦虚。

【经证证药】

佐治

白头翁汤：治厥阴热利下重。以厥阴中见相火，秦皮清相火而止肠脱也。

【经解】

《素问·痹论》："风寒湿三气杂至，合而为痹也。（其）风气胜者为行痹，"肝为风脏，"肝痹者，夜卧则惊，……膀胱痹者，涩于小便，上为清涕。""寒气胜者为痛痹.""脾痹者，四肢解堕。""湿气胜者为着痹（也）。""其寒者，阳气少，阴气多，与病相益，故寒也。其热者，阳气多，阴气少，病气胜，阳遭阴，故为痹热。"秦皮清风木，行寒水，燥湿土以泄热。《本经》所以主风寒湿痹也。

《素问·金匮真言论》："东方青色，入通于肝，开窍于目，脏精于肝。"《素问·五脏生成》："肝受血而能视。"王冰注曰：肝藏血，心行之。人动则血运诸经，静则血归于肝，肝主血海故也。《素问·六节藏象论》："肾者，（主蛰，封藏之本，）精之处（也），其华在发，其充在骨。"以肾主骨髓，发者，脑之所生。秦皮味苦气寒，能降心火，下通冲任之原。《别录》《药性》曰：其功泄肝、益精、明目、退热。《本经》所以主目病翳膜，久服头不白也。

【闲按】

冲为血海，肝主之，心行之。《灵枢·动输》："冲脉者，十二经之海也，与少阴之大络，起于肾下，出于气街。"故肾燥则肝风生、血络伤，血证所生也。秦皮渍水色青，着纸不脱，故清肝殊有奇功。而苦寒润下，尤能固肾气，滋精以荣木。《别录》主疗男子少精，妇人带下，可与《本经》相发明矣。

柏 实

【药释】

〔本经〕上品，实，气味甘，平，无毒。主惊悸。益气，除湿痹，安五脏。久服，令人润泽美色，耳目聪明，不饥不老，轻身延年。

〔别录〕疗恍惚，虚损吸吸，历节，腰中重痛，益血止汗。

〔药性〕治头风，腰肾中冷，膀胱冷脓宿水，兴阳道，益血之功，全在行寒水，兴阳道也。益寿，去百邪鬼魅，小儿惊痫。

〔好古〕润肝。

〔纲目〕养心气，润肾燥，安魂定魄，益智宁神。烧沥，泽头发，治疥癣。

【经证证药】

加治

《金匮》竹皮大丸：治妇人乳中虚，烦乱呕逆。如烦喘者，加柏实。以其益脾精，滋心液，行水济火，开木郁化土滞者也。

王好古云：柏子仁，肝经气分药也。又润肾，古方十精丸用之。

李濒湖云：柏子仁性平而不寒不燥，味甘而补，辛而能润，其气清香，能透心肾，益脾胃，盖仙家上品药也。宜乎滋养之剂用之。列仙传云：赤松子食柏实，齿落更生，行及奔马，谅非虚语也。

【经解】

《金匮·惊悸》篇："寸口脉动而弱，动即为惊，弱则为悸。此虚损之惊悸异伤寒中风者，故云脉动而弱，非浮紧洪数也。"心主营主脉，营行脉中。肝液枯燥，不足荣心则动惊；肾水不行，心气不得下通则中悸。柏仁入脾，滋精、养心、培土，以益水源。《本经》所以主惊悸、益气也。

《素问·痹论》：风为行痹，湿为着痹，风湿相搏，则肝脾俱病。柏仁补脾精以润肝燥。《本经》所以主除风湿，泽颜色，益聪明也。

【闲按】

《本经》上品养命之药，功在安五脏，轻身延年。《黄庭内景》：心为国主五脏王，受意动静气得行，五脏为主肾最尊，伏于太阴藏其形，出入二窍含黄庭。以坎离交济火土生，金水生木木生火，故水火不济，则水涸、土湿、木燥、金寒、惊悸、虚烦之证生焉。柏仁甘香苏脾，温润滋肝，而轻身益气之功尤在补脾肾之精，以资木金火之生。故李濒湖以为辛而能润，为仙家上品。而王好古以为润肾。《素问·宣明五气篇》所谓"肾恶燥"是也。《素问·五常政大论》："肾其畏湿"，柏仁于滋益脾精之味，尤具利水泻湿之功，是为养生家珍品也。

柏 叶

【药释】

〔别录〕气味苦，微温，无毒。主吐血衄血，痢血崩中赤白，轻身益气，令人耐寒暑，去湿痹，止饥。

〔药性〕治冷风历节疼痛，止尿血。

【经证证药】

主治

柏叶汤

柏叶 干姜各三两 艾三把

上三味，以水五升，取马通汁一升，合煮取一升，分温再服。

治吐血不止者。（《金匮·惊悸吐衄》篇）

心主血脉，肺主卫气，脾气散精，上归于肺，入心化血，司于肝而散于经络。阳明之脉通于脾络，太阳之脉通于肾络。经病伤络，血不归经，肝脾陷则下血，肺胃逆则上血。以心肺之气不得下通于血胞，冲、任之脉挟阳明而逆行，故吐血不止也。方君柏叶，以气味苦温，能入心肺，通脾肾之大络；佐以干姜温脾络；艾叶温肾络；马通得金水之化，降冲、任，分水血，导肠胃之蓄血，归于血海也。

【经验录】

加味柏叶汤

柏叶一两　干姜三钱　艾绒三钱　竹茹四钱　生地五钱　犀角二钱
白术三钱　茯苓三钱　泽泻三钱　枯芩　甘草各二钱

十一味，水两碗，煎至一碗，入醋半茶杯，再煎至少半碗，顿服，滓再服。或吐衄不止，先用醋熏或饮醋凉水半盏，再投药。

治吐衄不止及后血者。

加用竹茹、芩、草，以通脾胃之大络；生地、犀角、芩、泽以清少阴之大络；白术和干姜以维中州。故服之，取效甚神也。又治下血证；生柏叶用一两，亦甚灵。以柏叶温通肾络，滑利小肠。小肠为心之腑，肾络通于冲、任也。是为身亲尝试者。

【经解】

《灵枢·百病始生》："厥气生足悗，悗生胫寒，胫寒则血脉凝泣，……卒然（多食）饮食（则胀满，）起居不节，或用力过度，则络脉伤，阳络伤则血外溢，（血外溢则）为衄（血），阴络伤则血内溢，（血内溢则）为后血。"脾胃之络，为生血之原，肾之大络，通于血海。柏叶性温通络，味苦入心，能泻湿土，降金、火、冲、任之逆。《本经》所以主吐衄痢血也。

《素问·奇病论》："胞络者，系于肾，少阴之脉。"任主血胞，故任脉为病，带下瘕聚。以任脉自胞过带，贯脐而上也。故心气不降则月闭，肝气不升则崩带。柏叶苦降心火，温升肝木，通冲、任之原。《本经》所以主崩中带下赤白也。

《素问·痹论》："脾痹者，四肢解堕，（发咳呕汁，）上为大塞。""淫气肌绝，痹聚在脾。"脾为湿土，故湿气胜者，易相着也。柏叶之苦，能燥土泻湿。《本经》所以主益气，去湿痹，生肌也。

【闲按】

黄坤载柏叶汤注：血生于木，敛于金。庚金不收，下脱于便尿；辛金不敛，上溢于口鼻。柏叶禀秋金之气，善收土湿，而金燥自敛也。《金匮·惊悸吐衄》："病人面无血色，无寒热。脉沉弦者，衄"，以肾水不能滋木也。"脉浮弱，手按之绝者，下血。"以心阳失根，木不生火也，"烦咳者，必吐血。"以水精不能济火则烦，金气不能生水则咳。《素问·评热病论》所谓胞络属心，气上迫肺，心气不得下通是也。黄氏论吐衄、下血，与《内经》《金匮》不无出入。而论柏叶燥湿敛肺，则得解矣。惟柏叶苦温，入心通络，而黏滑多脂，尤能利肠胃，滋肾精，是为《本经》上品。而仙家餐之，延年轻身也。

马 通

【药释】

〔别录〕白马通，气味微温，无毒。主治止渴，止吐血、下血、鼻衄，金疮止血，妇人崩中。

〔徐子才〕敷顶止衄。

〔藏器〕绞汁服，治产后诸血气，伤寒时疾当吐下者。

〔孟诜〕治时行病起合阴阳垂死者，绞汁三合，日夜各二服。又治杖疮，打损伤疮中风作痛者，炒热，包熨五十遍，极效。

〔纲目〕绞汁灌之，治卒中恶死。酒服，治产后寒热闷胀。烧灰水服，治久痢赤白。和猪脂，涂马咬人疮，及马汗入疮，剥死马骨刺伤人，毒攻欲死者。

【经证证药】

佐治

《金匮》柏叶汤：治吐血不止，以肠胃之络伤，血上溢为吐。柏叶汤取马通汁一升，合煮以通胴肠，能分水气入膀胱，血气入胞中，谷滓自大肠而下也。

【闲按】

《本经》下药列马，不载马通。《别录》马通主治与经方合也。《素问·金匮真言论》："西方白色，入通于肺，开窍于鼻，……其味辛，（其类金，）其畜马。"在《易》乾为马是也。《素问·五常政大论》："升阳之纪，其气离，其性速，……其类火，……其藏心，……其应夏，（其虫羽，）其畜马。"在辰午为马是也。故马畜属火又属金，可以治心肺病也，而马通尤能通大小肠，以利心肺之腑。心主营血，肺主卫气，《灵枢·邪客》："营气者，泌其津液，注入于脉，化以为血，（以荣四末，内注五脏六腑，以应刻数焉。）"故卫气陷于营分，则血滞而不循经络，冲、任、督脉挟肺胃之气以逆冲，此吐衄所由来也。马为火畜，性自行营；通为金气所化而出，质善通卫。佐金火之气，归于大小肠心肺之府，则络血归经，经血归海，故为治血妙品。

人　尿

【药释】

〔别录〕气味咸，寒，无毒。主治寒热头痛，温气。童男者尤良。

震亨曰：小便降火甚速。凡阴虚火动，热蒸如燎，服药无益者，非小便不能除。

【经证证药】

加治

《伤寒》白通加猪胆汁人尿汤：治少阴下利脉微，与白通汤利不止，厥逆无脉，干呕而烦者。以肾主下焦，脉生于少阴。少阴水火离根，故服白通汤不能直达水脏，利不止，脉绝而烦呕也。加胆汁以降君火；人尿行壬水以通心阳也。

张令韶云：脉始于足少阴肾，主于手少阴心，生发于足阳明胃。本《内经》而为说也。按：冲脉为十二经之海，而通于少阴，少阴之脉，起于足小指，斜走足心，为诸脉之根。少阴久利，则水令不行，精藏枯而水不济火，脉根将离。人尿出于膀胱，为肾气所化，通经利水，同气相求也。且润下作咸，下咽入胃，可行君火而启水源，惟咸则助湿，且气味燥寒，脾虚气清之家，最不相宜也。

李濒湖云：饮入于胃，游溢精气，上输于脾；脾气散精，上归于肺；通调水道，下输膀胱。水道者，阑门也。主分泌水谷，糟粕入于大肠，水汁渗入膀胱。膀胱者，州都之官，津液之府，气化则能出矣。《素问·阴阳应象大论》云：清阳为天，浊阴为地；地气上为云，天气下为雨。故清阳出上窍，浊阴出下窍。按：李氏引《内经》释人尿止此，此解正不可多得也。

【闲按】

人尿为下焦气化也。故经方加治之证，在导引心阳归根肾阴，通卫气以行寒水也。《灵枢·五癃津液别》："阴阳气道不通，（四海闭塞，）三焦不泻，津液不化，水谷并行肠胃之中，别于回肠，留于下焦，不得渗于膀胱。"故曰下焦气化也。《灵枢·营卫生会》："卫出下焦，水谷入胃，（而）俱下于大肠，而成下焦，（渗而俱下，）济泌别汁，循下焦而渗入膀胱焉。"故酒为熟谷之精液，其气悍以清，后谷而入，小便先下。以酒能助卫气之化行也。此服小便必取清者为佳也。《素问·气厥论》："胞移热于膀胱，则癃溺血。"王冰注曰：膀胱为津液之府，胞为受纳之司，热入膀胱，胞中外热，阴络内溢，故不小便而溺血也。此人尿由胞外渗膀胱，故能分水血，而后人多取治血证也。盖尿为浊阳寒水之化，其性寒味咸气臊，故寒能清上火，咸能泻下结，臊气直走膀胱、膀胱居胞之外，故血证用之多效。以其有行水气固血络之长也。

发 髲

【药释】

〔本经〕气味苦，温，无毒。主五癃关格不通，利小便水道，疗小儿痫，大人痉。仍自还神化。

〔别录〕合鸡子黄煎之，消为水，疗小儿惊热百病。

〔大明〕止血闷血运，金疮伤风，血痢，入药烧存性。用煎膏，长肉消瘀血。

附：乱发

〔别录〕气味苦，微温，无毒。主治咳嗽，五淋，大小便不通，小儿惊痫，止血。鼻衄，烧灰吹之立已。

〔苏恭〕烧灰，疗转胞，小便不通，赤白痢，哽噎，痈肿，狐尿刺，尸疰，疗肿骨疽杂疮。

〔震亨〕消瘀血，补阴甚捷。

【经证证药】

佐治

（一）膏发煎：治诸黄疸。泻湿利水也。又治妇人阴吹而正喧。以胃气下泄，谷气实也。发煎通利二便也。

（二）滑石白鱼散：治小便不利者。开五癃，通关格也。

附：《千金》发髪鸡子黄煎

乱发鸡子大　鸡子黄一枚

二味，用铁瓢煎至烟尽成水，温水调服。

乡有小儿伤寒失治，以此方应之，顿愈。知《千金》方得《金匮》变通也。

太阳之病，传于阳明，从热化燥，水道不通，肝木失滋，故为惊悸。鸡子黄佐发髪煎之，疗胃液以利膀胱，水行则病除矣。

【经解】

《灵枢·五癃津液别》："天寒（则）腠理闭，气湿不行，（水）下留于膀胱，则为溺与气。……阴阳气道不通，（四海闭塞，）三焦不泻，津液不化，水谷并行肠胃之中，别于回肠，留于下焦，不得渗于膀胱，则下焦胀。"此癃证所作也。膀胱为肾府，发为肾之华，其性温能通三焦，味苦可泻膀胱。《本经》主五癃，利小便也。

《灵枢·脉度》："（故）邪在腑则阳脉不和利，（阳脉不和则）气留之，（气留之则）阳气盛矣。（阳气太）盛则阴不利，（阴脉不利则）血留之，（血留之则）阴气盛矣。阴气太盛，则阳气不能荣也，故曰关。阳气太盛，则阴气弗能荣也，故曰格。阴阳俱盛，不得相荣，故曰关格。"《素问·脉要精微论》："阴阳不相应，病名曰关格"是也。启玄子曰：肾主下焦，膀胱为府，主其分注关窍二阴，此肾与膀胱，脏腑关格。发于阳而根于阴，炼饵服之还神，化而通脏腑之阴阳。《本经》所以主关格不通也。

【闲按】

发髪，《本经》又主治惊痓。《素问·骨空论》："督脉为病，脊强反折。"惊痉证象也。督脉根于肾,挟太阳之经,行身之背。《素问·阴阳类论》:"三阳一阴病,太阳脉盛,一阴不能止,内乱五脏,外为惊骇"是也。三阳,是太阳之气盛也,盛则肾精不能滋木,而盛阳反以燔木。惟发髪能行壬水通肾气,以滋肝血。心主血,肾主骨髓,脑为髓海。发者,血之余,而长养于脑,故煎化服之,入肾益精,行水滋木也。后人用以止血,利小便,特著奇功,而产难尤良也。

卷十六

黄橘皮

【药释】

〔本经〕上品。气味苦、辛，温，无毒。主胸中瘕热、逆气，利水谷。久服去臭，下气通神。

〔别录〕下气，止呕咳，治气冲胸中，吐逆霍乱，疗脾不能消谷，止泄，除膀胱留热、停水，五淋，利小便，去寸白虫。

〔药性〕清痰涎，治上气咳嗽，开胃，主气痢，破癥瘕、痃癖。

〔纲目〕疗呕哕反胃嘈杂，时吐清水，痰痞、痃疟，大肠闷塞，妇人乳痈。入食料，解鱼蟹毒。

附：橘实

〔藏器〕气味甘、酸，温，无毒。甘者润肺，酸者聚痰。

〔大明〕止消渴，开胃，除胸中蟹气。

青橘皮

〔苏颂〕气味苦，辛，温，无毒。主治气滞，下食，破积结及膈气。

〔元素〕破坚癖，散滞气，去下焦诸湿，治左胁肝经积气。

〔纲目〕治胸膈气逆，胁痛，小腹疝痛，消乳肿，疏肝胆，泻肺气。

【经证证药】

主治

（一）橘皮汤

橘皮四两　生姜半斤

上二味，以水七升，煮取三升，温服一升，下咽即愈。

治干呕，哕，（若）手足厥者。（《金匮·呕吐哕》篇）

冲脉挟胃作逆，故干呕；金气不降，胃中正邪相攻，故呃哕；寒结于胃之大络，胃气不通于四肢，故手足厥。橘皮通虚里之结；生姜散胃寒降胃逆也。

（二）橘皮竹茹汤

橘皮二斤　竹茹二升　大枣三十枚　生姜半斤　甘草五两　人参一两

上六味，以水一斗，煮取三升，温服一升，日三服。

治哕逆者。（《金匮·呕吐哕》篇）

脾主为胃行津液，脾虚则胃液不能滋大络，冲脉不能下灌诸阴，故作呕逆也。呕逆者，手足不厥。参、甘、大枣补益脾精，而滋胃液；生姜、竹茹、橘皮通胃络，以除呕逆也。此较前证呕而不哕，故橘重于姜；脾胃俱虚，故加参、甘，而重用大枣。

（三）橘枳生姜汤

橘皮一斤　枳实三两　生姜半斤

上三味，以水五升，煮取二升，分温再服

治胸痹，胸中气塞短气者。（《金匮·胸痹》篇）《千金》《肘后》云：治胸痹。治胸中愊愊如满，噎塞习习如痒，喉中涩燥，唾沫。

此出气之短塞也。经方两主之。《难经·四难》："呼出心与肺，吸入肾与肝。"故出气短而兼肝肾者，苓桂术甘汤证也。此不兼肝肾，专在肺胃。胃阳不降，痞塞肺窍，清道不通，故胸痹而气短。橘、姜通胃络，以降肺气；枳实降胃浊，而开痹塞也。

【经验录】

（一）理气汤

橘皮一两　生姜五钱　枳实三钱　桂枝三钱　茯苓三钱　白术三钱
甘草二钱　栝根三钱

水两碗，煎至半碗，顿服。滓再服，小睡。

417

治出气短促，吸气不至丹田，胸中痹塞，时痛。神效。

此以苓桂术甘汤，合橘枳生姜汤而为治也。但身无寒热，胸中痹塞，湿痰结塞。一服如神。君橘、枳，以通胃络；佐苓、桂，以降冲逆也。

（二）橘皮茯苓饮

橘皮一两　茯苓五钱　枳实三钱　半夏三钱　杏仁五十个　泽泻三钱
葶苈子一钱，炒，研

七味水煎，服如上法。

治胸中有停痰宿水，时心下悸，气短，痰多及喘嗽者。

方本《外台》茯苓饮。而以橘枳汤为君，去参加泽泻、杏仁、葶苈。昨在省治此证，一服即效。附录之。

【经解】

古方书腹中硬，忽聚忽散，无有常准，谓之瘕，瘕病而未及癥也。《素问·气厥论》："小肠移热于大肠，为虑瘕。"大肠为肺之腑，小肠为心之腑。君火刑金，胃气不降，故热搏于胸而生呕哕。橘皮通胃，而辛能泄金。《本经》所以主瘕热逆气也。

《灵枢·阴阳清浊》："气之大别，清者上注于肺，浊者下走于胃。胃之清（气）者，上出于口，肺之浊（气）者，下注于经，内积于海。"故清浊不分，则气海乱逆。橘皮通虚里之络，利肺窍之瘀。《本经》所以久服去臭气通神也。

【闲按】

橘皮经方主治与《本经》合。《灵枢·口问》："谷入于胃，胃气上注于肺。（今）有故寒气与新谷气，俱还入（于）胃，（新故相乱，）（真）正邪相攻，气并相逆，复出于胃，（故）而为哕。……（此）阴气盛（而）阳气虚，……（故为）则生嚏。……（故）为振寒（寒）栗。打战也。……寒（气客于胃，厥逆从下上散，（复出于胃，故为）而生噫。"《素问·骨空论》："冲脉为病，逆气里急"，"冲脉者，起于气街"，并少阴阳明之经，上灌诸阳，下渗诸阴。脾肾虚邪，击动冲脉，不以下渗，由胃络不通，肺气不通于肾。此厥逆、呕哕、胃反、膈噎、痰饮、痃疟、胸痹、乳痈诸证所生也。久则上为大塞、喘促，下为癃闭、淋浊。橘皮辛苦甘温，疏泄通畅，能开肺窍，而通胃络，散脾精而行肝郁。惟开太阴之塞，故下气通神；惟通虚里之络，故利水去臭。和平条达，诚理气之圣药。第法须重用方效。以地道为佳。

桔 梗

【药释】

〔本经〕下品。气味辛，微温，有小毒。主胸胁痛如刀刺，腹满肠鸣幽幽，惊恐悸气。

〔别录〕利五脏肠胃，补血气，除寒热、风痹，温中消谷，疗喉咽痛，下蛊毒。

〔药性〕治下痢，破血，去积气，消积聚、痰涎，去肺热气促嗽逆，除腹中冷痛，主中恶及小儿惊痫。

〔大明〕下一切气，止霍乱转筋，心腹胀痛，补五劳，养气，除邪辟温，破癥瘕、肺痈，养血排脓，补内漏及喉痹。

〔元素〕利窍，除肺部风热，清利头目咽嗌，胸膈滞气及痛，除鼻塞。

〔李杲〕治寒呕。

〔纲目〕主口舌生疮，赤目肿痛。

【经证证药】

一、主治

（一）桔梗汤

桔梗一两　甘草二两

上二味，以水三升，煮取一升，去滓，温分再服。

（1）治少阴病（二三日，）咽中痛（者），（可）与甘草汤；不瘥者。（311）

足少阴之脉，贯肝入肺中，循喉咙，挟舌本。其支者，从肺出络心。心手少阴之脉，挟咽系目。其直者，从心系上肺。太阳伤寒，入少阴两感，邪从火化，肾经热燥，故咽痛。甘草汤滋胃泻肾，缓急止痛；

与之不瘥，则火刑肺金，复与桔梗汤，利肺气而化结消肿也。

（2）治肺痿。咳而胸满，振寒，脉数，咽干不渴，（时出）浊唾腥臭，（久久）吐脓（如米粥）血者，（为肺痈）。（《金匮·肺痿》篇）。

金气不通于肾，故咳而胸满。肺虚而君火刑金，故振寒、脉数。本论："师曰：风舍于肺，其人（则）咳，（口干）喘满，咽燥不渴也。"重亡津液，反有浊唾也。脉滑数，咳唾脓血也。桔梗理气海，利肺窍，主胸胁刺痛；佐以甘草，宽胸利膈，保肺消痈也。按：经验录治胸满痛，吐浊腥，桔梗须用至五七钱方效。

（二）排脓汤

桔梗三两　甘草二两　生姜一两　大枣十枚

上四味，以水三升，煮取一升，温服五合，日再服。

此亦行气血、利营卫之剂。

（三）排脓散

枳实十六枚　芍药六分　桔梗二分

上三味，杵为散，取鸡子黄一枚，以药散与鸡黄相等，揉和令相得，饮和服之，日一服。（上二方均出《金匮·疮痈肠痈》篇）

心主营，肺主卫。卫气内陷，营气不行，郁而成疮，热腐而化脓。本论曰：若身有疮，亡血故也。二方乃利营卫之剂。以桔梗汤温金通心气；佐以枳、芍、枣、姜，滋血益精也。

二、佐治、加治

1.《伤寒》白散：治太阳寒实结胸，无热证者。保肺气，以利胸痹也。

2.《金匮》薯蓣丸：治虚劳诸不足，风气百疾。温金以行水令也。

3. 竹叶汤：治产后中风，发热面赤，喘而头痛。温散肺风也。

4. 通脉四逆汤：治少阴下利，脉微，咽痛者。以少阴水气不能上济君火，故去芍药之苦降，加桔梗之温升，升水气以救肺金而利咽也。

【经解】

《素问·脏气法时论》：肝病者，两胁下痛引少腹；肾虚则胸中痛，大腹小腹痛。王冰注：肾少阴之脉，贯肝，从肺出络心，注胸中。肾气既虚，心火不卫，熏灼肺金，故胸中痛。肝脉贯肝布胁肋，故两胁痛如刀刺，病在血气也。桔梗辛散肝郁，苦降肺逆，温通肾气。故经方用为肺肾主药。《本经》所以主胸胁刺痛也。《灵枢·百病始生》："邪客于伏冲之脉，（传）留舍于肠胃，（在肠胃之时，）贲响腹胀，多寒则肠鸣飧泄，食不化。"桔梗性温，能通金气于肾，散肠胃之寒结。《本经》所以主腹满肠鸣也。

【闲按】

桔梗后人注为载药上升，荒经之说也。经方多主肺肾二经，即《素问·经脉别论》："脾气散精，上归于肺，通调水道，下输膀胱。"启玄子所谓金气通于肾是也。《灵枢·经脉》肾足少阴之脉，其直者，从肾上贯肝膈，入肺中，循喉咙，挟舌本；其支者，从肺出络心，注胸中。是动则咳喘唾血。是主肾所生病，则咽肿、上气、嗌干。此经方用桔梗治咽伤、肺痈、结胸、下利。而《本经》主胸胁满痛诸证原也。盖桔梗气辛味苦，性温质白，故能降心肺气通于肾，升肾肝之气通于胸也。

贝　母

【药释】

〔本经〕中品。气味辛，平，无毒。主伤寒烦热，淋沥邪气，疝瘕，喉痹，乳难，金疮风痉。

〔大明〕消痰，润心肺。

〔别录〕疗腹中结实，心下满，淅淅恶风寒，目眩项直，咳嗽上气，止烦热渴，出汗，安五脏，利骨髓。

〔药性〕主胸胁逆气，时疾黄疸。末，点眼去肤翳。以七枚作末酒服，治产难及胞衣不出。与连翘同服，主项下瘤瘿疾。

【经证证药】

佐治

1.《伤寒》白散：治太阳寒实结胸，无热证者。以肺寒窍闭，抑遏宗气。贝母平肺利气化结也。

2. 《金匮》当归贝母苦参丸：治妊妇小便难，饮食如故。以肺金不降，故水道不调。贝母敛金降气，启水源也。

【经解】

《灵枢·经脉》：肺所生病者，上气喘喝，烦心，胸满，掌中热。《金匮·消渴》篇："淋之为病，小便如粟状，小腹弦急，痛引脐中。"以肺令不行，水道失调而为病也。肺主卫气。贝母辛温泻肺，能通卫阳，下行水气。《本经》所以主伤寒烦热，淋沥邪气也。

《素问·骨空论》：任脉为病，结疝、瘕聚。任脉下通于肾，上络于心，肺气上迫，心气不降，任脉不下于带而为病也。贝母温散肺金，通卫阳于下焦，以濬水源。《本经》所以主疝瘕也。

《素问·阴阳别论》："一阴一阳结，谓之喉痹。"以心主与三焦之热，合而灼金也。营气不从，卫气失常，逆于肉理，乃生痈肿。心主营，肺主卫。贝母理肺气，以通心气。《本经》所以主喉痹、乳痈、金疮也。

【闲按】

肺管主喉，喉通天气，其脉络大肠，其经通膀胱魄门，天气下降之道也。《灵枢·经脉》：是动则肺胀喘咳。是主肺所生病，则心烦胸满；中风寒，则小便数而欠，或少气不足以息，溺色变。此《本经》与经方所治病原也。其治喉痹、乳痈，消瘰、止衄、利水道者，皆温利金气，有行卫通营之功。

巴　豆

【药释】

〔本经〕下品。气味辛，温，有毒。主伤寒、温疟寒热，破癥瘕结聚坚积，留饮痰癖，大腹水胀，荡练五脏六腑，开通闭塞，利水谷道，去恶肉，除鬼毒蛊疰邪物，杀虫鱼。

〔药性〕治十种水肿，痿痹，落胎。

〔日华〕通宣一切病，泄壅滞，除风补劳，健脾开胃，消痰破血，排脓消肿毒，杀腹脏虫，治恶疮息肉，及疥癞疔肿。

〔元素〕导气消积，去脏腑停寒，治生冷硬物所伤。

〔纲目〕治泻痢，惊痫，心腹痛、疝气，风喝耳聋，喉痹牙痛，通利关窍。

【经证证药】

主治

白　散

桔梗三分　巴豆一分，去皮心，熬黑，研如脂　贝母三分

上二味，为散。纳巴豆，更于白中杵之，以白饮和服。强人半钱匕，羸者减之。病在膈上者必吐，在膈下必利。不利，进热粥一杯；利过不止，进冷粥一杯。身热，皮粟不解，欲引衣自复；若以水潠之洗之，益令热劫不得出，当汗而不汗则烦。假令汗出已，腹中痛，与芍药三两，如上法。

治寒实结胸，无热证者，与三物小陷胸汤，白散亦可服。一云与三物小白散。（141）

太阳寒水之经，卫气所出，主一身之表，与肺相合。邪伤卫气，而以水潠之，则风寒湿由皮毛肺俞而入，客于肺家。《素问·痿论》："肺者，脏之长也。"主胸中，故病寒实结胸也。白散辛温散结，君以巴豆开关窍，利胸膈，通肠胃，令阴寒竖积，自脏腑而下也。

张元素曰：巴豆乃斩关夺门之将，不可轻用。

王好古曰：若急治为水谷道路之药，去皮、心、膜、油，生用。若缓治为消坚磨积之剂，炒去烟令紫黑用，可以通肠，可以止泻，世所不知也。张仲景治百病客忤，备急丸用之。

附：三物备急丸见《千金》

大黄一两　干姜一两　巴豆一两，去皮心，熬，外研如脂

上药各须精新，先捣大黄、干姜为末，研巴豆纳中，合治一千杵，用为散，蜜和丸亦佳，密器中贮之，莫令歇。主心腹诸卒暴百病。若中恶客忤，心腹胀满，卒痛如锥刺，气急口噤，停尸卒死者，以暖水苦酒服大豆许三四丸，或不下，捧头起，灌令下咽，须臾当瘥；若未瘥，更与三丸，当腹中鸣，即吐下便瘥。若口噤，亦须折齿灌之。

治寒痰冷食留积胃中，心腹满痛，大便不通。

又治尸厥实证，气闭似死，脉动有力，腹满胀，二便闭，兼痰壅气塞者。

按：备急丸相传为古方。王好古书称为仲景方。要之，此方治寒厥闭痛甚灵也。经验录曾治小儿腹胀不便，危在顷刻。急研三味，未及丸用开水少许冲下，则腹中贲响，气通而苏。真备急神丹也。自非经方，无此见识。故附于王氏论后。

【经解】

《素问·疟论》："温疟者，得之冬中于风寒，气藏于骨髓之中，至（春则）阳气（大）发泄，……阴虚而阳盛（，阳盛）则热（矣），热衰（则气复反入，入）则阳虚，（阳虚则）而寒矣。"此病之发于肾也。《金匮·疟病》篇：疟病一月不瘥者，结为癥瘕，名曰疟母。此病之结于肝也。巴豆辛温，泻肺疏肝，下通肾府，功至迅速。《本经》所以主治温疟，破癥结也。

《灵枢·百病始生》："积（之始生，）得寒乃生，厥乃成（积也）。（黄帝曰：其成积奈何？岐伯曰：）厥气生足悗，音瞒，足厥也。足悗生胫寒，胫寒则血脉凝涩，（血脉凝涩则）寒气上入于肠胃（，入于肠胃）则䐜胀，（䐜胀则）肠外之汁沫迫聚不得散，日以成积。"三焦、大、小肠、膀胱为五脏之腑，寒气着于伏冲之脉，肠胃之膜原，非温通不能散也。巴豆温烈之性，开通闭，有斩关夺门之能。《本经》所以主破坚积饮癖，荡练脏腑也。

【闲按】

巴豆，经方治寒实结胸。《本经》主开通闭塞，身半以上之关窍，非此药不能即通也。《素问·汤液醪醴论》："开鬼门，洁净府，精以时服，五阳已布，疏涤五脏。"惟巴豆能于硝、黄、麻、葛、甘遂、芫、戟以外，特奏奇功。盖其气味辛苦，性大热，破沉寒久积，独具彻上彻下之能。其所以止胸腹闭痛、霍乱不吐泻、喉痹不可喘息，因其辛通而为用也；去恶肉、除邪恶客忤、虫痓、烂胎、敷疥，因其毒烈而为用也。张元素谓：亡血液，损真阴，不死亦危。李濒湖谓：峻用有戡乱劫病之功，微用有抚缓调中之妙。要之，救急非此药不可。

冬瓜仁

【药释】

〔本经〕上品。气味甘，平，无毒。令人悦泽好颜色，益气不饥。久服，轻身耐老。

〔别录〕除烦满不乐。可作面脂。

〔大明〕去皮肤风剥黑䵟，润肌肤。

〔纲目〕治肠痈。

【经证证药】

佐治

《金匮》大黄牡丹皮汤：治肠痈，脓已成，不可下者。以毒结肺腑，腐化成脓。瓜仁清肺润肠也。

【经解】

《难经·四十九难》：肝主色，入心为赤，入肺为白。赤白相和，则色善也。《素问·上古天真论》："女子……五七阳明脉衰，面始焦，发始堕。"《素问·六节藏象论》：心之华在面，其充在血脉。肺之华在毛，其充在皮。大、小肠为心肺之腑，属之于胃。瓜仁滋胃液，益肺养心。《本经》所以主悦泽颜色，益气轻身也。

【闲按】

瓜仁，经方佐治肠痈，以其滋脾精，润肺燥，养心液也。《灵枢·痈疽》："津液和调，变化而赤为血，血和则孙脉（先）满（溢），乃注于络脉，（皆盈，乃）注于经（脉）。……（夫）血脉营卫，周流不休。"瓜仁甘香入脾，多脂滋胃，所以润肺而养心也。《灵枢·营卫生会》："壮者之气血盛，（其）肌肉滑，（气道通，）营卫之行，不失其常。"故脾不布精，金燥火灼。则"（老者之）气血衰，（其）肌肉枯、（气道涩），五脏之气相搏、其营气衰少而卫气内伐。"易致疮痈、颜槁、气短、容颜衰老。瓜仁甘平，得金土合化之气味，而多脂柔滑，最能滋土精，以养心液，润大、小肠心肺之腑，故益气轻身，允为上品养命之药。

大麻仁

【药释】

〔本经〕上品。气味甘，平，无毒。主补中益气。久服，肥健不老，神仙。

〔别录〕主中风汗出，逐水气，利小便，破积血，复血脉，乳妇产后余疾。沐发，长润。

〔藏器〕下气，去风痹皮顽，令人心欢，炒香，浸小便，绞汁服之。妇人倒产，吞二七枚即正。

〔士良〕润五脏，利大肠风热结燥及热淋。

〔日华〕补虚劳，逐一切风气，长肌肉，益毛发，通乳汁，止消渴，催生难产。

〔孟诜〕取汁煮粥，去五脏风，润肺，治关节不通，发落。

〔纲目〕利女人经脉，调大肠下痢。涂诸疮癞，杀虫。取汁煮粥食，止呕逆。

【经证证药】

一、主治

麻仁丸

麻子仁二升　芍药半斤　枳实炙，半斤　大黄一斤，去皮　厚朴一尺，炙，去皮　杏仁一升，去皮尖，熬，别作脂

上六味，蜜和丸，如梧桐子大，饮服十丸，日三服。渐加，以知为度。

治阳明病，趺阳脉浮而涩，浮则胃气强，涩则小便数，浮涩相搏，大便则硬，其脾为穷约。(247)

胃家邪热，传于脾，注于肺，故脉浮涩，邪热相搏于太阳，胃液枯竭，故脾为胃约，而大便难。方合小承气，以下胃阳；芍药以泻肝燥；君麻仁，佐杏仁，滋胃液，润燥金也。经曰：脾主为胃行津液。大小肠皆属胃脉，故胃燥则太阴之湿不胜阳明，而为胃约也。陈士良云：麻仁利大肠。特具灵功也。

二、佐治

《伤寒》炙甘草汤：治脉结代，心动悸。以胃液不能滋大络。心主脉，麻仁滋润胃之大络，以养心液也。

【经验录】

麻仁粥

大麻仁十分　　冬瓜仁三分　　杏仁三分　　粳米五分

麻子捣仁取汁，煮白米熟，调杏仁、瓜仁末，再数沸，空心温服。此调养服食之料，须每早服之。

治气虚血少，大便燥硬，身羸肢倦，服之七日，即便利，气息调。

内人常患此，有人教之，单饮麻仁汤，小效。后加数味，如法服旬余，日觉便利而身强。后人造制难，改服麻油调鸡子汤，亦有效验。此可证上品之药，麻仁与油，滋脾精，润脏腑，其功相侔也。

【经解】

《素问·经脉别论》："脾气散精，上归于肺，通调水道，下输膀胱。"《素问·脏气法时论》："脾病者，身重，（善）肌肉痿，足不收（行）。"《素问·通评虚实论》："气虚者，肺虚也。"脾主中州，肺主宗气，为手足太阴之脏。麻仁滋脾精，上输于肺，下润肠胃。《本经》所以主补中益气，久服，肥健不饥也。

【闲按】

《素问·金匮真言论》：中央黄色，入通于脾，其味甘，其类土，其臭香，其谷稷，稷色黄也。《素问·五常政大论》：敷和之纪，其色苍，其脏肝，其政发散，其谷麻，麻色苍也。故《别录》主中风汗出，逐水气，利小便，以麻为肝谷也。经方主治脾约，佐治脉涩，以麻去壳则色黄白而味香甘，入太阴之脏，滋脾精而润肺燥，亦俱行水滋木之功。故《本经》列为上品，久服，健肥，神仙也。

薏苡仁

【药释】

〔本经〕上品。气味甘，微寒，无毒。主筋急拘挛，不可屈伸，久风湿痹，下气。久服，轻身益气。

〔别录〕除筋骨中邪气不仁，利肠胃，消水肿，令人能食。

〔藏器〕炊饭作面食，主不饥，温气。煮饮，止消渴，杀蛔虫。

〔药性〕主肺痿肺气，吐脓血，咳嗽涕唾，上气。煎服，破毒肿。

〔孟诜〕去干湿脚气，大验。

〔纲目〕健脾益胃，补肺清热，去风胜湿。炊饭食，治冷气。煎饮，利小便热淋。

【经证证药】

一、主治

（一）薏苡附子散

薏苡仁十五两　大附子十枚，炮

上二味，杵为散，服方寸匕，日三服。

治胸痹缓急者。（《金匮·胸痹心痛》篇）

此乙癸同病也。君火衰微，不能下交癸水，阴寒之气，合太阴之湿，着痹于胸；癸水不生乙木，肝主筋，《灵枢·经筋》："足太阴之筋，……循腹里，结于肋，散于胸中。"故胸痹缓急也。大附子温散手足少阴寒结；君苡仁燥土行水，疏肝荣筋也。

（二）薏苡附子败酱散

薏苡仁十分　附子三分　败酱五分

上三味，杵为末，取方寸匕，以水二升，煎减半，顿服，小便当下。

治肠痈（之为病），其身甲错，腹皮急，按之（濡，）如肿状，腹无积聚，身无热，脉数，此为肠内有痈脓也。（《金匮·疮痈肠痈》篇）

肺主卫气，而营生于脾土。土湿金热，卫阳内陷，营阴不从，则湿热相搏，结于肺腑而为肠痈。痈肿已成，腐血化脓，则脾精不布，肺气不行，故皮毛肌肤枯皱如鳞，而为甲错也。附子温坎水，以助卫阳；败酱行络血，以通营阴；君薏苡，燥湿利水，培中州，以资气血之原也。黄氏曰：败酱能化脓为水，以薏仁开水窍，俾脓从水窍下也。

二、佐治

《金匮》麻杏薏甘汤：治病者一身尽疼，发热日晡剧者，名为风湿。薏苡除土湿，止身痛也。

【经解】

《灵枢·经筋》：足少阳筋病，转筋引膝，不可屈伸，腘筋急，前引髀，后引尻。足太阴筋病，阴股引髀而痛，阴器纽痛，引脐、引膺中脊内痛。以土湿木燥，水气不行也。薏苡渗土湿，行水滋木。《本经》所以主筋急拘挛，不可屈伸也。

《素问·痹论》："肝痹者，（夜）卧则惊，多饮数小便，上（为）引如怀。""脾痹者，四肢解堕，发咳呕汁，上为大塞。"肝为风木之脏，脾为湿土之脏。风湿之邪，易相舍也。薏仁泻湿清木。《本经》所以主风湿痹，下气也。

【闲按】

《素问·生气通天论》："湿热不攘除，大筋緛短，小筋弛长，緛短为拘，弛长为痿。""卫气失常，营气不从，逆于肉理，乃生痈肿。"此薏苡主治，《本经》与经方合也。盖脾湿不运，则肾水不能滋肝木；金气不降，木气不疏。此筋病、肠痈、身痛、甲错诸证所生也。薏苡仁燥土湿，清金利水，以滋木。故又主轻身，有下气益气之功。

黄氏云：水非气清则不利，气非土燥则不清，土非水利则不燥。土居水气之交，握生化之权，而司清浊之任。薏苡一物而三善备焉，上以清气而利水，下以利水而燥土，中以燥土而清气。盖气化于精，水化于气。薏苡化气最清，化水最捷。以清肃之气，行降洒之令，千支万派，尽归溪壑。故凡诸消渴淋痛，无不效也。按：脾为湿土，过燥则病，第土湿而含阴水之气。此百病之生，湿居其九也。按：黄氏专主燥湿土。下文须重利水，则善矣。

败　酱

【药释】

〔本经〕中品。根，苗同，气味苦，平，无毒。主暴热火疮、赤气、疥瘙疸痔，马鞍热气。

〔别录〕消痈肿浮肿结热，风痹不足，产后腹痛。

〔药性〕治毒风顽痹，破多年瘀血，能化脓为水，产后诸病，止腹痛，余疹、烦渴。

〔大明〕治血气心腹痛，破癥结，催生落胞，血运，鼻衄吐血，赤白带下，赤眼障膜、胬肉，聤耳，疮疖，疥癣，丹毒，排脓补瘘。

【经证证药】

佐治

薏仁附子败酱散：治肠痈，脉数。以营郁血热，结于大小肠间，腐而成脓。败酱行血热，化腐脓也。

【经解】

《素问·逆调论》："两阳相得，（而）阴气虚少，少水不能灭盛火，而阳独（治）盛。……逢风（而）如炙如火（者），（是）其人当肉铄也。"心为火脏，主行营血。《灵枢·周痹》："肉分裂则痛，痛则神归之，神归之则热是也。"火热则肺金刑，肺主卫气，火疮伤卫，故其热益炽也。败酱苦利，能清心、小肠之热结，泻肺、大肠之痈肿，通膀胱以行卫气。《本经》所以主暴热火疮、赤气也。

《素问·生气通天论》："邪伤肝（也），（因而饱食，）筋脉横解，肠澼为痔。""汗出见湿，乃生痤痱。"此营卫之气，病于肝肺者，以肺主皮毛，肝主血海也。败酱破血化脓，能清利血胞、膀胱、肺腑之热结。《本经》所以主疽痔疥瘙也。

【闲按】

《灵枢·痈疽》："寒客于经络之中则血泣，（血）泣则（不通，不通则）卫气归之，（不得复反），故痈肿。寒气化（为）热，热胜（则）腐肉（，肉腐）则为脓，脓不泻则烂筋（，筋烂则）伤骨。"败酱苦寒滑利，能泻血分热结，通营热以行卫气。故治疮疸热腐之证，特具奇功。《别录》主痈肿。《药性》言化脓。经方佐治肠痈。皆与《本经》相发明也。

菊

【药释】

〔本经〕上品。花，叶、根、茎、实俱同。气味苦、平，无毒。主诸风头眩、肿痛，目欲脱，泪出，皮肤死肌，恶风湿痹。久服利血气，轻身耐老延年。

〔别录〕疗腰痛去来陶陶，纵缓貌。除胸中烦热，安肠胃，利五脉，调四肢。

〔药性〕治头目风热，风旋倒地，脑骨疼痛，身上一切游风令消散，利血脉，并无所忌。

〔大明〕作枕明目，叶亦明目，生熟并可食。

〔元素〕养目血，去翳膜。

〔好古〕主肝气不足。

【经证证药】

主治

侯氏黑散

菊花四十分　白术十分　细辛三分　茯苓三分　牡蛎三分　桔梗八分防风十分　人参三分　矾石三分　黄芩五分　当归三分　干姜三分　川芎三分　桂枝三分

上十四味，杵为散，酒服方寸匕，日一服。初服二十日，温酒调服，禁一切鱼肉大蒜，常宜冷食，六十日止，即药积在腹中不下也。热食即下矣，冷食自能助药力。

治大风，四肢烦重，心中恶寒不足者。《外台》治风癫。（《金匮·中风历节》篇）

本论云："（夫）风之为病，（当）半身不遂，或但臂不遂（者，此）为痹。""络脉空虚，……正气引邪，喎僻不遂。邪在于络，肌肤不仁；邪在于经，即重不胜；邪入于腑，（即）不识人；邪入于脏，舌即难言。"此谓风中太阴之经也。《素问·风论》："脾风之状，（多汗恶风，）身体怠惰，四肢不欲动，（色薄微黄，）不嗜食，诊在鼻上，其色黄是也。"方君菊花，以《本经》主治诸风；佐以防、辛、芎、归、桂、芩，入厥阴，重驱经风；臣以参、术、桔、姜、苓，入太阴，重驱阴络之风，以达四肢之阳气；使牡蛎，以化结；矾涩，固脏腑，留滞药力；俾得清酒，以行经络也。必服至六十日。其须冷服者，陈注谓塞其空窍，若专治表，重门洞开，邪出复入云云。按：经方服法，未有如此久日者。王晋三谓：此方为宋人附入唐人之方。谓中风总论下，未尝言主方也。闲按：制方之议，选方之精，即云经方，殆不可别也。

【经验录】

以黑散煮汤服，治头重痛，昏晕，兼带下、气利良效。

【经解】

《素问·风论》："风气循风府而（上，则为脑风；风）入（系）头脑，（则）为目风眼寒。"王冰注：风府而上，为脑户。足太阳、阳维、督三脉之会也。《素问·风论》又云："肝风之状，多汗恶风，善悲，色微苍，……诊在目下，其色青。"王冰注：肝脉入颅颊，上出额，与督脉会于颠顶。其支别者，从目系下。故心系急，肝叶举，则泪出。肝为风脏，贼风虚邪易相合也。菊花禀金气，能泻乙木以清风，《本经》所以主诸风头眩，目脱，泪出也。

《素问·痹论》："淫气肌绝，痹聚在脾。"王冰注：淫气，谓气之妄行者，各随其脏之所主而入为痹也。脾主肌肉，为淫土之脏，易与湿合也。菊花味甘而苦，《素问·脏气法时论》："脾苦湿，急食苦以燥之。"此《本经》所以主死肌湿痹也。

【闲按】

《本经》菊花久服，利血气轻身。以肺主气，肝藏血，资生之原在于脾也。《素问·风论》：脾风之状，身体解惰，四肢不欲动。《素问·痹论》："肌痹不已，复感于邪，内舍于脾。"此《本经》与经方主治合也。菊花发于九月，秉肃清金霜之气，其性平，能清金以制木，其味甘而苦，能燥湿以息风。故风眩目疾、湿痹死肌、大风、四肢烦重之证可治也。

诃黎勒

【药释】

〔唐·本草〕气味苦，温，无毒。主冷气心腹胀满，下宿物。

〔药性〕主破胸膈结气，通利津液，止水道，黑髭发。

〔萧炳〕下宿物，止物澼久泄，赤白痢。

〔大明〕消痰下气，化食开胃，除烦治水，调中，止泻痢霍乱，心腹虚痛，奔豚肾气。肺气喘急，五膈气，肠风泻血，崩中带下，怀孕漏胎，及胎动欲生，胀闷气喘。并患痢人后分急痛，产后阴痛，和蜡烧烟熏之，及煎汤熏洗。

〔苏颂〕治痰嗽咽喉不利，含三数枚殊胜。

〔震亨〕实大肠，敛肺降火。

【经证证药】

主治

诃黎勒散

诃黎勒十枚，煨

上一味为散，粥饮和，顿服。

治气利。(《金匮·呕吐哕》篇)

论曰：下利肺痛，紫参汤主之；气利，诃黎勒散主之。肺主气，为辛金。辛金不收，则庚金失敛，故为气利。诃黎勒散敛缩肠胃，和以粥饮，藉谷气济泌别汁，行水气也。

沈自南云：下利当利小便。此以诃子涩大肠之气，不从后泄，而小便自利，不佐淡渗药，利小便妙法也。

【经验录】

依法治气利，必照本方煨诃子十枚，和粥服方效。第服此药，甚难下咽，因而少之则不效也。

【闲按】

大肠为肺之腑。膀胱居其前，水液由此别回肠、随气渗泌而入。其所出入，皆由气化。入气不化，则水归大肠，而为泄泻；出气不化，则闭塞下窍，而为癃肿。故《素问·灵兰秘典论》云："肺者，相傅之官，治节出焉。""大肠者，传导之官，变化出焉"。"膀胱者，州都之官，津液藏焉，气化则能出矣。"故金气不收，水气不化，则水归大肠，而胀满，泄利、癃闭、喘痛诸症生矣。《素问·脏气法时论》："肺欲收，急食酸以收之。"诃黎勒酸能敛肺，涩可固肠，能收金气，以行治节，而通膀胱，故善治金散、音声不利、大肠脱泄之证。经方用治气利。沈注独得其解矣。

猪 肤

【药释】

〔别录〕猪肉，按：《说文》：肤，皮也。猪肉为肤盖，猪肉与皮相合也，气味酸，冷，无毒。主疗狂病久不愈。

〔千金〕补肾气虚竭。

〔拾遗〕压丹石，解热毒，宜肥热人食之。

〔日华〕疗水银风，并中土坑恶气。

【经证证药】

主治

猪肤汤

猪肤一斤

上一味，以水一斗，煮取五升，去滓，加白蜜一升，白粉（即米粉）五合，熬香，和令相得，温分六服。

治少阴病，下利，咽痛，胸满，心烦者。(310)

少阴之经，上火下水。病则水气不蒸，故下利。手少阴之脉挟咽，足少阴之脉挟舌本。病则水涸火炎，故咽痛。水不济火，君相二火并相烁金，金气不得通于肾，故胸满心烦。猪肤润肾燥，合白蜜，以滋土液；白粉以敛脱泄也。

【经解】

《灵枢·经脉》："是主肾所生病者，口热舌干，咽肿上气，嗌干

（及痛），烦心（心痛），黄疸肠澼。"《素问·六微旨大论》所谓"少阴之上，热气治之是生病也。"《素问·宣明五气》："心恶热，肾恶燥。热为火太过，燥为水不及。"《素问·五常政大论》："火太过曰赫曦。水不及曰涸流，其脏肾，其实濡肉，其畜彘牛。"王冰注：水从土畜也。盖水从土燥不能济火也。猪在辰属亥，在卦属坎，在畜属水。启玄子曰：肾主二阴，其畜彘，水性善也。猪肤，气味为咸寒所化。《说文》猪肉为肤，六畜之肉，惟猪肚多脂，故特具润下之功。经方因而用之，治少阴涸流赫曦之病。诸家本草，惟《千金》补肾虚，略与经方旨合也。

猪　胆

【药释】

〔别录〕气味苦，寒，无毒。疗伤寒热渴。

〔苏颂〕主骨热劳极，伤寒及渴疾，小儿五疳，杀虫。

〔藏器〕敷小儿头疮。治大便不通，以苇筒纳入下部三寸灌之，立下。

〔纲目〕通小便，敷恶疮，杀疳𧏾，治目赤、目翳，明目，清心脏，凉肝脾。入汤沐发，去腻光泽。

时珍曰：方家用猪胆，取其寒能胜热，滑能润燥，苦能入心，又能去肝胆之火也。

【经证证药】

一、主治

猪胆汁导方

大猪胆一枚，泻汁，和少许法醋。以灌谷道内，如一食顷，当大便出宿食恶物。甚效。

治阳明病，自汗出。若发汗，小便自利者，此为津液内竭，便虽硬不可攻之，（当须自欲大便，宜蜜煎导而通之，若土瓜根及大猪胆汁，皆）宜可为导。（233）

此酸苦涌泄为阴之旨也。《灵枢·本输》："大肠、小肠皆属于胃，是足阳明也。"阳明为燥土。以自汗，小便利，知汗尿同气，气化行也。

惟金土合燥，大便硬结，知由胃液耗伤，不能润下所致。猪胆汁清金而润燥，和以醋，敛木滋液，以行疏泄也。按：此云胆汁和醋，则苦酒汤非醋汤，明矣。

二、加治

1.《伤寒》白通加胆汁汤：治少阴病，下利厥逆，无脉干呕，心烦者。以丁火失根。猪胆汁清君火，以归根而除烦也。

2. 通脉四逆加猪胆汁汤：治霍乱吐下既止，汗出而厥，四肢拘急，脉微欲绝。以水不滋木，相火逆升，脉始于肾，主于心，木燥火炎，故拘急脉微。胆汁清阳火，行水滋木，以通脉也。

【经验录】

猪胆戴指方

猪胆有汁者一枚，取以戴指。

治指生蛇腹、蛇背、蛇眼疔等，痛不可忍。取大猪胆两枚，相易套指，能止急痛，可缓服药也。

成无己云：仲景以胆汁和醋，通大便神效。盖酸苦益阴润燥，而泻便也。又治少阴下利厥逆，呕烦，加猪胆汁主之。调寒热之逆，冷热并行，热物冷服，下嗌之后，冷体既消，热性便发，故病气自愈。此所以和胆汁于白通四逆中，以阳气太虚，阴气独盛，纯与阳药，必阴气格拒，不得入也。故加胆汁，苦入心而通脉，寒补肝而和阴，不致格拒也，此经验有得之论。附录之，以识方旨。

【经释】

《素问·经脉别论》："食气入胃，浊气归心，淫精于脉。" 王冰注：心居胃上，谷气精微，淫溢入脉，心主脉故也。"脉气流经，经气归于肺；肺朝百脉，输精于皮毛；毛脉合精，行气于腑；（腑精神明，）留于四脏，气归于权衡；权衡以平，气口成寸，以决死生。" 是故胃气上迫肺，金气不化，水气不行，火气不降，则燥渴、烦呕、肢厥、筋急、脉微欲绝诸症生矣。猪为水畜，胆为木气所化。其味腥苦，入心降火，救烁金之气，以通于水脏。尤具滋乙木，润燥金之长，故经方用通燥结，治呕烦、厥逆、拘急也。各家解释多未及之。

猪 膏

【药释】

〔别录〕气味甘，微寒，无毒。煎膏药，解斑蝥、芫青毒。

〔千金〕破冷结，散宿血。

〔苏颂〕利血脉，散风热，润肺，入膏药，主诸疮。

〔日华〕杀虫，治皮肤风，涂恶疮。

〔苏恭〕治痈疽。

〔弘景〕悦皮肤。做手膏，不皲裂。

〔徐子才〕胎产衣不下，以酒多服，佳。

〔纲目〕解地胆、亭长、野葛、硫黄毒、诸肝毒，利肠胃，通小便，除五疸水肿，生毛发。

【经证证药】

主治

猪膏发煎

猪膏半斤　乱发如鸡子大三枚

上二味，和膏中煎之，发消药成，分再服，病从小便出。

（1）诸黄主之。（《金匮·黄疸》篇）

《金匮·黄疸》篇曰："脾色必黄。"又曰："诸病黄家，但利其小便。"以阴被其寒，化热而流膀胱，因而脾湿肾燥，水气不行，而生诸黄也。猪膏为水畜之脂，入水脏，以清热润燥；佐以发灰，利水行瘀也。

陈注：此言黄疸中有一种燥症，饮食不消，胃胀有燥尿者，出其方也。按：此本论谷疸也。黄症自汗者，以湿聚于脾，脏腑多燥。经曰："肾恶燥"，故水气不行也。徐注：此谷气实所致。以膏煎治阴吹，神效，连类及之。然与陈注胃燥，略得解矣。

（2）治妇人胃气下泄，阴吹而正喧，此谷气之实也。（《金匮·妇人杂病》篇）

膀胱为津液之腑，胞为受纳之司，血液枯槁，庚金不滋，大肠失其传导，故谷气下泄，后窍涩闭，前阴宣吹也。猪膏润血液之燥；发灰通肾腑血室，以行水，水行则金清，故曰再服，病从小便出也。

【经解】

《难经·四十九难》：肝主五色，入脾为黄。《素问·大奇论》："肝壅，两胠满，（卧则惊，）不得小便。"《素问·刺热》："肝热病者，小便先黄。"盖厥阴之经，乙木与相火同居，肝不疏则水不行，水气与脾土合湿，湿则己土辛金搏湿于上；而戊土庚金必并燥于下矣。此燥结、癃闭、黄疸、阴吹之证所由生也。猪膏气味甘凉，最能润金土之燥，而滑肠利窍，尤具行瘀利湿之功。黄氏《药解》注为善通二便，兼治水肿、带下之症。要须配合发灰，独膏脂未必应验也。

【闲按】

《本经》中品。列豚卵，而肤与胆、膏不载，故依《内经》，释《伤寒》、《金匮》之症。诸家诸论，主治糅杂，不符于经旨，不释。

蜘 蛛

【药释】

〔别录〕下品。气味微寒，有小毒。主治大人、小儿癀，《仓吉篇》阴病，或作癫瘕瘟。下坠也。及小儿大腹丁奚，三年不能行者。

〔弘景〕蜈蚣、蜂、虿螫人，取置咬处，吸其毒。

〔苏恭〕主蛇毒温疟，止呕逆霍乱。

〔苏颂〕取汁，涂蛇伤。烧啖，治小儿腹疳。

〔日华〕斑者，治疟疾疗肿。

〔纲目〕主口喎、脱肛、疮肿、胡臭、齿䗣。

【经证证药】

主治

蜘蛛散

蜘蛛十四枚，熬焦　桂枝半两

上二味，为散，取八分一匕，饮和服，日再服，蜜丸亦可。

治阴狐疝气者，偏有小大，时（时）上下。（《金匮·趺蹶》篇）

任脉为病，内结七疝。肝主血，任主胞，胞脉系肾。肝气不疏，则肾气滞。肾开窍二阴。邪伤肾，其臭腐，故睾丸肿大，而为狐疝也。前阴者，宗筋所聚，睾丸系之。经筋因寒热气至，寒收热纵，故时上下也。睾丸偏坠而肿硬者，湿寒结凝也。蜘蛛气寒清肝，味苦固肾；佐以桂枝，通下焦之阳，疏木行水，泄秽结也。

【闲按】

《素问·五常政大论》："水曰静顺。其性下，其化凝坚，其令寒，其藏肾，肾其畏湿，其主二阴。此寒湿相搏，疝气坚凝也。又曰：水不及曰涸流。其气滞，其病痿厥坚下，癃闭，邪伤肾也。其主毛显狐貉，变化不藏。此肾邪变化，狐疝外坚也。经记名狐疝，从未经人引经解此。《灵枢·经筋》："足厥阴之筋，……上循阴股，结于阴器，（络诸筋。）……病则阴器不用，（伤于内则不起，）伤于寒则阴缩入，伤于热则纵挺不收。治在行水清阴气。"此水气不行，睾丸偏坠，时有大小上下也。蜘蛛禀阴湿之气，网食血虫，合于厥、少两阴之气，其性寒能清肝，气味苦能坚肾，补肾，肾欲坚，食苦坚之，苦补之。而游丝上下，形类睾丸之出入。经方用治狐疝，其取名用药之义，与《内经》若合，符节如此。其他吸拔虫毒，敷提疔肿，并有效验。

灶中黄土

【药释】

〔别录〕释名伏龙肝。下品。气味辛，微温，无毒。主治妇人崩中，吐血，止咳逆血。醋调，涂痈肿、毒气。

〔大明〕止鼻洪，肠风，带下、血崩，泄精尿血；催生下胞，及小儿夜啼。

〔纲目〕治心痛、狂癫，风邪蛊毒，妊娠护胎，小儿脐疮、重舌，风噤反胃，中恶卒魇，诸疮。

【经证证药】

主治

黄土汤

甘草　干地黄　白术　附子炮　阿胶　黄芩各三两　灶中黄土半斤

上七味，以水八升，煮取三升，分温二服。

治下血，先便后血，此远血也。亦主吐血衄血。（《金匮·惊悸吐衄》篇）

此寒水合土，阴络受伤，血不归经，内注于胃，故后谷滓而下，为先便后血。第肾络伤为肠澼；脾络伤则后血。以别于肠澼下血，故曰远血。若阳络伤，则为吐衄也。病原土湿，故以术、甘燥土；土湿则木燥，故以地、胶滋木；木燥则由于火热，故以黄芩泻火；土湿由肾水寒结，故以附子温通肾络；惟湿土与寒水合化而为病，故君黄土，得火化之精，培土镇水，温通血络也。

【经验录】

土硝汤

灶心黄土一两，碎裹　朴硝三钱

先煮黄土，后纳硝，煮三五沸，澄去滓，顿服。

治产妇临生，胎气冲心，衄，气危急者。

此奇效单方。所载胎气上冲、发呕、衄血，为土不镇冲任，逆行危殆之证，检取他药不及，即以此方投之，下咽即效。全活甚多也。

陈修园云：愚每用黄土汤，以赤石脂一斤，代黄土如神。或以干姜代附子，加鲜竹茹、侧柏叶各四两。按此加法，治吐衄良效。

黄氏《药解》：后世医书，以为肠风，风则有之，而过不在肠。不知脾胃湿寒，用清风润燥之剂，必至水泛火息，土败人亡。灶中黄土，以湿土而得火化，最能燥湿而敛血。盖水寒则土湿，木郁风生，而血下，水暖则土燥，木达风静而血藏。足太阴以湿土主令，辛金从气而化湿；手阳明以燥金主令，戊土从气而化燥。失血之证，阳明燥衰，太阴湿旺也。柏叶燥手太阴，足阳明之湿，故治吐血。黄土燥手阳明、足太阳之湿，故治下血；又治吐衄、崩带、便尿诸血。敷杖疮、背痈。

按：《素问·风论》："久风入中，则为肠风飧泄。"王冰注：风在肠中，上熏于胃，故食不化而下出焉。全元起云：飧泄者，水谷不分而为利也。黄氏以风则有之，过不在肠。当云：肠风有飧泄，无下血。方与经旨不谬。

经验录：用黄土汤有不效时，若加干姜减附子，并重用苓、泽、石脂，无不效也。惟肾精虚竭，先便后血，必依本方用附子，或可救药，此《素问·气厥论》所谓"肾移热于脾，传为虚，肠澼死，不（可）治"之证也。

【闲按】

《灵枢·痈疽》："（余闻）肠胃受谷，……中焦（出气）如雾（露），上注溪谷，而渗孙脉，津液和调，变化而赤为血，血和则孙脉先满（溢），乃注于络（脉），络脉皆盈，乃注于经脉。阴阳已张，因息乃行。"《灵枢·百病始生》："卒然多食饮则肠满，起居不节，用力过度，则络脉伤，但阳络伤则血外溢（，血外溢则）为衄血，阴络伤则血内溢（，血内溢则）为后血"盖膀胱者，津液之府，坎阳不足以行水，则水气与湿土合，湿淫络伤，则孙络之血不能周流于大络，全归于经脉。此吐衄、便尿各血证所由生也。《素问·气厥论》："肾移热于脾，传为虚，肠澼（死），不可治。"王冰注：脾土制水，肾反移热以与之，是土不制水而为肠澼。肾主下焦，象水而冷。今乃移热，是精气内消，下焦无主以守，故肠澼除而气不禁止。此黄土汤主治证原所由生也。黄土出于灶心，为水火化炼之精，其味甘而气辛，先入太阴金、土之脏，其质厚重而性温和，自能燥湿土而制寒水之逆。经方用治血证，以其具培土生金，镇水滋木，温渗脾肾之大络，以还水精，而填传虚。自非证以《素》《灵》，则经方用药精义，岂能臆度而知耶。

甘澜水

【药释】

〔藏器〕气味甘，平，无毒。主治病后虚弱，扬之万遍，煮药禁神最验。

〔纲目〕主五劳七伤，肾虚脾弱，阳盛阴虚，目不能瞑，及霍乱吐利，伤寒后欲作奔豚。此本《内经》经方而言主治。

时珍曰：流水者，大而江河，小而溪涧，皆流水也。其外动而性静，其质柔耳气刚，与湖泽陂塘之止水不同。然江河之水浊，而溪涧之水清，复有不同焉。观浊水流水之鱼，与清水止水之鱼，性色迥别；淬剑染帛，各色不同，煮粥烹茶，味亦有异。岂可无辩乎。

【经证证药】

佐治

（一）《灵枢·邪客》半夏汤：治（阳气盛则）阳跷陷，（不得入于阴，）阴虚，（故）目不瞑者。

其方以流水千里外者八升，扬之万遍，取其清五升煮之，炊以苇薪火，沸，至秫米一升，治半夏五合，徐炊，令竭为一升半，去其滓，饮汁一小杯，日三稍益，以知为度。（故其）病新发者，覆杯则卧，汗出则已矣。久者三饮而已也。此以阴虚，卫阳失根，千里流水，其气慓悍，有如卫气之急，扬之万遍，以化慓急，以缓调卫气之行，与阴合也。

（二）《伤寒》治发汗后，其人脐下悸（者），欲作奔豚者。主以苓桂甘枣汤。以甘澜水一斗，先煮茯苓减二升，纳诸药，煮取三升，温服一升。

作甘澜水法：取水二斗，置大盆内，以勺扬之，水上有珠子五六千颗相逐，取用之。

以卫出下焦，下焦虚，卫阳不入，水气不行。甘澜水通卫行水也。

（三）《金匮》治胃反呕吐者，主以大半夏汤。以水一斗二升，和蜜扬之二百四十遍。煮药取二升半，温服一升。余分再服。以咽膈之间，气不得降，有冲脉挟胃上行，胃液燥，不能下渗。甘澜水降水气之逆，以行水也。

【闲按】

甘澜水，《灵枢》用治阳跷陷，目不瞑。经方用治脐下悸，胃反。《灵枢·邪客》："卫气者，（昼）日行于阳，夜行于阴，常从足少阴之分向，行于（五）脏（六）腑，（今）厥气客（于五脏六腑）之，则（卫气）独卫其外，行于阳，不得入于阴，……阴虚，故目不瞑也。"此劳水（即甘澜水。又名千里水，东流水。）之宜少阴虚也。《素问·示从容论》："怯然少气者，肾气内着，是水道不行，形气消索也。喘咳者，是肾气之逆，水气并阳明也。盖肾脉挟阳明以行，肾藏主液，入心于汗，汗后阳明燥，液不滋肾，则肾虚气逆，水气不行，停于脐下水分穴处，悸动欲作奔豚也。此胃燥肾虚，宜劳水也。"《素问·逆调论》："阳明者，胃脉也，胃者六腑之海，其气亦下行。"《灵枢·逆顺肥瘦》："足之三阴，皆上行。少阴之脉独挟冲脉上行，渗诸阳，灌诸经，其下行者，注少阴之大络，渗三阴。故肾脉不能下渗，由冲脉不降，挟阳明以作逆，而生胃反之证也。此又下冲逆宜劳水也。盖劳水者，取长流之水，扬之生珠，激湍活泼，一化其急悍之性；一化其停滞之气。故用以引药下行，宜久病阳虚之家，行水气而不助冲逆也。"

清浆水

【药释】

〔嘉祐〕气味甘，酸，微温，无毒。主调中引气，宣和强力，通关开胃止渴，霍乱泄利，消宿食。宜作粥薄暮啜之，解烦去睡，调理脏腑。煎令酸，止呕哕，白人肤，体如缯帛。

〔纲目〕利小便。

嘉谟曰：浆，酢也。炊粟米热，投冷水中，浸五六日，味醋，生白花，色类浆，故名。若浸至败者害人。

陈修园云：是淘米水，二三日外，味微酸者。或取净黄土以水搅匀，澄之，取其水之清者。按：吾家制清浆水法：用麦麸水，煮三、五沸，三日澄清。而气味异常酸香，其性微凉，开胃适食，第一妙品。

【经证证药】

佐治

（一）《伤寒》治太阳病，瘥后劳复。以清浆水七升，空煮取四升，纳枳实、栀子，煮取三升，下豉，更煮五六沸，去滓，温分再服。覆令微似汗。以病后精脱。浆水敛胃生液，清肝泻热也。

（二）《金匮》治狐惑脉数无热，微烦目赤。以肝脏血燥，热气注目，为鸠眼也。又治先血后便。以肝主血海，通于任。血胞络伤，渗入直肠，先便而下，为近血。皆用清浆水服赤豆当归散，泻肝燥，敛脏络，以滋津液也。

（三）《金匮》治脚气冲心。以浆水一斗五升，入矾石二两，煎三五沸，浸脚良。以三阴之脉，起于足，湿淫于下，故下厥而上冲。浆水煮矾，酸涩之性味，能缩筋骨肌肉，滋津液，祛湿通络也。

【闲按】

《素问·生气通天论》："风客淫气，精乃亡，邪伤肝也。因而饱食，经脉横解。"此浆水所以敛金滋精，泻肝荣筋也。《素问·厥论》："前阴者，宗筋之所聚，太阴、阳明之所合也。"肾生骨髓，髓生筋，筋生心，而脾胃为生精之本。脾精不布，则肾精不足滋肝。肝藏血，注于目。肝燥而热，故目赤如鸠眼，酸浆滋胃液，益肾精，能润肝燥也。《灵枢·百病始生》："阴络伤则血内溢为后血。"此伤在少阴之大络，以其通下焦督任之络，故胞络之血，渗入直肠为近血，浆水滋水液，缩脏腑，固阴络也。《灵枢·逆顺肥瘦》："足之三阴，从足走腹。"身半以下，湿气中之，土、木、水皆病也。浆水煮矾，性味极于酸涩，泻三阴之湿淫也。其他止渴解烦，清咽利膈，清暑益气，开胃进食，皆收散金泻木燥之功。

潦 水

【药释】

〔纲目〕气味甘，平，无毒。煎调脾胃、去湿热之药。

时珍曰：降注雨水谓之潦，又淫雨为潦。韩退之诗云：潢潦无根源，朝灌夕已除，是矣。

【经证证药】

佐治

《伤寒》治瘀热在里，身必发黄。以潦水一斗，先煮麻黄，去上沫，纳连翘、赤小豆诸药，煮取三升，分温三服。以太阳寒水，合于太阴之湿，蕴郁而化热，故身必发黄也。潦水为太阳气化，蒸而为雨，积而成潦，得水土合湿之气，以取入太阴之脏，渗土中之水。固气相求也。

【闲按】

《伤寒·阳明》篇："伤寒七八日，身黄如橘子色，小便不利，腹微满者。"（260）此已发之黄证也。《金匮·黄疸》篇："寸口脉浮而缓，浮则为风，缓则为痹，痹非中风；四肢苦烦，脾色必黄，瘀热以行。"此所谓身必发黄也。其病源由于太阳经病，膀胱失其气化，则寒水郁而生热；内合湿土，土为湿淫，因阳明潮热，发散于外，而生诸黄也。《素问·阴阳应象大论》："中央生湿，湿生土。"雨气通于肾。此经方取用潦水，治瘀热发黄之症。盖湿生土，雨气通肾之精义也。

泉　水

【药释】

〔藏器〕气味甘，平，无毒。主治霍乱烦闷，呕吐腹空，转筋恐入腹，宜多服之，名曰洗肠，勿令腹空，空则更服。人皆惧此，然尝试有效。但身冷力弱者，防致脏寒，当以意消息之。

时珍曰：此山岩土石间所出泉，流为溪涧者也。《尔雅》云：水正出曰滥泉，悬出曰沃泉，仄出曰氿泉。其泉源远清冷，或山有玉石美草木者为良，其山有黑土毒石恶草者不可用。

附：井泉水

〔纲目集解〕颖曰：井水新汲，疗病利人。平旦第一汲，为井华水，其功极广，又与诸水不同。凡井水有远从地脉来者为上，有从近处江湖渗来者次之，其城市近沟渠污水杂入者成碱，用须煎滚，停一时，候碱澄乃用之，否则气味俱恶，不堪入药食茶酒也。雨后水浑，须擂入桃、杏仁澄之。

【经证证药】

《金匮》治百合病，先以水洗百合，渍一宿，去白沫，次日泉水煎百合，别以泉水煎知母。以肺气不通于肾，一煎百合清金；一煎知母利水也。

【闲按】

《素问·经脉别论》："脉气流经，经气归于肺；肺朝百脉，输精与皮毛；毛脉合精，行气与府。……脾气散精，上归于肺，通调水道，下输膀胱；水精四布，五经并行。"故《素问·通评虚实论》：

"精气夺则虚。""气虚者，肺虚也。"此百合病源，由于金水不生，精夺而气虚也。泉水出山入涧，气味清凉，异于湖泽停蓄，江河浑浊之水。盖得天一初生之气也。《灵枢·阴阳清浊》："气之大别，清者上注于肺。"故手太阴独受阴之清。此经方治百合病，取用泉水之精义也。